Officina Hippocratica

Beiträge zur Altertumskunde

Herausgegeben von

Michael Erler, Dorothee Gall,
Ludwig Koenen, Clemens Zintzen

Band 289

De Gruyter

Officina Hippocratica

Beiträge zu Ehren von
Anargyros Anastassiou und Dieter Irmer

Herausgegeben von
Lorenzo Perilli
Christian Brockmann
Klaus-Dietrich Fischer
Amneris Roselli

unter der Mitarbeit von Vito Lorusso

De Gruyter

ISBN 978-3-11-022124-4
e-ISBN 978-3-11-022125-1
ISSN 1616-0452

Library of Congress Cataloging-in-Publication Data

Officina Hippocratica : Beiträge zu Ehren von Anargyros Anastassiou und Dieter Irmer / Herausgegeben von Lorenzo Perilli ... [et al.].
p. cm. – (Beiträge zur Altertumskunde, 1616-0452 ; Bd. 289)
English, French, German, and Italian.
Includes bibliographical references and index.
ISBN 978-3-11-022124-4 (hardcover : alk. paper)
ISBN 978-3-11-022125-1 (ebook)
1. Medicine, Greek and Roman. 2. Medicine, Ancient. 3. Hippocrates. 4. Galen. 5. Classical philology. 6. Greek literature – Criticism, Textual. 7. Latin literature – Criticism, Textual. I. Perilli, Lorenzo. II. Anastassiou, Anargyros. III. Irmer, Dieter.
R138.O44 2011
610.938–dc22
2010048929

Bibliografische Information der Deutschen Nationalbibliothek

Die Deutsche Nationalbibliothek verzeichnet diese Publikation in der Deutschen Nationalbibliografie; detaillierte bibliografische Daten sind im Internet über http://dnb.d-nb.de abrufbar.

Druck: Hubert & Co. GmbH & Co. KG, Göttingen
∞ Gedruckt auf säurefreiem Papier

Printed in Germany

www.degruyter.com

Premessa

"Weiß einer derer, die hier zu befinden haben, welch unerhörte intellektuelle Leistung allein hinter dem Hippokrates-Index steht? Welche Ausstrahlung dieses Referenzwerk auf die künftige Konstitution bisher schlecht edierter hippokratischer Schriften, auf die Rekonstruktion der antiken Medizin in Theorie und Praxis, auf die Neuordnung unseres Verständnisses der europäischen Medizingeschichte hat?" Così scriveva Joachim Latacz, quindici anni orsono, in occasione del cinquantenario del Thesaurus Linguae Graecae Hamburgensis. E questo sa qualunque filologo. È difficile invece per il non specialista comprendere quale e quanto lavoro, acribia e competenza sia alla base di un'opera come l'*Index Hippocraticus*; quale progresso rappresenti per gli studi di filologia classica, e non solo di medicina antica, un'opera come i *Testimonien zum Corpus Hippocraticum*, avviata nel 1989.

Gli studi sulla medicina antica hanno vissuto negli ultimi quarant'anni progressi dapprincipio impensati, venendo infine ad occupare una posizione di spicco nell'ambito degli studi classici: il Centro per il Lessico ippocratico di Amburgo, nato sotto la guida di Hans Diller nell'aprile del 1945 nell'alveo del Thesaurus Linguae Graecae (allora Archiv für Griechische Lexikographie) appena fondato da Bruno Snell, ha in questa evoluzione meriti decisivi. Ma quella cerchia di ippocratici di Amburgo, che pure si è giovata della collaborazione e della direzione di altri e validi studiosi i cui nomi sono ricordati nel frontespizio dell'*Index Hippocraticus*, ha sempre avuto ed ha tuttora, dopo tanti anni, il suo perno in due nomi: quelli di Anargyros Anastassiou e Dieter Irmer. A loro fin dall'Index è stato affidato il lavoro decisivo, al quale si sono dedicati con passione inesausta e competenza finissima. A loro va dunque in larga parte il merito di quella pioneristica impresa, così come, e per intero, quello della successiva, tuttora in corso, i *Testimonien*; senza contare gli ulteriori contributi in forma di puntuali articoli scientifici o di acuta revisione di opere altrui e di scambio scientifico con chi a loro si rivolgesse, studiosi affermati o giovani ai primi passi. Meriti forse non sempre adeguatamente riconosciuti.

Chi legga il bilancio contenuto nel volume *Fünfzig Jahre Thesaurus* del 1996 (una pubblicazione non più che interna all'Istituto di Amburgo, ma una lettura illuminante), nella cui Premessa Latacz formulava quel suo convinto apprezzamento, potrà meglio comprendere le vie impervie percorse da chi agli studi classici ha pur offerto un contributo esemplare. A loro è dedicato questo volume: riconoscimento parziale, certo; ma omaggio sincero.

Gli editori

Vorwort

"Weiß einer derer, die hier zu befinden haben, welch unerhörte intellektuelle Leistung allein hinter dem Hippokrates-Index steht? Welche Ausstrahlung dieses Referenzwerk auf die künftige Konstitution bisher schlecht edierter hippokratischer Schriften, auf die Rekonstruktion der antiken Medizin in Theorie und Praxis, auf die Neuordnung unseres Verständnisses der europäischen Medizingeschichte hat?" Das schrieb vor nunmehr fünfzehn Jahren Joachim Latacz anläßlich der Fünfzigjahrfeier des Thesaurus Linguae Graecae Hamburgensis. Eigentlich weiß das jeder Philologe. Für den Nichtspezialisten ist es allerdings schwer zu begreifen, wieviel Arbeit, Sorgfalt und Wissen hinter einem Werk wie dem *Index Hippocraticus* steckt, welchen Fortschritt für die Klassische Philologie, und nicht allein für die Beschäftigung mit der antiken Medizin, ein Werk wie die *Testimonien zum Corpus Hippocraticum*, begonnen 1989, bedeuten.

Das Studium der antiken Medizin hat in den vergangenen vierzig Jahren Fortschritte gemacht, die seinerzeit unvorstellbar gewesen wären, und hat schließlich innerhalb der Altertumswissenschaft einen hochangesehenen Platz errungen; das Zentrum für die Erarbeitung des Hamburger Hippokrateslexikons, entstanden unter der Federführung Hans Dillers im April 1945 als Teil des Thesaurus Linguae Graecae (damals Archiv für Griechische Lexikographie), der gerade von Bruno Snell ins Leben gerufen worden war, hat an dieser Entwicklung einen bedeutenden Anteil. Der Kreis der Hamburger Hippokratesforscher hatte seinen Mittelpunkt stets bei zwei Wissenschaftlern, Anargyros Anastassiou und Dieter Irmer. Bereits beim *Index Hippocraticus* lag in ihrer beider Hände die entscheidende Arbeit, der sie sich mit unermüdlicher Hingabe und exquisiter fachlicher Kompetenz gewidmet haben. Das Verdienst an der Pionierarbeit, die der Index darstellt, ist deshalb in ganz besonderer Weise ihres, genauso wie (und diesmal ungeteilt) das Verdienst an dem noch nicht abgeschlossenen Folgeunternehmen, den *Testimonien zum Corpus Hippocraticum*, ohne daß wir darüber ihre weiteren Beiträge vergessen wollen: eine Reihe präziser wissenschaftlicher Aufsätze, immer wieder im Laufe der Jahre die akribische Revision von Editionen anderer Wissenschaftler vor ihrer Drucklegung, fachlicher Rat und Austausch mit allen, die sich an sie wandten, gestandenen Wissenschaftlern wie jungen Forschern am Beginn ihrer Karriere. Das sind Verdienste, die vielleicht nicht immer so bemerkt und anerkannt werden, wie sie es verdienen.

Wenn man sich die Bilanz im Band *Fünfzig Jahre Thesaurus* aus dem Jahre 1996 anschaut (gedacht zunächst als eine Veröffentlichung für den inneren Kreis der Mitarbeiter des Hamburger Instituts, dessen Lektüre aber vieles Ungeahnte erschließt und verstehen läßt; in seinem Vorwort finden sich Latacz' eingangs zitierte eindrückliche Worte), dann vermag man die unwegsamen Pfade besser zu verstehen, die von diesen beiden Forschern beschritten wurden; für das Studium der Antike haben sie beide einen beispielhaften Beitrag geleistet. Ihnen ist der vorliegende Band gewidmet, gewiß nur ein unvollkommenes Zeichen unserer Anerkennung, gleichwohl aber eine Ehrengabe in ehrlicher Bewunderung.

Die Herausgeber

Inhaltsverzeichnis

De Pythagore à Maxime Planude en passant par Galien: la fortune exceptionnelle de l'adage médico-philosophique ὡς μήτε πεινῆν μήτε ῥιγοῦν μήτε διψῆν

Véronique Boudon-Millot

Si la présente étude, au mépris de toute chronologie, commence par Galien, c'est que l'œuvre du médecin originaire de Pergame, composée au IIe siècle de notre ère, est celle qui rassemble le plus grand nombre d'occurrences d'un adage que l'on pourrait qualifier de médico-philosophique: <faire en sorte ou s'efforcer> de «ne pas avoir faim, ne pas avoir froid et ne pas avoir soif» (ὡς μήτε πεινῆν μήτε ῥιγοῦν μήτε διψῆν). Bien que modeste, le nombre de passages où Galien cite cette sentence qui jusqu'ici culminait à quatre, vient tout récemment de s'enrichir d'une cinquième occurrence repérée dans le traité *Ne pas se chagriner*, traité que l'on croyait perdu mais qui a été miraculeusement retrouvé dans un manuscrit de Thessalonique, le *Vlatadon* 14[1]. Avant de tenter de repérer l'origine d'un tel

1 Sur ce manuscrit retrouvé en janvier 2005 par un de mes étudiants, Antoine Pietrobelli, et en particulier sur le traité Περὶ ἀλυπίας que j'ai identifié dans le manuscrit, voir V. Boudon-Millot et A. Pietrobelli «De l'arabe au grec: un nouveau témoin du texte de Galien (le manuscrit *Vlatadon* 14)», *CRAI* 2005, fasc. II (avril-juin), p. 497-534 et V. Boudon-Millot, «Un traité perdu de Galien miraculeusement retrouvé, le *Sur l'inutilité de se chagriner*: texte grec et traduction française», in *La science médicale antique: nouveaux regards*, Etudes réunies par V. Boudon-Millot, A. Guardasole et C. Magdelaine en l'honneur de J. Jouanna, Paris, Beauchesne, 2007, p. 72-123.Voir aussi V. Boudon-Millot et A. Pietrobelli, «Galien ressuscité: édition *princeps* du texte grec du *De propriis placitis*», *Revue des Etudes Grecques* 118, 2005, 1, p. 168-213; V. Boudon-Millot, «The Library and the Workshop of a Greek Scholar in the Roman Empire: New Testimony from the recently discovered Galen's treatise *Peri alupias*», in *Asklepios. Studies on Ancient Medicine, Acta Classica Supplementum II*, edited by Louise Cilliers, 2008, p. 7-18; Galien, *Ne pas se chagriner*, texte établi et traduit par V. Boudon-Millot et J. Jouanna, avec la collaboration d'A. Pietrobelli, Paris, Les Belles Lettres, CUF, 2010.

adage et de suivre son évolution chez des auteurs aussi divers que Xénophon (une citation), Plutarque (une citation), Lucien (trois citations), Clément d'Alexandrie (une citation), Dion Cassius (une citation), Porphyre (une citation), Eusèbe de Césarée (une citation) ou Maxime Planude (une citation), il convient de s'arrêter sur le contexte et la pertinence de ces cinq citations dans l'œuvre de Galien.

Ces cinq passages sont présentés dans l'ordre chronologique supposé de leur rédaction.

1 et 2. *Sur les doctrines d'Hippocrate et Platon* V 7, 64 et V 7, 71[2]. A l'intérieur du débat sur les différentes parties de l'âme, Galien oppose à Chrysippe la distinction établie par Platon entre les trois principes de l'âme responsables de la raison, du désir et de la colère. Pour bien comprendre l'enjeu de la discussion, il faut faire un détour par la *République* (IV, 436 b) où Platon, pour prouver l'existence de ces trois principes distincts, prend l'exemple de cette «espèce particulière de désirs... que nous appelons la faim et la soif»[3]. On voit en effet, écrit Platon, des hommes «qui ne désirent pas autre chose que de boire», mais qui refusent cependant de se laisser entraîner comme des brutes vers le boire (ὥσπερ θηρίον ἐπὶ τὸ πιεῖν)»[4]. La raison en est, continue Platon, qu' «il y a dans leur âme un principe qui leur ordonne de boire et un autre qui les en empêche, principe qui diffère du premier et qui l'emporte sur lui»[5]. Ce second principe appelé raison (τὸ λογιστικόν) vient bien évidemment du raisonnement (ἐκ λογισμοῦ) tandis que le premier qui a pour cause les affections et les

2 Les six premiers livres du *Sur les doctrines d'Hippocrate et Platon* dédicacés à Flavius Boethus sont datés du premier séjour de Galien à Rome (162-166); les livres VII à IX (le livre X est perdu) ont vu le jour plusieurs années plus tard durant son second séjour romain. Voir J. Ilberg, «Über die Schriftstellerei des Klaudios Galenos», *Rheinisches Museum* 44, 1889, p. 210-211; 217-218 et Ph. De Lacy, *On the doctrines of Hippocrates and Plato*, CMG V 4, 1, 2, Berlin, 1981, p. 46-48.

3 Platon, *République* IV 437 d: τούτων δὴ οὕτως ἐχόντων ἐπιθυμιῶν τι φήσομεν εἶναι εἶδος, καὶ ἐναργεστάτας αὐτῶν τούτων ἥν τε δίψαν καλοῦμεν καὶ ἣν πεῖναν.

4 *Ibid.* IV 439 b.

5 *Ibid.* IV 439 c.

maladies (διὰ παθημάτων τε καὶ νοσημάτων παραγίγνεται) se nomme déraison et concupiscence (ἀλόγιστόν τε καὶ ἐπιθυμητικόν). La preuve est donc faite que ces deux principes cohabitent dans notre âme aux côtés d'un troisième principe responsable de la colère (τὸ ἐπιθυμητικόν) et distinct des deux premiers, comme l'illustre l'anecdote également rapportée par Platon et citée par Galien, de Léontios, fils d'Aglaïon, qui lutte entre son désir de voir les cadavres des suppliciés et sa colère d'avoir cédé à cette impulsion[6]. De même, poursuit Platon toujours cité par Galien, deux hommes, l'un coupable et l'autre innocent, s'ils reçoivent le même châtiment et subissent les mêmes tourments de la faim et du froid ou de tout autre mauvais traitement (καὶ πεινῶν καὶ ῥιγῶν καὶ ἄλλο ὁτιοῦν τῶν τοιούτων πασχόντων)[7], manifesteront différemment leur colère, l'un en la tournant contre lui-même, l'autre contre son juge, tant il est vrai que «la colère prend les armes en faveur de la raison»[8].

Mais alors que Platon ne mentionne que les tourments de la faim et du froid, Galien résume le passage en rétablissant la triade complète faim, soif et froid et mentionne le sort de ces deux hommes que leur juge a condamnés «à éprouver la faim, la soif et le froid»: ἀμφοῖν μὲν ταὐτὰ πασχόντων ὑπό τινος ἄρχοντός τε καὶ κρατοῦντος ὡς καὶ πεινῆν καὶ διψῆν καὶ ῥιγοῦν[9]. Et quelques lignes plus loin, commentant la pensée de Platon, Galien utilise à nouveau la même formule complète pour faire allusion au juge qui inflige les tourments «du froid, de la faim ou de la soif» (ὑπό τινος ἢ ῥιγοῦν ἢ πεινῆν ἢ διψῆν)[10]. La conclusion apportée par Galien à ce développement sur la tripartition de l'âme est, quant à elle, sans surprise: «dans toutes ce matières également, Chrysippe ne commet pas de petites erreurs»[11].

---

6 Platon, *République* IV 439 e-440, passage cité par Galien dans le *De placitis Hippocratis et Platonis* V, 7, 56 (éd. Ph. De Lacy, p. 350, 14-23).

7 Platon, *République* IV 440 c. Formule reprise par Platon un peu plus loin (440 d) à propos du deuxième homme: διὰ τὸ πεινῆν καὶ διὰ τὸ ῥιγοῦν καὶ πάντα τὰ τοιαῦτα πάσχειν.

8 *Ibid.* 440 e.

9 Galien, *De placitis Hippocratis et Platonis* V 7, 64 (éd. Ph. De Lacy, p. 352, 18-19).

10 *Ibid.* V 7, 71 (éd. Ph. De Lacy, p. 354, 13).

11 *Ibid.* V 7, 73 (éd. Ph. De Lacy, p. 354, 25-26): οὐ σμικρὰ γὰρ οὐδ' ἐν τούτοις ὁ Χρύσιππος σφάλλεται.

Dans le contexte du *Sur les doctrines d'Hippocrate et Platon* et plus particulièrement à l'intérieur de ce passage consacré aux passions, à ce désir (impérieux) que le sage s'entraîne à dominer par la raison mais dont la non-satisfaction peut aussi entraîner la colère, Galien prend la liberté de modifier la citation platonicienne en ajoutant aux deux tourments de la faim et de la soif cités par Platon, celui du froid que Galien leur a ici adjoint, tant les trois termes paraissent sous sa plume indissociablement liés.

3. *Que l'excellent médecin est aussi philosophe* c. II. 9[12]. Galien s'interroge, dans le deuxième chapitre de ce traité, sur les raisons de la décadence que connaît l'art médical à son époque et il en voit l'une des raisons dans l'amour de la richesse et l'appât du gain qui guident beaucoup de ses contemporains:

> Pouvons-nous donc citer quelqu'un de nos contemporains qui aspire à conquérir juste ce qu'il lui faut d'argent pour subvenir grâce à lui aux besoins nécessaires du corps? Est-il un homme qui puisse non seulement concevoir par ses paroles, mais montrer par ses actes que la limite fixée à la richesse par la nature se borne à la suppression de la faim, de la soif et du froid (ἄχρι τοῦ μὴ πεινῆν μὴ διψῆν μὴ ῥιγοῦν προιόντα)?[13].

Galien impose ici comme limite à une richesse raisonnable la satisfaction des besoins nécessaires du corps (ταῖς ἀναγκαίαις χρείαις τοῦ σώματος), faim, soif, froid, tout le reste étant superflu.

12 Ce traité peut être daté après 180, voir éd. V. Boudon-Millot, Paris, CUF, 2007, p. 237-239.

13 Galien, *Quod optimus medicus sit quoque philosophus* c. II. 9 (éd. V. Boudon-Millot, Paris, CUF, 2007, p. 288, 14-17; I. Müller, *SM* II, p. 5, 2-5; Kühn I, 58): Ἆρ᾽ οὖν ἔχομέν τινα τῶν νῦν ἀνθρώπων εἰπεῖν εἰς τοσοῦτον μόνον ἐφιέμενον χρημάτων κτήσεως, εἰς ὅσον ὑπηρετεῖν ἐξ αὐτῶν ταῖς ἀναγκαίαις χρείαις τοῦ σώματος; ἔστι τις ὁ δυνάμενος οὐ μόνον λόγῳ πλάσασθαι ἀλλ᾽ ἔργῳ διαδείξασθαι τοῦ κατὰ φύσιν πλούτου τὸν ὅρον ἄχρι τοῦ μὴ πεινῆν μὴ διψῆν μὴ ῥιγοῦν προιόντα;

4. Et dans le *Sur le diagnostic et le traitement des passions propres de l'âme de chacun* 8[14], le médecin de Pergame fait même remonter l'origine de cette conception à sa prime enfance et à l'enseignement de son père. Tout en reconnaissant en effet n'avoir jamais eu à déplorer de pertes matérielles et tout en rappelant qu'il a hérité d'une fortune qui lui a permis de faire de longues études, d'entreprendre de nombreux voyages scientifiques, de rassembler une riche bibliothèque et de former et de rétribuer des serviteurs aptes à écrire sous sa dictée, Galien se souvient des recommandations paternelles:

> Je me rappelais les recommandations de mon père, qui me conseillait de ne pas m'attrister de la perte de mon avoir aussi longtemps que ce qui me resterait suffirait à pourvoir à l'entretien de mon corps. La limite inférieure à laquelle, d'après lui, ne doivent pas descendre les richesses, c'est qu'elles nous mettent à l'abri de la faim, du froid et de la soif (ὡς μὴ πεινῆν μὴ ῥιγοῦν μὴ διψῆν). Si, disait-il, on en possède plus que ce qui est nécessaire pour subvenir à ces besoins, il faut les employer à réaliser de nobles actions. En ce qui me concerne, j'ai jusqu'ici disposé de richesses suffisamment considérables pour réaliser de telles actions[15].

14 J. Ilberg, «Über die Schriftstellerei ...», *Rheinisches Museum* 52, 1897, p. 612-613, en établissant un parallèle entre les thèmes développés dans ce traité et certains opuscules de philosophie morale cités par Galien dans le *De libris propriis* et composés à la fin de sa vie, semble considérer le *Sur le diagnostic et le traitement des passions propres de l'âme de chacun* comme de peu antérieur à 193. Mais R. van der Elst, *Traité des passions de l'âme et de ses erreurs par Galien, traduction française avec introduction, notes, commentaires et lexique*, Paris, Delagrave, 1914 (réédition Clichy, G.R.E.C., 1993), p. 43-44 pense pouvoir tirer d'une remarque de Galien portant sur les personnes de cinquante ans que le médecin de Pergame avait rédigé le traité quand il était lui-même quinquagénaire. Une date entre 170 et 193 paraît donc vraisemblable.

15 Galien, *De propriorum animi cuiuslibet affectuum dignotione et curatione,* éd. W. De Boer, CMG V 4, 1, 1, 1937, p. 30, 13 (= *SM* I, p. 34, 14; Kühn V, 44; G. Magnaldi, Romae, 1999, p. [52]).

5. Enfin, le *Ne pas se chagriner*[16] nous a conservé la même idée dans un passage où Galien déclare de même qu'il «méprise toute perte d'argent dans la mesure où il en reste assez en <sa> possession pour n'avoir ni faim, ni froid, ni soif»[17]:

> Certes, je ne suis pas au-dessus de tous les malheurs et c'est pourquoi je m'efforce chaque fois de dire aux habitués – en étant bien conscient de n'avoir jamais prétendu être capable de faire ce dont je n'ai pas fait montre par mes actes – que je méprise toute perte d'argent tant qu'il reste assez de bien pour n'avoir ni faim, ni froid, ni soif (ὅτι χρημάτων μὲν ἀπωλείας ἁπάσης καταφρονῶ μέχρις ἂν ὑπολείπηται τοσαύτη κτῆσις αὐτῶν ὡς μήτε πεινῆν μήτε ῥιγοῦν <μήτε διψῆν>)[18].

J'ai rétabli le troisième terme de la triade (μήτε διψῆν) omis par l'unique manuscrit grec, le *Vlatadon* 14, sur la foi des passages parallèles présentés précédemment et en accord avec la glose d'un lecteur apparemment surpris de ne trouver mentionnés ici que la faim et le froid et qui a introduit la mention de la soif dans le texte grec.

Cette fois le contexte des trois derniers passages est extrêmement proche. Si l'on excepte les exemples tirés du *Sur les doctrines d'Hippocrate et Platon* et utilisés par Galien pour paraphraser la pensée de Platon dans la *République*, il s'agit, dans les trois derniers exemples

16 Composé juste après le grand incendie de décembre 192, c'est-à-dire au cours de l'année 193, voir V. Boudon-Millot, «Un traité perdu de Galien miraculeusement retrouvé...» (cité n. 1), p. 76.

17 Galien, *Ne pas se chagriner* 78b (éd. Boudon-Millot et Jouanna, Paris, 2010, p. 23-24).

18 Le troisième terme de cette énumération (μήτε διψῆν) a été omis dans le *Vlatadon*, mais une glose insérée à cet endroit dans le texte grec: «de fait, la soif en fait partie et accompagne faim et froid» (τὸ γὰρ διψῆν ὑπάρχει καὶ αὐτὸ τούτοις ἕπεσθαι) semble indiquer que cette addition avait déjà été suggérée par un correcteur. Cette hypothèse ne ferait au demeurant qu'attester le caractère formulaire de cette triade que l'on ne peut réduire à une banale énumération des besoins primordiaux du corps. La suite du texte est peu sûre. A. Roselli et I. Garofalo ont essayé de le corriger en proposant plusieurs conjectures signalées dans *Galenos* 2, 2008, p. 138 mais qui ne seront pas discutées ici car ne concernant pas le présent passage.

cités, de tenter de définir ce que peut bien être une richesse raisonnable. Galien s'efforce en effet de poser la limite d'une fortune qui serait «selon la nature» (τοῦ κατὰ φύσιν πλούτου τὸν ὅρον), selon l'expression rencontrée dans le *Que l'excellent médecin est aussi philosophe*, et dont le but et la seule justification raisonnables seraient, pour paraphraser Galien, d'assurer le gîte, le boire et le couvert. Au delà, toute possession serait en quelque sorte illégitime, du moins d'un strict point de vue naturel. La triade μήτε πεινῆν μήτε ῥιγοῦν μήτε διψῆν utilisée par Galien pour illustrer son propos peut cependant paraître assez banale et on pourrait douter de l'opportunité de cette enquête. Mais au delà de l'œuvre galénique, on constate que plus d'une dizaine d'auteurs différents ont eu recours à la même formule avec, il faut le remarquer, une certaine prédilection chez deux contemporains du médecin de Pergame: Plutarque et Lucien.

Plutarque, dans ses *Propos de table,* sans citer exactement la formule, y fait une allusion très précise dans le *Problème* II intitulé «Si la faim et la soif proviennent d'un manque ou de la transformation des pores»[19]. Pour l'auteur, non seulement la faim et la soif mais aussi le froid appartiennent à «ces exigences que connaissent les êtres vivants et aux satisfactions qu'elles appellent» (αἵ γε τοιαῦται περὶ τὰ ζῷα χρεῖαι καὶ ἀναπληρώσεις). De la réponse apportée à ces exigences dépend donc la conservation du corps vivant. La soif comme la faim ou le froid viennent indiscutablement d'un manque (ἔνδεια) et, pour répondre à la question posée au début, ne peuvent s'expliquer par une transformation des pores. Pour apporter la preuve de sa théorie, l'auteur recourt à un raisonnement par analogie en partant du modèle du froid également applicable à la sensation de faim et de soif:

> De plus, si le corps a froid (ῥιγοῦν) par suite d'un manque de sa chaleur habituelle, il est illogique de nier qu'il ait soif et qu'il ait faim (μήκετι δὲ διψῆν μηδὲ πεινῆν) à cause du manque d'humidité naturelle et de nourriture[20].

19 Plutarque, *Propos de table* VI, 2 (687 E): Πότερον ἔνδεια ποιεῖ τὸ πεινῆν καὶ διψῆν ἢ πόρων μετασχηματισμός.

20 *Ibid.* VI, 2 (687 E).

Car, dans la nature, tout manque doit aussitôt être comblé pour que celle-ci puisse conserver son équilibre (ὡς ἀεὶ τοῦ ἀπολείποντος ἀναπλήρωσιν ἡ φύσις ἔχοι, διατηροῦσα τὴν κρᾶσιν)[21]. Plutarque voit donc d'abord et avant tout dans la fameuse triade l'expression de besoins naturels issus de l'ordre même de la nature et en tant que tels absolument incoercibles. Il se rapproche en cela de Xénophon qui, dans la *Cyropédie*, opposait déjà les désirs auxquels on peut renoncer à ces besoins fondamentaux que ni la volonté humaine ni le législateur ne peuvent prétendre ignorer:

> Mais, si l'on faisait une loi interdisant d'avoir faim quand on n'a pas mangé, soif, quand on n'a pas bu, froid l'hiver et chaud l'été, aucune n'aurait le pouvoir de l'imposer, car ce sont là des nécessités auxquelles la nature nous soumet[22].

Ces besoins humains que sont la faim, la soif et la lutte contre le froid ne sont pas susceptibles en effet d'être surmontés par un simple effort de volonté, fût-elle celle du législateur, la loi de la nature étant la plus forte. Un auteur chrétien comme Eusèbe de Césarée, au tournant des IIIe-IVe siècles, ne dit pas autre chose quand il remarque qu' «il est évident que l'âme, malgré sa liberté naturelle, se trouve enchaînée quelquefois par la constitution naturelle du corps»[23], mais c'est pour distinguer aussitôt «l'amour des jouissances sensuelles» auquel l'âme doit être capable de «mettre un frein», des «rigueurs de la faim, de la soif, du froid ou d'autres accidents semblables» (καὶ πάλιν ἡ μὲν πεινῆν καὶ διψῆν καὶ ῥιγοῦν καὶ τὰ τοιαῦτα προσαναγκάζουσα) auxquelles le corps est assujetti et dont «il cherchera naturellement le remède» pour obtenir «la satisfaction de ses besoins». La seule différence, pour l'auteur chrétien, c'est que, même en ces circonstances, rien n'interdit à l'âme «pour des raisons de tempérance ou pour obéir aux conseils de la religion» d'imposer au

21 *Ibid.* VI, 2 (688 A).

22 Xénophon, *Cyropédie* V 1, 11: Εἰ δέ γ', ἔφη, νόμος τεθείη μὴ ἐσθίοντας μὴ πεινῆν καὶ μὴ πίνοντας μὴ διψῆν μηδὲ ῥιγοῦν τοῦ χειμῶνος μηδὲ θάλπεσθαι τοῦ θέρους, οὐδεὶς ἂν νόμος δυνηθείη διαπράξασθαι ταῦτα πείθεσθαι ἀνθρώπους.

23 Eusèbe de Césarée, *Préparation évangélique* VI, 6, 35.

corps plusieurs jours d'abstinence et de soumettre ainsi «les désirs naturels du corps à la puissance de sa raison et de sa volonté». Cependant, même chez l'auteur chrétien, il est bien entendu que le triomphe du spirituel sur le corporel ne peut être que temporaire et que le corps, au bout d'un certain temps, doit nécessairement reprendre ses droits.

Lucien pour sa part, loin de s'arrêter comme Plutarque aux seules données naturelles de la faim, de la soif ou du froid, ni davantage accorder à leur insatisfaction une quelconque dimension spirituelle, recentre le débat sur le caractère essentiel d'une triade à laquelle se résume toute condition humaine. Lucien est, en effet, avec Galien, celui qui a employé la fameuse triade avec le plus de bonheur et de façon la plus éclairante, vraisemblablement parce qu'il est également l'un de ceux qui en ont le mieux saisi la valeur humaine et la dimension philosophique. Dans *Le parasite ou que le métier de parasite est un art*, le personnage éponyme du dialogue s'emploie à démontrer que son art est supérieur à tous les autres et même à la philosophie. La preuve en est que le parasite est bien plus heureux que n'importe quel philosophe malgré toute sa philosophie:

> J'ajouterai que, si c'est un bonheur de n'éprouver ni la faim ni la soif ni le froid (καὶ μέντοι εἰ ἔστιν εὔδαιμον τὸ μὴ πεινῆν μηδὲ διψῆν μηδὲ ῥιγοῦν), il n'y a que le parasite qui jouisse de cet avantage. On rencontre tous les jours des philosophes transis de froid ou mourants de faim: un parasite, jamais; ce ne serait plus un parasite alors, mais un malheureux, un mendiant, semblable à un philosophe[24].

Si le parasite est si heureux, c'est qu'il réussit par ses ruses à échapper à sa condition de simple mortel soumis à la nécessité de se prémunir contre la faim, la soif et le froid. Mais il fait bien plus encore puisque, dispensé du tourment de se procurer le gîte et le couvert qu'il trouve à la table des grands de ce monde, il se trouve éga-

24 Lucien, *Le parasite ou que le métier de parasite est un art* XLVIII, 38. Les traductions sont celles d'E. Talbot, Paris, 1857.

lement débarrassé des soucis de l'administration d'une fortune nécessaire à la satisfaction de ces mêmes besoins.

En mettant le parasite en concurrence avec le philosophe pour la recherche du bonheur, Lucien nous offre une piste qu'il convient de suivre. Le philosophe en question, dans l'esprit de Lucien comme dans celui du parasite, c'est assurément Epicure dont le nom a déjà été cité par le parasite quelques lignes plus haut et qui prônait la satisfaction des besoins nécessaires du corps pour atteindre au détachement nécessaire à la philosophie[25]. Mais dans ce concours entre le philosophe et le parasite, c'est encore ce dernier qui l'emporte car, à la différence du philosophe, ce dernier peut se prévaloir d'un bonheur parfait qu'aucune question ou tourment insoluble de la pensée ne viennent troubler. Tel n'est pas le cas de l'épicurien «qui cherche à connaître la figure de la terre, l'infinité des mondes, la grandeur du soleil, les distances célestes et les premiers éléments, qui veut savoir s'il existe ou non des dieux, qui dispute sur la véritable fin de l'homme, et qui est toujours en discussion, qui est sans cesse préoccupé non seulement des affaires humaines, mais de celles de l'univers entier»[26].

Le deuxième traité de Lucien, *Sur le deuil,* ouvre une autre piste quant à l'origine de la triade, piste tout aussi prometteuse, puisqu'il met en relation la fameuse formule avec le genre des traités de consolation. Lucien fustige ici un de ces discours pathétiques ridicules et insensés (φωνὰς ἀλλοκότους καὶ ματαίας) qu'un père adresse à son fils prématurément disparu[27]. Ces lamentations funèbres et ces regrets de délices et de plaisirs que leur fils ne pourra jamais connaître ne sont qu'ineptie de la part de parents qui s'imaginent que leur progéniture a encore besoin de tout cela et qu'il éprouvera après sa mort des besoins qu'il ne pourra satisfaire. Voici en réalité ce que le jeune mort, s'il pouvait parler, aurait envie de répondre à ce père qui se lamente si bruyamment:

> Pourquoi cries-tu si fort? Pourquoi viens-tu me déranger? Finis donc de t'arracher les cheveux et de te déchirer l'épiderme.

25 *Ibid.* XLVIII 11 et 12.

26 *Ibid.* XLVIII 11.

27 Lucien, *Sur le deuil* L 13.

> A quoi bon m'insulter en m'appelant malheureux, enfant né sous de mauvais auspices, quand je suis bien plus heureux que toi, et que mon sort est de beaucoup préférable? ... Insensé! quels sont les biens que cette vie procure et dont tu crois que je ne jouirai pas? Les parties de plaisir, les festins, le luxe des vêtements, les amours! Tu crains apparemment que la privation de tout cela (τούτων ἐνδεὴς γενόμενος) ne me rende misérable. Eh! ne sais-tu pas qu'il vaut mieux ne point avoir soif que de boire, ne point avoir faim que de manger, ne point avoir froid que de posséder une grande quantité de vêtements? (οὐκ ἐννοεῖς δὲ ὅτι τὸ μὴ διψῆν τοῦ πιεῖν πολὺ κάλλιον καὶ τὸ μὴ πεινῆν τοῦ φαγεῖν καὶ τὸ μὴ ῥιγοῦν τοῦ ἀμπεχόνης εὐπορεῖν)[28].

Comme d'autres avant lui, Lucien définit donc ici la condition humaine comme la lutte primordiale contre la soif, la faim et le froid, mais au lieu de faire de son dépassement la condition du détachement du sage et de sa marche vers la philosophie, par un de ces renversements inattendus qui créent la surprise et l'amusement du lecteur, le rhéteur de Samosate subordonne la disparition pure et simple de ces besoins fondamentaux à l'accession au bonheur. Seuls les morts, parce que définitivement à l'abri de la soif, de la faim et du froid, peuvent être dits bienheureux. Le jeune mort entreprend donc d'apprendre à son père à pleurer les morts correctement, sans oublier la pique finale à l'égard de son aîné:

> Allons, recommence et crie à nouveau: "Mon pauvre enfant, tu n'auras plus soif, tu n'auras plus faim, tu n'auras plus froid (τέκνον ἄθλιον, οὐκέτι διψήσεις, οὐκέτι πεινήσεις οὐδὲ ῥιγώσεις); ... Tu as échappé aux maladies... L'amour ne te causera plus de chagrins... Enfin tu ne deviendras pas un vieillard que chacun méprise et dont la présence est insupportable aux jeunes gens"[29].

---

28 *Ibid.* L 16.

29 *Ibid.* L 17.

Plutarque, Lucien et Galien partagent donc un même système référentiel où la triade «ne pas avoir faim, ne pas avoir soif et ne pas avoir froid» évoque les besoins naturels nécessaires dont aucun corps vivant ne peut s'abstraire. Mais Lucien et Galien vont plus loin encore dans la réflexion en identifiant toute condition humaine à l'expression première de ces trois besoins fondamentaux dont la satisfaction est à la fois nécessaire et suffisante au maintien de tout corps vivant: nécessaire parce que nul être vivant ne peut s'en affranchir, pas même le philosophe dont la tranquillité d'âme dépend de leur satisfaction; et suffisante, parce que toute richesse ou possession utiles à la réalisation d'autres désirs que ces trois besoins fondamentaux est par définition superflue. On ne s'étonnera donc pas que la fameuse triade constitue dès lors un des thèmes favoris des traités de consolation ou de tout développement consacré à ce thème.

Tel est le cas, on l'a déjà vu, du traité de Galien *Ne pas se chagriner* ou du *Sur le deuil* de Lucien, mais aussi du passage des *Histoires romaines* que Dion Cassius a consacré à Cicéron et à son exil en Macédoine après son bannissement par Clodius. La rencontre de l'orateur romain passé maître dans le genre des traités de consolation, mais devenu lui-même inconsolable, avec un certain Philiscus donne lieu à cet échange particulièrement éclairant. A Cicéron qui remarque avec une grande lucidité «qu'il est plus facile de donner des consolations aux autres que d'être soi-même ferme dans le malheur»[30], Philiscus fait la réponse suivante:

> Eh bien! dit Philiscus, puisque tu es disposé à m'écouter, examinons d'abord si ta position présente est vraiment malheureuse, et cherchons ensuite comment nous pourrons y appliquer un remède. Avant tout, je vois que tu te portes bien et que ta constitution physique est excellente. Or c'est le premier bien que la nature a donné à l'homme. De plus tu possèdes tout ce qui est nécessaire pour vivre: tu n'as donc à craindre ni la faim, ni la soif, ni le froid, ni aucun des maux qu'enfante la pauvreté (ἔπειτα δὲ τὰ ἐπιτήδεια αὐτάρκη κεκτημένον, ὥστε

30 Dion Cassius, *Histoires romaines* XXXVIII 18.

μήτε πεινῆν μήτε διψῆν ἢ ῥιγοῦν), et l'on peut dire que c'est le second bien départi à l'homme par la nature; car celui qui jouit d'une bonne constitution et qui peut sans inquiétude suffire aux besoins de la vie a dans les mains tout ce qui contribue au bonheur[31].

Il est certes piquant de voir ici l'auteur de la *Consolation* composée après la mort de sa fille (en juin 45), traité aujourd'hui à peu près entièrement perdu, mais représentatif d'un genre littéraire auquel sont consacrées de nombreuses pages des *Tusculanes*[32], souligner son impuissance à puiser en lui-même des motifs de réconfort. Mais il est tout aussi frappant de constater la permanence du thème de la faim, de la soif et du froid comme emblématiques d'une condition humaine certes soumise au deuil et à la perte d'êtres chers, mais également susceptible de se soustraire au chagrin pour atteindre aux bienfaits de la consolation. A l'intérieur du genre littéraire de la consolation, le motif de la faim, de la soif et du froid fonctionne même comme un véritable thème pivot: celui qui a été plongé dans le malheur, s'il possède encore de quoi se nourrir, se désaltérer et se protéger du froid, doit se dire qu'il a échappé au pire et qu'il n'a pas tout perdu puisqu'il a encore de quoi persister dans son existence d'être vivant; et si son malheur lui vient de la perte d'un être cher, il doit trouver une bonne raison de ne pas s'affliger dans la pensée que celui-ci est désormais à l'abri de besoins tels que la soif, la faim et le froid auxquels l'être vivant doit nécessairement satisfaire pour assurer sa survie. C'est là un thème qui parcourt toute la littérature, du *Ne pas se chagriner* de Galien, en passant par le *Sur le deuil* de Lucien et en allant, comme nous le verrons dans la partie finale de cette étude, jusqu'à Maxime Planude dont la *Lettre* 90 sur la mort d'un jeune garçon de quatorze ans, près de onze siècles après les écrits de Lucien et Galien, fait directement écho au récit du rhéteur de Samosate.

A cette étape de mon exposé, je crois avoir montré que la triade faim, soif et froid ne reposait pas sur l'alliance arbitraire de trois

31 *Ibid.* XXXVIII 19.

32 Voir Cicéron, *Tusculanes* III, *passim.*

termes au demeurant assez communs ni ne constituait un simple adage élevé au rang de formule traditionnelle, mais plongeait en réalité ses racines dans la pensée philosophique des Grecs. Reste la question que nous n'avons pas encore soulevée et que nous allons à présent tenter d'aborder de l'origine et de l'auteur d'une telle formule. Que nous disent les auteurs antiques ? Ils retiennent deux candidats: Pythagore (2ème moitié du VIe s. av. n. é.), et surtout Epicure (IVe-IIIe av. n.è.) qui semble avoir la faveur du plus grand nombre.

L'attribution à Epicure repose essentiellement sur un passage des *Sentences vaticanes*, recueil transmis par un unique manuscrit, le *Vaticanus graecus* 1950 du XIVe siècle, repéré à la fin du XIXe siècle et publié pour la première fois par K. Wotke en 1888[33]. La *Sentence vaticane* 33 nous a conservé le témoignage suivant que nous citons d'après l'édition de G. Arrighetti: Σαρκὸς φωνὴ τὸ μὴ πεινῆν, τὸ μὴ διψῆν, τὸ μὴ ῥιγοῦν· ταῦτα γὰρ ἔχων τις καὶ ἐλπίζων ἕξειν κἂν <Διὶ> ὑπὲρ εὐδαιμονίας μαχέσαιτο[34]. L'insertion du nom de Zeus à l'intérieur du passage est due à Hartel (κἂν <Διὶ> Hartel: καὶ *Vat.*)[35]. M. Conche a donné la traduction suivante de cette maxime: «Le cri de la chair: ne pas avoir faim, ne pas avoir soif, ne pas avoir froid. Celui qui a ces choses, et l'espoir de les avoir, peut rivaliser <avec Zeus> en bonheur»[36]. J.-F. Balaudé n'a pas repris l'insertion, devenue traditionnelle, du nom de Zeus et a choisi de revenir au texte du manuscrit dont il propose à son tour la traduction suivante: «Voix de la chair: ne pas avoir faim, ne pas avoir soif, ne pas avoir froid; celui qui dispose de cela, et a l'espoir d'en disposer à l'avenir, peut lutter pour le bonheur»[37]. Comme le note J.-F. Balaudé, l'ajout du

33 K. Wotke, *Gnomologium Vaticanum*, *Wiener Studien* X, 1888, 175-201. Le *Gnomologium Vaticanum Epicureum* a été édité par P. von der Mühll en 1922 dans l'*Epicurus* de la Teubneriana.

34 Epicure, fr. 200 Usener. *Gnomologium Vaticanum Epicureum* 33, éd. G. Arrighetti, *Epicuro. Opere*, 2e ed., Turin, Einaudi, 1973.

35 Vat. = *Vaticanus gr.* 1950 (XIVe s.).

36 Voir *Epicure, Lettres et maximes*, texte établi et traduit avec une introduction et des notes par Marcel Conche, Paris, Presses Universitaires de France, 1987, p. 254.

37 *Epicure, Lettres, maximes, sentences*, traduction, introduction et commentaires par Jean-François Balaudé, Paris, Le Livre de Poche, 1994, p. 213.

nom de Zeus repose sur les textes rassemblés sous le fr. 602 Usener et notamment sur les témoignages d'Elien et de Clément d'Alexandrie qui semblent citer assez librement la sentence. Cette insertion avait d'ailleurs déjà été repoussée par J. Bollack avec de bons arguments[38].

Le sens du passage semble en effet être le suivant: l'absence de douleur du corps (ni faim, ni soif, ni froid) constitue une condition nécessaire pour obtenir le bonheur, mais il faudra encore supprimer les troubles de l'âme. Comme le résume J.-F. Balaudé, «si on suppose ici que l'absence de douleur du corps permet de rivaliser avec Zeus, on produit une distorsion de la doctrine d'Epicure en laissant penser que l'*aponie* seule (*sc.* l'absence de souffrance seule) soit le bonheur»[39]. Or, comme le souligne cette fois M. Conche dans son commentaire à la *Sentence* 33, la fin de la nature est atteinte à la fois par l'*aponie* et par l'*ataraxie*, c'est-à-dire à la fois par l'absence de douleur du corps et par l'absence de désordre de l'âme. Or, «le rôle de la philosophie est de nous faire comprendre que, lorsque nous n'avons ni faim, ni soif, ni froid, et que s'y ajoute l'espoir fondé de rester dans cet état, nous avons tout pour être heureux, qu'il n'y a pas à chercher au-delà». «C'est du reste pourquoi, conclut M. Conche, le désir de la philosophie est, avec celui d'écarter la faim, la soif et le froid, le seul désir naturel et nécessaire»[40]. Les spécialistes et commentateurs modernes d'Epicure, pas plus que les éditeurs récents de Galien, n'ont mis en doute la paternité d'une formule qu'ils attribuent, semble-t-il sans hésiter, au philosophe du Jardin ou à ses disciples. Ainsi l'éditeur du *Sur le diagnostic et le traitement des passions propres de l'âme de chacun* dans le CMG, W. De Boer, renvoie dans les *testimonia* au *Gnomologium Vaticanum Epicureum* 33 à l'exclusion de toute autre référence[41]. Les contemporains de Galien eux-mêmes, tel

38 M. Conche, *op. cit.*, p. 255, n. 4 indique seulement: «L'introduction du nom de Zeus (que l'on justifie par les textes rassemblés sous le fr. 602 US.) est repoussée par J. Bollack (*La pensée du plaisir*, p. 469)». Voir l'argumentation de J. Bollack, *La pensée du plaisir*, Paris, Editions de Minuit, 1975, p. 469.

39 J.-F. Balaudé, *op. cit.*, p. 213 n. 5.

40 M. Conche, *op. cit.*, p. 73-74.

41 Galien, *De propriorum animi cuiuslibet affectuum dignotione et curatione*, éd. W. De Boer, CMG V 4, 1, 1, 1937, p. 30. G. Magnaldi, Romae, 1999, p. [52], pour sa part, ne cite aucune référence pour le passage.

Clément d'Alexandrie, reconnaissent également dans Epicure l'auteur de notre triade. L'auteur chrétien nourri de philosophie grecque et lecteur d'Hippocrate[42] n'hésite pas, dans ses *Stromates*, à reprocher à Epicure d'avoir prononcé des paroles impies (ἀσεβῶς) en qualifiant le fait de n'avoir ni faim, ni soif, ni froid, de plaisir divin[43].

Mais pour d'autres auteurs antiques, la sentence ne serait pas épicurienne mais pythagoricienne. Notre triade figure en effet au nombre des *Sentences* attribuées à Pythagore, ces Γνῶμαι τῶν Πυθαγορειῶν, au nombre de 123, éditées par H. Chadwick aux côtés des *Sentences de Sextus*[44]. Il est difficile d'être précis sur l'origine de ces *Sentences pythagoriciennes* qui entretiennent des rapports étroits bien que non clairement définis avec les *Sentences de Sextus,* un recueil lui-même rédigé dans le milieu alexandrin au tournant des IIe et IIIe siècles et défini par Paul-Hubert Poirier comme «une compilation faite par un chrétien qui a soigneusement révisé, modifié et, au besoin, très finement christianisé une collection ou des collections païennes antérieures d'inspiration stoïcienne et néopythagoricienne»[45]. Les *Sentences pythagoriciennes* ont en particulier constitué une

42 Clément d'Alexandrie cite notamment un passage d'Hippocrate, *Epidémies VI* 4 18 (éd. D. Manetti-A. Roselli, Firenze, 1982, p. 96, 1; les deux éditrices ne signalent pas le passage parallèle de Clément qui semble leur avoir échappé) dans ses *Stromates* II 20, 126 juste avant de passer à Epicure: γίνεται δὲ [ἡ] «ἄσκησις» κατὰ τὸν Κῷον Ἱπποκράτην οὐ μόνον τοῦ σώματος, ἀλλὰ καὶ τῆς ψυχῆς «ὑγιείης ἀοκνίη πόνων, ἀκορίη τροφῆς».

43 Clément d'Alexandrie, *Stromates* II 21, 127: Ἐπίκουρος δέ, ἐν τῷ μὴ πεινῆν μηδὲ διψῆν μηδὲ ῥιγοῦν τὴν εὐδαιμονίαν τιθέμενος τὴν ἰσόθεον, ἐπεφώνησε φωνὴν ἀσεβῶς εἰπών, ἐν τούτοις κἂν Διὶ πατρὶ μάχεσθαι ὥσπερ ὑῶν σκατοφάγων καὶ οὐχὶ τῶν λογικῶν καὶ φιλοσόφων τὴν μακαρίαν νίκην δογματίζων.

44 H. Chadwick, *The Sentences of Sextus. A contribution to the history of early Christian ethics,* coll. «Texts and Studies» 5, Cambridge, Cambridge University Press, 1959, p. 84-94, texte des *Sentences pythagoriciennes* édité d'après le manuscrit de Patmos, *Patmiacus* 263, et d'après le manuscrit de Vienne, *Vindobonensis phil. gr.* 225, du XVe siècle, ainsi que la version syriaque du *Brit. Libr. Add.* 14658 des VIe-VIIe siècles.

45 Voir *Les sentences de Sextus (NH, XII, 1) - Fragments (NH XII, 3)* par Paul-Hubert Poirier - *Fragments de la République de Platon (NH VI, 5)* par Louis Painchaud, Presses de l'Université Laval, Québec, Canada, 1983, p. 19.

source d'inspiration non négligeable pour les philosophes néoplatoniciens à propos desquels R. Goulet, dans ses *Etudes sur les Vies de philosophes de l'Antiquité tardive*, a bien souligné le renouveau de l'influence pythagoricienne à l'époque impériale[46]. Jamblique (c. 250-425) est en effet l'auteur d'une *Vie pythagoricienne* et son *Protreptique* constitue une source de tout premier ordre sur l'histoire du pythagorisme.

Quant au maître de Jamblique, Porphyre (2ème moitié du IIIe siècle), il avait déjà rédigé une *Vie de Pythagore* et une *Vie de Plotin* dans laquelle «les traits pythagoriciens – qu'ils soient historiques ou purement littéraires – sont nombreux»[47]. Aussi ne s'étonnera-t-on pas de retrouver chez ce même Porphyre, à l'intérieur de la *Lettre à Marcella*, la citation de notre triade qui, même si elle n'est pas explicitement attribuée à Pythagore, intervient à l'intérieur d'un contexte incontestablement pythagoricien[48]. Porphyre a dépassé la soixantaine quand il écrit cette lettre de consolation à sa femme Marcella épousée sur le tard et qui se sent un peu délaissée par son mari absent. Exhortant Marcella à ne pas accuser la chair d'être cause des plus grands maux, Porphyre souligne que la cause de nos malheurs doit bien plutôt être recherchée dans notre âme quand elle est la proie de vains appétits et de vaines espérances. Pour la chair, il suffira de subvenir à ses besoins fondamentaux tant il est vrai que:

> Le cri de la chair, c'est: ne pas avoir faim, ne pas avoir soif, ne pas avoir froid (Σαρκὸς δὲ φωνὴ μὴ πεινῆν, μὴ διψῆν, μὴ ῥιγοῦν). Il est difficile que l'âme l'empêche et dangereux qu'elle

46 R. Goulet, *Etudes sur les Vies de philosophes de l'Antiquité tardive*, Paris, Vrin, 2001, p. 3-63 (et en particulier p. 32-37). Voir aussi A.-J. Festugière, *La révélation d'Hermès Trismégiste*, tome I: L'astrologie et les sciences occultes, Paris, Gabalda, 1944 (Les Belles Lettres, 1989²), p. 1-18: «Le déclin du rationalisme».

47 R. Goulet, *op. cit.*, p. 34.

48 Voir G. Rocca-Serra in *Le néoplatonisme* (Colloque de Royaumont, 1969), Paris, 1971, p. 196 qui, tout en soulignant, après A.-J. Festugière, que de nombreux thèmes porphyriens de la *Lettre à Marcella* remontent à Platon et en particulier au *Timée,* ajoute: «Mais il n'est pas interdit de rechercher des traits authentiquement pythagoriciens dans ce recueil qui se réclamait de Pythagore».

> ferme l'oreille aux instances de la nature, qui lui rappelle son aptitude congénitale à se suffire au jour le jour[49].

Il est naturellement impossible de dire avec certitude de quel recueil Porphyre a tiré cette sentence tant la question des florilèges, de leurs origines et de leurs relations est complexe. Elle l'est d'autant plus que les chapitres 27-31 de la *Lettre à Marcella* sont d'inspiration épicurienne et que W. Schmid n'hésite pas à se demander si Porphyre «a puisé à un gnomologe épicurien ou trouvé 'de l'Epicure' dans des recueils pythagoriciens»[50].

Tout ce que l'on peut dire, c'est que notre triade figure encore dans le dernier livre de l'*Anthologie* de Stobée (Ve siècle de n. è.), le livre IV au chapitre 37 intitulé «Au sujet de la santé et de la prévoyance de son maintien»[51] où elle est attribuée à Pythagore (comme d'ailleurs l'ensemble des passages contenus en III, 1, 30-44 à l'intérieur du fameux chapitre Περὶ ἀρετῆς):

> De Pythagore. Le cri de la chair, c'est: ne pas avoir faim, ne pas avoir soif, ne pas avoir froid[52].

La triade intervient après un ensemble de citations tirées de Plutarque et avant un assez long passage attribué à Galien et intitulé Γαληνοῦ χαρακτηριάζοντα εἰς Ἱπποκράτην (Galien, *Caractéristiques propres à Hippocrate*) auquel J. Jouanna a consacré une étude détaillée[53].

J. Jouanna observe qu' «il n'est pas étonnant de trouver dans un tel chapitre des extraits de médecins, bien que Stobée accorde en général

49 Porphyre, *Lettre à Marcella* 30, texte établi et traduit par E. Des Places, Paris, CUF, 1982, p. 123.

50 W. Schmid, art. «Epikur», *Reallexikon für Antike und Christentum* (= *RAC*) V, 1962, col. 771.

51 En grec ΠΕΡΙ ΥΓΕΙΑΣ ΚΑΙ ΤΗΣ ΠΕΡΙ ΤΗΝ ΔΙΑΜΟΝΗΝ ΑΥΤΗΣ ΠΡΟΝΟΙΑΣ.

52 Stobée, *Anthologium* IV 37, section 13, ligne 2 (éd. O. Hense, *Ioannis Stobaei Anthologii libri duo posteriores*, vol. III, Berlin, 1912 [repr. 1958], p. 883): Πυθαγόρου. Σαρκὸς φωνή· μὴ πεινῆν, μὴ διψῆν, μὴ ῥιγοῦν.

53 Voir J. Jouanna, «Un Galien oublié: *Caractéristiques propres à Hippocrate* (Stobée, *Anthologie* 4.37.14), avec une nouvelle édition», in V. Boudon-Millot, A. Garzya, J. Jouanna et A. Roselli, *Storia della tradizione e ecdotica dei medici greci*, Napoli, D'Auria, 2010, p. 199-229.

plus d'importance aux philosophes, aux poètes, aux orateurs et aux historiens», avant de préciser dans une note que ce chapitre 37 rassemble des extraits de philosophes tels que Pythagore ou le Pythagoricien Aristoxène, Platon, Plutarque, et aussi l'historien Xénophon.

Il est sans doute impossible de préciser davantage l'origine de la citation qui nous occupe (Epicure ou Pythagore), mais on peut en revanche tenter d'indiquer où Galien, qui vient en tête des auteurs antiques pour le nombre (cinq) des citations, avait bien pu trouver une telle formule, ou du moins ce qu'il savait des deux principaux candidats à sa paternité. En d'autres termes, existe-t-il des indices qui permettraient de supposer que Galien ait pu, plutôt qu'à Epicure lui-même, attribuer (et emprunter) cette formule à Pythagore. Le nom d'Epicure est cité huit fois dans le *Sur les doctrines d'Hippocrate et Platon* contre deux fois seulement pour Pythagore. Mais quand Galien cite Epicure, c'est largement pour le critiquer et en particulier en ce qui concerne son opinion sur le plaisir: «Penser que le plaisir est une bonne chose, comme le fait Epicure, est un raisonnement erroné et faux», n'hésite pas à affirmer Galien[54]. Alors que lorsqu'il cite Pythagore, c'est pour rapprocher les opinions du philosophe de Samos de celles d'Aristote et de Platon, notamment sur le conflit entre raison et passion et sur la force de caractère nécessaire pour surmonter les passions[55].

Galien n'a cependant de Pythagore qu'une connaissance indirecte puisqu'aucun de ses écrits, précise-t-il, ne nous est parvenu. Galien connaît en réalité Pythagore à travers Poseidonios qui lui-même utilise des écrits de disciples de Pythagore (ἐξ ὧν ἔνιοι τῶν μαθητῶν αὐτοῦ γεγράφασιν)[56]. Galien fait d'ailleurs la distinction entre les écrits authentiques et perdus de Pythagore auxquels il ne pouvait naturellement avoir accès et les recueils ou gnomologes mis sous son nom.

Le nom de Pythagore est également mentionné dans le *Sur le diagnostic et le traitement des passions propres de l'âme de chacun*, le deuxième traité après le *Sur les doctrines d'Hippocrate et Platon* où Galien cite la fameuse formule. Réfléchissant à la meilleure façon d'éduquer

54 Galien, *De placitis Hippocratis et Platonis* IV 4,29 (éd. Ph. De Lacy, p. 256,18-20).

55 *Ibid.* IV 7, 39 (éd. Ph. De Lacy, p. 290, 3).

56 *Ibid.* V 6, 43 (éd. Ph. De Lacy, p. 334, 31-33).

cette partie de l'âme que «les anciens philosophes appelaient concupiscible parce qu'elle est portée de façon irraisonnée vers les plaisirs que procure le corps», Galien considère que le meilleur moyen est de ne pas lui fournir ce qu'elle désire, dans la mesure où «c'est dans la jouissance qu'elle se fortifie et s'agrandit, alors que, châtiée, elle diminue et s'affaiblit». Le médecin de Pergame confie alors à son lecteur qu'il a lui-même pris l'habitude, deux fois par jour, de lire d'abord puis de prononcer à haute voix «les exhortations attribuées à Pythagore» (τὰς φερομένας ὡς Πυθαγόρου παραινέσεις)[57].

Le passage a été considéré comme interpolé par J. Marquardt[58], mais il a été rétabli dans les éditions postérieures de W. De Boer et G. Magnaldi. R. van der Elst, dans une note à sa traduction de 1914, a raison de remarquer qu'il faut, avec Naucke, repousser l'objection de Cobet alléguant que Galien ne pouvait avoir connu les *Vers d'or* (Χρυσᾶ ἔπη) de Pythagore[59]. R. van der Elst en veut pour preuve un passage des *Définitions médicales* où Pythagore est présenté comme le fondateur (εὑρετής) d'une école philosophique florissante à Crotone et à Tarente[60]. R. van der Elst ne s'est toutefois pas aperçu que le traité galénique des *Définitions médicales* d'où il tire cette citation est en réalité apocryphe, et surtout il identifie sans hésitation les *Vers d'or* avec «les exhortations attribuées à Pythagore» lues par Galien. Or, cela ne va pas de soi. Comme le rappelle A.-J. Festugière, toute sorte de livres circulaient alors sous le nom de Pythagore: livres saints, ἱεροὶ λόγοι, hymnes en l'honneur des nombres, traités arithmologiques, catéchismes qui rassemblaient «un mélange inouï de tabous venus du fond des âges, d'observations d'hygiène, de conseils de direction morale et spirituelle»[61]. Mais le raisonnement de R. van der Elst reste néanmoins valable dans la mesure où, nous l'avons vu,

---

57 Galien, *De propriorum animi cuiuslibet affectuum dignotione et curatione* 6, éd. W. De Boer, CMG V 4, 1, 1, 1937, p. 21, 8-10 (= *SM* I, p. 23, 11-13; Kühn V, 30, 16; G. Magnaldi [36]): ἐγὼ δήπου καὶ ταύτας δὴ τὰς φερομένας ὡς Πυθαγόρου παραινέσεις εἴθισμαι δὶς τῆς ἡμέρας ἀναγινώσκειν μὲν τὰ πρῶτα, λέγειν δ' ἀπὸ στόματος ὕστερον.

58 *Galeni Scripta minora* I, Leipzig, 1884, p. 23.

59 R. van der Elst, *Traité des passions de l'âme et de ses erreurs par Galien*, Paris, Delagrave, 1914, p. 46 n. (*n*) (= Clichy, G.R.E.C., 1993, p. 84).

60 Ps.-Galien, *Definitiones medicae* (Kühn XIX, 229, 2).

61 A.-J. Festugière, *op. cit* (n. 49), p. 15-16.

Galien cite ailleurs dans son œuvre authentique, notamment dans le *Sur le diagnostic et le traitement des passions propres de l'âme de chacun*, le nom de Pythagore et où il nous dit avoir eu entre les mains un de ces recueils, quel qu'il soit, attribués au philosophe.

Il faut souligner que le nom de Pythagore, dans le *Sur le diagnostic et le traitement des passions propres de l'âme de chacun*, intervient de façon très cohérente dans le même contexte des passions de l'âme que celui du *Sur les doctrines d'Hippocrate et Platon.* Il s'agit en effet, pour Galien, de s'exercer à s'abstenir «de la gourmandise, de la débauche, de l'ivrognerie, de l'indiscrétion et de l'envie». Certes, Galien ne cite pas à cet endroit l'injonction de se mettre à l'abri de la faim, de la soif et du froid qui, deux chapitres plus loin, sera mise au compte de l'enseignement paternel. Mais dès ce chapitre 6, il met directement en relation sa lecture personnelle des sentences pythagoriciennes (dont il atteste ainsi la diffusion dès le IIe siècle de notre ère) avec le souci «de ne pas être surpris comme les chiens en train de se gaver de nourriture... ni d'avaler une boisson froide plus avidement qu'il ne convient à un homme grave»[62]. Si nous persévérons dans cette voie, continue-t-il, le profit sera double: nous trouverons du plaisir à nous nourrir d'aliments sains en quantité raisonnable (σύμμετρα τῶν ὑγιεινῶν προσαράμενοι) et nous ferons preuve de modération et de tempérance (ἐγκρατείας τε καὶ σωφροσύνης) deux notions que R. van der Elst, dans une note à sa traduction, met en relation avec l'ἐγκράτεια pythagoricienne[63]. On notera que Galien conclut son développement en citant la maxime suivante: «Choisis la plus noble existence, l'habitude la rendra charmante» que Plutarque cite également dans son taité *Sur l'exil* où il l'attribue à Pythagore[64]. Toutefois,

62 Galien, *De propriorum animi cuiuslibet affectuum dignotione et curatione* 6, éd. W. De Boer, CMG V 4, 1, 1, 1937, p. 21, 13-15 (= *SM* I, p. 23, 17-20; Kühn V, 30, 16; G. Magnaldi [36]): μή τί που, καθάπερ οἱ κύνες, ἀπλήστως ὤφθημεν ἐμφορούμενοι σιτίων ἢ ὡς οἱ δικαιόμενοι πυρετῷ συνεχεῖ ψυχρὸν ἐπεσπασάμεθα τὸ πόμα λαβρότερον ἢ ἀνδρὶ σεμνῷ πρέπει.

63 R. van der Elst, *Traité des passions de l'âme et de ses erreurs par Galien*, Paris, Delagrave, 1914, p. 100 n. 34 (= Clichy, G.R.E.C., 1993, p. 138 n. 34).

64 Galien, *De propriorum animi cuiuslibet affectuum dignotione et curatione* 6, éd. W. De Boer, CMG V 4, 1, 1, 1937, p. 22, 23-24 (= *SM* I, p. 25, 14-15; Kühn V, 33; G. Magnaldi [39]) et Plutarque, *Sur l'exil* 602 C. Stobée la cite également en deux endroits en l'attribuant à Pythagore (éd. O. Hense, vol. III, p. 14, 1 et p. 659, 13).

si la lecture par Galien des écrits attribués à Pythagore semble bien établie, la paternité de la formule sur l'absence de faim, soif et froid doit encore bénéficier du doute, puisque, rappelons-le, le *Sur le diagnostic et le traitement des passions propres de l'âme de chacun* s'ouvre en réalité sur une référence à Epicure et présente le traité comme une réponse au livre d'un certain Antonios Epicurien, inconnu par ailleurs[65].

Si l'on considère à présent le reste de l'œuvre galénique, le nom de Pythagore apparaît absent des deux autres traités où Galien cite la fameuse formule, le *Que l'excellent médecin est aussi philosophe* et le *Ne pas se chagriner*, mais il est en revanche présent dans cinq autres traités galéniques où Galien le cite toujours en termes ouvertement favorables[66] et aux côtés d'autres grands noms comme ceux de Platon[67], Socrate[68], mais aussi Lycurgue et Solon[69].

Il en va tout différemment de la figure d'Epicure, beaucoup plus présente dans l'œuvre galénique que celle de Pythagore, mais avec laquelle Galien tient à prendre ses distances, quand il ne le critique pas ouvertement. Il n'est pas possible d'exposer ici le détail des relations complexes entretenues par Galien avec le philosophe du Jardin qu'il cite volontiers aux côtés de Démocrite pour en critiquer les thèses atomistes[70], ou avec Asclépiade[71], ou encore pour mettre en question sa philosophie des plaisirs[72]. Il suffira de rappe-

65 Le traité *Sur le diagnostic et le traitement des passions propres de l'âme de chacun* s'ouvre en effet sur la phrase suivante: «Puisque tu me demandes de conserver par écrit ce que je t'avais répondu quand tu m'avais interrogé sur le livre écrit par Antonios l'Epicurien, *Sur le contrôle de ses propres passions*, je m'exécute sur-le-champ en commençant ainsi».

66 Pythagore est ainsi qualifié de sage (σοφὸς ἦν ἀνήρ) par Galien qui fait allusion à sa science des nombres dans le *De diebus decretoriis* (Kühn IX, 923, 9).

67 Galien, *Quod animi mores corporis temperamenta sequantur* 1 (Kühn IV, 768, 5).

68 *Ibid.* 11 (Kühn IV, 816, 8). Voir aussi *In Hippocratis de natura hominis librum commentarii* I, 25 (Kühn XV, 68, 2).

69 Galien, *De methodo medendi libri* I, 2 (Kühn X, 12, 9) où sont également cités les noms de Socrate et Platon.

70 Galien, *De elementis ex Hippocrate* I, 2 et I, 9 (Kühn I, 416, 8; 483, 16); *In Hippocratis librum iii epidemiarum commentarii* I, 4 (Kühn XVIIA, 521, 8).

71 Galien, *De usu partium* VII, 14 (Kühn III, 571, 13).

72 Voir par exemple, sur les plaisirs de l'amour, Galien, *Ars medica* 24 (Kühn I, 371, 14; V. Boudon-Millot, CUF, 2000, 351).

ler que Galien avait consacré plusieurs ouvrages à la philosophie d'Epicure dont il dresse la liste dans son traité *Sur ses propres livres*. Parmi la dizaine de titres cités, on retiendra le traité intitulé *Que les causes productrices du plaisir ont été imparfaitement décrites par Epicure* dont le ton polémique ne fait pas de doute[73]. Dans ce contexte, Pythagore, ou plus exactement un des traités circulant sous son nom, semble donc un bien meilleur candidat qu'Epicure à la paternité de notre formule.

Avant de conclure sur l'extraordinaire longévité de ce fameux adage médico-philosophique, il faut encore évoquer Maxime Planude qui, dans l'une des cent vingt et une lettres qu'il rédigea à la fin du XIIIe siècle, se fait l'écho, près de onze siècles après Galien, de la fameuse triade «n'avoir ni faim, ni soif, ni froid». Dans la *Lettre* 90 rédigée à l'occasion du décès du jeune fils de Constantin Acropolite à l'âge de quatorze ans, lettre adressée non à Constantin lui-même mais à son beau-frère Philanthropène, Maxime Planude entreprend de prodiguer ses consolations à la famille affligée en faisant valoir qu'«il ne faut pas s'offenser que l'enfant ait échappé aux souffrances», ni «sembler déclamer sur lui une tragédie». Car, comme Lucien avant lui, Maxime Planude se refuse à céder aux lamentations faciles. Préférant fustiger ceux qui, dans leurs excès, vont jusqu'à plaindre le jeune enfant de n'avoir pu connaître de nombreuses maladies, la prison, ou bien encore la calomnie, Maxime met en garde contre ceux qui, par leur outrance, risquent bien de transformer une tragédie en comédie:

> Hélas, quel malheur, tu n'auras plus faim ni soif, tu n'auras plus froid (οὐκέτι πεινήσεις, οὐδὲ διψήσεις· οὐκέτι ῥιγώσεις, οὐδ' ἀγρυπνήσεις μάτην οὐδ' ὅπερ ἡ φύσις οἴκοθεν ἀναδίδωσι κακὰ πείσῃ), tu ne veilleras plus en vain ni ne subiras les peines que la nature donne spontanément. Voilà ce que semblera dire celui qui se lamente sur un homme qui est parti après peu d'années. Si ce n'est pas une vraie comédie plutôt qu'une tragédie,

73 Galien, *De libris propriis* 19 (Kühn XIX, 48; *SM* II, 123; V. Boudon-Millot, CUF, 2007, 172).

il appartient à tout homme qui le souhaite d'étudier librement cette question[74].

On voit ici à quel point la triade canonique faim, soif et froid était devenue emblématique de la fragilité de toute condition humaine et intrinsèquement liée aux thèmes de la consolation. Maxime Planude lui-même ne pouvait faire choix d'un meilleur exemple pour fustiger les effets et les excès rhétoriques d'une certaine littérature en réalité plus apte à raviver les souffrances qu'à les apaiser. Mais le lecteur attentif des *Lettres* aura encore la suprise de constater que non seulement le célèbre adage, mais aussi le nom et l'enseignement de Pythagore, loin d'être inconnus de Planude, sont au contraire brandis par lui dans un de ses poèmes pour mieux dénoncer ces consolateurs empressés et maladroits qui ne réussissent bien souvent qu'à raviver la souffrance d'un père ou d'un époux:

> Que personne n'apporte plus de consolation à un homme qui a enfoui en terre un enfant ou une épouse. Car, en fait, si tu viens toi-même vers l'un de ceux-là pour lui formuler un mot de consolation dans son deuil, aussitôt cet homme-là, tâchant de sembler parfaitement impassible (ἀπαθέστατος), s'exprime comme s'il venait de l'école de Pythagore (ὡς ἀπὸ Πυθαγόρου φθέγγεται) ou des nuages, et par des sophismes il te reprend comme si c'était toi qui étais le père et que, lui, était venu pour apaiser tes gémissements[75].

Si la formule est toujours vivante, les temps toutefois ont changé et pour Planude, elle a définitivement perdu de ses vertus consolatrices. Quant au nom de Pythagore, il est ici simplement évoqué comme le garant d'une attitude impassible, sans que la paternité de la formule lui soit jamais explicitement attribuée.

74 P.L.M. Leone, *Maximi Monachi Planudis Epistulae*, Classical and Byzantine Monographs 18, Amsterdam, Hakkert, 1991, Lettre 90, l. 101 sqq.

75 Maxime Planude, *Epigramme* 5, l. 6 sqq. (éd. S.P. Lampros, Ἐπιγράμματα Μαξίμου Πλανούδη, Νέος Ἑλληνομνήμων 13, 1916, 415-421).

Au delà des évolutions ainsi soulignées, on ne peut donc qu'être frappé par la grande permanence d'une formule dont le dépouillement et l'apparente simplicité sont en réalité l'expression et l'illustration d'un des thèmes majeurs de la littérature médicale et philosophique. Car quoi de plus essentiel que la vie et quoi de plus nécessaire que se mettre à l'abri de la faim, de la soif et du froid pour assurer les conditions indispensables à cette vie même. Mais la satisfaction de ces besoins essentiels, qui se traduit par le plaisir de manger, de boire et d'être au chaud, doit tout aussi nécessairement obéir au respect de certaines limites. Et c'est sur ce terrain de la norme et de la mesure que se rencontrent inévitablement médecins et philosophes pour rappeler que pour le corps, comme également pour l'âme, tout excès est à bannir. Une vie simple et frugale, assurée par une boisson, une nourriture et un vêtement modeste doivent suffire à faire taire le cri de la chair et à procurer à l'âme ainsi débarrassée des tourments corporels la paix requise pour les exercices spirituels. Parce qu'elle sous-tend inévitablement toute réflexion sur la relation âme/corps, parce qu'elle exprime avec une efficacité et une économie de moyen jamais atteinte l'irréductible tension entre matériel et spirituel propre à toute vie humaine, la fameuse triade a ainsi réussi à traverser plus de dix siècles de littérature grecque et à séduire médecins et philosophes pour s'imposer auprès d'auteurs apparemment aussi différents que Galien ou Maxime Planude et illustrer certaines de leurs plus belles pages[76].

---

76 L'exceptionnel succès de la célèbre triade ne se limite évidemment pas à la littérature de langue grecque. On en trouve des échos jusque dans la littérature latine et en particulier chez Sénèque dans ses *Lettres à Lucilius* (I 4,10): «Pour terminer cette lettre, je t'envoie la pensée qui aujourd'hui a mon suffrage. Celle-ci encore, j'ai été la cueillir dans le jardinet d'un voisin (vraisemblable allusion à Epicure): "C'est un riche fonds que la pauvreté réglée sur la loi de la nature". Or, cette loi de la nature, sais-tu à quoi elle borne nos besoins ? A ne pas souffrir de la faim, de la soif, du froid (*non esurire, non sitire, non algere*)». Un examen détaillé de ce corpus aurait cependant largement excédé les limites de la présente étude.

Ex occidente lux

Greek medical works as represented in pre-Salernitan Latin translations[1]

Klaus-Dietrich Fischer

If a story is gripping, it hardly matters where you start. I will take my starting point from a condition that all scholars suffer from – melancholy. At least this was the opinion of the unknown author of the pseudo-Aristotelian *Problemata* ch. 30.1. As the title of my contribution states, I will discuss some of the evidence for Greek medical texts as preserved in Latin translation, and in Latin only, even if there is in general little doubt that what we read in Latin is but a version of some Greek text. Pliny the Elder was, I think, absolutely right – at least in antiquity, the language of medicine was Greek, even in the normally Latin-speaking west, and perhaps surprisingly we still find some doctors in late antiquity, like the one mentioned in Ausonius' poem on the *professores Burdigalae*, who did their professional business in Greek. Another similar case from the same period, i.e. the late fourth or early fifth century that will come to mind is Theodorus Priscianus, a student of Vindicianus.

1 I have kept the oral form of the paper read, first at the Institute for Advanced Study in Princeton and somewhat later at the Universidad Complutense in Madrid. It was written during my stay as a member of the School of Historical Studies of the Institute for Advanced Study in Princeton, New Jersey, and it is with great and sincere gratitude that I remember the kind and efficient support provided by this institution. My stay there also became possible through a grant of leave of absence from the Johannes Gutenberg University of Mainz by the ministry of cultural affairs of the Rhineland-Palatinate. At the same time, this article forms part of my research undertaken in the context of the project *Textos médicos latinos de los siglos VI-XI: transmisión, edición crítica y estudio léxico* of the Spanish Ministerio de Educación y Ciencia-FEDER (HUM2006-13605-C02-01), directed by Arsenio Ferraces Rodríguez, Universidade da Coruña, Departamento de Filoloxía Española e Latina, Facultade de Filoloxía, A Coruña.

Theodorus Priscianus first wrote his medical treatise in Greek and later also published it in an abridged form in Latin; and apart from very few fragments of the Greek work, it is in this Latin guise that his work survives.

I

Almost the same may be said of Soranus. However, both as a physician and as an author, Soranus, the *princeps methodicorum*, 'the head of Methodist doctors', as his Latin translator and adapter Caelius Aurelianus calls him, was infinitely more important. Soranus was active in Rome around the turn from the first to the second century AD. Of his many works, only a gynaecological treatise survives in its original Greek, first edited, by the way, less than 150 years ago by the Dutch physician Ermerins. Surprisingly, this important work has come down to us in a single manuscript, where we encounter it mixed up with excerpts from other ancient gynaecological treatises. It was Caelius Aurelianus, a doctor from Sicca Veneria, a prosperous town located a little east of the present border between what is now Tunisia and Algeria, who preserved for us precious Soranic materials in his two large works, *On Acute Diseases* (3 books), and *On Chronic Diseases* (5 books). With the help of an anonymous Latin fragment on bringing up blood (*De sanguinem reicientibus*) which likewise can be shown to go back to Soranus[2], it can be demonstrated beyond doubt that Caelius Aurelianus reworked and shortened Soranus's text. He also introduced a few elements of his own, as we shall see later.

Nevertheless, Caelius Aurelianus was not the only Latin writer that lent his voice to Soranus[3], a doctor for whom his later contem-

2 Cf. my remarks (which include an edition of the text) in Bisher unberücksichtigte Handschriftenfunde zur Überlieferung der Werke des Caelius Aurelianus, in: *Le traité des* Maladies aiguës *et des* Maladies chroniques *de Cælius Aurelianus. Nouvelles approches.* Actes du colloque de Lausanne 1996. Textes réunis et édités par Philippe Mudry avec la collaboration de Olivier Bianchi et Daniela Castaldo, Nantes 1999, 141-176.

3 Of Soranus' gynaecology, the widely current Latin version was made by an otherwise unknown Mustio. Only one ms. of Caelius Aurelianus' translation

porary Galen showed great respect in spite of his general (and wholesale) rejection of Methodism. The second important Latin version[4] connected with Soranus is attributed, in our manuscripts, to two undoubtedly spurious authors, namely to Aurelius for the discussion of acute diseases, and to Esculapius for chronic diseases.

I now wish to turn to an excerpt from Soranus's chronic diseases, where the topic is melancholy. It is the final chapter, 6 (180-184), of book 1 of Caelius Aurelianus' *On Chronic Diseases.* In the pseudo-Aristotelian *problema* 30.1, which was the first and immensely influential account of melancholy and its connection with genius known to us, some famous sufferers from this condition are mentioned, at the very start, by their names. Pseudo-Aristotle begins with personages known from mythology, Hercules, Ajax, and Bellerophon, followed by the Spartan general Lysander. Of these four, Caelius Aurelianus mentions but one, Hercules, and in addition he quotes parts of two lines on the madness of Hercules from Vergil's Aeneid (Aen. 8.219-220):

> Item Vergilius, Hercule alta[5] iracundia moto,
> Hic (inquit) uero Alcidae furiis exarserat atro
> Felle dolor (Cael. Aur. tard. 1.6.180)

---

is known (it is now at the New York Academy of Medicine, ms. SAFE), and there, his text is mixed with that of Mustio. In older works, Mustio is sometimes called Muscio, which is wrongly believed to be the corresponding Latin form of Moschion. However, under the name of Moschion, Mustio's Latin version of Soranus was later turned once more into Greek.

4 Apart from the fragment *De sanguinem reicientibus* mentioned above.

5 Cf. Sang. 751 p. 390, an anonymous text on *mania* and *melancholia*, which also seems to connect *altus/altitudo* with melancholy:

DE MELANCOLIA PASSIONE ET MANIA CCXVIII

Mania est autem [sic ita est] siccitas calida est nimia natura et uerum qui malancolicano pro habundantiam colerum nigrorum dicta est sed pro magnitudinem et altitudinem <nomen> accepit unde et uir sapientissimus hypocras nihil altum premittens melina apellauit altum uel ingentem unde amarum mela(n) nominauit ex qua elemento uir disertissimus aristotilus philosophus Dixit: Melancolica natura hominis uehementer aptare et perfectos facere uel indictiones uersuum quia sit sunt uel uigileantes quasi omnino corpus in<u>aserit mortem ingerit.

The author of the pseudo-Aristotelian *problema* had quoted three verses from Homer, and Vergil was, after all, and aspired to be, the Roman Homer. We cannot know whether Soranus's original Greek text had contained the quote from Homer – it is lost, as you will remember –, but it is utterly unlikely that Soranus would have quoted Vergil, let alone in the original Latin, just as the reference to Cicero in Caelius Aurelianus' text will hardly derive from Soranus' Greek, although Hellmut Flashar seemed to think so[6].

Now we will look at Esculapius, ch. 5 *De melancholia.* He has the following to say about patients who suffer from melancholy:

> 5.3 Iracundia irritantur, cum mentis peruersitate insaniunt, ut maniaci: in uociferatione solum differunt, Aristotele philosopho testante. Defecerat hac passione inaudita uirtute Metellus, offensus ex fellis nigri abundantia, frigidam uim habente.

I quoted this passage from the only printed edition to date, published in Strassburg in 1530, together with the *Physica S. Hildegardis* and the *Diaeta Theodori.* A more recent critical edition, presented as a Madrid PhD thesis by Manzanero Cano in 1996, has not yet been published in book form and is therefore largely inaccessible. Based on all mss. known to Manzanero Cano, its text is of course quite different from the Strassburg 1530 printing, as we shall see. Let us stay with this Strassburg version for one moment longer. Metellus, famous for his luck, how could he have been a melancholic? But then, which Metellus? There were several Roman generals of this name; the first of them served with distinction in the First Punic War. None of our other sources connects any person by the name of Metellus with melancholy, and this particular Metellus *defecerat*, 'had succumbed' to melancholy. This is a tough one, so let us go back to the beginning of the passage in Esculapius, where we are told that Aristotle the philosopher had maintained that the difference between maniacs and melancholics consisted in the shouting,

6 Hellmut Flashar, Melancholie und Melancholiker in den medizinischen Theorien der Antike, Berlin 1966, p. 80.

uociferatione, of the maniacs. But if we look for a passage in Aristotle stating just that, we again draw a blank.

The oldest ms. of Esculapius, unknown to Manzanero Cano because of imperfect cataloguing, is kept in Glasgow, no. 96 in the Hunterian Collection of the University Library (CLA II^2.156; T.4.13 was the now obsolete shelf-mark), and it was written late in the 8th century, or perhaps early in the 9th, in a Visigothic centre in Southern France, the Narbonensis to be precise, if we follow Bernhard Bischoff, the renowned German palaeographer. Correct (i.e. classical) Latin spelling was not the forte of the copyist, but what he transmits is still interesting:

> 5.3 in iracundia inritantur cum mentis peruersitatis insaniuntur in manicis uocis feracionis sola mortale filosofo protestantem sic defecerunt hec passiones · in acuta uirtute et sculis pala hedis set bellere fons ex fellis nigri abun<dan>cia frigita: uim: abentem

Two short observations: older mss. are not necessarily better or more trustworthy, but even a very corrupt text might hide an important clue to a correct reading. When we compare the Glasgow ms. and the Strassburg printing, we notice that whoever was responsible for the Strassburg text was certainly a gifted philologist, with an ability to convert utter gibberish into acceptable Latin, and since he had to work without microfilms, without access to catalogues of mss., or to the internet, we should admire rather than despise him for what he did to sort out the text. Starting from the final part of the paragraph, we now see, in the Glasgow ms., that a personal name was indeed mentioned, and that this was Bellerophon (Βελλεροφῶν) or Βελλεροφόντης (both these forms were current). This allows us to make sense of the letters immediately preceding in the ms. and to discover one more personal name, that of Palamedes[7]. While the aforementioned Bellerophon likewise ap-

7 Servius ad Aen. 2.82 does not enlighten us about Palamedes' madness or melancholy; he was the one who showed that Ulixes only pretended to be mad when he was called upon to join the Greeks in their Trojan campaign.

pears in the pseudo-Aristotelian *problema*, Palamedes does not, and I am at a complete loss to explain his presence in this context. However, with the help of another ms., the Reichenau codex Aug. CXX, written (as again Bernhard Bischoff said) in Northern Italy in the second quarter of the ninth century (it is now in Karlsruhe), it dawns on us that *et sculis* must hide a third name, none other than Hercules!

Hercules and Bellerophon have taken us back to Aristotle, or rather pseudo-Aristotle, and I would argue that the presence of these names is a convincing pointer to the original author of our passage, Soranus[8]. Since, of our three heroes, Hercules alone makes his appearance in Caelius Aurelianus' account of melancholy, Esculapius's source for the other two names in his text, Palamedes and Bellerophon, cannot have been Caelius Aurelianus. This is further proof that those earlier scholars who considered the works of Aurelius and Esculapius as abbreviated versions of Caelius Aurelianus, for instance the authors of the first volumes of the Thesaurus linguae Latinae, were mistaken[9]. Rather, it is clear that these portions of the work of Esculapius must derive from a different Latin translation of Soranus' *On Chronic Diseases.*

Caelius Aurelianus' eight books on acute and chronic diseases were a rather lengthy and bulky text for readers (and especially copyists) in the early middle ages, in its length a close second, I think, to the Latin translation of Oribasius' *Synopsis* (nine books). It should come as no surprise that, for this reason alone, it must have been quite rare. While I would guess that a greater number of mss. than just the two on which the *editiones principes* were based made it

8 Correctly identified as a Methodist source by Valentin Rose, *Anecdota Graeca et Græcolatina. Mitteilungen aus Handschriften zur Geschichte der griechischen Wissenschaft*, Zweites Heft, Berlin 1870 (reprinted Amsterdam 1963), 176: 'man könnte diese quelle für einen kurzen auszug des C(aelius) A(urelianus) halten, wenn sie sich nicht in so selbständige worte kleidete, wie sie dieser späten zeit in keiner weise zuzutrauen sind. es sind jedenfalls wörtliche reste einer alten methodischen schrift. aus dieser quelle ist z. b. das Aristoteles-citat c. 5 (das doch nur auf die bekannte stelle Probl. 30, 1 geht)'.

9 Flashar seems to have been unaware of the discussion of melancholy in Esculapius.

through to the renaissance, there cannot have been all that many. It is therefore surprising that we should come across Caelius Aurelianus in a Salernitan treatise called in its first and only printing (Torino 1901, from Roma, Biblioteca Angelica n. 1408, fol. 19r-38v), edited by Piero Giacosa in the *Magistri Salernitani nondum editi*[10], under the title *Trattato delle cure*. Melancholy features in chapters 13-16 (p. 184-186)[11], and I give you the complete text of the first part (p. 184-185), in classical spelling and with my own corrections and emendations, to allow for easy comparison with Caelius Aurelianus:

De melancholia XIII.
13.1 Melancholia est cuiuslibet malae rei superuenientis credulitas uel suspectio animae de natura quae timorem et tristitiam generant. Est autem tristitia rei multum amatae amissio; timor uero rei sibi nociturae suspectio;

13.2 uel melancholia est aegritudo ex distemperantia nigrae fumositatis in mediastina cellula cerebri existentis.

13.3 Melancholia uero aegritudinis nomen est et humoris. melan enim Graece, Latine nigrum, colon humor. Fit autem ex nigro felle, melancholico sanguine, flegmatis infusione, potu ueneni, morsu rabidi canis uel ex frequenti drimyphagia seu calidorum antidotorum acceptione.

Signa XIIII.
14.1 *Crebra sensuum inmutatio*, humanae mentis conuersio, irrationabilis fletus, uultus maestitia, taciturnitas, nunc uitae nunc[12] mortis cupiditas, inflationes praecordiorum, effusiones uentris cum intestinorum tormentis;

10 This publication is now accessible on Google.

11 i.e. part 1 of the work; cf. Giacosa p. 278: 'Il Trattato delle cure si può dividere in due parti; la prima che tratta dei morbi particolari *a capite ad calcem*, la seconda degli universali. La prima parte è una parafrasi dell'opera che va sotto il nome di Passionario di Garioponto ...'.

12 Giacosa's *nec* for the correct *nunc* in both instances is probably just due to an incorrectly expanded abbreviation (nc).

14.2 gaudent obscuris, cogitant de mortuis, alii se credunt terrea uasa, alii se credunt non habere capita; perdiderunt enim rationem propter melancholiam cholerici humoris fumositate mediastinam cellulam denigrantem. Ut enim aer nebula obscuratur, sic et logistica[13] nigra fumositate denigratur, unde ratione priuatur.

Cura XV.
15.1 Sint in aere lucido et humido. Rade caput et inunge calidis unguentis cum oleo muscelino[14], Sycionio, lacte mulieris uel asinae distemperatis. Fomentum decoctionis chamomilae, papaueris, fenugraeci, melliloti et rosarum capiti est adhibendum. Prouoca ptarm[ic]um[15] cum lacte mulieris uel asinae, succo fenugraeci uel rutae uel absinthii admixto. ...

I will pick a few points for comment. Melancholy is, as the anonymous author rightly says, both a humour and a disease (13.3). We will agree with the first part of his etymology, *melan* = 'black', but have difficulty with the second, *colon* = '*humor*'. It is not, as one might think at first, a mistake for *chymon* (the Greek word for 'humour' or 'juice'). Salernitan authors were quite fond of supplying etymologies, and it is just possible that the entry C172 in the Salernitan glossary *Alphita* originated, at least in part, from the passage under consideration, although it could as easily have been the other way round:

> Colen, id est, humor; inde colera rubea, ille humor; et hec colera, horum colerum, id est melancolia, melan enim nigrum interpretatur, colen, humor; et quandoque pro illo humore, quandoque pro quolibet.

The variation between *colon* and *colen*, where our choice (as an editor) seems to be so simple, is really a difficult one, because a

13 *temptaui* (sc. cellula); sarcastica *Giacosa*.

14 Not known to me from other texts.

15 *correxi sec. uocem* ptarmus, i (πταρμός), *quae uox Latine apud solum Oribasium inuenitur* (syn. 1.21. 5 La p. 73, 11 ptarmi, id est sternutamenta, non expedit).

good number of mss.[16] read, like our text of the *Trattato delle cure*, *colon*, which is also repeated in the later medical dictionary compiled by Matthaeus Silvaticus[17]. And in any case, neither *colon* nor *colen* can mean, by any stretch of the imagination, 'humour'. All this in spite of the fact that the correct interpretation could easily have been extracted from Isidore of Seville's *Etymologies*:

> (Isid. orig. 4.5.5) Melancholia dicta est quod sit ex nigri sanguinis faece, admixta abundantia fellis. Graeci enim ΜΕΛΑΝ nigrum uocant, fel autem ΧΟΛΗΝ appellant.

Obviously, Isidore had ceased to be the popular reference work as which he had served for half a millennium. Now would you want to venture a guess where Isidore's correct information had come from originally?

> (Cael. Aur. tard. 1.6.180)[18]
> Melancholia dicta, quod nigra fella aegrotantibus saepe per uomitum ueniant, Graeci enim nigrum melan uocauerunt, fel autem cholen appellant, et non, ut plerique existimant, quod passionis causa uel generatio nigra si<n>t[19] fella.

Isidore had made use of the introductory lines of the chapter on melancholy in Caelius Aurelianus, and while it is perfectly possible, or, in my opinion, highly likely that Caelius Aurelianus' *Medicinales responsiones* contained the same or at least a very similar text as the one we read in the *Chronic Diseases*, the Aug. CXX[20], being the one and only ms. that we have to depend on for the *Medicinales respon-*

16 DBUL in Alejandro García González's recent edition (based on a total of 14 mss.), *Alphita*. Edición crítica y comentario, Tavarnuzze 2007 (Edizione Nazionale La Scuola Medica Salernitana 2).

17 According to J.L.G. Mowat's edition of *Alphita*. A medico-botanical glossary, from the Bodleian manuscript, Selden B. 35, Oxford 1887 (Anecdota Oxoniensia. Mediaeval and Modern Series. Vol. I part II), p. 43 n. 10.

18 To be added to the testimonies in Bendz's edition in the Corpus Medicorum Latinorum.

19 *correxi*.

20 The same ms. also transmits, among other texts, Aurelius and Esculapius.

siones, does not supply a definition or etymology of *melancholia*, and I suspect that the version we read today had already been abridged and pared down at an early date, preceding the hyparchetype common to both the Augiensis CXX and to Esculapius[21]. Before I say a little more about the transmission of Caelius Aurelianus inside the work of Esculapius, I will continue with Isidore.

The overtly simple connection between Isidore and Caelius Aurelianus yields one further result. If we print Greek letters for those Greek words in Isidore (as the last editor, Lindsay 1911 in his OCT, did), it is unavoidable to do the same in turn in Caelius Aurelianus, in spite of what the manuscripts of Caelius Aurelianus may transmit. Did I say manuscripts? None survive, or rather just a scrap (amounting to three folia) preserved from the 9th-century Lorsch codex of the *Chronic Diseases*, now in the library of the town council of Zwickau in Saxony[22]. A few badly mangled and distorted excerpts from Caelius Aurelianus in the *Liber passionalis* I managed to identify are interesting for the history of the text but not really important for improving it.

The most recent critical edition of Caelius Aurelianus by Gerhard Bendz lists, on p. 1219, Voces Graecae Graecis litteris scriptae, all of which, with not one single exception, occur in the *Acute Diseases*. There are two ways of explaining this: Caelius Aurelianus used Greek letters in one of his major works, but refrained from doing so in the other, or, and this is the explanation I favour, the first editor of the *Acute Diseases*, Johannes Winter von Andernach[23] (Paris

21 The *Medicinales responsiones* are included in our text of Esculapius, which is a composite of several sources.

22 Augusto Beccaria, *I codici di medicina del periodo presalernitano. Secoli IX, X e XI*, Roma 1956 (Storia e Letteratura. 53), 235 is probably right in guessing that it was Janus Cornarius, who had befriended the editor of *On Chronic Diseases*, Johannes Sichardus (Sichart) in Basel, who took these leaves to Zwickau.

23 On his biography and the controversy regarding the years of his birth and death (Durling thinks that 1505 and 1574 are the most likely), see Richard J. Durling, A chronological census of Renaissance editions and translations of Galen, Journal of the Warburg and Courtauld Institutes 24, 1961, 230-305, at 237 with n. 41.

1533), introduced the Greek letters, while the more conservative editor of the *Chronic Diseases*, Sichardus (Basel 1529), chose to stick to the Latin transliterations he encountered in his manuscript. It is remarkable that nobody seems to have noticed this circumstance earlier.

Let us now return to the connection between Esculapius and Caelius Aurelianus. As alluded to above, many earlier scholars had believed that Esculapius was nothing but an abbreviated and reworked version of Caelius Aurelianus' *On Chronic Diseases*. This idea was convincingly explored by a young Swiss scholar, Pierre Schmid, in his 1942 PhD thesis, following earlier work by his thesis director Antoine Thomas and confirming what Valentin Rose had correctly stated more than seventy years earlier. All the same, Esculapius in its present guise does indeed contain verbatim excerpts from Caelius Aurelianus. These, however, do not originate from the *Chronic Diseases*, but from the *Medicinales responsiones*[24], bearing the rather clumsy title *De speciali significatione diaeticarum passionum* ('Diagnosis of internal diseases'). The Aug. CXX, our only ms. witness for this work, breaks off in section 80, and what follows in Rose's 1870 *editio princeps*, not replaced so far[25], was in its turn re-excerpted (by Rose) from Esculapius[26]. In a very few cases, the *Physica Plinii Florentino-Pragensis*, a compilation in three books[27] dating from the High

24 Originally at least nine books.

25 Like a number of other *editiones principes* of Latin medical texts for which Rose was responsible.

26 The Thesaurus linguae Latinae does no longer quote any section of diaet. pass. beyond 80.

27 It is based on the earlier *Physica Plinii Bambergensis*, transmitted in its complete form in the Cass. 69. (Önnerfors' 1975 edition, relying on Bamb. med. 2 [his Q] and quoting variants from the abridgement contained in Bamb. med. 1 [his M], or *Lorscher Arzneibuch*, does not make use of the Cass. 69, which was identified as a witness of the *Physica* only more than ten years later, by Sergio Sconocchia, and Önnerfors' edition therefore breaks off where the Bamb. med. 2 does. It is now clear that M = Bamb. med. 1 transmits additional genuine material from the *Physica Plinii* in the *secunda capitulatio*.) It does, however, not contain quotes from the *Medicinales responsiones* of Caelius Aurelianus, which also applies to other version of the *Physica Plinii* from the early middle ages, the *Physica Plinii Sangallensis*, recently edited by Önnerfors.

Middle Ages and edited by three students of Alf Önnerfors, also may be drawn on[28], and surprisingly, it offers a text of better quality[29].

Here is what Caelius Aurelianus has to say about diagnosing a patient as being affected by *melancholia*:

(Cael. Aur. diaet. pass. 63)
Ex quibus melancholicum adprehendis?
Ex odio uitae atque conuersationis humanae, mentis cum uultus maestitia, taciturnitate, anxia insidiarum sibi paratarum suspectione cum fletu irrationabili et nunc mortis nunc uitae cupiditate, inflatione praecordiorum, articulorum frigido torpore cum leui sudore atque colore nigro uel uiridi, cum corporis macie ac debilitate et cibi accepti corruptione, cum ructationibus male redolentibus hoc est fumosis uel acidis[30] aut bromosis, et uomitu fellium nigrorum aut eorum per uentrem effusione cum intestinorum tormento. Hanc passionem Latini atram bilem uocauerunt.

If it were not for the beginning, *crebra sensuum inmutatio*, we would be unable to decide whether the source for 14.1 of the *Trattato delle cure* had been Caelius Aurelianus or Esculapius. We can also see that *conuersationis humanae mentis* in Esculapius and *humanae mentis conuersio* in the *Trattato delle cure*, which derives from it, had its origin in misconstruing Caelius Aurelianus' Latin text. Where Caelius Aurelianus had said that 'both mind and face were sad' (*mentis cum uultus maestitia* – anteposition of the genitive, so well-known from

28 Indicated in the margin of Rose's edition. The *Physica Plinii Florentino-Pragensis* was referred to as Plinius Valerianus in older works; in fact, books 1-3 of the Plinius Valerianus equal the *Physica Plinii Florentino-Pragensis*, books 1-3, while its book 4 is Garg. Mart. med. and its book 5 the *Liber diaetarum Alexandri et aliorum medicorum*, excerpted (with a few exceptions) from the Latin translation of Alexander of Tralles and offering dietetic advice for a number of diseases. The fullest account is in Alf Önnerfors, *In Medicinam Plinii studia philologica*, Lund 1963.

29 According to Rose, *Anecdota* (*supra*, n. 8) p. 177: '... der Pseudo-Plinius hat also offenbar noch einen sehr guten text gehabt (s. II, 26.28. III, 6.9.10.12)'.

30 accidiosis *Aug., per errorem, nam acediosus est qui acedia premitur, correxit Rose.*

Germanic languages like English or German that we wouldn't bat an eyelid, went out of fashion in Romance languages when the genitive was replaced by the use of the preposition *de*), after stating that patients were averse to life and the company of fellow-humans, later readers were led astray and took *humanae* as a qualifier of the next word, *mentis*. We should keep in mind that *scriptio continua* was still the rule even in the eighth century, and both then and later the correct transcription of older texts relied heavily on the copyist's command both of Latin and of the subject matter. Once *humanae mentis* had been established as a *syntagma*, *conuersationis* as the word on which both depended did no longer make sense, and changing it to *conuersionis* must have seemed a good idea; after all, melancholics were deranged and had had their mind 'turned over'. A textual critic worth his or her salt would have seen that in *conuersio humanae mentis*, *humanae* was now spare, but such people, when and where they existed in the middle ages, perhaps even today, turned their attention to better things, poetry for instance, or law, if they did not aim at something even higher (and more profitable) i.e. divinity.

To a textual critic, *Hanc passionem Latini atram bilem uocauerunt* likewise does not appear to be beyond suspicion. Caelius Aurelianus, in his *Chronic Diseases* (tard. 1.6.180), had only said *nam Tullius atram bilem dixit ueluti altam iracundiam*, and if we compare Cic. Tusc. 3.5.11, this is not exactly what we read, and what Caelius Aurelianus himself must have read:

> quem nos **furorem**, μελαγχολίαν illi *[sc. Graeci]* uocant, quasi uero **atra bili** solum mens ac non saepe uel **iracundia grauiore** uel **timore** uel **dolore moueatur**, quo genere Athamantem[31] Alcmaeonem[32] Aiacem Orestem furere dicimus.

Latini as applied to speakers of Latin is, however, found a number of times in Caelius Aurelianus, but why didn't Caelius Aurelianus simply say that μελαγχολία was called *furor* in Latin? The point that Cicero is making is rather that it is inappropriate to call this

31 Athamas 2, RE II (1896).

32 Amphiarai filius ex Eriphyle, qui matrem occidit. (ThlL s.v. Alcmeo)

condition μελαγχολία, because madness (*furere, furor*[33]) is not caused by black bile alone but also by serious anger or wrath, by fear, or by grief.

As you will remember, Ajax is the only personage in this passage common to both Cicero and Pseudo-Aristotle. Nevertheless Cicero also mentions Bellerophon in the same work at Tusc. 3.26.63:

> Ex hoc euenit ut in animi doloribus alii solitudines captent, ut ait Homerus de Bellerophonte [Il. 6.201-202]
>
> qui miser in campis maerens errabat Aleis
> ipse suum cor edens, hominum uestigia uitans[34]

Pseudo-Aristotle begins in fact with the preceding verse Iliad 6.200, so the whole reads in English translation:

> But when Bellerophon in his turn came to be hated by all the gods, then it happened that he wandered alone over the Aleian plain, eating his heart out, and shunning the paths of men;[35]

I must confess that I marched you to the Aleian plain for some purpose; and now we will travel even further, to Wittenberg in Germany, a university whose fame spread as far as England, and Denmark. You will remember that the Danes sent their young prince, the heir to the throne, to Wittenberg for his higher education. Perhaps the most famous professor that this university had in the first half of the 16th century was the classicist, Protestant theologian and philosopher Philipp Melanchthon, honoured with the title of *praeceptor Germaniae*. In book 2 of his treatise *De anima*, first printed

33 *furere* is also Cicero's choice at diu. 1,81, where he refers to Ps.Arist. probl. 30.1 *Aristoteles quidem eos etiam, qui ualetudinis uitio furerent et melancholici dicerentur, censebat habere aliquid in animis praesagiens atque diuinum.*

34 Cic. fr. poet. 20 Traglia.

35 Transl. A. T. Murray, rev. William F. Wyatt, Cambridge/Mass. and London, England 1999 (Loeb Classical Library 170).

in 1540 and quoted by Klibansky, Panofsky, and Saxl from a later edition, we meet the same verses as before with a minor variation,

> Si ipsa per se atra bilis redundans aduritur, fiunt tristitiæ maiores, fugæ hominum, qualis fuerit Bellerophontis mœsticia.
> Qui miser in campis errabat solus Aleis,
> Ipse suum cor edens, hominum uestigia uitans,
> ut inquit Homerus[36].

We saw earlier that these Latin verses had been composed by M. Tullius Cicero, and an accomplished Humanist author like Melanchthon undoubtedly borrowed them from him. But I am not ready to believe that Melanchthon based the passage just cited on Cicero or Pseudo-Aristotle. I surmise he drew on another Greek author, likewise spurious, but in Melanchthon's day and long after none other than the famous second-century-AD doctor Galen. The work in question is the *Introductio siue medicus*, of which Caroline Petit has provided the first critical edition[37]. For our purposes, it suffices to quote the text as printed in Kühn XIV 740-741 (introd. 13.24 Petit):

> τῆς δὲ μελαγχολίας αἰτία μέλαινα χολή, ψυχρότερος χυμὸς καὶ ζοφώδης. διὸ ζοφοειδεῖς τέ εἰσι καὶ δύσθυμοι οἱ τοιοῦτοι. ὕποπτοι δὲ εἰς πάντα καὶ μισάνθρωποί τε καὶ ἐρημίαις χαίροντες, οἷος ὁ **Βελλοροφόντης** ἱστορεῖται.
> Ἤτοι ὁ κὰπ πεδίον τὸ Ἀλήϊον οἷος ἀλᾶτο,
> Ὃν θυμὸν κατέδων, πάτον ἀνθρώπων ἀλεείνων.

My hypothesis is the following: Melanchthon had used the Latin translation of the *Introductio* published by the young German doctor I have mentioned earlier, Johannes Winter von Andernach[38] (first

36 Latin text quoted from the copy in the Bayerische Staatsbibliothek in Munich; slightly different the text in Raymond Klibansky, Erwin Panofsky and Fritz Saxl, *Saturn and Melancholy. Studies in the history of natural philosophy, religion and art*, London 1964, p. 90 n. 70, probably from the Corpus Reformatorum vol. 13; an English translation can be found *ibidem*, on p. 90.

37 Collection des Universités de France, Les Belles Lettres, Paris 2009.

38 He was responsible for the Greek letters in Caelius Aurelianus *Acute Diseases*, as we saw above.

printed in 1528[39]), and did a cut-and-paste job with the Homeric verses that Winter had rendered somewhat differently[40], like this:

> Nam cito longa maris remeabat littora solus
> Cor edens curis, hominum vestigia vitans.

It is probably no coincidence that Winter has the identical ending of the second hexameter, and may have known Cicero's version. The Greek text Winter was working from, most likely the Aldina edition of 1525[41], the first complete printing of Galen's works in Greek, had not corrected the lines from Homer, which ran like this:

> ἤτοι ὦκα πεδίον τὸ ἁλήιον οἶος ἀλᾶτο, / ὃν θυμὸν κατέδων, πάτον ἀνθρώπων ἀλεείνων.

Winter, therefore, was forced by this imperfect Homeric text to come to the incorrect conclusion that Bellerophon was running (ὦκα = *cito*[42]) along the beach (πεδίον τὸ ἁλήιον = salty plain).

I will leave Winter alone now but stick out my neck still further, claiming that in the *Tusculanae disputationes* Cicero may have used, for his Homeric quote, not Pseudo-Aristotle but a (hypothetical) work which had the same source as the *Introductio*. Why? Had Cicero been

39 No variation in the 1529 printing Parisiis apud Simonem Colinaeum, p. 27^{v}. Durling, Census (n. 23 *supra*), also lists editions of this translation in 1534 and 1537, which I have not checked yet.

40 Kühn prints Cicero's version, which is confusing. Ps.Gal. *Introd.* in the Aldina, Venetiis 1525, Pars 4a, p. 6^{v} is given below. Lorenzo Valla translated: Postquam autem dijs factus inuisus est, in suo agro errabat, consortia hominum fugiens, et solitariam ac moerore plenam uitam agens. (*Homeri* ... *Ilias* per Laurentium Vallensem ... latina facta, Coloniae 1522, p. 69^{r}). A later prose version of Homer reads: Hic in campo erratico solus errabat Suum animum corrodens, consortium hominum fugiens (*Homeri* ... *Ilias* Andrea Dino ... interprete, ad verbum translata, Venetiis 1537, p. 67^{r}).

41 See Durling, Census (n. 23 *supra*), 237.

42 For *cito* with short syllables in later dactylic poetry, cf. ThlL III 1209,83.

using Pseudo-Aristotle, I think he would in all likelihood have included the preceding verse, Hom. Il. 6.200, as well as 6.201-202.

Melanchthon was not just a student of Galen but of medical literature in general, as he tells us himself:

> in medicorum libris legendis bonam temporis partem consumpsi.

There is a host of interesting medical information in his *De anima,* which would, I feel, repay careful study by an ancient medical historian. I say this because a few lines earlier, Melanchthon had also quoted Vergil on the wrath of Hercules:

> Vt Virgilius de ira Herculis inquit:
> Hic uero Alcidæ furiis exarserat atro
> Felle dolor.

As you will remember, this is exactly the quotation we had met before, in Caelius Aurelianus' description of melancholy, and the most likely explanation that occurs to me is that Melanchthon had indeed studied the *editio princeps* of *On Chronic Diseases*, published in 1529.

Before we leave Vergil and Homer, I would like to draw your attention to the fact that an author might have chosen different verses from the Iliad to illustrate the condition of melancholy, as did Aretaeus. In 3.5.2, he quoted Il. 1.101-104

> among them rose the warrior, son of Atreus, wide-ruling Agamemnon, deeply vexed; and with rage was his black heart wholly filled, and his eyes were like blazing fire[43].

II

Now we leave the heroes of a very distant past and likewise the upper part of the body and move downwards, to a disease that

---

43 Same ed. and translator as above (n. 35).

could not have a place in epic or tragic poetry, but is more serious, perhaps even fatal. *dysenteria* was linked with black bile in the Hippocratic aphorism 4.24: 'If dysentery starts from black bile, it is deadly'. It could also be connected with yellow bile, or, as Galen says, corrosive humours. We should remain aware that, like in the excerpts on melancholy we examined earlier on, humoralism was by no means the only approach to human disease current in antiquity, although it was to prevail for many centuries to come. Before taking a closer look at some new texts on *dysenteria*, I will begin with a few short general remarks about the sources where such fragments are likely to be identified.

Collections of recipes occasionally contain excerpts from medical manuals because of the recipes that are mentioned there as part of the therapy. I was able to demonstrate this for Ps.Democritus, i.e. the third Latin translation of Oribasius' *Synopsis*[44], and likewise for the *Liber tertius*[45]. Then, in 2008, I drew attention to an interesting passage in the *Physica Plinii Bambergensis* (Plin. phys. Bamb. 67.2), from which we learn that doctors not only sometimes did in fact amputate the female breast as a treatment for mammarian cancer (contrary to the unambiguous advice of Hippocrates, followed by the majority of ancient doctors), but also that some local anaesthetic (as we would call it) was used for pain control during this kind of surgery.

The longest new text on *dysenteria* presented here for the first time is taken from a very extensive collection of recipes preserved in Monte Cassino 69, written at the end of the 9th century. Re-

44 Der *Liber medicinalis* des Pseudo-Democritus, in: *Tradición e Innovación de la Medicina Latina de la Antigüedad y de la Alta Edad Media.* Actas del IV Coloquio Internacional sobre los textos médicos latinos antiguos. Artículos reunidos y editados por Manuel Enrique Vázquez Buján, Santiago de Compostela 1994 (Cursos e Congresos da Universidade de Santiago de Compostela. 83) 45-56, at pp. 52f.

45 Der pseudogalenische *Liber tertius*, in: *Galenismo e Medicina tardoantica. Fonti greche, latine e arabe.* Atti del Seminario Internazionale di Siena 2002, a cura di Ivan Garofalo e Amneris Roselli, Napoli 2003 (Annali dell'Istituto Universitario Orientale di Napoli. Quaderni, 7), 101-132, at pp. 109f.

cently, this ms. came again into focus following Sergio Sconocchia's discovery in it of some more recipes from the *Compositiones* of Scribonius Largus[46], as well as of the complete text of the *Physica Plinii Bambergensis* (published by Önnerfors from Bamb. med. 2[47]). Monte Cassino 69 is linked to another Bamberg ms., Bamb. med. 1, published in full in 1991 and often referred to as *Lorscher Arzneibuch* (Recept. Lauresh.), because it was copied in the abbey of Lorsch near Worms of Nibelungen fame, in the very first years of the 9th century[48]. The second section of this work, styled *capitulatio*, is an abridged version of the (complete) *Physica Plinii Bambergensis* just mentioned, while section 5 (the *quinta capitulatio*) contains an antidotary transmitted, again in a fuller form, in Cass. 69 (cf. esp. pp. 314b ff.). Bernhard Bischoff thought it likely that the Bamb. med. 2 had been written in Italy in the early 10th century, which would make it the youngest of the three mss. (Bamb. med. 1 and 2, Cass. 69) under consideration here. Their common ancestor for the material they share could have been in Northern Italy, a region which played such an important role in the transmission of medical mss. to north of the Alps, but, apparently, also to further south, as we conclude from Cass. 69.

The antidotary in Cass. 69 contains two therapeutic fragments; one of them deals with diseases of the intestinal tract, the other is gynaecological in nature (but absent from Monica Green's survey[49] because it is embedded in the antidotary and had thus escaped her

46 See now K.-D. Fischer and S. Sconocchia, 'Nuovi *excerpta* scriboniani tra tardo antico e medioevo', *RFIC* 136, 2008, 267-311.

47 According to Bischoff, written in Italy, more likely in the first half of the 10th century than in the ninth, see Bernhard Bischoff, *Katalog der festländischen Handschriften des neunten Jahrhunderts (mit Ausnahme der wisigotischen).* Teil I: Aachen-Lambach, Wiesbaden 1998 (Bayerische Akademie der Wissenschaften. Veröffentlichungen der Kommission für die Herausgabe der mittelalterlichen Bibliothekskataloge Deutschlands und der Schweiz), no. 224, p. 50.

48 Bischoff, Handschriften (preceding note), no. 223, p. 50.

49 Monica H. Green, *Women's Healthcare in the Medieval West. Texts and Contexts*, Aldershot 2000 (Collected Studies Series. 680), Appendix: Medieval gynecological texts: A handlist.

notice). We will now take a closer look at a chapter from the first fragment, the part that deals with dysentery[50].

Let us start our examination of this text with an antique definition[51] of this condition, likewise unpublished. It comes from the pseudo-Soranean *Quaestiones medicinales*, but is absent from the London ms. employed by Valentin Rose for his *editio princeps*[52] in 1870, because that ms. had lost some folios. The two additional mss. not known to Rose at the time he prepared his edition, Lincoln Cathedral 220 and Chartres 62, offer a slightly divergent text, which is why, for my present purpose, I will refer to the Lincoln version (L) only.

> 255.1L Quid est dissinteria? Vulneratio intestinorum in interiori<bu>s partibus cum reumatismo. Sequuntur autem eos uariae egestiones, colerica uel sanguinea et cum nimio putore egeruntur etiam tanquam pus aut muccis simile cum dolore et uix continentur nec non et febres sequuntur.

> 255.1L What is dysentery? A lesion of the intestines in their inner parts (i.e. their lining) with flux. Patients will suffer from stools of varying kinds (or: varying consistency), bilious stool or bloody stool, which are passed with an excessively fetid odour. Stools may also contain something resembling pus or slime and

50 A fuller account may be found in Esculapius, ch. 30 Manzanero Cano (ch. 31 in Schott). Caelius Aurelianus tard. 4.6 has a gap at the end of 4.6.88.

51 Isid. orig. 4.7.36 transmits a rather peculiar definition: *Disinteria est diuisio continuationis, id est ulceratio intestini. Dis enim diuisio est, intera intestina. Fit autem antecedente fluore, quem Graeci* διάρροιαν *uocant.* This is interesting insofar as it attests the spelling *dis-* in his time, and that probably none of his medical friends (he must have had some, I reckon) knew any better. Isidore's source was the Latin commentary Lat-A on Hipp. aph. 3.11: *Scitote quia dysinteria nihil aliud est nisi continuationis diuisio*, as Manuel Enrique Vázquez Buján pointed out, cf. his article *Isidoro de Sevilla y los libros de la medicina ...*, in: *Isidorus medicus. Isidoro de Sevilla y los textos de medicina.* Edición a cargo de Arsenio Ferraces Rodríguez, A Coruña 2005 (Universidade da Coruña. Monografías 113) ..., 243-262, at p. 250.

52 Which I hope to replace in the near future.

be passed with pain, and can hardly be held back. These patients will also develop fever.

255.2L Aliter. Dissinteria ulcus est intestini cum flegmone et egestionibus sanguineis. Facit etiam liminata[53] id est arsionem intestinorum et cum nimia mordicatione uel dolore uentris egeruntur.

255.2L A different definition. Dysentery is an ulceration of the intestine with inflammation and bloody stools. It also causes *liminata* that is burning of the intestines, and (stools) are passed with excessive griping or abdominal pain.

Present-day doctors do not consider dysentery as a disease in its own right, but rather as a symptom, in most cases of intestinal infections with a number of different pathogenic agents, which must be checked and eliminated. Now, we return to the text in Cass. 69, which I have divided for convenience of reference into 11 sections, which I shall summarize for you.

Section 1 deals with the various kinds of dysentery according to the place that is affected; it differentiates between three segments of the intestinal tract, viz. the upper portion, the middle, and the lower. This is done because it is claimed that according to the location, dysentery requires a different treatment. If it be located in the upper part, therapy is by potions, for the lower, enemas are appropriate, and for the middle part of the intestine, both enemas (from below) and potions (from above).

To follow these suggestions, it is of course important to know how you can tell which part is affected, and this is set out in sections 2 to 5.

53 ἀπολύματα Heliod. apud Orib. coll. 44.7.13 (LSJ quote, wrongly, 44.10.13) 'tissue particles' (in a passage that does not concern dysentery); this reading should also be restored in Archig. apud Aët. 9.40.

The rest of our fragment, sections 6 to 11, specifies the treatment. Section 6 lists the potions: the triangular troche, the saffron-coloured or yellow troche, the troche prepared with corals, or the famous potion devised by the physician Philo, the Philonium.

In section 7, enemas are prescribed, which are to be made up with the well-tried troche; and for bloody stools, again the troche containing corals is used. For more severe cases (8), when the patients pass sheer blood and pieces of intestinal tissue and there is constant straining, our author recommends an enema containing Lycium[54], buck's tallow, and incense, mixed together in rice-water, whereas his prescription for feverish patients with an involvement of the liver (9) specifies an enema with Lycium and rice-water. For the final cure, a fumigation is indicated: a heated mill-stone is to be put in a new earthenware vessel, and wine is poured on it in winter and vinegar in summer; this fumigation (steam-treatment would be a better word) should be repeated often.

The last section (11) gives a recommendation for patients whose violent and painful diarrhoea prevents them from sleeping during the night. These patients will receive suppositories made up from a mixture of incense, castoreum, opium, and ginger, mixed with the juice of comfrey.

LXXII. Ad dysintericos[55].

1. <In> dysinteria necesse est secundum loca curari. Si enim superior intestinus passus fuerit, potionibus utendum est; si inferior, iniectionibus; si medius, et potionibus et iniectionibus.

2. Locus autem passioni[bu]s intellegitur ita: Si superior intestinus in causa est, primum quod[56] in superioribus partibus dolor

54 A decoction of the roots and twigs of Rhamnus petiolaris, cf. Diosc. 1.100.2 for the preparation and 1.100.3 for its use in dysentery.

55 Punctuation and capitalization have been changed, and the rare abbreviations have been expanded in keeping with the style of the ms.

56 que *Cass.*

est; deinde quod[57] sanguis qui exit siue pus siue[58] crusta siue rasura, nimium cum flegmate sunt commixta, ita ut unum corpus facere uideantur.

3. Si autem in medio fuerit, mediocriter commixtum et dolor in media parte sentitur.

4. Si autem in inferiore fuerit, supra scybalum[59] fel uel flegma uel sanguis siue sanguinolentum siue rasura.

5. Sed et alia[s] res significat locum. Si enim in superiore[m] intestino fuerit, tenuissim<a>e sunt qu<a>e exeunt et angust<a>e rasur<a>e; si in medio, medi<a>e; si <in> inferiore, et lat<a>e et grandes et pingues et spiss<a>e.

6. Curabis autem hoc modo. Si potionibus ut<i> necesse est, dabis trociscum trigonum[60] uel crocodem uel dia corallion; quod si necessitas talis fuerit, et [de] Philonion[61].

7. In inferioribus autem inicies de trocisco probatissimo, <si> tamen nimium reuma est aut nigrum descendit. Si autem sanguinolenta descendunt, uti potest dia corallion.

8. Si autem sanguis ipse purus sit et rasur<a>e et conationes, lycium et seuum hircinum et turis modicum cum suco oriz<a>e potione[m] commisces et inicies.

9. Item ad eos qui sanguine<m> ex nimio calore fellis mittunt et febriunt: Lycium in modum abellan<a>e soluis et cum suco oriz<a>e potione <commisces> et tepidum per biduum aut triduum inicies; optime curabis.

57 que *Cass.*

58 ciue *Cass.*

59 sce- *Cass.*

60 trico- *Cass.*

61 fyl- *Cass.*

10. Ad curationes tamen percurandas suffumigas ita: Lapidem de mola ignitum mittis in uasculum nouum et superfundis ei hieme uinum, <a>estate uero acetum, et supersedeat. Hoc frequenter facies; curabis.

11. Quod si tam nimia fuerit, ut insomnietate<m> faciat, collyrio uteris quod[62] accipit haec: turis ∋ III, castorei ∋ III, opii ∋ II, zinzib(eris) ∋ II. Haec teris et cum suco symphyti[63] formas longa collyria [h]ac subicies.

What is new in this account, or less common, and what can be paralleled in other writings? The division of dysentery into one kind that affects the upper part of the intestinal tract and another one situated lower down seems to have been commonplace and corresponds perfectly with gross human anatomy, which distinguishes between the small and the large intestines; the latter would start with the caecum[64] or, more precisely, at the valvula ileocaecalis. We find this division into two kinds for instance in Galen[65], de loc. aff. 6.2 VIII 382f., and Galen agrees that the locus of the lesion is of major importance for the treatment to be chosen: 'For the treatment of the ulceration it is of great importance to know in which part of the

62 que *Cass.*

63 sinfiti *Cass.*

64 Ps.Gal. liber tertius 71.2 *Nam dysenteriae causae duae sunt. Una est, quae fit in intestinis minoribus, quae desuper sunt. Alia est, quae de maiore intestino uenit, quod inferius positum est, in quo potiones peruenire non possunt; nam per clysterem magis curantur.* 72.1 *Incipiunt causae dysenteriae quae in intestino maiore est, hoc est de inferiore parte, id est in longaone[m], qui ano iungitur.*

65 Sincere thanks to Beate Gundert for advising me about passages in Galen dealing with *dysenteria.* Also in the commentary Lat-B (quoted from London, BL Regius 12.E.XX) on Hipp. aph. 6.3/6.4: *'In plena disinteria abstinentia cibi malum. Et cum febribus mala defluentia.' Vulneratio intestinorum disinteria uocatur. que fit duobus modis. seu in intestinis maioribus quæ iusum meatui iunguntur seu in minoribus que post stomachum fiunt. Ergo in ista disinteria longa si fastidium natum fuerit periculosum est maxime ut dicit. si cum febribus fit disinteria et mala defluentia dicit hoc est diuersi coloris.* Mathias Witt, *Weichteil- und Viszeralchirurgie bei Hippokrates*, Berlin/New York 2009, believes, wrongly I think, that the passage from Galen (his Testimony 1b) refers to the treatment of abdominal wounds caused from the outside; the same applies to his testimonies 1c-1e.

intestines it is located. Ulcerations in the upper parts benefit from drugs which are swallowed; while those in the lower parts, from drugs that are injected (through the anus, i.e. enemas)', a statement which is repeated almost verbatim by the sixth-century Byzantine doctor Alexander of Tralles (II 415.9 Puschmann).

However, our anonymous author in Cass. 69 does not tell us clearly where he wants his three parts of the intestines to begin or to end. I did wonder if the middle part that we find here might not have had its origin in some doctrine of the mean (cf. 3 *mediocriter commixtum*, 4 *si in medio, mediae*), or in the practical therapeutic distinction between the use of (a) potions (i.e. drugs taken by mouth), (b) a combination of potions and enemas, or (c) enemas alone. It is rather surprising to find this distinction between three kinds of treatment for dysentery paralleled in Esculapius (30.24 Manzanero Cano): *disintericorum curas nos oportet intimare, quorum genera sunt tria.* But a still closer parallel exists in Alexander of Tralles (II p. 415 ff. Puschmann). Alexander talks about the middle parts of the intestines (II p. 417 and p. 425); the rectum seems to be for him the lower part, and since the upper part must include the small intestine (anatomically quite different from what follows), Alexander's middle part should then refer to what we call the colon. It is interesting that Alexander, like our author, stresses the necessity of establishing the precise place where the lesion is located (II p. 415), because (as he says) an excellent cure proceeds from an excellent diagnosis.

I will conclude with one last excerpt (reproduced below without changes) which takes us back, in a way, to our codex from the Reichenau, the Aug. CXX, which also transmits an anonymous Latin commentary on the Hippocratic aphorisms. This was printed three times in the 16th century, and it is ascribed, according to some manuscripts from the high middle ages and without a shred of proof, to Oribasius. In all the older manuscripts it is anonymous. To distinguish it from a probably later commentary in Latin which is likewise anonymous, Joseph-Hans Kühn (no relation of the editor of Galen) called it Lat-A, and the later, and shorter one, Lat-B[66]. Lat-A must be based on a Greek original, or at least on Greek material. The fact that it was excerpted by Isidore of Seville for his *Etymologies* provides a convenient *terminus ante quem*[67]. This commentary has the same distinction of *tria loca* affected by the ulceration, and it also provides some short hints about how to establish a diagnosis which of the three parts is affected. All this is contained in the commentary on Hipp. aph. 6.3, and at least for the same lemma, neither the recently edited commentary by Stephanus, nor the older ones edited by Dietz more than 150 years ago (Theophilus and Damascius) transmit material that is in any way similar or comparable.

Comm. in Hipp. aph. 6.3(-4) Lat-A

III. *[6.3]* In longa dysinteria abstinentia cibi malum. malum et cum febribus mala *[6.4]* defluentia uulnera malitiosa.

1. Scitote quia dysinteria quam maxime ex distemperantia fit. In qualitatem. et hoc dicit.' quia non in eis conuenit abstinentia. quia duobus modis leditur. unum.' quia plus fit distemperantia. aliud. quia debilitationibus duæ naturæ adsumpsit.' et esse non potest. una cibi. et alia ex indigestione.

66 Cf. my article "Zu des Hippokrates reich gedeckter Tafel sind alle eingeladen". Bemerkungen zu den beiden vorsalernitanischen lateinischen Aphorismenkommentaren, in: Wilhelm Geerlings und Christian Schulze (Edd.), *Der Kommentar in Antike und Mittelalter. Beiträge zu seiner Erforschung*, Leiden 2002 (Clavis commentariorum antiquitatis et medii aevi 2 [Ergänzungsband]), 275-313.

67 Cf. my article Neue oder vernachlässigte Quellen der *Etymologien* Isidors von Sevilla (Buch 4 und 11), in: *Isidorus medicus. Isidoro de Sevilla y los textos de medicina.* Edición a cargo de Arsenio Ferraces Rodríguez, A Coruña 2005 (Universidade da Coruña. Monografías 113), 129-174, at pp. 134ff., as well as Manuel Enrique Vázquez Buján, Isidoro de Sevilla y los libros de medicina. A propósito del Antiguo comentario latino a los *Aforismos* hipocráticos, in the same volume, 243-262.

2. Tribus enim locis a dysinteria. hoc est ipsa ulceratio. uisum est quando ex sanguine ministrat. aut in medium. unde cruentum stercore faciunt. aut enim in grossum intestinum inferiorem unde sicut muccilagines et rasuras ita deponunt.' et inde sunt uulnera malitiosa.

This confirms yet again that it is time for students of ancient and Byzantine medicine to pay more serious attention to these pre-Salernitan Latin, and Latin-only, sources, whose very existence occasionally seems to have remained unknown to them.

I lemmi ippocratici di *Epidemie II* e la traduzione araba del commento di Galeno

Ivan Garofalo

Nel numero 3, 2008, di Galenos[1] ho riesaminato la traduzione araba[2] del commento a *Epidemie II*, toccando solo sporadicamente i lemmi ippocratici. In questo lavoro intendo occuparmi dei lemmi e del commento per la costituzione del testo ippocratico[3]. Indico la divisione in sezioni (presente nella traduzione araba) e numerazione dei lemmi (aggiunta da me).

La divisione in sezioni del commento di Galeno non è quella che appare in alcuni recentiores di Ippocrate[4], poi nell'Aldina di Galeno[5] e arriva fino a Littré e Smith. Essa è la seguente:

Sezione prima	dall'inizio fino a sez. 2.9 Littré σίτου
Sezione seconda	da sez. 2.10 fino a sez. 3.1 Littré ἦν
Sezione terza	da 1b fino alla fine della sezione
Sezione quarta	dall'inizio della sezione quarta di Littré fino a sez. 5.1 λύεσθαι
Sezione quinta	da μεγάλοι a sez. 6.1 Littré ἔχουσιν
Sezione sesta	da οἱ τραυλοί fino alla fine del libro

1 Garofalo 2008.

2 Per questo studio utilizzo l'edizione provvisoria del commento ad opera di B. Hallum, il quale ha utilizzato tutti gli elementi della tradizione (per i quali si veda Pormann 2006) e gli emendamenti degli studiosi, apportandone di propri. Ringrazio lo studioso per avermi consentito di tener conto del suo lavoro.

3 In attesa dell'edizione promessa da Robert Alessi, che utilizzerà il commento di Galeno in maniera più completa di W. Smith, al quale si devono comunque molti interventi corretti a partire dal commento. Vedi Alessi 1996.

4 Mi rifaccio all'apparato di Littré: Smith non dice nulla a proposito dei titoli di sezione.

5 L'Aldina dipende dal Par. gr. 2141 (vedi ad es. Jouanna 1975 p. 21 nota 1, Potter 1998 p. 244) che è il ms. G di Littré, vol. 5 p. 40.

Nessuna delle sezioni di Galeno ha inizio e fine come quella dell'Aldina.

La divisione di Galeno (o della traduzione araba di Galeno) è confermata da quattro scoli a Oribasio[6], il primo attribuisce l'*excerptum* alla sezione terza, il greco corrispondente a p. 270,42-271,20 Pfaff sui bubboni; le altre tre citazioni sono attribuite al commento della quinta sezione, fisiognomica, perduta quando Ḥunain tradusse il commento[7].

Questa divisione non pare particolarmente felice per le articolazioni di *Epid.* 2 e sembra dovuta solo alla lunghezza dei rotoli del commento di Galeno. La traduzione araba della prima sezione va da 43r a 58r, la seconda da 58r a 73r, la terza da 73r a 90r, la quarta da 90r a 104r, la sesta da 104r a 122v, un libro comprende dunque da un minimo di 14 fogli a un massimo di 17.

Nei manoscritti ippocratici le tre sezioni finali hanno un loro titolo, περὶ φλεβῶν, φυσιογνωμίη, φυσιογνωμικόν (H: -ος V), non sono numerate e non coincidono con le sezioni di Galeno. Le prime tre non sono distinte. Il commento di Galeno era probabilmente perduto e comunque non ha influenzato l'archetipo di V e M.

Il Par. 2141 da cui deriva l'Aldina divide il commento in sei sezioni, τμήματα. Il suo scriba conosceva probabilmente il *de libris propriis*[8].

Uso come riferimento il testo di Smith, citato per pagina[9], ma prima indicando pagine e righe di Littré; segue l'indicazione di pagina e rigo della traduzione tedesca di Pfaff e infine l'indicazione del foglio rv del manoscritto arabo scorialense 804 (ma si è tenuto conto anche del manoscritto M secondo l'apparato di Hallum).

Sigle dei manoscritti ippocratici per *Epidemie II*:

V	Vaticanus Graecus 276	saec. XII
I	Parisinus Graecus 2140	saec. XIII

6 Ristampati in CMG V 10, 1, a cura di K. Deichgräber, pp. 409-410.

7 Sulla perdita della sezione quinta vedi Pfaff ibidem p. 353. Il testo arabo è edito criticamente da Pormann 2008a con traduzione inglese pp. 257ss.

8 Che il commento fosse in sei libri è detto appunto in Gal. *de libris* p. 161, 8 Boudon: τὸ δὲ δεύτερον δι' ἕξ.

9 Hippocrates vol. VII, ed. W. D. Smith, Cambridge (Mass.)-London, 1994.

H	Parisinus Graecus 2142	saec. XIV per la seconda parte che contiene *Epid. II*
R	Vaticanus Graecus 277	saec. XIV

Sigle dei manoscritti arabi

E1	Scorialensis ar. 804
M	Ambrosianus ar. 105
Hun	Ḥunain ibn Isḥāq

2.1.1 5.72, 1 Littré, 18 Smith, 155, 5 Pfaff, Scorialensis ar. 804, 43v Ἄνθρακες ἐν Κρανῶνι θερινοί

Κρανῶνι] κραννώνιοι V

Vedi anche Alessi 1996. Il manoscritto E1 ha più volte la grafia قرانيون (qr'nywn) da punteggiare قراننون q(a)rānnūn, che corrisponde alla forma Κραννών del manoscritto V (secondo Littré: Smith non segnala varianti) e secondo i manoscritti VIR di *Epid. VI*, lezione accolta dalle editrici Manetti e Roselli (6.1.7, 6.3.2 p. 8 e 54 M.-R.). La forma epigrafica è Κραννών e il nome degli abitanti Κραννώνιοι.

2.1.10 5.74, 8 Littré, 20 Smith, 162, 18 Pfaff, 45v ἐν γοῦν Περίνθῳ, ὅταν τι ἐκλίπῃ ἢ πλεονάσῃ ἢ πνευμάτων ἢ μὴ πνεμάτων ἢ ὕδατι ἢ αὐχμῷ ἢ καύματι ἢ ψύξει

ἀπνοίων VH μὴ πνευμάτων IR Littré | ἢ ὕδατι ἢ αὐχμῷ ἢ καύματι ἢ ψύξει V Smith: ἢ ὑδάτων, ἢ αὐχμῶν, ἢ καυμάτων, ἢ ψύξεων HIR

اما من الرياح واما من عدمها واما من المطر واما من عدمه واما من الحر واما من البرد «quanto ai venti e alla loro mancanza e alla pioggia e alla sua mancanza e al caldo e al freddo»

Anche Galeno sembra avere i dativi singolari di V accolti da Smith. L'arabo non serve per decidere tra ἀπνοίων (lege ἀπνοιῶν) di VH Smith e μὴ πνευμάτων di IR Littré.

2.1.13 5.74, 16-76.1 Littré, 20 Smith, 165, 18 Pfaff, 46v Πάντων δὲ τῶν ξυνεχέων ἢ διαλειπόντων τῶν χρονίων καὶ τρωμάτων καὶ πτυέλων ὀδυνωδέων καὶ φυμάτων φλεγμοναὶ καὶ ὅσα ἄλλα ἐπιφαίνεται ὕστερον, ἴσως δὲ καὶ ἄλλων πρηγμάτων κοινῶν

Ḥunain traduce «è comune a tutti etc.» = κοινόν, che pare variante inferiore.

2.1.14 5.76.1-2 Littré, 20 Smith, 165, 36 Pfaff, 47^{r} καὶ ἐν περιόδοισι τὸ ἐπὶ πρωϊαίτερον καὶ ἄλλης ἐπιδόσιος ἀπαυδώσης τῆς νούσου

وفي الادوار اذا كان دور ازيد تقدم من دور اخر فبذلك تزيد عند سكون المرض «nei periodi se un periodo è più anticipato d'un altro periodo per questo vi è un aumento durante la pausa della malattia».

Galeno leggeva probabilmente ἄλλης ἐπίδοσις in luogo di καὶ ἄλλης ἐπιδόσιος.
Galeno conosceva tre varianti della frase:
La prima variante riportata da Galeno (cfr. 167, 11 Pfaff):
«se un periodo precede di molto, con ciò vi è molto aumento all'improvviso» può corrispondere a καὶ ἐν περιόδοισι τὸ ἐπὶ πρωϊαίτερον πολλόν, πολλὴ ἐπίδοσις.
All'arabo «all'improvviso» doveva corrispondere una parola simile a ἀπαυδώσης.
La seconda variante era identica alla prima ma non aveva πολλόν: «se nei periodi un periodo precede un altro, con ciò vi è molto aumento all'improvviso».
La terza variante era «se nei periodi un periodo precede un altro, è un aumento o una diminuzione della malattia», può corrispondere a καὶ ἐν περιόδοισι τὸ ἐπὶ πρωϊαίτερον πολλόν, πολλὴ ἐπίδοσις καὶ ἀπαύδησις[10] τῆς νούσου.

2.1.29 5.78, 8 Littré, 24 Smith, 177, 1 Pfaff, 49^{v} καὶ ἦν μὴ ἀναξίως τῆς περιβολῆς τῆς νούσου

Smith emenda in κακὰ ἦν ἀναξίως sulla base di Pfaff «schädlich, wenn sie nicht entsprechend». Il testo arabo ha tuttavia فلا شي ان لم يكن بحسب المرض «e non vi è nulla se non è in corrispondenza alla grandezza della malattia», che corrisponde al testo tradito.

10 Il termine è tuttavia attestato solo in Agathinos, apud Orib. *coll.* 10.7.10.

2.1.30 5.78, 11 Littré, 24 Smith, 178, 1 Pfaff, 49v ἢ κατὰ τὰς ἄλλας ἐκροάς, στόμα, αἰδοῖον, ὦτα, ῥῖνας

Galeno in luogo di ὦτα sia nel lemma che nel commento ha «mammelle» μαζούς, الثديين، الثديان uno scambio con اذن *orecchio* sarebbe possibile, ma pare più probabile che la nostra tradizione manoscritta dipenda da una lezione non menzionata da Galeno.

2.1.32 p. 26 Smith 5.80.14 Littré, 184, 22 Pfaff, 52r γίνονται δὲ αὗται ἢ ἀπὸ πληγῆς ἢ σπάσιος ἢ ἐμπηδήσιος ἑτέρου

La lezione ἑτέρου si trovava anche nel ms. ippocratico utilizzato da Ḥunain per riempire la lacuna del ms. del commento, che mancava del lemma e dell'inizio del commento.

2.1.42 5.82, 4 Littré, p. 26 Smith, 190, 1 Pfaff, 53r Τὸ τῶν χροιῶν, οἷον τὸ Πολυχάρου

Πολυχάρου Smith da Galeno: Πολυχάριον codd.

Meglio Πολυχάρους.

2.1.49 5.84, 5 Littré, p. 30 Smith, 198, 12 Pfaff, 56r Αἱ μεταβολαὶ ὠφελέουσιν

Ḥunain traduce «i cambiamenti dell'evacuazione», ma l'aggiunta è presa dal commento di Galeno.

2.1.51 5.84, 5 Littré, p. 30 Smith, 198, 12 Pfaff, 56r Ἡ σεράπις

Il ms. arabo ha سوربس inutilizzabile per sostenere la lezione σεράπις di VR; HI hanno σεράπες

2.1.52 5.84.10 Littré, 30 Smith, 201, 7 Pfaff, 57r Καὶ ἡ Στυμάργεω

Sulla forma del nome e il Glossario di Galeno vedi la nota di Littré 5-86 e sg. L'arabo non aiuta perché سطومزجس può valere στύμαργος ο στόμαργος ο στυμάργης ο στομάργης. Ḥunain intende «la serva di Stumarges», Littré e Smith «la moglie di S.».

2.1.54 5.86, 11 Littré, 30 Smith, 202, 23 Pfaff, 57r ἡμορράγει ἐξ ἀριστεροῦ πυκνὰ κατ᾽ ὀλίγον, ἐκρίθη. Τῇ ὑστεραίῃ

Ḥunain traduce come se punteggiasse ἡμορράγει ἐξ ἀριστεροῦ πυκνά, κατ᾽ ὀλίγον ἐκρίθη.
Τῇ ὑστεραίῃ: Ḥunain traduce في الرابع «il quarto giorno».

2.1.55 5.88, 1 Littré, 32 Smith, 203, 35 Pfaff, 57v καὶ ἔπτυεν ὑπάνθηρον

Ḥunain traduce l'hapax[11] nel lemma e nel commento «tendente al rosso», probabilmente ὑπέρυθρον. ἀνθηρόν a p. 50 Smith 106 L. è tradotto شيا ملونا «cosa colorata».

2.1.55 5.88, 7 Littré, 32 Smith, 204, 13 Pfaff, 57v σχεδὸν ἐγένετό οἱ περὶ γυναικείων κατάρρηξιν

Pfaff traduce l'arabo بالقرب من الطمث «vicino alle mestruazioni», corrispondente al greco, con «**nach** dem Ergusse des Monatlichen».

2.1.55 5.88, 10 Littré, 32 Smith, 204, 13 Pfaff, 57v Schmerzen in den Nieren

وجع في مواضع اخر اعني في الكلا «dolore in un altro luogo, cioè i reni» ἦν δ᾽ ἑτέρωθι κατὰ τοὺς νεφροὺς ἀλγήματα. Pfaff segue il manoscritto M che omette «cioè i reni». L'omissione non ha avuto effetto sul testo di Smith che non la segnala.

2.1.58 5.88, 11 Littré, 32 Smith, 205, 7 Pfaff, 58r ἐρωτήματα· εἰ ῥήιον ἀεὶ πληροῦσθαι ποτοῦ ἢ σίτου

ῥήιον ἀεὶ Smith ex Gal. qui αεὶ omittit: εἱρεον αεὶ V ἦρεον γὰρ αὐτοὺς ἀεὶ HIR Littré
καὶ σίτου Littré

Penso che ἀεί non tradotto da Ḥunain e assente in Hippocr. *Aph.* debba essere secluso.

---

11 L'accento va corretto nel *Dizionario Greco-Italiano* di F. Montanari (ὑπανθηρός).

Come nota Galeno la questione appare come affermazione in *Aph.* 2.11 Ῥᾷον πληροῦσθαι ποτοῦ, ἢ σιτίου[12].
La prima sezione termina per Galeno con il lemma 9b Smith.

Sezione seconda

2.2.1 5.88, 13 Littré, 32 Smith, 205, 7 Pfaff, 58r Ὀδύνας τὰς ἰσχυροτάτας ὅτῳ τρόπῳ διαγνοίη ἄν τις· ἴδιος φόβος, αἱ εὐπορίαι, αἱ ἐμπειρίαι, καὶ αἱ δειλίαι.

γνοίη V Smith: διαγνοίη HIR Littré | ἴδιος φόβος Smith ἰδὼν· ὁ φόβος codd. εὐπορίαι Gal. Smith: εὐφορίαι codd. Dioscurides et Artemidorus

الاوجاع الصعبة جدا يقدر التعرف ان يتعرف بهذا الطريق بالرعب اللازم بحسن التخلص بالجبن
«i dolori molto gravi si possono diagnosticare per via del timore pertinente, del ben tirarsi d'impiccio, della viltà».

2.2.6 5.90, 1 Littré, 34 Smith, 220, 34 Pfaff, 63r ὁ ἑξηκονθήμερον ἀπόφθαρμα ἄρσεν τόκων μετ' ἐπίσχεσιν, ὑγιηρόν

μετ' ἐπίσχεσιν Smith : ἐν 63r ἐπισχέσεσιν codd. edd.

سقط من ستين يوما ذكر بعد امتناع الولاد [ولد][13] صحيح
«un aborto di 60 giorni maschio dopo l'impedimento del parto è sano».

Piuttosto che μετ' ἐπίσχεσιν di Smith scriverei ἐπ' ἐπισχέσεσιν.

2.2.7 5.90, 1 Littré, 34 Smith, 222, 30 Pfaff, 63v Ἡράκλεια ᾧδε[14] τοῦ κακοῦ ὀγδοαίῳ, δυσεντεριώδης μᾶλλον, ἀρ' ὅτι ἦν καὶ τεινεσμώδης[15]

Ἡρακλεῖ HIR Littré ἡρακλείδες V ὥδει Littré | ἐπὶ τοῦ κακοῦ Littré ex Galeni Glossario

12 Nel commento a *Aph.* Galeno non cita il passo di *Epid. II.*

13 ولد seclusi: non vertit Pfaff.

14 Errore di stampa per ὧδε *with an evil odor.*

15 «Hemorrhaging» Smith, da Pfaff «Blutfluß»: ma τεινεσμός è la difficoltà di defecare.

῏Ωδει ἐπὶ τοῦ κακοῦ: Ἀρκεσιλάῳ δὲ καὶ κακὸν ὤδει, δηλονότι χωρὶς τοῦ ι γράφεται οὐχ, ὡς τὸ μετ᾽ αὐτὸ σὺν τῷ ι. | lege ὀγδοαίῃ | ἀρ᾽ ὅτι ἦν V Smith : ὅστις ἄρα HIR Littré

اما ايرا قليا[16] فخرج منها في الثامن وكانا معه رايحة رادية وكان بها اختلاف دم لا زحير «quanto a Herakleia uscì da lei nell'ottavo e con essa era cattivo odore, e vi era in lei dissenteria non tenesmo»

Ḥunain ha reso al positivo il testo di V.

2.2.11 5.92.2 Littré, 36 Smith, 228, 19 Pfaff, 65r ᾤκει δέ, ὡς ἐγῷμαι, τὰ Ἀρχελάου πρὸς τῷ κρημνῷ.

Ἀρχελάου HIR Littré Smith Ἀχελώου V اخالووس «Acheloos» E1 ارخالاوس M Archelaos Pfaff.

La variante del manoscritto di Colville è probabilmente una correzione dello Scozzese sulla base della vulgata ippocratica, e bisogna accettare la lezione di E1 vicina a quella di V di Ippocrate.

2.2.14 5.92, 8-12 Littré, 34 Smith, 230, 4 Pfaff, 65v Θυγατέρας τεκούσης διδύμους **καὶ δυστοκησάσης** καὶ οὐ πάνυ καθαρθείσης, ἐξῴδησεν ὅλη· ἔπειτα ἡ γαστὴρ μεγάλη ἐγένετο, τὰ δ᾽ ἄλλα ἐταπεινώθη· καὶ ἐρυθρὰ ᾔει μέχρι τοῦ ἕκτου μηνός, ἔπειτα λευκὰ κάρτα πάντα ἤδη τὸν χρόνον· πρὸς δὲ τἀφροδίσια οἱ ῥόοι ἔβλαπτον, καὶ οἱ ἄκρητα ἐρυθρὰ ἱκνευμένως ᾔει.

καὶ δυστοκησάσης om. Ḥun **3** ἔπειτα λευκὰ κάρτα ثم انحدر منها بعد ذلك شي رقيق كثير جدا λεπτὰ κάρτα (cf. *Epid.* 4.41, 5.186 L., 130 Smith λεπτὸν κάρτα **6** καὶ οἱ ἄκρητα ἐρυθρὰ ἱκνευμένως ᾔει om. Ḥun ἱκνεύμενα HIR

L'omissione (non segnalata da Smith) di καὶ δυστοκησάσης potrebbe essere corretta; si tratterebbe d'un'interpolazione da *Epid.* 3 caso 14 in cui si parla di un altro parto gemellare femminile: Ἐν Κυζίκῳ γυναικὶ θυγατέρας τεκούσῃ διδύμους, καὶ δυστοκησάσῃ, καὶ οὐ πάνυ καθαρθείσῃ; l'omissione (segnalata da Smith) di καί οἱ ἄκρητα

---

16 ابراقليا M: sine punctis E1.

ἐρυθρὰ ἱκνευμένως ᾕει potrebbe essere giusta: la frase potrebbe essere un duplicato di καὶ ἐρυθρὰ ᾕει μέχρι τοῦ ἕκτου μηνός.

2.2.15 5.94.1 Littré, 38 Smith, 235, 12 Pfaff, 67v ἀπέθανε. Πρὸ τοῦ τόκου

Smith collega πρὸ τοῦ τόκου al nuovo lemma senza dare spiegazioni. In Galeno lo spostamento è reso necessario dal fatto che egli leggeva Λυκίης al maschile, «prima del parto» si riferisce necessariamente a un altro caso, non necessariamente se si accetta il femminile.

2.2.15 5.94.1 Littré, 38 Smith, 236, 1 Pfaff, 67r Λυκίη τὰ ὕστατα σπλὴν μέγας

Ḥunain: «Lykies … lo colpi una grande milza»

Galeno dice che i comentatori antichi scrivevano Λυκίης, i moderni Λυκίη.

2.2.19 5.94, 13 Littré, 38 Smith, 240, 15 Pfaff, 69r ἦν γὰρ καὶ ὁ σπλὴν κυρτὸς καὶ σκληρὸς κατ' ἄνω

κατ' ἄνω Smith: καὶ ἄνω codd.

La correzione è inutile, per il costrutto *De nat. oss.* 7, 5 ἔστι ... ἄνω ἡ ἀρτηρίη

2.2.20 5.94, 14 Littré, 38 Smith, 241, 15 Pfaff, 69r Ἦν δὲ τῶν κυναγχικῶν τὰ παθήματα τάδε

τάδε om. V habet Ḥunain ما اصفه

2.2.20 5.96.1 Littré, 38-39 Smith, καὶ ἔξωθεν ἔνδηλος ἔγκοιλον ἔχων ὁ τράχηλος

ἔξωθεν V Littré Gal. : ἔσωθεν HIR

وكان يظهر في الرقبة من خارج موضع غاير «e appariva nel collo da fuori un luogo cavo» traduzione libera di Ḥunain più vicina alla citazione del commento al *Prorrh.* CMG 94, 6-25 dove Diels stampa ἦν δῆλος ἐγκοίλως con R e Littré, ma il Laur. ha ἔκδηλος ἦν ἐγκοίλως.

Nel commento a *Aph.* 17b.709.7-710.7 Anastassiou-Irmer II 1, 215, testo di C. Magdelaine, ἦν δῆλος κοῖλον ἔχων ὁ τράχηλος. Per il commento a *Prorrh.* vedi Anastassiou-Irmer II 1, 216.

2.2.20 5.96, 6-7 Littré, 39 Smith, 241, 33 Pfaff, 69ᵛ οὐδὲ βουβῶνες οὐδενὶ ᾤδησαν, ἀλλὰ τῇ φύσει ἔμενον

ἔμενον Smith dal commento di Galeno: μέν codd. μᾶλλον Littré ex Gal. *de loc. aff.* 8. 238.17 K, cfr. Anastassiou-Irmer I οὐδὲ βουβῶνες οὐδενὶ ᾤδησαν, ἀλλὰ τῇ φύσει μᾶλλον.

لكنها تكون خاصة باقية في طبيعتها «ma [*le ghiandole*] erano piuttosto restanti nella loro natura». L'emendamento di Smith non convince, e pare migliore l'emendamento di Littré. Tuttavia Hubaish traduce il passo così nella versione del *de loc. aff.* (Wellcome or. 14a f. 95v10)[17] بل كان هذا اللحم الرخو سليما على طبيعته «ma queste ghiandole erano sane nella loro natura» omettendo dunque μᾶλλον.

2.2.20 5.96, 10 Littré, 39 Smith, 245. 5 Pfaff, 70ᵛ ἐβιῶντο

ἐβιῶντο V Gal. de loc. aff. ἐβίαζον HIR Littré

Il rinvio di Smith al commento *würgten* «lo sforzavano» متى يستكرهه استكراها è forse più vicino a ἐβίαζον.

2.2.23 5.96.11 Littré, 39 Smith, 245, 38 Pfaff, 70ᵛ Ἔστι δ' οἷσι φλέβες αἱ ἐν κροτάφοισι καὶ ἐν κεφαλῇσι καὶ ἐπ' αὐχένι ἐπηρμέναι. βραχὺ δέ τι τούτων τοῖσι παλιγκοτωτάτοισι, κρόταφοι θερμοί, <εἰ> καὶ τἄλλα μὴ πυρεταίνοιεν

παλιγκοτωτάτοισι falso commento (Rasario) Q[18]: παλιγκοτάτοισι cod. εἰ καὶ falso commento Q Linden, Littré, Smith ex Gal. على ان. Preferirei καὶ <εἰ >

2.2.25 96, 15 Littré 39 Smith, 246, 17 Pfaff, 71ʳ ἢ σίαλον

ἢ πτύαλον HIR Littré

---

17 Vedi sulla traduzione Garofalo 1995, pp. 13-63.

18 Q', è il manoscritto cod. Fevr., derivante dal falso commento di Galeno a *Epid. II*.

La lezione di V è confermata da Gal. الريق «saliva» (come risulta dall'apparato negativo di Smith).

2.2.27 5.98, 6 Littré, 42 Smith[19], 247, 1 Pfaff, 71ʳ Οἱ δὲ ἑτερόρροπα ἔχοντες, οὗτοι, ὁκόθεν ἂν ἐγκλιθείησαν οἱ σπόνδυλοι, αὐτῇ παρελύοντο, τὰ δ' ἐπὶ θάτερα εἵλκετο

ἂν HIR: ἄλλη V | εἵλκετο V εἵλκοντο HIR

Galeno ha كان يصيبه الاسترخا لا في الجانب الذي مال[20] منه الفقار لكن في الجانب الذي اليه «da paralisi lo colpì non nel lato da cui le vertebre (si spostavano), ma dal lato verso cui (si spostavano)[21]». Il lemma di Galeno corrisponde in parte al testo ippocratico di V e in parte a quello di IHR; potrebbe essere: Οἱ δὲ ἑτερόρροπα ἔχοντες, οὗτοι ὁκόθεν, ἀλλ' ᾗ ἐγκλιθείησαν οἱ σπόνδυλοι, αὐτῇ παρελύοντο, τὰ δ' ἐπὶ θάτερα εἵλκοντο.

---

1 οὗτοι Garofalo οὗτοι codd. ἀλλ' ᾗ Garofalo ἄλλη VIH ἂν edd. | αὐτῇ codd. ταύτῃ vulg.

2.2.28 5.98, 5 Littré p. 40 Smith, 247, 20 Pfaff, 71ʳ μινύθησίν τινα παρεῖχον, πονηρὸν οὐδὲν δοκέοντες κακὸν ἔχειν

μινύθησίν τινα παρεῖχον πονηρήν, falso commento, Littré وتدق دقة ردية «e si assottigliavano di cattivo assottigliamento».

L'emendamento di Rasario (autore del falso commento) mi sembra da accettare sulla base del vero commento di Galeno. πονηρὸν e κακὸν non compaiono mai associati nel CH.

2.2.32 5.98, 14 Littré, 42 Smith, 248, 40 Pfaff, 71ʳ Οὗτοι καὶ πέπονα ἀναπτύοντες, καὶ βραχυμογεῖς ἦσαν· οἷσι δ' ἐς ὀρθὸν καὶ ἀπέπτυον

---

19 Vedi Garofalo 2009, p. 134ss.

20 post مال add. اليه M (Hallum).

21 Pfaff 247, 35 traduce male: «Bei wem die Geschwulst nach einer Seite des Körpers ging, den traf die Lähmung auf der Seite, von der sie abgewandt waren, also auf der Seite, der sie zugewandt waren. Die andere, gegenüberliegende Seite verzog sich».

βραχυμογεῖς Smith: βραχυμογέες codd. βραχὺ μόγις Gal. comm. هاولا كان ما يقذفون من الشي الضيج يسيرا بكد فاما من كان ورمو مستقيما «e costoro: quel che sputavano era di cosa matura e poco con difficoltà e coloro il cui tumore era diritto...» [22] e Gal. *Loc. aff.* 8.240.9 K (anche trad. araba «e emettevano con lo sputo qualcosa di maturo e di scarso» وكان هولاء يقذفون بالبصاق شيا نضيجا يسيرا) e il falso commento 17a.380 K βραχὺ μόγις. **2** ἀπέπτυον codd. Smith: ἀνέπτυον Par. 2256 Littré ἀπεπτύοντο *Loc. aff.*

La lezione di Galeno βραχὺ μόγις appare da accettare. Impossibile invece il medio in *Loc. aff.* mai usato nel CH.

2.2.33 5.98, 15 Littré, 42 Smith, 249, 29 Pfaff, 71^{v} καὶ διαλεγόμενοι σιαλοχόοι

διαλεγόμενοι σιαλοχόοι Gal. comm., Gal. *Loc. aff.* Littré διαλεγόμενοισιν σιαλοχόοι ps. Gal. Rasario

Sezione terza

«Von dem Luftstand in der Stadt Perinthos», 249, 31 Pfaff, è solo in M: manca nello Scorialense.

2.3.6 5.104, 5 Littré, 46 Smith, 264, 36 Pfaff, 76^{r} Τοῖσι πάνυ χολώδεσιν, ἐν πυρετοῖσι μάλιστα, ὅλως [οἷσιν] ἐπὶ σκέλεα ἡ κάθαρσις

οἷσιν secl. Littré Smith (om. Gal.)

Galeno omette sia ὅλως che οἷσιν فاستفراغه خاصة نحو الرجلين «l'evacuazione è specialmente verso le due gambe».

2.3.9 5.106, 3-4 Littré, 50 Smith, 269, 10 Pfaff, 77^{v} Ἐμπεδοτίμῃ ξύγκαυσις, καὶ ἀριστεροῦ πλευροῦ **ἄνω** ἅμα ὠτὶ [ἀν]ὀδύνη, μάλιστα κατ' ὠμοπλάτην

ὠτὶ [ἀν]ὀδύνη Littré Gal. Smith: ὠτὶ ἂν ὀδύνη HR ὠτὶ ἀνοδύνη I ὅτι ἀνοδύνη V

---

22 Pfaff traduce «gerade in der Mitte», seguito da Smith «in the center».

Ḥunain non traduce ἄνω اصابها احتراق ووجع في الجنب الايسر مع الاذن ووجع شديد في الكتف «la colpì bruciore e dolore nel lato sinistro con l'orecchio e forte dolore nella spalla».

2.3.9 5.106, 9 Littré, 50 Smith, 269, 15 Pfaff, 77ᵛ ἐπὶ τὰ ἐπιπέπονα

ἐπὶ τὰ ἐπιπέπονα V Smith ἔπειτα ἐπίπονα HIR ἐπὶ τὰ πέπονα Littré

ἐπιπέπονα è hapax; meglio ἐπὶ τὰ πέπονα di Littré. Galeno arabo non è discriminante: كالنضيج «come quello maturo».

2.3.9 5.106, 11 Littré, 50 Smith, 269, 22 Pfaff, 77ᵛ Ἡ ὀδύνη ἀπέσβη, οἴδημα ἐνῆν

οἴδημα ἐνῆν V οἴδημα ἐνήει HIR في الثامن «nell'ottavo giorno»

Bene Langholf ἐν η′

2.3.9 5.108, 5 Littré, 50 Smith, 269, 27 Pfaff, 77ᵛ Ὡς τρίτη ὁπόσα ἄσημα ἀφανίζεται, δύσκριτα, οἷον τῇ τοῦ Πολεμάρχου ἐρυσίπελας τῇ παιδίσκῃ

ὡς τρίτη non vertit Ḥunain

Littré univa ὡς τρίτη a quel che precede. Πολεμάρχου: Ḥunain rende con بولومارخس Polymarchos – mostrando qui come altrove incertezza nella translitterazione dei nomi.

2.3.11 5.108, 10 Littré, 50 Smith, 272, 18 Pfaff, 78ᵛ Τὰ πνεύματα ἐν ὑποχονδρίοισιν

---

post ὑποχονδρίοισιν add. ἐν τοῖσι λαπαροῖσι V

anche Galeno والفارغ[23] الذي فيه «e il vuoto in esso [ipocondrio]», parole non tradotte da Pfaff.

2.3.12 5.108,13 Littré, 52 Smith, 236, 37 Pfaff, 78ᵛ ἐν πάσῃ τῇ ἄνω

---

23 الفراغ M (Hallum).

ἴξυι [lege ἰξύι], καὶ ἐπανειλεῖται καὶ ἐπείληπται

καὶ ἐπείληπται V καὶ ἐπανείληται HIR καὶ ἐπείληπται non vertit Ḥunain

2.3.13 5.110, 2 Littré, 52 Smith, 236, 37 Pfaff, 79ᵛ ξυνεχέων χασμέων

ξυνεχέων non vertit Ḥunain

2.3.18 5.112, 2 Littré, 52 Smith, 276, 37 Pfaff, 79ᵛ τὰς δὲ παρακλίνειν ἤδη γινομένας, ἀποδέχεσθαι, ἣν ἴωσιν ᾗ δεῖ

ἀποδέχεσθαι non vertit Ḥunain

2.3.22 5.114, 17 Littré, 56 Smith, 288, 39-40 Pfaff, 83ᵛ μὴ ἑστάναι ἔδοξεν ἀπόστασις.

ἑστάναι HIR : ἱστάνειν V

Ḥunain ولم يكونوا يرون ان يقطعوا الخروج «non decisero di arrestare l'ascesso», forse μὴ ἱστάνειν ἔδοξεν ἀπόστασιν. Per κοιλίην ἱστάναι cfr. supra 2.3.1

2.3.46 5.118, 9 Littré, 58 Smith, 304, 14 Pfaff, 88v Πρὸ τόκων τὰ γάλακτα

Πρὸ τόκων Smith da Galeno قبل وقت ولاد «prima del tempo del parto»: προτοτόκων codd.

Propongo πρὸ τῶν τόκων. L'articolo compare in tutte le attestazioni delle *Praen. Coae.*

2.3.49 5.120, 7 Littré, 62 Smith, 307, 14 P. ἢν μὴ ἐς τὸ αὐτὸ ἐλθόν, χρηστόν τι σημαίνῃ. τοῦτο ἔκ τε γενέσιος περὶ τὸ οὖς, περὶ ἥβην διεδόθη

La punteggiatura di Smith è errata (come si spiega τε?): distinguere con Littré e Galeno τοῦτο. ἔκ τε γενέσιος.

فان هذا لم يزل منذ ولد يتداوله نحو العانة «e questa [*erisipela*] non cessò di succedersi dalla nascita attorno al pube». Ḥunain omette περὶ τὸ οὖς e traduce forse un avverbio «continuamente».

Sezione quarta[24]

2.4.1 5.122, 2 Littré, 62 Smith, cfr. 309, 15 Pfaff, 90r [ἐπί τι αὐτὴ χωρίον.] ἄλλη [δὲ] σμικρὸν κατώτερον

Smith seclude quel che è omesso da Galeno nel lemma. Le parole erano tuttavia presenti nella citazione fatta nel *De plac.*[25] ἐπί τι ταύτῃ χωρίον. ἄλλη [δὲ] σμικρὸν κατώτερον.

2.4.1 5.122, 2 Littré, 62 Smith, cfr. 328, 41 Pfaff, 97r μέχρι κατηναλώθησαν διελθοῦσαι ἐς τὸ ἱερὸν ὀστέον

διελθοῦσαι codd.: πᾶν διελθόντες *Oss.* Littré

Galeno aveva «finché esso (resto di nervi) si consuma (errato Pfaff *endigt*) dopo che ha raggiunto l'osso tra le anche»: حتى يفنى[26] بعد ان يبلغ العظم الذي بين الوركين il testo di *Oss.* senza πᾶν.

Sezione sesta, comincia a 6.2; 6.1 doveva far parte della quinta sezione di Galeno, di cui il commento è perduto.

2.6.1 15.132, 16-17 Littré, 76 Smith 354, 14 Pfaff, 105^v Οἱ τραυλοί, ταχύγλωσσοι, μελαγχολικοί, κατακορέες, ἀσκαρδαμύκται, ὀξύθυμοι

ἀσκαρδαμύκται كثير الطرف Gal. σκαρδαμυκταί cfr. Aet. 6.9.87, p. 34 Pormann 2008b.

2.6.3 5.132, 19 Littré, 76 Smith, 364, 32 Pfaff, 105^v Χαροποί, μεγάλοι <...>

---

post μεγάλοι lacunam statuit Smith collato ar.

---

24 Su questa sezione si veda Garofalo 1992.

25 *De plac. Hipp. et Plat.* 6.8.59 De Lacy. Vedi Garofalo 1992.

26 Emendando يبقى dei codici in يفنى Pfaff segue l'emendamento di Simon ينتهي e traduce «endigt».

العين التي تضرب الى الحمرة الناصقه والراس الكبير والرقبة القصيرة والقس الواسع هين[27] العضب «l'occhio che tende al rosso puro[28] e la grande testa e il collo corto e lo sterno largo, facile all'ira».

La lacuna segnalata da Smith, che richiede anche la correzione μεγάλοι > μεγάλη potrebbe essere colmata così: (μεγάλη) κεφαλή, μικραύχην, στήθεα εὐρέα, ὀξύθυμοι.

2.6.22 5.136, 4 Littré, 80 Smith, 384, 36 Pfaff, 116r ἀσύνετοι, ἠλιθιῶντες ἢ μαινόμενοι

ἠλιθιῶντες Ermerins Smith ἢ λιθιῶντες codd. Gal.

Smith accetta contro i manoscritti e Galeno la divisione di parole di Ermerins, che crea un hapax (Aristofane ha ἠλιθιάζω) ed elimina la necessaria disgiunzione; inoltre il senso «far lo stupido» pare debole in mezzo a ἀσύνετοι e μαινόμενοι[29].

2.6.24 136, 7-8 Littré, p. 82 Smith 386, 23 Pfaff, 116r σικύην μεγίστην

μεγάλην Gal.

Galeno conosce μεγίστην come *varia lectio*.

2.6.27 5.136, 9-10 Littré, 82 Smith, 387, 6 Pfaff, 116v Φλὲψ ἔχει παχείη ἐν ἑκατέρῳ τιτθῷ

انه يتي الى كل واحد الثديين عرق غليظ «arriva una vena spessa a ciascuna delle mammelle»

Propongo Φλὲψ ἔρχεται παχείη [ἐν] ἑκατέρῳ τιτθῷ.

---

27 مين E1: Hallum legge qui متين e يتبين come lezione di M.

28 «Wenn das Auge in reines Graublau sticht» Pfaff p. 357,32; «graublau» traduce il greco χαροποί, non l'arabo, che sembra rinviare a αἰγωπόν, vedi Ullmann, Wörterbuch s. v.

29 Si veda Anastassiou 2010 p. 14 e nota 32.

2.6.44 5.138, 17-18 Littré p. 84 Smith, 407, 32 Pfaff, 123v εὐσκόπως ἐμεῖν ναρκίσσου δύο ἢ τρεῖς κεφαλὰς ἐπὶ τῷ δείπνῳ ἐσθιέτω

εὐσκόπως V εὐκόπως HIR | ἐμεῖν Smith ἡμῖν codd. ἢ μὴν Littré من اردت ان تقيه بسهولة «colui che vuoi far vomitare con facilità». «Wenn[30] du willst, daß das Erbrechen leicht sei».

«Con facilità» rende piuttosto εὐκόπως che εὐσκόπως. Cfr. Paul. Aegineta 2.3.21.

30 Pfaff leggeva evidentemente متى in luogo di من.

Bibliografia

Edizioni

Hippocrates

Oeuvres complètes d'Hippocrate, par E. Littré, vol. V, Paris 1846.

Hippocrates vol. VII, ed. W. D. Smith, Cambridge (Mass.)-London 1994.

Aphorismi, ed. C. Magdelaine, thèse, Paris 1994.

Galenus

CMG V 10, 1, *Galeni in Hippocratis epidemiarum libros I et II Commentaria*, edd. E. Wenkebach, F. Pfaff, Lipsiae et Berolini 1934.

Studi

Alessi 1996 = R. Alessi, *Un exemple de l'utilité du commentaire de Galien pour l'établissement et l'interprétation du texte du deuxième livre des «Épidémies» d'Hippocrate: Épidémies II, 1, c. 1-2'*, in M. Dubrocard et C. Kircher (éd.), *Hommage au doyen Weiss*, Publications de la Faculté des lettres, arts et sciences humaines de Nice; nouv. sér., n° 27, Nice, Université de Nice Sophia Antipolis, 1996, pp. 39–59.

Anastassiou 2010 = A. Anastassiou, *Hippocratica Addenda*, Galenos 4, 2010, pp. 11-17.

Anastassiou-Irmer = A. Anastassiou, D. Irmer, *Testimonien zum Corpus Hippocraticum* II 1, Göttingen 1997.

Deichgräber 1933 = C. Deichgräber, recensione a CMG V 10, 1, Gnomon 9, 1933, p. 606.

Garofalo 1992 = I. Garofalo, *Galeno e l'anatomia di Ippocrate*, in *Tratados hipocraticos*, Actas del VIIe colloque international hippocratique (Madrid 1990), Madrid 1992, ed. J. A. López Férez, pp. 609-622.

Garofalo 1995 = I. Garofalo, *La traduzione araba del* De locis affectis *di Galeno*, SCO 45, 1995, pp. 13-63.

Garofalo 2009 = I. Garofalo *I commenti alle* Epidemie *e la loro traduzione araba*, Galenos 3, 2009, pp. 113-159

Jouanna 1975 = CMG I, 1,3 *Hippocratis de natura hominis*, Berlin 1975 (2002[2]).

Lane = An Arabic-English Lexicon, by E. W. Lane, Beyrut 1968-.

Potter 1998 = P. Potter, *The* editio princeps *of Galen and Hippocrates and their relationship*, in *Text and tradition: studies in ancient medicine and its transmission*, presented to J. Kollesch, edited by Klaus-Dietrich Fischer, Diethard Nickel, Paul Potter, Leiden-Boston-Köln 1998, pp. 243-261.

Pormann 2008a = P. E. Pormann, *Case notes and clinicians: Galen's commentary on the Hippocratic Epidemics in the Arabic tradition*, Arabic Sciences and Philosophy, vol. 18, 2008, pp. 247–284.

Pormann 2008b = Rufus of Ephesus *On Melancholy*, Tübingen 2008.

Ullmann, Wörterbuch = M. Ullmann, *Wörterbuch zu den griechisch-arabischen Übersetzungen des 9. Jahrhunderts*, Wiesbaden 2002.

Quel doit être celui qui apprend l'art médical ?

ou

Testament d'Hippocrate

Jacques Jouanna

Dans le *Supplement* à l'*Index Hippocraticus* (1999), Anargyros Anastassiou et Dieter Irmer notent (p. XI de l'Introduction):

«Der Schriftenbestand, der dem Index Hippocraticus zugrundeliegt, ist konstant geblieben. Die Aufnahme einer weiteren Schrift unter dem Namen Ποδαπὸν δεῖ εἶναι τὸν μανθάνοντα τὴν ἰατρικὴν in das CH wurde allerdings von K. Deichgräber postuliert[1] und erneut von J. Jouanna befürwortet[2]. Es handelt sich um eine deontologische Schrift über die Qualitäten des Arztes, die im 11. Jhdt. neben *Iusiurandum* und *Lex* in einem Teil der griechischen und in der arabischen Überlieferung[3] auftaucht. Eine kritische Ausgabe dieser in zwei voneinander abweichenden Redaktionen und mehreren Versionen (griechisch, arabisch und lateinisch) überlieferten, aus einer knappen Seite Text bestehenden Schrift steht noch aus. Aus diesem Grunde konnte sie auch im Supplement nicht aufgenommen werden».

L'objet de la présente étude, en hommage à ces deux grands philologues qui ont tant contribué à l'établissement de fondements sains pour l'étude de la langue, pour l'édition et l'histoire du *Corpus Hippocraticum* (= *CH*) ou *Collection hippocratique*, est de remédier à la lacune qu'ils ont constatée, en leur offrant une édition critique de ce petit traité (= le *Disciple*) que j'avais déjà étudié, comme ils l'ont si-

1 *Medicus gratiosus*, 88-107. Dort druckt Deichgräber die beiden stark divergierenden griechischen Redaktionen weitgehend diplomatisch ab (S. 97 u. 100f) und weist auf die Schwierigkeiten hin, daraus den Text der gemeinsamen Vorlage zu rekonstruieren.

2 *RHT* 23, 1993, 95-111; vgl. dens., Un témoin méconnu de la tradition hippocratique, 256-260.

3 Hier unter dem Titel *Testament des Hippokrates.*

gnalé[4], en apportant des compléments à l'étude fondatrice de Deichgräber qui a été le premier à publier le texte grec et à le mettre en rapport avec les deux traductions latine et arabe déjà publiées auparavant[5]. La présente édition est dans le droit fil des travaux précédents que j'ai consacrés au présent traité et elle a été rédigée avant la connaissance de l'édition publiée par Alexander Sideras en 2006 qui vient de m'être signalée par K.-D. Fischer auquel je témoigne toute ma reconnaissance[6]. Comme l'édition de Sideras ne connaît pas les travaux que j'ai consacrés à ce traité, alors qu'ils avaient été parfaitement signalés par Anastassiou et Irmer dans la citation qui ouvre cet article, il n'est pas étonnant que nos deux éditions diffèrent bien qu'elles disposent d'un matériel sensiblement égal que nous avons retrouvé indépendamment. Par rapport à Sideras, j'apporte un manuscrit grec supplémentaire, le *Panorm.* XIII C 3 (que j'avais signalé dès 1993) et pour la traduction latine, la prise en compte d'un manuscrit important, le *Parisinus lat.* 7027 (que j'avais signalé aussi dès 1993). Je n'ai rien changé au texte préalablement écrit. J'ajouterai une note finale pour présenter l'édition d'A. Sideras et montrer les ressemblances et les différences entre les deux travaux. J'ai néanmoins ajouté dans l'apparat critique deux conjectures d'A. Sideras et dans le commentaire deux développements sur ces

4 J. Jouanna, «Hippocrate et la *Collection hippocratique* dans l'*Ars medicinae*», *RHT* 23, 1993, p. 95-111 (cité dans la suite J. J. *Ars medicinae* 1993) et Id., «Un témoin méconnu de la tradition hippocratique: l'*Ambrosianus Gr.* 134 (B 113 Sup.), fol. 1-2 (avec une nouvelle édition du *Serment* et de la *Loi*)», in A. Garzya et J. Jouanna (éd.), *Histoire et ecdotique des textes médicaux grecs* (Actes du IIe Colloque International, Paris 24-26 mai 1994) = *Storia e ecdotica dei testi medici greci* (Atti del II Convegno internazionale, Parigi, 24-26 maggio 1994), Napoli, D'Auria, 1996, p. 253-272 (cité dans la suite J. J. *Ambrosianus* 1996). Voir aussi la notice dans J. Jouanna, *Hippocrate*, 1995 (1992), n° 52, p. 557 (= *Hippocrates* 1999, n° 60, p. 415).

5 K. Deichgräber, *Medicus gratiosus*, Untersuchungen zu einem griechischen Arztbild, *Abh. Ak. Mainz* (Geistes-u. Sozialwiss. Klasse) 1970, 3, Mainz, 1970, Anhang I: *Das Testament des Hippokrates* oder *Wie man Medizin lernen muß*. Ein griechisches Anekdoton, p. 88-107.

6 A. Sideras, «Nochmals das sogenannte *Testament des Hippokrates* (unter Berücksichtigung zweier neuer Handschriften)», *Sudhoffs Archiv*, 90, 2 (2006), p. 161-202.

corrections que j'ai mis entre crochets droits pour bien les distinguer du reste.

Ce bref opuscule énumérant les qualités physiques, morales et intellectuelles du futur médecin n'apparaît pas dans les manuscrits médiévaux qui ont servi de source à la tradition imprimée du *CH* depuis la Renaissance. Il n'est pas non plus connu dans le *CH* au temps d'Érotien (s. I^p^) ou de Galien (s. II^p^). Ainsi s'explique son oubli jusqu'au début du XXe siècle. Puis il a été recensé dans le *Catalogue des manuscrits médicaux* de Diels (1905)[7] avant d'être mis au jour par K. Deichgräber dans un appendice à son étude sur *Medicus gratiosus* (1970) qui a le grand mérite de donner, en plus du texte grec déjà signalé par Diels, la traduction arabe et la traduction latine correspondantes[8].

L'oubli dont le traité a été victime dans les temps modernes ne signifie pas qu'il n'était pas lu et n'était pas connu à l'époque tardo-antique et médiévale. Il est attesté dans une triple tradition grecque, latine, et arabe. Il formait une sorte de triade hippocratique avec la *Loi* et le *Serment* dans la tradition arabe (Uṣaibi'a), dans la tradition latine (*Ars medicinae*), mais aussi dans la tradition grecque (*Ambrosianus gr.* B 113 sup.). On sait même par une source arabe ('Alī ibn Riḍwān) qu'il faisait partie d'un *CH* en grec à Alexandrie au XIe siècle où il venait en tête avec le *Serment* et la *Loi*[9]. Puis il a été intégré de façon isolée dans l'enseignement médical byzantin sans référence à Hippocrate[10].

Toutefois, il présente une caractéristique par rapport aux autres traités transmis dans le *CH* traditionnel. Son texte, plus récent, est plus fluide dans la transmission si bien que l'on doit distinguer des rédactions différentes. Dans l'état actuel des connaissances, le *Disciple* se présente sous forme non plus de deux rédactions grecques comme le pensait Deichgräber, mais de trois que j'ai appelées dès

7 H. Diels, *Die Handschriften der antiken Ärzte*. I. Teil. *Hippokrates und Galenos* in *Abh. Ak.*, Berlin 1905, p. 43: trois manuscrits grecs sont mentionnés; il n'y a aucune mention de la tradition latine ni de la tradition arabe.

8 Cité n. 5; cf. déjà n. 1.

9 Pour tout cela, voir J. J. *Ars medicinae* 1993, p. 108-111.

10 Sur ce dernier point qui est nouveau par rapport à mes deux articles précédents, voir la présentation du *Par. gr.* 2316, *infra*, p. 94 sqq. et n. 20.

1993 A, B et C. La rédaction A est la plus brève; la rédaction B est intermédiaire; la rédaction C (inconnue de Deichgräber) est la plus longue. Ces rédactions n'ont pas le même titre, ce qui rend difficile la désignation de l'opuscule. Dans A, c'est: *quel doit être celui qui apprend la médecine?* et dans B et C c'est: *quel doit être le médecin?* Toute désignation abrégée de l'ensemble est donc arbitraire. Si j'ai choisi de l'appeler *Disciple* plutôt que *Médecin*, c'est parce que la rédaction A me paraît être la plus ancienne.

I. La rédaction A: Ποταπὸν δεῖ εἶναι τὸν μανθάνοντα τὴν ἰατρικὴν τέχνην;

a. Tradition directe

Le traité est signalé dans le catalogue des manuscrits médicaux de H. Diels (I, Berlin, 1905, p. 43) sous le titre Ποταπὸν δεῖ εἶναι τὸν μανθάνοντα. *Qualem oporteat esse discipulum* (n° 95). Il cite, pour l'ensemble du traité, trois manuscrits, deux de l'Escurial et un de Milan, sans soupçonner l'existence de rédactions différentes, ce qui a commencé à être perçu, comme on vient de le voir, par Deichgräber. La rédaction A est représentée par deux manuscrits que Diels a recensés et que Deichgräber a utilisés:

1. *Ambrosianus* 134 (B 113 Sup.), fol. 1ʳ (l. 1-25), fin XIIIᵉ s. (= Ambᵃ).

2. *Scorialensis* 301 (Y. I. 8), fol. oʳ (l. 1-23) du XVIᵉ s. (= Scor)[11].

Je ne m'étendrai pas sur la description et la relation de ces manuscrits que j'ai présentés dans mes deux travaux précédents et surtout dans J. J. *Ambrosianus* 1996. Je résumerai simplement ici ce qui est nécessaire pour l'édition et apporterai quelques compléments sur l'*Ambrosianus* après examen direct du manuscrit, ce qui avait été impossible en 1994, par suite de la fermeture de la bibliothèque de Milan.

11 Le manuscrit commence par deux folios qui ne sont pas numérotés de manière traditionnelle. C'est le troisième folio qui a le numéro 1. Le premier folio est numéroté o et le second O. Il se trouve que ce sont les deux folios qui correspondent dans l'*Ambrosianus* aux folios ajoutés.

Comme l'avait déjà montré G. Baffioni en 1963, le manuscrit de l'Escurial est copié sur le manuscrit de Milan[12]. Pour le *Disciple*, le texte est pratiquement identique[13]. Quant au manuscrit de Milan copié sur l'*Urbinas* 64 du XIIe siècle, il possède une particularité qui n'avait pas été notée avant mes travaux; voir J. J. *Ars Medicinae* 1993, p. 109, n. 34 et surtout J. J. *Ambrosianus*, 1996, p. 257 sqq.[14] Il convient de distinguer deux parties dans l'*Ambrosianus*, le corps du manuscrit (= Amb^{b}) copié sur l'*Urbinas* 64, auquel ont été adjoints au début deux folios (= Amb^{a}) comprenant une triade de traités déontologiques *Disciple-Loi-Serment*. L'adjonction a eu lieu avant la copie du manuscrit de l'Escurial datant du XVIe s., car ce manuscrit possède en tête les trois traités. Ces deux folios dont l'origine ne peut pas être déterminée représentent une tradition à part, non seulement par l'ordre des trois traités qui ne se retrouve pas ailleurs dans la tradition grecque — si l'on excepte sa copie de l'Escurial —, mais aussi par des leçons originales dans le cas du *Serment* et de la *Loi* par rapport aux manuscrits anciens M (*Marcianus gr.* 269; s. X) et V (*Vaticanus gr.* 276; s. XII).

L'examen direct du manuscrit a confirmé les conclusions sur les deux parties de l'*Ambrosianus*: les deux folios (numérotés 1 et 2 en chiffres arabes = Amb^{a}) sont rattachés entre eux par un onglet blanc ainsi qu'à une page précédente numérotée I en chiffre romain (= page de garde) par un autre onglet blanc, laquelle est rattachée elle-même par un onglet blanc à une couverture de peau souple[15].

---

12 G. Baffioni, «Il Codex Scorialensis Y. 1. 8», *Bollettino del Comitato per la preparazione dell'edizione dei classici greci e latini*, N.S. 11 (1963), p. 25-32.

13 Seules différences: l. 7 ἢ Amb^{a}: καὶ Scor; l. 15 sq. δὲ ἐνεργῶς Amb^{a}: δ' ἐνεργῶς Scor.

14 Cette particularité n'avait pas été notée dans A. Martini/D. Bassi, *Catalogus codicum graecorum Bibliothecae Ambrosianae*, Milano, 1906, t. 1, p. 147-151, malgré une description précise du manuscrit (p. 150-151). Sur les premiers folios, il est signalé simplement: «1-4 a tineis corrosa».

15 Je rappelle (cf. J. J. *Ambrosianus* 1996, p. 257) qu'un folio 3 manque (comme cela est indiqué par une main italienne au folio 4^{r} bas «manca il folio 3»); le fait n'est pas signalé dans le catalogue de Martini/Bassi (cité n. 14). Ce folio appartenait à Amb^{a}. Que contenait-il? Le manuscrit proprement dit (= Amb^{b}) commence au folio 4^{r} par un premier quaternion (fol. 4-11) de 26 lignes à la page, suivi d'un second quaternion (fol. 12-19) avec un changement de réglu-

b. Tradition indirecte: la tradition arabe.

En plus de cette tradition directe, seule connue de H. Diels, on dispose d'une tradition indirecte constituée par la traduction arabe conservée par Uṣaibi'a, médecin du XIIIe siècle intitulée «*Le Testament d'Hippocrate sous le titre* 'organisation de la médecine'»[16]. Et ce qui est remarquable, c'est que le groupement des trois traités est le même que dans l'*Ambrosianus* et sa copie, avec une simple différence dans l'ordre: dans la tradition grecque *Disciple-Loi-Serment;* dans la tradition arabe attestée par Uṣaibi'a *Serment-Loi-Testament* (= *Disciple*). Cette présence de la triade dans la tradition arabe est confirmée par un autre témoignage arabe, 'Alī ibn Riḍwān, médecin du XIe siècle, qui énumère une liste de cinquante-six traités hippocratiques qu'il a reçue d'un de ses amis chrétiens qui l'avait traduite du grec en arabe. Or les trois traités qui sont au début de ce *CH* sont *Loi-Testament* (= *Disciple*)-*Serment*, c'est-à-dire à nouveau la triade de l'*Ambrosianus*, mais dans un ordre encore différent[17]. Ce début du *CH* attesté en

re sans changement de copiste (passage de 26 lignes par page à 31 lignes), etc. Les différences paléographiques que j'avais notées entre l'écriture du fol. 2^v^ et du fol. 4^r^ – susceptibles d'être complétées; par ex. la barre horizontale du τ est plus nettement au-dessus de la ligne dans Amb^b^ que dans Amb^a^ – s'accompagnent d'une différence codicologique: le papier non filigrané des fol. 1-2 n'a pas de réglure apparente, alors que le papier, également non filigrané, des fol. 4 sqq. présente une réglure. C'est vraisemblablement l'absence de réglure dans les fol. 1 et 2 qui explique une légère variation dans les lignes par page (1^r^: 27; 1^v^: 26; 2^r^: 25; 2^v^: 26). J'avais noté (cf. J. J. *Ambrosianus* 1996, p. 258) que «la surface écrite est plus large au folio 2^v^ qu'au folio 4^r^». Voici les mesures: fol. 2^r^ (19, 5 cm. x 13, 5); fol. 4^v^ (18, 4 cm. x 10, 9). Rappel du format du manuscrit: 23, 8 x 17 cm.

16 La traduction allemande est donnée par F. Rosenthal, *Das Fortleben der Antike im Islam*, Zürich, 1965, p. 253 sq. avec le titre «3. Das unter dem Titel «Anordnung der Medizin» bekannte Testament des Hippokrates, nach Ibn Abī Uṣaibi'a I, 26, 14-16». Elle est reproduite dans l'étude de Deichgräber (p. 91). Comme je l'avais déjà indiqué dans J. J. *Ars medicinae* 1993, p. 106, n. 33, une recherche devrait être menée pour savoir s'il y a plusieurs versions du *Testament* en langue arabe (deux selon Ritter-Walzer, quatre selon Sezgin).

17 À ces témoignages arabes, A. Roselli en ajoute un autre dans «Un corpo che prende forma: l'ordine di successione dei trattati ippocratici dall'età ellenistica fino all'età bizantina», *AION* 22, 2000, p. 192, n. 76, *in fine*: Tabaqāt al-atibbā'

Orient contraste avec celui du *CH* diffusé en Occident. En Occident, le *Serment* y vient en tête (*Collectio Marciana* et *Collectio Vaticana*; cf. *Suda* et *Vie* de Bruxelles) accompagné éventuellement de la *Loi* qui vient en second (*Collectio Marciana* et *Collectio Vaticana*) mais le *Disciple* est absent.

La tradition arabe présente un texte identique à celui de A. Elle remonte à un modèle grec qui avait exactement le même aspect que l'*Ambrosianus*, mais elle permet de détecter et de compléter une lacune importante dans l'*Ambrosianus* au c. 3. Ce qui manque en grec, c'est l'équivalent de *von welchen niemand anders etwas wissen soll. Er muß ertragen, beschimpft zu werden, da manche Menschen, die an Phrenitis* (Deichgräber: *Pleuresie* Rosenthal) *und melancholischem Wahnsinn leiden, uns Ärzten mit Schmähungen entgegentreten.* La lacune s'est produite entre le modèle grec de la traduction arabe datant vraisemblablement du IXe siècle et le manuscrit grec conservé datant du XIIIe siècle. On peut proposer la rétroversion suivante: ἃ οὐ χρὴ ἑτέρους γνῶναι. Ὕβριν δὲ ἀνεχέσθω· πολλάκις γὰρ φρενιτιάσαντες οἱ κάμνοντες καὶ μελαγχολήσαντες ὑβρίζουσιν ἡμᾶς τοὺς ἰατρούς. Une partie de cette restitution est facilitée par les passages correspondants dans les rédactions B et C (= *infra* B 8 et C 8) ainsi que dans la traduction latine (voir *infra* II b)[18].

---

wa-al-hukamā' de Ibn Ǧulǧul (Xe s.), qui se lit en arabe dans Fu'ad Sayyid, *Les générations des médecins et des sages*, Le Caire, 1955, p. 16-17, et est traduit en anglais par D. Pinault in J. R. Pinault, *Hippocratic Lives and Legends*, Leiden, Brill, 1992, p. 144. Ibn Ǧulǧul termine ainsi sa notice sur Hippocrate: «And in the *Book of His Oath and His pledges* he adjured that the student of medicine should be only a person of abstinence and virtue and compassion towards his fellow humans and that he should be fine of feature, immaculately attired, trained in the four professions, wise, of noble descent, discerning». Ce résumé suppose l'existence de notre opuscule dans la version A (cf. «the student of medicine») et vraisemblablement un lien (cf. le titre) entre le *Serment* et le *Testament*.

18 Pour plus de détail sur la traduction arabe, voir J. Jouanna, «La traduction arabe et la traduction latine du *Testament* d'Hippocrate (= Quel doit être le disciple du médecin ?) avec en Appendice une nouvelle édition de la traduction latine», dans *Sulla tradizione tradizione indiretta dei testi medici greci: le traduzioni*, Atti del III Seminario internazionale di Siena, 18-19 Settembre 2009, a cura di I. Garofalo, S. Fortuna, A. Lami, A. Roselli, Pisa 2010, p. 11-32.

Voici le texte grec de A dans Amb[a] (et Sco qui n'apparaît pas dans l'apparat critique puisque c'est une copie de Amb). Comme pour l'édition du *Serment* et de la *Loi* que j'ai jointe en Appendice dans J. J. *Ambrosianus* 1996, je tiens compte de la tradition indirecte arabe:

RÉDACTION A

Ἱπποκράτους
Ποταπὸν δεῖ εἶναι τὸν μανθάνοντα τὴν ἰατρικὴν τέχνην;

A 1. Δεῖ εἶναι τὸν μανθάνοντα τὴν ἰατρικὴν ἐπιστήμην, πρῶτον μὲν τῷ γένει ἐλεύθερον, τὴν δὲ περιουσίαν εὔπορον, τὴν δὲ ἡλικίαν μειράκιον, σύμμετρον τῷ μεγέθει, ἰσχυρόν, τοῖς πᾶσι ἀστεῖον· τῷ μὲν οὖν σώματι τοιοῦτον· **A 2**. τὴν δὲ ψυχὴν συνετόν, εὐόμιλον, εὐεπήβολον, σώφρονα, ἀνδρεῖον· καὶ ὡς ἐπὶ <πλεῖστον> ψυχῆς ἐπιμελούμενον εὐθυμίας τε καὶ ἀοργησίας· εἴτω δὲ καὶ ἀφιλάργυρος. Καὶ τῇ διανοίᾳ μὴ σκληρός, ἀλλὰ ταχύς. **A 3**. Καὶ συμπαθής, ἐπινοητικὸς καὶ μυστικός· πολλάκις γὰρ ἡμῖν ἐναποτίθενται οἱ κάμνοντες παθήματα σωματικὰ ἢ ψυχικὰ < ἃ οὐ χρὴ ἑτέρους γνῶναι. Ὕβριν δὲ ἀνεχέσθω· πολλάκις γὰρ φρενιτιάσαντες οἱ κάμνοντες καὶ μελαγχολήσαντες ὑβρίζουσιν ἡμᾶς τοὺς ἰατρούς>· οἷς χρὴ συγγνώμην παρέχειν· οὐ γὰρ αὐτοί εἰσιν οἱ ὑβρίζοντες, ἀλλ' ἡ τοῦ πάθους παρὰ φύσιν κατασκευή. **A 4**. Κείρεσθαι δὲ χρὴ τὴν κεφαλὴν ὁμαλῶς καὶ ἴσως καὶ μὴ προσψιλοῦσθαι μηδὲ περίκομον εἶναι σφόδρα. Ὄνυχες χειρῶν μὴ ὑπερεχέτωσαν μηδὲ ἐλλιπέτωσαν δακτύλων κορυφῆς. Ἱμάτια δὲ λευκὰ πάντως ἔστωσαν ἢ παραπλήσια τοῖς λευκοῖς, μαλακά τε καὶ μὴ τραχέα. **A 5**. Περιπατείτω δὲ μὴ σπουδαίως μηδὲ ἀνειμένως· ἄκοσμον γάρ· μηδὲ βραδέως· νωχελίαν τε γὰρ καὶ πολλὴν ἀργίαν τῇ ψυχῇ ἐντίθησιν. Εἰσιέτω δὲ πρὸς τὸν κάμνοντα <...>· ὁπόταν δὲ γένηται πρὸς αὐτόν, εἰ μὲν δέοι καθευδῆσαι, καθεζέσθω ἐπ' ἀμφοτέρων τῶν ἰγνύων· σκεπτέσθω δὲ ἐνεργῶς καὶ μὴ τρέμων. Τοῦτο γὰρ τὸ σχῆμα τῆς ἕξεως κοσμιώτερον εἶναί μοι δοκεῖ καὶ ἰητρῷ ἁρμοδιώτερον.

---

1 Tit. Ποταπὸν Amb[a]: Ποδαπὸν Deichgräber || τέχνην Amb[a]: om. Deichgräber || 2 περιουσίαν Amb[a]: *Naturanlage* Ar (= φύσιν?) || 3 ἀστεῖον Amb[a]: ἄρτιον Sideras || 4 συνετόν B 2 C 2 cf. schönen Verstand Ar cf. *sensatum* Lat.: ἄνετον Amb[a] || εὐόμιλον Amb[a]: συνόμιλον Deichgräber || εὐεπήβολον Amb[a]: εὐεπίβολον Deichgräber || 5 ὡς ἐπὶ πλεῖστον ψυχῆς scripsi (cf. *maxime autem animae* Lat.): ὡς ἐπὶ ψυχῆς

Amb[a] || 6 post ἀοργησίας add. *aber das Zürnen nicht gänzlich unterlassen* Ar || εἴτω Amb[a]: ἔστω Deichgräber || ἔστω δὲ καὶ ἀφιλάργυρος transp. post ἀνδρεῖον (l. 4) Ar || 7 συμπαθής : -υμ- e corr. || 8 σωματικὰ ἢ ψυχικά om. Ar || 8-10 lacunam implevi ex Ar (*von welchen niemand anders etwas wissen soll. Er muß ertragen, beschimpft zu werden, da manche Menschen, die an Pleuresie und melancholischem Wahnsinn leiden, uns Ärzten mit Schmähungen entgegentreten*) cf. B 8 C 8, etiam Lat. (*et iniuriam patienter sufferat; saepe enim aegrotantes in melancolica passione aut frenetica occupati solent contra medicos contumeliosa verba inferre*) || 10 οἷς e corr. Amb[a] || 15 ἢ παραπλήσια τοῖς λευκοῖς om. Ar || ante μαλακά add. *sauber* (= καθαρά) Ar || 17 ἄκοσμον Amb[a]: *ein Zeichen von Leichtfertigkeit* Ar || 18 ἐντίθησιν Amb[a]: *anzeigt* Ar. cf. ἐμφαίνει versio B 11 et C 19 || lacunam indicavi in Amb[a] Ar.: cf. versio B 7 (ἠρέμα βαδίζων, βλέπων κάτω καὶ σιωπῶν ἄχρι τῆς πρώτης εἰσόδου ἐν τῷ κάμνοντι) et Lat. (*moderatis gressibus et non turbulenter,* <...> *aspiciens et tacitus usque ad aegrotantis lectum*) || 19 καθευδῆσαι Amb[a] Deichgräber: καθεδεῖσθαι Sideras || 19-20 ἐπ' ἀμφοτέρων τῶν ἰγνύων Amb[a]: *mit gekreuzten Beinen* Ar.

Hippocrate
Comment doit être celui qui apprend l'art de la médecine ?[1]

A 1. Celui qui apprend la science médicale[2] doit tout d'abord par son origine être libre[3]; du point de vue des dons[4] être bien pourvu; par son âge être un jeune homme[5]; être bien proportionné pour la taille; être fort[6]; être bon en tout[7]. Voilà donc ce qu'il doit en être pour le corps[8]. **A 2**. Pour l'âme, être intelligent[9], sociable, efficace[10], tempérant[11], courageux; et être le plus possible[12] attentif à la bonne humeur de l'âme[13] et à l'absence de colère[14]; qu'il soit aussi exempt de l'amour de l'argent[15]. Que par son esprit il ne soit pas raide, mais rapide. **A 3**. Et qu'il soit compatissant, avisé et respectueux du secret[16]; car souvent les malades nous confient[17] leurs affections corporelles ou psychiques[18] <que personne d'autre ne doit connaître. Il doit supporter la violence, car bien des gens qui souffrent de phrénitis ou de folie mélancolique s'opposent à nous les médecins en usant de violence >[19]. Il faut qu'il fasse preuve à leur égard de compréhension, car ce n'est pas eux qui sont les auteurs de la violence, mais la constitution contre nature de leur affection[20]. **A 4**. Il faut qu'il se coupe les cheveux de façon régulière et égale[21], sans les raser complètement[22] ni les laisser trop bouclés[23]. Que les ongles des mains ne soient pas en saillie ni en retrait par rapport au bout des doigts[24]. Que les habits soient totalement blancs ou proches du blanc, moelleux et pas rêches[25]. **A 5**. Que sa démarche ne soit pas empressée ni relâchée; car c'est le signe de désordre. Et qu'elle ne soit pas lente; car cela met dans l'âme de la nonchalance[26] et une grande paresse. Qu'il entre chez le malade <.....>[27]. Quand il est auprès de lui, si le malade doit s'allonger, qu'il soit assis sur ses deux jarrets[28]. Qu'il examine résolument et sans trembler. C'est, en effet, le genre d'attitude qui me paraît être le plus ordonné et le plus adapté[29] pour le médecin.

Notes: A n. 1. Il est étonnant qu'il y ait une telle différence dans le titre entre la tradition grecque et la tradition arabe. Le mot *Testament* dans le titre arabe correspond au grec διαθήκη. Or ce titre grec Διαθήκη traduit par *Testamentum* forme dans le catalogue des manuscrits médicaux de H. Diels (*Die Handschriften der antiken Ärzte*, Berlin, 1905, I, p. 39) une première rubrique sous Hippocrate (distincte de celle du *Disciple*) comprenant cinq manuscrits grecs et deux manuscrits arabes et une seconde rubrique sous Galien (*ibid.*, p. 124) intitulée Διαθήκη περὶ τῆς τοῦ ἀνθρωπείου σώματος κατασκευῆς. *De hominis natura testamentum*, avec une vingtaine de manuscrits grecs. Diels n'établit aucun lien entre ces deux rubriques. Cependant, quand on les compare, on a la surprise de constater que certains manuscrits avec les mêmes folios apparaissent dans les deux listes. Il s'agit en fait du même texte (ou de plusieurs versions du même texte). Je traiterai ailleurs de cette affaire complexe. Je me bornerai à dire ici que c'est un bref traité connu surtout comme le *Testament* de Galien *sur l'organisation du corps humain* (cf. *Parisinus gr.* 2091, s. XV, fol. 8^{r} Διαθήκη τοῦ σοφωτάτου Γαληνοῦ περὶ τοῦ ἀνθρωπείου σώματος κατασκευῆ<ς>, avec inc. Ἐγὼ Γαληνὸς πεπειραμένος πάνυ τῶν ἀνθρώπων ἤθους et expl. πρὸς ὑγίειαν τοῖς καλῶς χρωμένοις, utilisé par Chartier, t. VI, 440-441). Ce bref traité, adressé par Galien à ceux qui veulent rester en bonne santé, présente sommairement ce qu'est l'homme, puis expose le régime selon les quatre saisons où dominent respectivement le sang (au printemps), la bile jaune (en été), la bile noire (en automne) et le phlegme (en hiver). Il est suivi d'un exposé sur le régime des douze mois dont on peut se demander s'il fait partie ou non du *Testament*. Quoi qu'il en soit, ce *Testament* de Galien portant sur la nature de l'homme et le régime n'a aucun rapport avec le *Testament* déontologique d'Hippocrate.

L'interrogatif ποταπόν appartient au grec tardif. En médecine, il n'est pas encore attesté chez Galien. Il se rencontre chez Oribase (s. IV^{p}) 2 fois; Aétius (s. VI^{p}) 4 fois; Paul d'Égine (s. VII^{p}) 2 fois; Théophile Protospathaire (s. IXe/X^{p}) 5 fois. Ces indications ne plaident pas en faveur d'une date haute du traité; pour le problème de la date, cf. *infra*, p. 113.

A n. 2. Le traité est destiné aussi à l'étudiant en médecine dans la traduction arabe («Der Student der Medizin»). La traduction latine parle aussi de «discipulum medicinae». Dans les deux autres rédactions (B et C), il n'est pas question de l'étudiant en médecine, mais du médecin. C'est probablement une innovation dans B et C.

A n. 3. Seule mention expresse de l'origine libre du médecin dans un texte qui a appartenu au *CH*. Néanmoins dans Hp. *Lettres* 11 (60, 3 Smith = IX, 326, 18 Littré), la médecine est qualifiée d'art libre (ἐλευθέρης τέχνης). Platon distingue lui deux médecines, celle des hommes libres et celle des esclaves (*Lois* IV, 720 b sqq.).

A n. 4. Quel est le sens de περιουσία? Étant donné le contexte, il est peu probable que le sens soit celui de «richesses». Il doit s'agir de l'abondance des facultés naturelles; cf. traduction arabe «Naturanlage» et traduction latine «facultatibus».

A n. 5. Dans *Préceptes*, c. 13 (34, 10 Heiberg = IX, 268, 6 Littré), la même idée est exprimée sous la forme d'une critique d'un apprentissage tardif (ὀψιμαθίη).

A n. 6. La force est nécessaire en chirurgie pour la réduction des luxations et des fractures.

A n. 7. En A 1 l'adjectif ἀστεῖος a probablement le sens tardif de «bon»; cf. la traduction latine *ad omnia aptum*. Sur ce sens, voir Plutarque, *Vie de Thémistocle*, 5, 6: ἀστεῖος ἄρχων; cf. aussi Hp., *Lettres* 21 (98, 16 sq. Smith = IX, 388, 20 Littré) τοὺς ἀστείους τὰ σώματα «ceux qui ont le corps en bon état» (trad. Littré). [A. Sideras, p. 178-179, considérant que l'adjectif ἀστεῖος même dans le sens tardif de «bon» convient pour les qualités morales, et non pour des remarques sur le corps, propose de corriger ἀστεῖον en ἄρτιον et justife sa correction en rapprochant de la traduction latine *ad omnia aptum* et la traduction arabe «wohlproportionierte Gliedmassen». Mais l'exemple que j'ai cité de Hp. *Lettres* 21 montre clairement que l'adjectif ἀστεῖος peut s'appliquer aux qualités du corps. La correction ne s'impose donc pas].

A n. 8. Cet exposé sur les qualités physiques et morales de l'apprenti-médecin a un parallèle dans Hp. *Médecin*, c. 1 (20, 4-24 Heiberg = IX, 204, 1-206, 10 Littré) où sont exposées les qualités physiques et morales du médecin, exactement comme dans *Disciple*. Comparer *Disciple* A 1-2 τῷ μὲν οὖν σώματι τοιοῦτον· τὴν δὲ ψυχὴν et *Médecin* (fin du c. 1 dans Littré = début du c. 2 dans Heiberg): τὴν μὲν οὖν ψυχὴν καὶ τὸ σῶμα οὕτω διακεῖσθαι, «tel doit être le médecin pour l'âme et pour le corps». Malgré des concordances, les deux développements sont indépendants l'un de l'autre.

A n. 9. En A 2, Les manuscrits grecs donnent ἄνετον «relâché». C'est une faute, comme l'indique le passage correspondant dans la traduction arabe (*schönen Verstand*) et la traduction latine (*sensatum*). Il convient de lire συνετόν «sensé». La restitution est certaine, car l'adjectif συνετός apparaît aussi dans B 2 et C 2, toutefois à un endroit un peu différent de l'énumération.

A n. 10. Si l'on ne replace pas les emplois de la variante εὐεπήβολος Amb[a] Scor cf. εὐιπήβολον Pan / εὐεπίβολος Bo cf. ἐβεπίβολον P εὐεπίβωλον Sco dans l'histoire de la langue, on sera tenté de considérer avec Deichgräber [et Sideras] que εὐεπήβολος est une simple faute de iotacisme pour εὐεπίβολος et qu'il convient de généraliser la forme εὐεπίβολος dans les trois rédactions. Mais l'histoire de la langue indique que la question est beaucoup plus complexe. Il existe un composé ancien ἐπήβολος (avec un ή) déjà attesté chez Homère en *Od.* 2, v. 319. Voir Frisk *GEW* et Chantraine *DELG. s.v.* ἐπήβολος. On explique le -η- (grec commun -α-) qui n'est pas étymologique dans ce composé formé sur ἐπι-βάλλω par analogie de ἐπ-ήκοος etc. Même explication pour κατηβολή. C'est donc le surcomposé εὐ-επήβολος qui est attendu. Ce surcomposé est fréquemment attesté à partir de Vettius Valens (s. II[p]). On dénombre chez cet auteur une vingtaine d'emplois. Voir aussi *Suda*, ed. Adler 3439 εὐεπήβολος, ὁ καλῶς ἐπιβάλλων, καὶ εὐεπηβόλως, σαφῶς καὶ ὀρθῶς. Cependant, la situation des manuscrits est fluctuante: par exemple si la très grande majorité des manuscrits de la *Suda* donnent les deux formes avec -η-, un manuscrit ou deux donnent une forme avec -ι-; surtout, elle n'est pas toujours bien connue. De plus, le choix des éditeurs n'est pas toujours évident: D. Pingree, dans son édition de Vettius Valens (Teubner 1986), ne tranche pas, puisque dans son *Index verborum* il recense les passages sous la mention: εὐεπήβολος, εὐεπίβολος. En tout cas, il ne me paraît de bonne méthode, étant donné cette histoire de la langue grecque, de corriger εὐεπήβολος donné ici par Amb[a] Scor en εὐεπίβολος. C'est la forme attendue. Faut-il pour autant généraliser εὐεπήβολος dans les trois rédactions ? Ce n'est pas évident. On peut rencontrer à date récente, probablement par faute d'orthographe (iotacisme), une forme «étymologique artificielle» ἐπίβολος.

La sphère sémantique du composé chez Homère est celle de la maîtrise sur + génitif («maître du navire et des rames»). Dans le surcomposé, le sens est «celui qui maîtrise facilement» telle ou telle situation par son esprit et par ses actes. Je propose donc de traduire par «efficace». On peut comparer Vettius Valens 4, 7 (157, 17 Pingree) περὶ τὰς ἐγχειρήσεις εὐεπήβολος ἔσται «dans ses entreprises il sera efficace».

A n. 11. La même qualité (σώφρονα) est requise de la sage-femme chez Soranos (I 4, 4 Ilberg = I, 3, 25 sq. Burguière-Gourevitch). Il s'agit bien de la tempérance (et non pas de la sagesse en général), notamment dans les relations sexuelles, l'alimentation et la boisson. Soranos joint au terme de «tempérant» celui de «sobre» (σώφρονα δὲ καὶ νήφουσαν).

A n. 12. Le texte de A (ὡς ἐπὶ ψυχῆς) n'a aucun sens. La traduction arabe n'est d'aucun secours. En revanche la traduction latine (*maxime autem animae diligentiam habentem*) offre une solution. Il me semble que *maxime* correspond à l'expression ὡς ἐπὶ <πλεῖστον>. Quant au génitif ψυχῆς, il est complément de εὐθυμίας etc.

A n. 13. L'εὐθυμία est une qualité requise du médecin également dans Hp. *Loi* (272, 10 Jouanna = IV, 640, 17 Littré); le terme apparaît aussi dans Hp. *Lettres*; voir *Index Hippocraticus*, *s. v.* εὐθυμίη. C'est un terme déjà central dans l'éthique de Démocrite (s. V^{a}) qui a écrit un ouvrage περὶ εὐθυμίης (DK 68 A 33). L'εὐθυμίη est pour lui le souverain bien (DK 68 A 166, 169). C'est le bien-être de l'âme libérée de toute inquiétude. Plutarque a composé aussi un traité intitulé Περὶ εὐθυμίας (= *De tranquillitate animi*). Sur cette notion, voir J. Pigeaud, *La maladie de l'âme*, Paris, 1981, p. 446-449. Deichgräber (p. 98) cite un parallèle chez Alexandre de Tralles (s. VI^{p}) *Therapeutica* XII (II 527 Puschmann): ἐν εὐθυμίᾳ ὀργῆς ἁπάσης φυλάττων ἑαυτὸν χωρίς «étant de bonne humeur et se gardant de toute colère». Mais il reste une différence dans le contexte: Alexandre de Tralles parle de l'attitude que doit avoir le malade après l'absorption d'un médicament, tandis que notre opuscule parle de la conduite du médecin.

A n. 14. Depuis l'*Ethique à Nicomaque* d'Aristote II 7 (1108 a), l'ἀοργησία a un sens technique; c'est un manque de colère qui est un excès par le bas opposé à un excès par le haut qui est l'ὀργιλότης, la qualité médiane étant la douceur (πραότης). On retrouve ce sens technique par exemple chez Michel Psellos (s. XI^{p}), *De omnifaria doctrina* 80, 3 Westerink. Ce n'est pas dans ce sens négatif que le terme est employé ici. Étant donné le contexte c'est une qualité. Déjà chez Plutarque c'est une qualité dans le titre d'un de ses traités Περὶ ἀοργησίας (= *De cohibenda ira*), mais le mot n'est pas employé ailleurs par Plutarque. Pour Galien, *Sur le diagnostic et la thérapeutique des affections de l'âme*, I, c. 6 (66 Magnaldi = V 30, 18 Kühn) l'absence de colère (ἀοργησία) est une qualité de l'âme. Employé une seule fois chez Galien, le terme n'est pas attesté ailleurs dans le *CH*.

A n. 15. En A 2, l'impératif εἴτω a été corrigé par Deichgräber en ἔστω. La forme εἴτω selon les lexicographes est un impératif présent 3e personne de εἶμι «aller» (= ἴτω); cf. Hésychius ε 1206 εἴτω = ἐλθέτω et *Suda* ε 338 εἴτω· πορευέτω. Toutefois, cette forme est employée aussi comme équivalent de ἔστω ; voir Photius (s. IX^{p}), cod. 235 (= Méthode, *Sur les créatures* 303 b 4 Henry): εἴτω τις ἀνδριὰς ἑστὼς ἐπὶ βάσεως, καλός, «Soit une statue, dressée sur son socle, belle». Pour εἴτω = ἔστω, voir le grammairien Héraclide apud Eustathe, Comm. *Od.* 1411, 20 sqq. (à propos de *Od.* I, v. 203): ἔνθα ἔφη (*sc.* Ἡρακλείδης) καὶ ὅτι ὡς ἐλθὼν ἐλθέτω καὶ τὰ ὅμοια, οὕτως ἐὼν ἐέτω, καὶ ἀναλόγῳ κράσει εἴτω διὰ διφθόγγου ὡς φιλείτω, πλείτω, καὶ

Δορικῶς ἤτω. Δοριεῖς γὰρ οὕτω μεταποιοῦσι τὰς τοιαύτας παραλήγουσας, τὸ φιλείτω, νοείτω, φιλήτω καὶ νοήτω λέγοντες. La forme εἴτω n'est pas mentionnée dans A. N. Jannaris, *An historical Greek grammar*, London, 1897, qui signale en revanche ἤτω (p. 250 et n. 2). La correction de Deichgräber ne s'impose donc pas.

Pour ἀφιλάργυρος, comparer Soranos, *Vie d'Hippocrate* c. 8 (Ilberg) où il est dit qu'Hippocrate refusa les présents d'Artaxerxès, parce qu'il était «exempt de l'amour de l'argent» (ἀφιλάργυρον). Dans Hp. *Bienséance*, c. 5 (27, 4 Heiberg = IX, 232, 11 Littré), l'absence du goût de l'argent (ἀφιλαργυρίη) est une qualité du médecin idéal. De même dans le portrait idéal de la sage-femme chez Soranos, l'une des qualités requises est l'absence du goût de l'argent (ἀφιλάργυρος I 4, 4 Ilberg = I 3, 28 sq. Burguière-Gourevitch).

A n. 16. Cette série de trois adjectifs (συμπαθής, ἐπινοητικός, μυστικός) concerne la relation du médecin et du malade. Le premier adjectif συμπαθής signifie que le médecin doit participer aux maux du malade. Le substantif correspondant συμπάθεια est employé dans Hp. *Lettres* 13 (64, 3 Smith = IX, 334, 2 Littré) à propos de la sympathie des habitants d'Abdère pour la maladie de Démocrite: «Indicible est la sympathie des habitants». Le troisième adjectif μυστικός, inconnu du *CH*, exprime une interdiction analogue à celle du *Serment*. Le disciple doit taire ce qu'il sait de l'affection des malades. Le sens de «discret» se comprend à partir de l'étymologie reposant sur l'onomatopée μῦ désignant une bouche fermée, sans passer nécessairement par une référence au vocabulaire religieux des mystères; cf. Vettius Valens (s. II^p^) dans des énumérations de qualificatifs analogues à ceux que l'on rencontre ici, toutefois dans un autre contexte, celui de l'influence des astres; ainsi en I, 21 (45, 22-24 Pingree): Ζεύς, Ἑρμῆς, Σελήνη ἀγαθούς, περικτητικοὺς καὶ εἰς τὰς πράξεις εὐεπιβόλους, συλλεκτικούς, ..., μυστικούς, συνετούς, λογικούς κτλ. , «Zeus, Hermès, Lune (rendent) les hommes bons, amasseurs de richesse, efficaces dans leurs entreprises, rassembleurs..., discrets (μυστικούς), intelligents, raisonnables, etc».

Dans ce contexte que peut désigner l'adjectif ἐπινοητικός ? Il n'apparaît pas plus que μυστικός dans le *CH*. Il n'est pas non plus attesté chez Galien. Il désigne celui qui possède la qualité intellectuelle pour réagir au mieux dans une situation donnée, ici vis-à-vis des malades. Suivant les contextes, la traduction du mot peut varier. Je propose de traduire ici par «avisé».

A n. 17. En A 3, le verbe ἐναποτίθενται (moyen) a un sens métaphorique. Il signifie concrètement «déposer en réserve dans». Les médecins doivent conserver dans leur for intérieur les maladies que les malades y ont déposées et ne pas les révéler à d'autres. Belle expression du secret médical plus précis que dans le *Serment* où le secret porte sur tout ce que le médecin a vu lors de sa visite du malade. Pour une explicitation du sens métaphorique de ἐναποτίθενται, voir Théophile

Protospathaire (s. IX/Xᵖ), *De corporis humani fabrica* 4, 31, 11-13 Greenhill, où les pensées sont déposées ἐναποτίθενται (passif) dans la mémoire (située dans un lobe du cerveau) comme dans un cellier et peuvent être ressorties le moment venu (τὰ... δόξαντα, οἱονεὶ φρουρίῳ, τῇ μνήμῃ ἐναποτίθενται, ἵνα, καιροῦ καλοῦντος, πρὸς τὸ χρειῶδες ἀναλαμβάνωνται).

A n. 18. La distinction entre les maladies physiques (παθήματα σωματικά) et les maladies psychiques (ψυχικά) n'existe pas encore dans le *CH*. En revanche, cette distinction est bien attestée chez Galien; voir par exemple *Sur les habitudes* (17, 22-24 Müller: deest in Kühn) οὕτως φαίνεται ἄχρι νῦν τὰ τῆς συνηθείας ἰσχύειν ἐν ἅπασι τοῖς ἡμετέροις πάθεσιν ὁμοίως τοῖς τε ψυχικοῖς καὶ τοῖς σωματικοῖς, «ainsi il est évident que ce qui est de l'ordre de l'habitude a du pouvoir dans toutes nos affections de façon analogue, qu'elles soient psychiques ou somatiques».

A n. 19. Pour la lacune entre ψυχικά et οἷς, voir *supra* I b.

A n. 20. L'expression ἡ τοῦ πάθους παρὰ φύσιν κατασκευή est d'inspiration galénique. Comparer, par exemple, la définition de la maladie opposée à celle de la santé dans Galien, *De morborum differentiis* (VI, 837, 12-16 Kühn): la santé (ὑγεία) = τὴν κατὰ φύσιν ἁπάντων τῶν μορίων κατασκευήν ; la maladie (νόσος) = κατασκευή τις παρὰ φύσιν. A. Anastassiou me signale un très beau parallèle à tout ce développement dans Jean Chrysostome, *In Matthaeum PG* 57, 270, 15-19: Jean conseille de rendre le bien pour le mal et justifie ce conseil en prenant l'exemple des médecins: Ἐπεὶ καὶ οἱ ἰατροί, ὅταν λακτίζωνται καὶ ὑβρίζωνται παρὰ τῶν μαινομένων, τότε μάλιστα αὐτοὺς ἐλεοῦσι, καὶ παρασκευάζονται πρὸς τὴν ἐκείνων διόρθωσιν, εἰδότες ὅτι τῆς ὑπερβολῆς τοῦ νοσήματος ἡ ὕβρις ἐστί: «Car les médecins aussi, c'est lorsqu'ils sont victimes de coups de pied et de violence de la part des malades en délire, qu'ils ont surtout pitié d'eux et s'attachent à leur traitement, sachant que la violence est due à l'excès de la maladie»; cf. aussi *PG* 48, 882. Voir Ulrike Bachmann, *Medizinisches in den Schriften des griechischen Kirchenvaters Johannes Chrysostomos*, Diss. Düsseldorf, 1984, p. 85 (sans le rapprochement avec notre opuscule). Ce qui est remarquable dans ce rapprochement c'est que l'éthique médicale païenne a pu servir de modèle à l'éthique chrétienne en général. Ce rapprochement est également important pour la date de notre opuscule, si Jean Chrysostome y fait référence.

A n. 21. La fin des conseils concerne d'abord la tenue du médecin (c. 4: cheveux, ongles, vêtement), puis son comportement (c. 5) quand il arrive chez le malade (sa démarche) et quand il examine le malade alité (sa position, son attitude). Tous ces éléments à prendre en considération sont signalés en forme d'aide-mémoire dans une énumération de Hp. *Épid. VI*, 4, 7 (88, 4 sq. Manetti-Roselli avec comm. ad loc. = V, 308, 15 sq. Littré): εἴσοδοι, λόγοι, σχῆμα, ἐσθής... κουρή, ὄνυχες, ὀδμαί, «entrées, discours, attitude, vêtement ... chevelure, ongles, parfums») et développés par Galien dans son commentaire à ce traité (IV 10, 202-207 Wenkebach-Pfaff). On notera l'absence des parfums dans *Disciple*. L'idée fondamentale qui réunit tous ces conseils est celui de la juste mesure entre le trop et le trop peu.

A n. 22. Le composé προσψιλοῦσθαι est un *hapax*. Le simple est bien attesté. C'est le verbe factitif dérivé de l'adjectif ψιλός, «dégarni (de cheveux)». Le simple à l'actif a le sens de «rendre ψιλός, «raser». Le composé προσψ- signifie «raser contre (la tête)», c'est-à-dire «raser de près, complètement».

A n. 23. L'adjectif composé περίκομος était connu auparavant seulement par Théophraste qui l'emploie plusieurs fois dans l'*Histoire des plantes* au sens métaphorique pour qualifier la frondaison des arbres qui pousse tout autour du tronc, et non pas en hauteur (4 fois au livre III, 8, 4 (*bis*), 12, 5 et 17, 5) et par Pollux, *Onomasticon* (3 fois au livre IV 137, 152 et 153) à propos de la description de masques de théâtre de jeunes gens ou de jeunes femmes dont la chevelure est arrondie autour de la tête, c'est-à-dire «bouffante» ou «bouclée». La traduction latine traduit par *cincinnatum* «bouclé».

A n. 24. Pour les ongles, comparer un passage très proche en Hp. *Officine du médecin*, c. 4 (II 32, 17-33, 1 Kühl. = III 284, 4 Littré) ὄνυχας μήτε ὑπερέχειν μήτε ἐλλείπειν δακτύλων κορυφῆς (-φῆς Serv. ap Foes. Gal. cit. *De usu part.*: κορυφάς BMV).

A n. 25. Pour le vêtement, outre Hp. *Épid. VI*, 4, 7 cité A n. 21, *Médecin* c. 1 (IX, 204, 4 Littré) ἐσθῆτι χρηστῇ «avec un vêtement décent». Mais aucune précision sur le vêtement n'est comparable à ce qui est dit ici.

A n. 26. Deichgräber (p. 98) considère que l'expression τῇ ψυχῇ ἐντίθησι est incompréhensible («unverständlich»). La traduction arabe «anzeigt» (= «montre») correspond mieux au grec ἐμφαίνει donné par les rédactions B 6 et C 6. La lenteur de la marche est déconseillée, car elle dénote de la nonchalance. Mais si l'on conserve ἐντίθησι, le sens est autre: le fait de marcher lentement met de la nonchalance dans l'âme. L'idée n'est pas absurde.

Le substantif νωχελία (-ίη en ionien) a une histoire assez singulière. Attesté dès Homère (*Iliade* 19, 411) avec le sens de «nonchalance», sur le même plan que βραδυτής «lenteur», il ne réapparaît que dans le grec tardif sous la forme νωχελία ou νωχέλεια Certes l'adjectif correspondant νωχελής est attesté à la fois dans le *CH* (*Mal. fem.* I, c. 78, 184, 19 Littré) et la tragédie grecque (Eur. *Oreste*, v. 800; frag. 149, 19 Austin), ce qui indique selon toute vraisemblance une origine ionienne de cette famille de mots et une continuité des emplois. Mais le substantif, plus rare que l'adjectif, ne réapparaît dans la langue médicale qu'à l'époque tardive: Oribase (s. IV^{p}) νωχέλειαν (*Ecl. med.*, 73, 15 Raeder); Aétius (s. VI^{p}) νωχελείας (IX, 37 Zervos); Paul d'Égine (s. VII^{p}) νωχελίας (4, 57 Heiberg). Il est attesté aussi dans le vocabulaire psychologique des astrologues notamment chez Ptolémée et Vettius Valens (s. II^{p}) et continue ensuite sa nouvelle carrière chez Jamblique dans la *Vie de Pythagore* (s. III/IV^{p}) et chez Grégoire de Naziance (s. IV ^{p}). Le substantif a été conservé dans le grec moderne sous la forme νωχέλεια, ayant toujours le sens de «nonchalance».

A n. 27. Pour l'impératif tardif εἰσιέτω au lieu de εἰσίτω, voir Schwyzer, *G.G.* I, 674. La forme est attestée dès Jean Chrysostome (s. IV/V^{p}) et en médecine chez Alexandre de Tralles (s. VI^{p}), *Therapeutica* I, 519, 14 et 16, 553, 14 Puschmann. Le texte de A est lacunaire: il manque les compléments que l'on trouve dans B 7 et dans la traduction latine (voir app. crit.): «en marchant calmement, en regardant en bas et en se taisant jusqu'à son premier contact avec le malade». La lacune s'explique par un saut du même au même (κάμνοντα – κάμνοντι), comme l'a déjà noté Deichgräber (p. 98). Elle existait vraisemblablement aussi dans le modèle grec de la traduction arabe.

A n. 28. Cette indication très concrète sur la façon dont le médecin doit s'asseoir devant le lit du malade n'apparaît pas dans les deux autres rédactions, ni dans la traduction latine. Elle se trouve, en revanche, dans la traduction arabe. Cependant, selon cette traduction, le médecin doit s'asseoir avec les jambes croisées («soll er sich mit gekreuzten Beinen hinsetzen»). Le grec a un sens différent. Il signifie littéralement «s'asseoir sur ses deux jarrets»: il faut que le médecin soit assis en étant bien équilibré de telle façon que les deux jarrets touchent le rebord du siège. Comparer la position équilibrée du médecin qui opère en étant assis dans *Officine du médecin*, c. 3 (II, 31 11 sq. Kühlewein = III, 280, 1 sq. Littré). [A. Sideras, p. 192 s'interroge sur l'infinitif καθευδῆσαι qui vient évidemment de καθεύδειν «aller se coucher, dormir». Si l'on considère avec lui que le sujet du verbe est le médecin, cela n'a évidemment aucun sens; il propose donc de remplacer καθευδῆσαι par une forme assez proche καθεδεῖσθαι, infinitif futur du verbe καθέζεσθαι «s'asseoir». Dans ce cas le sens est: «Quand il est auprès de lui (*sc.* du malade), s'il doit s'asseoir, qu'il soit assis sur ses deux jarrets». Cependant, la syntaxe n'est pas correcte. Ce n'est pas l'infinitif futur que l'on attend après δέοι, mais l'infinitif aoriste ponctuel καθεσθῆναι. La traduction arabe, bien qu'elle connaisse l'ensemble du passage, n'apporte aucune lumière sur ce membre de phrase, car il n'y a pas de correspondant. J'ai cru pouvoir conserver avec Deichgräber l'infinitif καθευδῆσαι, même si l'on ne peut pas rapprocher, comme il le fait (p. 98 [288], n. 2), Hp. *Int.* 12 (Littré III, 198, 19), car dans ce passage l'infinitif aoriste καθευδῆσαι, édité par Littré, est une *falsa lectio*, comme le signale justement l'*Index Hippocraticus, s.v.* καθεύδω. L'infinitif aoriste se rencontre toutefois fréquemment dans la prose tardive et l'on dispose d'une expression comparable chez Jean Chrysostome, *In epistulam ad Romanos* MPG 60, 627, 36 καθευδῆσαι ἔδει. Le verbe ne peut avoir un sens que si l'on considère que le sujet est le malade et non pas le médecin. Si le malade doit s'allonger (pour l'examen) ou resté allongé (s'il ne peut pas se lever), il faut que le médecin soit assis pour l'examiner. Certes, le verbe καθεύδειν signifie normalement «se coucher pour dormir, dormir», mais le sens de «s'allonger sur un lit» pour l'examen ou de «rester allongé» si le malade est allité ne paraît pas impossible étant donné le contexte].

A n. 29. Le comparatif ἁρμοδιώτερος est employé aussi dans Hp. *Lettres* 17 (82, 28 sq. = IX 364, 18 sq. Littré): «il n'y a pas de discours plus adapté (λόγος ἁρμοδιώτερος) pour dénoncer le malheur des mortels».

II. La rédaction B: Ποδαπὸν δεῖ εἶναι τὸν ἰατρόν ;

a. Tradition directe

Dans son catalogue Diels (I, p. 43) signale un troisième manuscrit donnant le traité. C'est:

3. Le *Scorialensis* Φ III, 11 qu'il date des XIVe/XVe s. f. 43 (= Sco). L'incipit et l'explicit indiqués par Diels ne sont pas les mêmes que ceux qu'il donne pour l'*Ambrosianus*. C'est déjà le signe que la rédaction est différente. Elle est plus longue et est appelée rédaction B.

4. En plus, j'ai signalé dans J. J. *Ambrosianus* 1996, p. 59, n. 19, un manuscrit de Palerme donnant également cette rédaction: *Panormit.* XIII C 3 du XVIe s., fol. 1r (= Pan)[19].

5. Après la publication de J. J. *Ambrosianus* 1996, j'ai retrouvé en 1995 un troisième manuscrit de la rédaction B: *Parisinus gr.* 2316 du XVe s., fol. 136r-v (= P). Ces deux derniers manuscrits ne sont pas encore recensés dans la base *Pinakes* de 2008 pour notre traité.

Deichgräber a donné à cette seconde version, à partir de Sco, le titre erroné de Ἰατρικὴν ποδαπὸν δεῖ εἶναι τὸν ἰατρόν. En réalité le titre complet dans Sco est le suivant: Βιβλίον σὺν θεῷ ἁγίῳ ἰητρικόν ποδαπὸν δεῖ εἶναι τὸν ἰατρόν. Le même titre apparaît dans P. Il faut

19 C'est à l'un de mes disciples, Daniel Béguin (lettre du 19 déc. 1991), que je dois la mention de ce nouveau manuscrit. Il l'a trouvé, lors de ses recherches sur le *De optima secta*, dans E. Martini, *Catalogo di manoscritti greci*, 1893, vol. 1, pars 1, p. 110. Ce manuscrit est en fait signalé par Diels (I, p. 42, n° E. 63) avec l'incipit Ποδαπὸν δεῖ εἶναι τὸν ἰητρόν sans qu'il établisse de lien avec l'opuscule sur le *Disciple* qu'il signale à la page suivante.

entendre «Livre de médecine, avec l'aide de Dieu saint. Quel doit être le médecin ?». Après examen du contexte dans P, il est clair que le début est le titre général d'un ouvrage de médecine, alors que «Quel doit être le médecin?» est le titre particulier du premier développement de cet ouvrage. Notre opuscule forme le début d'un *Iatrikon*, c'est-à-dire d'un traité de médecine, rédigé par un professeur anonyme qui composa son œuvre à partir de traités de provenance diverse qu'il réunit par des transitions à la première personne du pluriel. Le *Disciple* venant en tête est suivi de plusieurs traités notamment sur la nature de l'homme (comprenant les quatre humeurs). Ils sont annoncés par une formule du professeur: «Disons tout d'abord ce qu'est l'homme, puis instruisons-nous sur l'homme»[20]. Tous ces traités que j'ai identifiés réapparaissent exactement suivant le même ordre dans le manuscrit de Palerme[21]. C'est

20 Ces traités sur la nature de l'homme qui ne sont pas identifiés dans l'inventaire sommaire d'Omont (ni dans le catalogue des manuscrits médicaux de Diels ni dans la base *Pinakes* 2008) comprennent (après **1** *Disciple*): **2**. une série de questions et de réponses sur ce qu'est l'homme (inédit). **3**. une version de l'Anonyme *Sur la constitution de l'Univers et de l'homme* (publié par Ideler I, 303-304). **4**. un résumé du traité hippocratique de la *Nature de l'homme*. **5**. un *Sur les éléments et les humeurs du très sage Galien* dont la première partie est inédite et dont la seconde partie (= **6**) intitulée *Sur les éléments de l'homme* correspond au traité que j'ai édité dans les Mélanges Hurst (449-461) intitulé *Sur le pouls et le tempérament humain*, mais sans la partie sur le pouls. **7**. Un très bref développement sur les quatre moments de la lune qui sont analogues aux quatre saisons (inédit = **7a**) et la liste des dirigeants des trois sectes médicales (= **7b**). **8**. le traité *Sur la formation de l'homme* que j'ai édité d'après le *Par. gr.* 285 dans le Colloque sur l'ecdotique des textes médicaux de Naples 2004 (2006), p. 273-319. **9**. *Sur les parties du corps* exposées *a capite ad calcem*. C'est le traité dont j'avais déjà signalé l'existence dans le *Par. gr.* 285 et montré l'utilisation dans le *Quid est homo ?* du Pseudo-Jean Damascène; voir J. J., «Le Pseudo-Jean Damascène *Quid est homo ?*» in V. Boudon-Millot et B. Pouderon [éd.], *Les pères de l'église face à la science médicale de leur temps*, Paris, Beauchesne, 2005, p. 1-27 [p. 20-25]). Ce traité clôt la première partie du *Iatrikon* consacrée, après le développement initial sur la déontologie, à la nature de l'homme.

21 C'est ce que permet d'affirmer la description très précise du manuscrit avec indication des *incipit* et *explicit* par E. Martini, *Catalogo di manoscritti greci*, 1893, vol. 1, pars 1, p. 109-119 (p. 110-111). La seule identification proposée par E. Martini est erronée. Il croyait (p. 111) que le *Disciple* était un extrait du περὶ

aussi en tête du *Iatrikon* que vient le *Disciple* dans Sco. Mais à première vue, le contexte n'est pas le même, car le *Disciple* est suivi du traité de Galien *Sur les types* (Kühn 7, 463-474) qui n'a rien à voir avec le *Iatrikon*. En réalité, après ce traité, on décèle un petit fragment lacunaire du *Iatrikon* conservé dans les deux autres manuscrits, ce qui laisse entendre que le *Disciple* devait se trouver originellement dans un contexte comparable à celui des deux autres manuscrits[22]. La conséquence en est que la version grecque de la rédaction B ne se situe plus dans le contexte de la triade déontologique primitivement en tête d'une *CH*, comme dans la rédaction A, mais en tête d'un *Iatrikon* ou *Iatrosophion* anonyme où il n'est plus attribué à Hippocrate.

On a déjà vu que cette rédaction B diffère de la rédaction A par le titre — il n'est plus question de celui qui apprend la médecine, mais du médecin — et qu'elle est plus longue. Effectivement un paragraphe a été ajouté sur les matières que le médecin doit apprendre (= B 3)[23]. Une autre différence vient de l'ordre des développements. L'ordre des phrases sur les ongles et les vêtements est interverti: en A 4 cheveux, ongles et vêtements; en B 4 cheveux, vêtements et ongles. Surtout, le développement sur les relations entre le médecin et le malade de A 3 est reporté vers la fin de l'opuscule en B 8.

Les trois manuscrits donnant cette rédaction sont très proches l'un de l'autre. Ils remontent à un modèle déjà fautif (cf. B 4 ὑπεχέτωσαν falso P Pan Sco: ὑπε<ρε>χέτωσαν recte versio A et C Deichgräber). Mais aucun manuscrit n'est la copie de l'autre.

ἰητροῦ d'Hippocrate. Dans le manuscrit de Palerme, le *Iatrosophion* est divisé en chapitres (dont j'ai tenu compte lors de la présentation de son contenu dans le *Par. gr.* 2316 à la note précédente).

22 Ce fragment est le n° **7** dans P et Pan: **7a** sur la lune, mais la fin de **7b** est lacunaire (la présentation des trois sectes s'interrompt après la première, la secte empirique). E. Miller, dans son *Catalogue des manuscrits grecs de la Bibliothèque de l'Escurial*, Paris, 1848, p. 172-176 signale: fol. 47 ʳ sur la lune, etc.; *ibid.* Περὶ τοῦ πόσοι εἰσίν - Ἀπολλώνιος (= les dirigeants de la secte empirique).

23 Voir aussi ajout de la phrase B 5, dont la source paraît être un passage d'*Officine du médecin*; voir la note *ad loc.*

b. Tradition indirecte: la tradition latine.

Si la tradition arabe (= Ar) correspond à la rédaction A, la tradition latine (= Lat) correspond plutôt à la rédaction B. De fait, bien qu'elle présente des points communs avec la rédaction A, elle offre des innovations caractéristiques de la rédaction B. Cette traduction latine se trouve dans l'*Ars medicinae*, un compendium du haut Moyen Âge publié par R. Laux, «Ars medicinae. Ein frühmittelalterliches Kompendium der Medizin», *Kyklos* III, 1930, p. 417-434 (texte donné p. 420); voir aussi les compléments de J. J. *Ars medicinae* 1993, p. 95-111 où il est dit qu'il convient de tenir compte pour l'établissement du texte d'un témoin important, le *Parisinus lat.* 7028; s. X (P) que ne connaissait pas Laux[24]

Les points communs avec la rédaction A sont à la fois le titre et le contexte. Son titre est «celui qui apprend la médecine» et non «le médecin». Son contexte est celui de la trilogie déontologique attribuée à Hippocrate même si l'ordre est différent. Alors que le *Disciple* est à l'initiale dans la rédaction A, il occupe dans l'*Ars medicinae* la place centrale entre un résumé de la *Loi* et un résumé du *Serment*. C'est donc le même ordre que dans le début de la *Collection hippocratique* d'Alexandrie connue d'ʿAlī ibn Riḍwān (*supra*, p. 79).

Parfois le texte de la traduction latine est aussi plus proche de A que de B. Par exemple, au c. **1** (= 420, 3 sq. Laux), *fortem, ad omnia aptum; et quidem corpore talem, animo autem sensatum* correspond à la rédaction A ἰσχυρόν, τοῖς πᾶσι ἀστεῖον· τῷ μὲν οὖν σώματι τοιοῦτον· τὴν δὲ ψυχὴν συνετόν alors que la version B a seulement τῷ δὲ σώματι ὑγιῆ. Au c. 8 (= 420, 18 Laux) *iniurias patienter sufferat* correspond pour le sens à la rédaction A Ὕβριν δὲ ἀνέχεσθαι δεῖ (le médecin doit subir la violence du malade), alors que la rédaction B Ὕβρεως δὲ ἀπεχέσθω a un sens différent: c'est le médecin qui doit s'abstenir d'user de violence à l'égard du malade. Même, dans l'ordre des développements, la traduction latine présente la séquence che-

24 Le texte de la traduction latine mentionné dans l'apparat critique résulte d'une réédition dans J. Jouanna, «La traduction arabe et la traduction latine du Testament d'Hippocrate (= Quel doit être le disciple du médecin?) avec une nouvelle édition de la traduction latine» cité n. 18.

veux/ongles/vêtements de A 4 et non pas l'interversion cheveux/vêtements/ongles de B 4.

Malgré tous ces rapprochements avec la rédaction A, la traduction latine possède l'innovation importante de la rédaction B sur les matières de l'enseignement (B 3 = 420, 8-11 Laux) absente de la rédaction A, y compris de la tradition arabe. De plus, le développement sur les relations entre le médecin et le malade occupe la même place que dans la rédaction B (B 8 = 420, 18-20 Laux). Ces accords entre les manucrits grecs de la rédaction B et la traduction latine permettent de remonter considérablement dans le temps pour la date de cette rédaction, puisque le manuscrit latin le plus ancien (IXe/Xe s.) est antérieur d'au moins quatre siècles au manuscrits grec le plus ancien (XIVe/XVe s.). Le *terminus ante quem* de cette version B est donc la fin du IXe s.[25]

25 Pour plus de détail sur la traduction latine, voir J. Jouanna, «La traduction arabe et la traduction latine..»., cité n. 18 et 24.

RÉDACTION B

Ποδαπὸν δεῖ εἶναι τὸν ἰατρόν;

B 1. Πρῶτον μὲν τῷ γένει ἐλεύθερον, τῇ δὲ περιουσίᾳ εὔπορον, τῇ δὲ ἡλικίᾳ μειράκιον· σύμμετρον μὲν τῷ μεγέθει, τῷ δὲ σώματι ὑγιῆ. **B 2**. Ἄοκνον, εὐεπήβολον, θαρσαλέον, μνήμονα, ἀφιλάργυρον, βραχύλογον, καθάριον, συνετὸν καὶ ἐπήκοον. **B 3**. Προπαιδευέσθω δὲ καὶ γραμματικὴν καὶ τὴν ἐν τοῖς ἀρχαίοις ὀνομαζομένην ἀστρονομίαν τε καὶ γεωμετρίαν καὶ μουσικήν· μόνης δὲ τῆς ῥητορικῆς ἀπεχέσθω, ἵνα μὴ πολύλαλος ᾖ· τὴν δὲ φιλοσοφίαν ἅμα τῇ ἰατρικῇ συμπαιδευέσθω. **B 4**. Κειράσθω δὲ τὴν κεφαλὴν ὁμαλῶς, <μ>ὴ περικόμως. Ἱμάτια πάντως λευκὰ φορείτω ἢ τὰ παραπλήσια τούτοις, μαλακά τε καὶ μὴ τραχέα. Ὄνυχες δὲ χειρῶν αὐτοῦ μήτε ὑπε<ρε>χέτωσαν δακτύλων κορυφῆς μήτε ἐλλιπέτωσαν. **B 5**. Εἴτω δὲ ὁ ἰητρὸς εὐστόλιος, εὐκρίνιος, ἴσος καὶ ἁγνός. **B 6** Περιπατείτω δὲ μήτε βραδέως μήτε σεσοβημένως· ἀνωμαλίαν γὰρ καὶ πολλὴν ἀλογίαν τῇ ψυχῇ ἐμφαίνει. **B 7**. Εἰσιέτω δὲ πρὸς τὸν κάμνοντα ἠρέμα βαδίζων, βλέπων κάτω καὶ σιωπῶν ἄχρι τῆς πρώτης εἰσόδου ἐν τῷ κάμνοντι· τοῦτο γὰρ τὸ σχῆμα [ποιῶν] τῆς τάξεως κοσμιώτερον εἶναί μοι δοκεῖ τῷ ἰητρῷ. **B 8**. Ὕβρεως δὲ ἀπεχέσθω· πολλάκις γὰρ μελαγχολήσαντες οἱ κάμνοντες καὶ φρενιτιάσαντες ἀπὸ καυστικῶν πυρετῶν ὑβρίζουσι τοὺς ἰατρούς· οἷς χρὴ συγγνώμην ἔχειν· οὐ γὰρ αὐτοί εἰσιν οἱ ὑβρίζοντες, ἀλλ' ἡ τῆς νούσου παρατροπή. **B 9**. Δεῖ γὰρ τὸν ἰητρὸν καὶ μύστην εἶναι· πολλάκις γὰρ ἀντίκεινται ἡμῖν οἱ κάμνοντες καὶ ἔχουσι νοσήματα ψυχικά, ἤτοι κρύφια, ἃ οὐ χρὴ ἑτέροις γνῶναι, εἰ μὴ μόνον ἡμῖν τοῖς ἰατροῖς.

Tit. ante Ποδαπὸν add. Βιβλίον σὺν θεῷ ἁγίῳ ἰητρικὸν (ἰατρικὸν P) P Sco περὶ ἤθους ἰατρῶν Pan ἰατρικὴν falso Deichgräber || 1 alt. δὲ om. Pan || 2 μὲν om. Pan || ὑγιῆ P Pan: ὑγιεῖ Sco || 3 ἄοκνον P Sco: ἄοκνος Pan || εὐεπήβολον scripsi cf. A 1: εὐιπήβολον Pan ἐβεπίβολον P εὐεπίβωλον Sco εὐεπίβολον Deichgräber || θαρσαλέον Deichgräber: θαρσαλαῖον P Pan Sco || 4 ἐπήκοον Pan: ὑπήκοον P Sco || 4-5 καὶ τὴν ἐν τοῖς ἀρχαίοις ὀνομαζομένην P Sco: om. Pan Lat [καὶ] τὴν ἐν τοῖς ἀρχαίοις ὀνόμασιν Deichgräber || 5 post ἀστρονομίαν add. *et arithmeticam* Lat. || 6 μουσικήν Pan Sco: μουσικοῖς P || 7 ᾖ P Pan: εἶ Sco || δὲ Pan Sco: διὰ P || τῇ ἰατρικῇ Pan Sco: τῆς ἰατρικῆς P || συμπαιδευέσθω Pan Sco: ἐμπ- P || 8 Κειράσθω P Sco: κήρασθαι Pan || δὲ om. P Pan || <μ>ὴ περικόμως scripsi (cf. A 4 μηδὲ περίκομον et Lat *neque cincinna-*

tum): ἢ περικόμως Pan Sco (cf. versio C) περὶ κείμενος P ἢ <μὴ> περικόμως Deichgräber || 9 λευκὰ φορείτω (φορεῖτο Sco) P Sco: φορείτω λευκά Pan || ἢ τὰ Deichgräber: εἶτα || 10 ὑπε<ρε>χέτωσαν Deichgräber (cf. versio A et C): ὑπεχέτωσαν P Pan Sco || 11 κορυφῆς Deichgräber: κορυφὰς P Pan Sco || ἐλλιπέτωσαν scripsi (cf. versio A): ἐκληπέτωσαν Pan ἐπὶ πλεῖον ἐντὸς P Sco ἐπὶ πλεῖον ἐλλιπέτωσαν Deichgräber || εἴτω P Sco: ἤτω Pan ἔστω Deichgräber || ἰητρὸς Pan Sco: ἰατρὸς P || 12 ἶσος P: ἴσως Pan ἦσος Sco || ἁγνός scripsi (cf. versio C): ἀτμὸς P ἀγνῶς Pan ἁγηός Sco || σεσοβημένως Sco: σεσοβιμένος P σεσοβημένος Pan || 13 ἀνωμαλίαν P Sco: ἀνωμαλείαν Pan || ἀλογίαν P Sco: ἀλγίαν Pan || τῇ ψυχῇ P Pan Sco: τῆς ψυχῆς Deichgräber || 15 κάμνοντι P Sco: κάμνοντα ἠρέμα βαδίζων, βλέπων κάτω καὶ σιωπῶν ἄχρι τῆς πρώτης εἰσόδου ἐν τῷ κάμνοντι Pan || τοῦτο P Sco: τοῦτον Pan || ποιῶν (ποιõ Sco) P Pan Sco: seclusi || 16 κοσμιώτερον Pan Sco : -τέριος P || τῷ ἰητρῷ versio A: τὸν ἰητρὸν Pan τὸν ἰατρὸν P Sco || 17 ἀπεχέσθω Pan: ἀπέχεσθαι P Sco || 19 οὐ P Sco: οὐδὲ Pan || 20 δεῖ- 22 ἰατροῖς non hab. Lat. || ἰητρὸν Pan: ἰατρὸν P Sco || 22 ἑτέροις P Pan Sco: ἑτέρους Deichgräber || ἡμῖν P Sco: ὑμεῖν Pan ἡμᾶς Deichgräber || τοῖς ἰατροῖς P Pan Sco: τοὺς ἰατρούς Deichgräber.

Comment doit être le médecin ?[1]

B 1. Tout d'abord, par son origine, être libre; du point de vue des dons être bien pourvu; par son âge être un jeune homme; être bien proportionné par la taille; être physiquement en bonne santé[2]. **B 2**. Être sans hésitation, efficace, résolu, pourvu d'une bonne mémoire, exempt de l'amour de l'argent, concis dans ses paroles, pur, intelligent et attentif à l'écoute[3]. **B 3**. Qu'il apprenne préalablement[4] à la fois la grammaire et ce que l'on appelle chez les Anciens l'astronomie[5], la géométrie et la musique. Qu'il s'abstienne uniquement de la rhétorique pour éviter d'être bavard. Qu'il apprenne la philosophie en même temps que la médecine[6]. **B 4**. Qu'il se coupe les cheveux de façon régulière, sans boucles[7]. Qu'il porte des habits totalement blancs sinon proches du blanc, moelleux et pas rêches. Que les ongles de ses mains ne soient ni en saillie par rapport au bout des doigts ni en retrait. **B 5**. Que le médecin soit bien équipé, bien ordonné, équitable et pur[8]. **B 6**. Que sa démarche ne soit ni lente ni précipitée[9]; car cela révèle dans l'âme de l'inconstance et beaucoup d'irréflexion[10]. **B 7.** Qu'il entre en se dirigeant vers le malade en marchant calmement, en regardant en bas et en se taisant jusqu'à son premier contact avec le malade[11]. C'est ce genre de comportement qui me paraît être plus décent[12]. **B 8**. Qu'il s'abstienne de violence; car souvent les malades pris de mélancolie ou de phrénitis[13] à la suite de fièvres brûlantes[14] sont violents à l'égard des médecins. À leur égard, il lui faut faire preuve de compréhension; car ce ne sont pas eux les auteurs de la violence, mais la déviation de la maladie[15]. **B 9**. De fait, le médecin doit aussi être un détenteur du secret[16]; souvent en effet les malades se trouvent face[17] à nous et ont des maladies psychiques, c'est-à-dire secrètes[18], qui ne doivent pas être connues d'autres, sinon seulement de nous les médecins.

Notes de la rédaction B (pour les passages identiques à la rédaction A on se reportera aux notes de cette rédaction):

B n. 1. Pour la différence entre le titre et le contexte des rédactions A et B, voir *supra* II a.

B n. 2. La santé du médecin est considérée par le peuple comme une condition *sine qua non* de l'exercice de la médecine; cf. dans *CH* le traité récent *Médecin* c. 1 (20, 5-7 Heiberg = IX 204, 2-4 Littré): «car ceux qui ne sont pas ainsi en bonne santé, selon l'avis de la majorité, ne sont pas capables non plus de bien s'occuper de la santé des autres». Le thème remonte au moins à la période classique: le mauvais médecin tombe malade (Eschyle, *Prométhée*, v. 472); le médecin, candidat devant l'assemblée du peuple à un poste de médecin public, doit montrer qu'il est en bonne santé (Platon, *Gorgias*).

B n. 3. Plusieurs de ces qualités existent déjà dans A; d'autres sont nouvelles comme la mémoire ou la concision dans les discours, qualités déjà présentes dans la tradition latine, mais dans un ordre différent (cf. *discentem etiam fabulari brevi sermone... et memoriosum*). Pour la concision dans le discours (βραχύλογος), comparer *Bienséance* c. 12 (28, 24 Heiberg = IX, 238, 20 Littré): la concision (βραχυλογίη) est l'une des qualités recommandées au médecin quand il entre chez le malade. La dernière qualité mentionnée comporte une variante. Deichgräber ne connaissait que la leçon donnée par Sco ὑπήκοος dont le sens ordinaire est «soumis». Le manuscrit Pan offre la variante ἐπήκοος «attentif» qui convient beaucoup mieux pour le sens; cf. aussi dans C 2 εὐεπίκουων Bo que l'on peut lire εὐεπήκοον «bien attentif»; voir *infra* C n. 4. L'adjectif ἐπήκοος «qui prête l'oreille à» est employé aussi à propos des dieux qui écoutent les prières des malades dans les inscriptions des sanctuaires guérisseurs; voir *e.g.* *IG* Bulg. III, 1 1449 (Philippopolis) σωτῆρι

Ἀσκληπιῷ. Ὑγείᾳ καὶ Τελεσφόρῳ θεοῖς ἐπηκόοις : «À Asclépios sauveur, à Hygie et à Télesphoros, dieux qui écoutent».

B n. 4. Tout ce développement du c. 3 sur le contenu de l'enseignement est nouveau par rapport à A. Il est absent aussi de la traduction arabe, mais il est présent dans la traduction latine; cf. déjà *supra* II b. La traduction latine est littérale. Elle est faite directement sur le grec. Le texte de son modèle grec est identique à celui des manuscrits grecs de la rédaction B à une seule différence près: l'ajout de l'arithmétique entre l'astronomie et la géométrie dans Lat. Pour l'arithmétique, comp. Hp. *Lettres* 22 (IX 392, 5) Hippocrate à son fils Thessalos: «Occupe-toi mon fils, de la géométrie et de l'arithmétique». Une distinction est faite ici entre les matières à apprendre avant la médecine (grammaire, astronomie, géométrie, musique) et la matière à apprendre en même temps que la médecine (philosophie). Un enseignement est proscrit, celui de la rhétorique. Depuis que le texte latin est connu, il a été rapproché du Pseudo-Soranus, *Quaest. Med.* (cf. déjà C. Vitelli, *Studi italiani di filologia classica*, 8, 1900, p. 454): «grammaticam autem artem ad tantum sciat ut possit intelligere vel exponere que apud veteres dicta sunt praeteriens artificiosam loquacitatem» (244 Rose).

B n. 5. Pour l'astronomie et la géométrie, cf. Galien, *Que l'excellent médecin est aussi philosophe*, c. 1, 2 (284, 7-10 Boudon-Millot): «Lui (*sc.* Hippocrate) dit que l'astronomie et évidemment la géométrie qui nécessairement la précède ne contribuent pas pour une petite part à la médecine». C'est une allusion à Hp. *Airs, eaux, lieux* c. 2 (189, 12 Jouanna = II 14, 17 Littré), avec l'ajout par Galien de la géométrie qui n'est pas mentionnée par le traité hippocratique.

B n. 6. Est aussi galénique la relation entre la médecine et la philosophie. Voir Gal., *Que l'excellent médecin...*, c. 3, 12 (291, 13-17 Boudon-Millot): «Et assurément si la philosophie est nécessaire aux médecins lors de l'apprentissage au début et lors de la pratique dans la suite, il est évident que celui qui est un médecin achevé, celui-là est aussi un philosophe». Voir aussi, dans un contexte différent, Hp. *Bienséance*, c. 5 (27, 3 Heiberg = Littré IX, 232, 10): «Le médecin philosophe est égal aux dieux». Tout le développement sur la formation culturelle du médecin a été remarqué par A. Hohlweg, «La formazione culturale e professionale del medico a Bisanzio», ΚΟΙΝΩΝΙΑ, 13/2, 1989, p. 165-188 (p. 186-187).

B n. 7. Deichgräber a proposé d'ajouter μή devant περικόμως (ἤ <μή> περικόμως) par comparaison avec A qui a μηδὲ περίκομον εἶναι σφόδρα. Cette correction semble justifiée aussi par la traduction latine *neque cincinnatum*. La faute, si faute il y a, existe aussi dans la rédaction C qui ne présente pas non plus la négation. Si l'on accepte la restitution de la négation, la particule ἤ «ou bien» n'a pas de sens. La correction la plus économique est de supposer simplement que ἤ est ce qui subsiste d'un primitif μή. Les deux adverbes ὁμαλῶς, <μ>ὴ περικόμως sont en asyndète.

B n. 8. La séquence des trois adjectifs εὐστόλιος, εὐκρίνιος, ἶσος est comparable à une séquence d'adverbes dans le traité hippocratique *Officine du médecin*, c. 3 (II 31, 14 sq. Kühlewein = III, 280, 4 sq. Littré): Ἱμάτιον, εὐσταλέως, εὐκρινέως, ἴσως, ὁμοίως, ἀγκῶσιν, ὤμοισιν. Cette phrase se trouve dans le développement sur la position idéale du médecin pour opérer quand il est assis. Elle indique la position de son vêtement. La rencontre ne paraît pas due au hasard. Deichgräber (p. 100) veut retrouver un texte proche de celui d'*Officine du médecin* en écrivant ἔστω δὲ ὁ ἰατρὸς εὐκρινέως ἴσως ὁμοίως ὤμοις καὶ ἀγκῶσιν. Il s'appuie sur la lecture ambigue de Sco ἁγηός qu'il lit ἄγκος. Mais les deux autres manuscrits de B qu'il ne connaissait pas ne vont pas dans ce sens: Pan a l'adverbe ἀγνῶς (*sic*); P a ἀτμὸς (*sic*) qu'il convient de restituer en ἁγνός (l'erreur provient d'une mélecture de Γ lu Τ dans une minuscule avec réinsertion d'onciales). C'est aussi dans ce sens que va le manuscrit de C: ἀγνός (*sic*), que Deichgräber ne connaissait pas non plus. La rédaction B (cf. aussi C) a transposé de façon surprenante au médecin ce qui s'appliquait à son habit et a transformé les adverbes en adjectifs thématiques dont deux ne sont pas attestés ailleurs (εὐστόλιος, εὐκρίνιος). Sortis de leur contexte primitif et appliqués à une personne ces mots peuvent avoir, en vertu du changement de contexte, des sens modifiés qu'il est impossible de déterminer avec certitude. Le premier adjectif de la série, qu'on lise l'*hapax* εὐστόλιος avec la rédaction B (le terme εὐστόλιος n'est attesté que comme nom propre) ou εὔστολος avec la rédaction C, a le sens général de «bien équipé» et εὐκρινής celui de «bien distinct», «bien ordonné». Quant à ἶσος (*vel* ἴσος), employé à propos d'un homme, il signifie «équitable, impartial»; cf. LSJ II 3 avec l'expression fréquente en grec de ἴσος δικαστής (Plat. *Leg* 957c; Lucien, *Quomodo historia conscribenda sit* 41; Denys d'Halicarnasse, *Ant. Rom.* 7, 52, 6, etc.).

B n. 9. En B 6 l'adverbe σεσοβημένως formé sur le participe parfait passif de σοβέω est rarement attesté et il l'est tardivement, probablemement pas avant le VIe siècle chez Jean le Lydien, *De magistratibus populi Romani*, 150, 9 Bandy (Cf. toutefois la conjecture σεσοβημένως Daremberg pour Antyllus apud Oribase Coll. med. 10, 3, 9 ἐσοβημένως Raeder). C'est un indice sur la datation plus tardive de B. L'adverbe correspondant dans A 5 est le très classique σπουδαίως.

B n. 10. En B 6 (cf. aussi C 6), les mots ἀνωμαλίαν et ἀλογίαν correspondent respectivement à νωχελίαν et ἀργίαν de A 5. Ce sont des corruptions de la leçon originale: νωχελίαν de A est confirmé par «Trägheit» de la tradition arabe. Le remplacement de τῇ ψυχῇ (Sco) par τῆς ψυχῆς proposé par Deichgräber est inutile. Le datif τῇ ψυχῇ, confirmé par les deux autres manuscrits de B (= P Pan) et le manuscrit de C (= Bo) est complément de ἐμφαίνει; cf. aussi τῇ ψυχῇ dans A 5.

B n. 11. Deux moments sont distingués dans l'entrée du médecin: celui où il entre dans la maison et où il est vu par la famille et l'entourage, puis celui où il pénètre dans la chambre où il est vu du malade. Les deux moments sont déjà distingués aussi dans A 5, mais une lacune nous a privés de ce que doit être l'attitude du médecin dans le premier moment; voir *supra* A n. 27. L'adjonction de πρώτης qualifiant εἰσόδου dans B 7 apporte une précision. C'est la première visite du médecin à un malade qui est décisive.

B n. 12. Cette dernière phrase de B 7 n'est pas correcte du point de vue de la syntaxe. Il y a une contradiction dans les trois manuscrits de B entre le participe au nominatif ποιῶν se rapportant au sujet, le médecin, et l'accusatif τὸν ἰατρόν désignant ce même médecin. En supprimant ποιῶν qui n'apparaît pas dans le passage correspondant de A (A 5 *in fine*), le texte redevient correct.

B n. 13. Le verbe μελαγχολᾶν existe déjà dans le *CH*, mais rarement (cf. *Index Hippocraticus s.v.*); voir surtout *Maladies* I, c. 30 (88, 7 sq. Wittern = VI, 200, 18 sq. Littré) où les manifestations de la folie due à la mélancolie et à la phrénitis sont rapprochées: «Ceux qui sont pris par la phrénitis (οἱ ὑπὸ τῆς φρενίτιδος ἐχόμενοι) ressemblent surtout à ceux qui ont la mélancolie (τοῖσι μελαγχολῶσι M Littré: μελαγχολώδεσι θ Wittern) concernant le délire». Le participe aoriste φρενιτιάσαντες vient s'ajouter aux rares attestations du verbe -ιάω dérivé de φρενῖτις. L'attestation la plus ancienne est chez Plutarque, *Vie d'Alexandre* 75, 6 (φρενιτιᾶσαι) ; cf. aussi Léo, *De natura hominis synopsis* 60, 5 Renehan (φρενιτιᾶν). Pour le participe φρενιτιάσας, voir Zonaras (s. XIIp), *Epitome historiarum* 1, 303, 29 Dindorf: φρενιτιάσας ἀπέθανε, «pris de phrénitis, il mourut».

B n. 14. L'expression καυστικῶν πυρετῶν renvoie à la médecine tardive. Cf. Aétius V 133, l. 73 Olivieri πυρετῶν ἐγκαυστικῶν (dans un extrait du médecin Hérodote). Le passage le plus proche est dans la littérature pseudo-hippocratique tardive: *Lettre à Ptolémée* (rédaction longue) 283, 2 Ermerins «l'affection appelée phrénitis se produit à la suite de fièvres brûlantes» (τὸ λεγόμενον φρενῖτις ἀπὸ καυστικῶν πυρετῶν γίνεται); cf. aussi Paul de Nicée, *Liber medicus* 10, 5 Ieraci Bio, également à propos de la phrénitis «cette affection se produit à la suite d'une discrasie chaude et sèche lors de fièvres brûlantes (ἐπὶ καυστικῶν πυρετῶν)».

B n. 15. L'expression ἡ τῆς νούσου παρατροπή de B 8 correspond à ἡ τοῦ πάθους παρὰ φύσιν κατασκευή de A 3. Ce parallélisme éclaire le sens de παρατροπή. C'est la déviation contre nature de la maladie. Cf. Galien, *Commentaire aux* Aphorismes *d'Hippocrate* VI, 68 (XVIII 1, 181, 12 Kühn: τῆς εἰς τὸ παρὰ φύσιν παρατροπῆς, «la déviation vers le contre nature»). La traduction latine, dans la mesure où l'on peut la restituer à partir de tous les témoins connus, devait être *non enim ipsi iniurias gerunt sed aegritudinis <non> naturalis (vel innaturalis) positio*; cf. J. J., *Ars medicinae* 1993, p. 107 sq. Elle semble plutôt correspondre à la rédaction A.

B n. 16. Ce dernier paragraphe (= B 9) n'est pas donné dans la traduction latine. Il apparaît toutefois dans C (= C 9) et correspond à un développement placé plus haut dans A (= A 3). De ce rapprochement il résulte que μύστης de B 9 a le même sens que μυστικός de A 3. Le médecin garde les secrets confiés par les malades.

B n. 17. Le verbe ἀντίκεινται de B 9 correspond à ἐναποτίθενται de A 3. Étant donné le contexte, il ne peut pas avoir le sens de «s'opposer à». On peut lui donner le sens plus neutre de «se trouver en face».

B n. 18. La distinction entre les maladies physiques et psychiques de A 3 n'apparaît pas en B 9. Les maladies secrètes sont uniquement les maladies psychiques. Il en est de même dans C 9.

III. La rédaction C: Ὁποῖο<ν> δεῖ εἶναι τὸν ἰατρόν

La rédaction C, présentée ici pour la première fois, se trouve dans un seul manuscrit, le *Bononiensis* 3632 du XVe siècle, au fol. 27r (= Bo)[26]. L'opuscule ne fait pas partie d'un *Iatrikon* comme les manuscrits de la rédaction B. Néanmoins, il est situé en tête d'un ensemble de petits traités qui précèdent les *Aphorismes* d'Hippocrate. Cette série est numérotée en marge par le scribe. Notre traité est numéroté α'. Il est significatif que le *Serment* et la *Loi* viennent à proximité. Le *Serment* selon Hippocrate juré par les chrétiens a le numéro δ' (fol. 28 r)[27] et il est suivi de la *Loi* avec le numéro ε' (fol. 28$^{\text{r-v}}$). Les *Aphorismes* suivent la *Loi* avec le numéro ϛ'. On n'est pas très éloigné de la trilogie déontologique conservée dans les témoins de la branche de A (Amb^{a} Ar) et dans la traduction latine[28].

---

26 Je dois ce renseignement à C. Magdelaine qui a repéré l'opuscule dans le manuscrit parce qu'il était proche du traité des *Aphorismes* sur lequel elle travaillait; voir déjà J. J. *Ars medicinae* 1993, p. 106, n. 32. Sur le manuscrit, voir A. Olivieri, «Codices Bononienses», Studi Ital. Filol. Cl. 3, 1895, p. 442-456 et B. Alexanderson, *Die hippokratische Schrift Prognostikon*, Stockholm, 1963, p. 70 avec la correction de J. Jouanna, *Hippocrate* V 1, *Vents*, *Art*, CUF, Paris, 1988, p. 192, n. 1; cf. aussi C. Magdelaine, *Aphorismes*, Thèse Paris, 1994, vol. I, p. 182.

27 Le texte est le même que celui de l'*Urbin.* 64 publié par I. L. Heiberg, *Hippocratis opera* I 1, CMG I 1, Lipsiae et Berolini, 1927, p. 5 (bas).

28 Notre opuscule est séparé du *Serment* et de la *Loi* par deux opuscules inédits, l'un numéroté β' (27$^{\text{r-v}}$) sur les origines et le développement de la médecine

La rédaction C a pour fondement la rédaction B qui a été augmentée. De fait l'ordre des développements est exactement celui de B (et non de A), même quand B diffère de la traduction latine. Par exemple l'ordre des conseils sur les ongles et les vêtements de A 4, de la traduction arabe et de la traduction latine a été inversé dans B 4, comme on l'a vu. Il en est de même dans C 4. Ce même exemple permet de montrer aussi comment des additions ont été faites dans cette dernière rédaction. Alors que les conseils se suivent dans B comme dans A, ils sont séparés dans C 4 par l'ajout suivant après les vêtements: ἢ σύμβολον τοῦ καθαροῦ βίου αὐτοῦ· ἔστω δὲ ἄδολος καὶ ἄκλοπος καὶ τὴν τῶν σφετέρων ὑγίεια<ν> θέλων ὡς τὴν ἑαυτοῦ καὶ ἐπ' ἀλλοτρίαις συμφοραῖς ἰδί<ας> λύπας καρποῦσθαι, «C'est le signe de sa vie pure. Qu'il soit exempt de ruse et de vol, qu'il désire la santé des autres comme la sienne, et accepte de récolter à l'occasion du malheur d'autrui des chagrins pour lui-même». Cette adjonction, d'abord directement liée à la tenue vestimentaire du médecin, s'élargit à ce que doit être la vie pure du médecin et à ses devoirs en terminant par une référence à une définition célèbre de Hp. *Vents* qui a eu une grande fortune dans l'Antiquité tardive (c. 1, 103, 1 sq. Jouanna =): (ὁ μὲν γὰρ ἰητρὸς) ... ἐπ' ἀλλοτρίῃσί τε συμφορῇσιν ἰδίας καρποῦται λύπας, «Le médecin à l'occasion des malheurs d'autrui récolte pour lui-même des chagrins»[29].

Comme le fond est identique à celui de B tout au long de l'opuscule, les additions se laissent déterminer avec la plus extrême précision. Celle qui vient d'être signalée est l'une des deux plus longues. L'autre la précède. Elle vient justifier le conseil sur l'apprentissage de la philosophie en même temps que la médecine (C 3): ἀδύνατον γὰρ τὸν μὴ ταῦτα μαθόντα τὴν ἰατρικὴν τέχνην μετέρχεσθαι· οὐδεὶς γὰρ λόγου μὴ μετασχὼν δύναται λογικὴν τέχνην

(Ἀρχὴ πῶς εὑρέθη καὶ ἐξετήθη ἡ τέχνη τῆς ἰατρικῆς ἐπιστήμης), l'autre, très bref, numéroté γ' (27^{v}-28^{r}) sur les instruments d'anatomie selon Hippocrate (περὶ ἀνατομικῶν ἐργαλείων κατὰ Ἱπποκράτους).

29 Sur la fortune de cette définition du médecin tiré du traité des *Vents* dans l'Antiquité tardive, depuis Plutarque jusqu'à Tzetzes et Eustathe, voir H.-J. Frings, «Aus fremden Leiden eigene Sorgen», *Sudhoffs Archiv Gesch. Medizin Naturwiss.*, 43, 1959, p. 1-12 complété par K. Schubring, «Übersehene Zitate», *Hermes*, 88, 1960, p. 451-455 et voir J. Jouanna, éd. *Vents*, CUF, Paris, 1988, p. 102 Test. 5, 103, 2.

μετέρχεσθαι· οὐδὲ[ς] γὰρ πᾶς ὁ καίων ἢ ὁ τέμνων οἶδε καὶ ἰατρική<ν>, ἀλλ' ὁ τοὺς κανόνας καὶ τοὺς ὅρους τῆς ἰατρικῆς ἐκμαθὼν καὶ ἀποδιδοὺς κατὰ τὸ δέον, «car il est impossible que celui qui n'a pas appris cela atteigne l'art de la médecine; car personne ne peut, s'il n'a pas part à la logique atteindre un art logique. Et ce n'est pas non plus tout homme qui brûle ou qui coupe qui connaît la médecine, mais celui qui a appris parfaitement les règles et les définitions (ou limites?) de la médecine et qui les applique comme il faut». Les autres additions sont beaucoup moins longues et seront signalées dans les notes.

Le manuscrit, de lecture difficile, présente d'innombrables fautes d'orthographe qui ne sont pas mentionnées dans l'apparat critique lorsque les corrections sont évidentes[30].

30 Voir Alexanderson (cité, n. 20), p. 70: «Orthographisch gehört die Handschrift zu den allerschlechtesten. Kaum ein einziges Wort ist nach den Normen geschrieben». Je dois à la générosité d'Amneris Roselli d'avoir obtenu de sa propre main une copie exacte du traité qu'elle a réalisée sur place à Bologne. J'ai disposé également d'une excellente photographie.

RÉDACTION C

Ὁποῖο<ν> δεῖ εἶναι τὸν ἰατρόν

C 1. Πρῶτον μὲν τῇ τύχῃ ἐλεύθερον, τῷ γένει ἐπίσημον· τῇ δὲ περιουσίᾳ εὔπορον, τῇ ἡλικίᾳ μειράκιον· σύμμετρον μὲν τὸ μέγεθος, τὸ δὲ σῶμα ὑγιῆ καὶ εὔχρουν. **C 2**. Ἄοκνον, εὐεπίβολον, θαρσαλέον, μνήμονα, ἀφιλάργυρον, βραχύλογον, καθαρόν, συνετόν, ἁγνόν, εὐεπήκοον καὶ ἀσίκχαντον καὶ ἀληθῆ, ἄφοβον. **C 3**. Καὶ προπαιδευέσθω δὲ πρὸ πάντων τὴν γραμματικὴν ἥτις ἀδελφή ἐστι τῆς ἰατρικῆς <καὶ τὴν> παρὰ τοῖς ἀρχαίοις ὀνομαζομένην ἀστρονομίαν καὶ γεωμετρίαν καὶ μουσικήν· μόνης τῆς ῥητορικῆς ἀπεχέσθω ἵνα μὴ ψεύστης καὶ πολύλαλος ᾖ· τὴν δὲ φιλοσοφίαν ἅμα τῇ ἰατρικῇ συμπαιδευέσθω· ἀδύνατον γὰρ τὸν μὴ ταῦτα μαθόντα τὴν ἰατρικὴν τέχνην μετέρχεσθαι· οὐδεὶς γὰρ λόγου μὴ μετασχὼν δύναται λογικὴν τέχνην μετέρχεσθαι· οὐδὲ[ς] γὰρ πᾶς ὁ καίων ἢ ὁ τέμνων οἶδε καὶ ἰατρική<ν>, ἀλλ᾽ ὁ τοὺς κανόνας καὶ τοὺς ὅρους τῆς ἰατρικῆς ἐκμαθὼν καὶ ἀποδιδοὺς κατὰ τὸ δέον. **C 4**. Κειράσθω δὲ τὴν κόμην τῆς κεφαλῆς αὐτοῦ <μὴ> περικόμως καὶ ὁμαλῶ<ς>. Ἱμάτια δὲ πάντα λευκὰ φορείτω ἢ τὰ παραπλήσια τούτοις, μαλακά τε καὶ μὴ τραχέα· ἢ σύμβολον τοῦ καθαροῦ βίου αὐτοῦ· ἔστω δὲ ἄδολος καὶ ἄκλοπος καὶ τὴν τῶν σφετέρων ὑγία<ν> θέλων ὡς τὴν ἑαυτοῦ· καὶ ἐπ᾽ ἀλλοτρίαις συμφοραῖς ἰδί<ας> λύπας καρποῦσθαι. Ὄνυχες δὲ χειρῶν αὐτοῦ μήτε ὑπερεχέτωσαν δακτύλων κορυφῆς <μήτε ἐλλιπέτωσαν>. **C 5**. Ἔστω δὲ εὔστολος, εὐκρίνιος, ἴσος καὶ ἁγνός. **C 6**. Περιπατείτω δὲ μήτε σεσοβημένως μήτε βραδέως· ἀνωμαλίαν γὰρ καὶ πολλὴν ἀλογίαν τῇ ψυχῇ ἐμφαίνει τοῦτο. **C 7**. Εἰσιέτω δὲ πρὸς τὸν κάμνοντα ἠρέμα καὶ εὐτάκτως βαδίζων, βλέπων κάτω καὶ σιωπῶν ἄχρι τῆς πρώτης εἰσόδου· τοῦτο γὰρ τὸ σχῆμα [ποιῶν] τῆς τάξεως κοσμιώτερον εἶναί μοι δοκεῖ τῷ ἰατρῷ. **C 8**. Ὕβρεως δὲ ἀπεχέσθω, θυμοῦ τε καὶ ὑπωμοσίας· πολλάκις γὰρ μελα<γ>χολήσαντες οἱ κάμνοντες καὶ φρενιτιάσαντες ἀπὸ καυστικῶν πυρετῶν ὑβρίζουσι τοὺς ἰατρούς· οἷς χρὴ συγγνώμην ἔχειν· οὐ γὰρ αὐτοί εἰσι<ν> οἱ ὑβρίζοντες, ἀλλ᾽ ἡ τῆς νούσου παρατροπή. **C 9**. Δεῖ γὰρ τὸν ἰατρὸν καὶ μύστην εἶναι· πολλάκις γὰρ ἀντίκεινται ἡμῖν οἱ κάμνοντες καὶ ἔχουσι νοσήματα ψυχικά, ἤτοι κρύφια, ἃ οὐ χρὴ ἑτέροις εἰδέναι, εἰ μὴ μόνον ἡμῖν τοῖς ἰατροῖς χρησίμως.

---

2 σύμμετρον scripsi (cf. B 1 et A 1): συνετὸν Bo || 3 εὐεπίβολον Bo: an εὐεπήβολον ? cf. A 1 et B 1 || 4 εὐεπήκοον scripsi: εὐεπίκουων Bo || 5 ἀσίκχαντον scripsi: ἀσυνσχαντῶν Bo || πρὸ scripsi: πρὸς Bo || 6 καὶ

τὴν addidi (cf. B 3) || 7 ὀνομαζομένην scripsi: -μένης Bo || μουσικήν scripsi: μουσικῆς B || 8 ἤ scripsi (cf. B 3): εἴοι (lege εἴη) Bo || 11 οὐδὲ scripsi: οὐδες (sic) B || 12 οἶδε scripsi: ἤδι Bo || ἰατρικήν scripsi: ἰάτροική Bo || 13 <μὴ> περικόμως καὶ ὁμαλῶς scripsi (cf. B 4): περικομος καὶ ὁμαλὸ Bo || 15 φορείτω scripsi (cf. B 4): φορησθω Bo sed τ s.l. supra σθ || ἢ τὰ scripsi (cf. B 4): εἶτα Bo || μαλακά τε καὶ μὴ τραχέα scripsi (cf. B 4): μαλὰκοις ται καὶ μη τρὰχίας Bo || 17 ὑγίαν scripsi: ηγι$^{\alpha}$ Bo || 18 ἰδίας scripsi: ἴδι Bo || 19 κορυφῆς scripsi (cf. Deichgräber in B 4): κορυφὰς Bo || μήτε ἐλλιπέτωσαν addidi (cf. B 4 et A 4) || 20 εὐκρίνιος scripsi (cf. B 5): εὐσκρύνιος Bo || ἴσος scripsi: οισος Bo || 21 σεσοβημένως scripsi (cf. B 6): σεσοβιμένος Bo || βραδέως scripsi (cf. B 6): βραδέος Bo || 23 εὐτάκτως scripsi: εὐτάκτος Bo || βλέπων scripsi (cf. B 7): νέβων Bo || 24 ποιῶν seclusi (cf. B 7): πιῶ Bo || 24-25 τῷ ἰατρῷ scripsi (cf. A 5): τὸν ἰατρὸν Bo || 25 ἀπεχέσθω scripsi (cf. B 8): ἀπὸχέστω Bo || ὑπωμοσίας scripsi: υπὸμοσιαν Bo || 26 μελαγχολήσαντες scripsi: μελαχολήσαντες Bo || 28 εἰσιν scripsi: οι συ Bo || ὑβρίζοντες scripsi (cf. B 8): οἰβρίζωντες Bo || 30 ἤτοι scripsi (cf. B 9) : εἰ τι Bo || 31 χρησίμως scripsi: χρήσημος Bo.

Quel doit être le médecin ?

C 1. Tout d'abord, par sa condition, être libre, par sa naissance, être notable[1]; du point de vue des dons être bien pourvu; par son âge être un jeune homme; être bien proportionné pour la taille; pour le corps, être en bonne santé et avoir un beau teint[2]. **C 2**. Être sans hésitation, efficace, résolu, pourvu d'une bonne mémoire, exempt de l'amour de l'argent, concis dans ses paroles, pur, intelligent, chaste[3], bien attentif à l'écoute[4], exempt de dégoût[5], franc, sans peur. **C 3**. Qu'il apprenne au préalable avant tout la grammaire qui est sœur de la médecine[6] et ce qui est appelé chez les Anciens astronomie, géométrie et musique. Mais qu'il s'abstienne seulement de la rhétorique pour éviter d'être menteur et bavard. Qu'il apprenne la philosophie en même temps que la médecine; car il est impossible que celui qui n'a pas appris cela atteigne l'art de la médecine; car personne ne peut, s'il n'a pas part à la logique, atteindre un art logique[7]. Et ce n'est pas non plus tout homme qui brûle ou qui coupe qui connaît la médecine, mais celui qui a appris parfaitement les règles et les définitions de la médecine[8] et qui les applique comme il faut.

C 4. Qu'il se coupe les cheveux sans boucles et régulièrement. Qu'il porte des habits tous blancs, sinon proches du blanc, moelleux et pas rêches. C'est vraiment le signe de sa vie pure. Qu'il soit exempt de ruse et de vol et qu'il soit désireux de la santé des autres, comme de la sienne. Et à propos du malheur d'autrui, qu'il récolte des chagrins personnels[9]. Que les ongles de ses mains ne soient ni en saillie par rapport au bout des doigts <ni en retrait>[10]. **C 5**. Que le médecin soit bien équipé, bien ordonné, équitable et chaste. **C 6**. Que sa démarche ne soit ni précipitée ni lente; car cela révèle dans l'âme de l'inconstance et beaucoup d'irréflexion. **C 7.** Qu'il entre lorsqu'il se dirige vers le malade en marchant calmement et régulièrement[11], en regardant en bas et en se taisant jusqu'à son premier contact avec le malade. C'est ce genre de comportement qui me paraît être plus décent pour le médecin. **C 8**. Qu'il s'abstienne de violence, de colère et de dérobade sous serment[12]; car souvent les malades pris de mélancolie ou de phrénitis à la suite de fièvres brûlantes sont violents à l'égard des médecins. À leur égard, il lui faut faire preuve de compréhension; car ce ne sont pas eux les auteurs de la violence, mais la déviation de la maladie. **C 9**. De fait, le médecin doit être aussi un détenteur du secret; souvent en effet les malades se trouvent face à nous et ont des maladies psychiques, c'est-à-dire secrètes, qui ne doivent pas être connues d'autres, sinon seulement de nous les médecins en vue de l'utilité[13].

Notes de la rédaction C (pour les passages identiques à la rédaction A et B on se reportera aux notes à ces deux rédactions).

C n. 1. Première modification par rapport à B, à la faveur d'une distinction entre le hasard et la naissance. Non seulement le médecin doit être de condition libre, mais il doit être notable (ἐπίσημον) par sa naissance. La médecine est réservée à une aristocratie. C'est une idée nouvelle par rapport aux deux autres rédactions.

C n. 2. L'indication sur le beau teint est aussi une adjonction par rapport à B. Le beau teint est un signe de santé. Voir *Médecin*, c. 1 (20, 4 Heiberg = IX, 204, 1 Littré) où la première qualité exigée du médecin est d'avoir un beau teint (εὔχρως).

C n. 3. L'adjectif ἁγνός est ajouté à cet endroit par rapport à B. Cette adjonction est maladroite, car ce même qualificatif, employé plus loin en B 5, est repris en C 5, ce qui fait que ἁγνόν est employé deux fois dans C.

C n. 4. La restitution de εὐεπήκοον à partir de εὐεπίκουων Bo est à peu près certaine; cf. B 2 où la leçon ἐπήκοον Pan est préférable à ὑπήκοον P Sco. Le surcomposé εὐεπήκοος est un *hapax* composé de εὐ- et du simple ἐπήκοος.

C n. 5. La série des adjectifs énumérant les qualités morales du médecin est allongée par trois qualificatifs dont les deux derniers ne posent pas de problème. Le premier que l'on peut lire dans le manuscrit ἀσυνσχαντῶν ne correspond à rien. Je propose de restituer ἀσίκχαντον qui est aussi un *hapax*, mais de formation claire. C'est l'adjectif verbal de σικχαίνω verbe dénominatif de σικχός précédé d'un α- privatif. Cette formation verbale a un sens analogue à celui de l'adjectif ἄσικχος «non dégoûté»; cf. Plutarque, *Vie de Lycurgue* 16, 4 à propos des enfants qui ne sont pas difficiles devant la nourriture; pour le sens de la famille de σικχαίνω, voir J. Jouanna et M. Grmek, *Hippocrate* IV, 3, *Épidémies V* et *VII*, Paris, CUF, 2000, p. 279 sq. (= p. 118, n. 4). Ici le médecin ne doit pas éprouver de dégoût devant les spectacles horribles qu'il voit chez certains malades.

C n. 6. En C 3, la relative ἥτις ἀδελφή ἐστι τῆς ἰατρικῆς «qui est sœur de la médecine» est un ajout par rapport à B. Sa source est identifiable. Il s'agit du grammairien Théodosius (s. IV/V^{p}), *Sur la grammaire*, p. 51, 21 sq. Göttling, dans son exposé sur l'art servant de préambule à son traité: ταύτης δὲ τῆς ἰατρικῆς ἐστιν ἀδελφὴ ἡ γραμματική; cf. aussi Comm. à la *Grammaire* de Denys le Thrace, *Prolegomena Vossiana*, p. 2, 9 sq. Hilgard; cf. aussi *Scholia Vaticana*, *ibid.*, 158, 9. La parenté de ces deux arts, selon Théodosius, vient de ce qu'ils sont mixtes (à la fois théoriques, pratiques et poiétiques). Si Théodose est bien la source de l'addition, C ne peut pas être antérieur aux IVe/Ve siècles.

C n. 7. En C 3, l'expression λογικὴ τέχνη fait partie de la longue addition signalée *supra* dans l'introduction à C. La médecine est un art logique parmi d'autres. Chez Théodosius (cf. n. 6), il est dit, dans le même développement sur l'art, que la philosophie est la mère des arts logiques (p. 52, 18 Göttling).

C n. 8. Le couple κανόνας/ὅρους apparaît fréquemment dans la littérature tardive particulièrement chez Jean Chrysostome, mais il n'y a pas de parallèle exact dans la médecine.

C n. 9. Pour l'addition de C 4 ἢ σύμβολον — λύπας καρποῦσθαι entre les recommandations sur les habits et les ongles, voir *supra* introduction à C avec la référence à Hp. *Vents*.

C n. 10. En C 4 (*in fine*), le premier μήτε reste en l'air. Le second membre μήτε ἐλλιπέτωσαν se restitue aisément par comparaison avec B 4 (et aussi A 4).

C n. 11. C 7 ajoute καὶ εὐτάκτως par rapport à B.

C n. 12. C 8 ajoute par rapport à B deux mots après ἀπεχέσθω qui sont sur le même plan que Ὕβρεως: le premier θυμοῦ n'est qu'un synonyme de ὕβρεως ; le second est de lecture plus difficile: ..όμοσί avec abréviation finale de -αν alors que l'on attend une abréviation de -ας, étant donné la syntaxe de la phrase. Les premières lettres peuvent être ὑπ. À partir de là, la restitution la plus probable est ὑπωμοσίας. Dans le contexte du médecin, ce terme peut avoir le sens d'«excuse sous serment». Devant la violence du malade, le médecin pourrait être tenté soit de répondre à la violence par la violence soit de se dérober en avançant un prétexte sous serment. Ces deux attitudes excessives face au malade sont condamnées.

C n. 13. Le dernier mot χρησίμως «utilement» est une dernière adjonction de C par rapport à B. La notion d'utilité est conforme à l'esprit hippocratique; cf. la célèbre maxime d'*Épidémies I* (I 190, 3 Kühlewein = II, 634, 8-636, 1 Littré) ὠφελεῖν ἢ μὴ βλάπτειν, «être utile ou ne pas nuire».

Conclusions

Après l'examen de ces trois rédactions, deux questions se posent qui sont liées entre elles: d'une part la relation entre ces différentes rédactions et d'autre part leur chronologie relative et absolue.

La relation entre A et B est éclairée par la position respective des traductions arabe et latine. Alors que la traduction arabe est faite sur un exemplaire grec très proche de A mais plus complet parce qu'il permet de combler une lacune accidentelle dans A, la traduction latine, tout en possédant des innovations de B est, pour certains passages, plus proche de A que de B. On peut donc postuler que A, confirmé par la traduction arabe, est la rédaction la plus ancienne, celle qui se trouvait dans la trilogie déontologique en tête d'un *CH* à Alexandrie; que le modèle grec de la traduction latine, situé dans un contexte trilogique analogue, est intermédiaire entre A et B. Quant à la rédaction B, postérieure à A et aussi à la traduction latine, elle se situe dans un contexte détaché du *CH* et de l'attribution à Hippocrate mais inséré dans un enseignement médical où la déontologie précède l'exposé sur la nature de l'homme. Quant à C, il dérive directement de B et se singularise par des adjonctions que l'on a pu délimiter avec exactitude. Pour l'ensemble des relations, je renvoie au stemma général de J. J. *Ars medicinae* 1993, p. 107 complété ici par l'adjonction du *Parisinus gr.* 2316 (P):

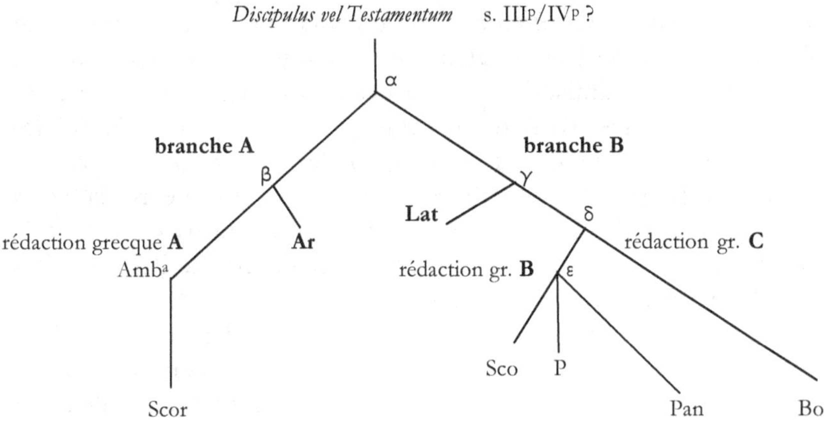

En ce qui concerne la date, il est très difficile de parvenir à une certitude. Les trois rédactions actuelles présentent des caractéristiques d'une langue tardive: εἰσιέτω (cf. A n. 27) εἴτω (cf. A n. 15); ποταπὸν (cf. A n. 1). Mais ce n'est pas un critère de datation infaillible, car il peut s'agir d'innovations dans la copie. L'opuscule n'est connu ni d'Érotien (s. I^p) ni de Galien (IIe s. après J.-C.). Néanmoins une utilisation de l'opuscule par Jean Chrysostome (IVe/Ve s. après J.-C.) semble fournir un *terminus ante quem* (cf. A n. 20). La rédaction A semble donc postérieure à Galien et antérieure à Jean Chrysostome. En revanche une utilisation du grammairien Théodosius (IVe/Ve s. après J.-C.) par C (cf. C n. 6) donne un terminus *post quem* pour la rédaction la plus récente[31].

Note additionnelle

Comme je l'ai dit au début, mon édition a été rédigée avant de connaître l'édition de Sideras («Nochmals das sogenannte *Testament des Hippokrates* (unter Berücksichtigung zweier neuer Handschriften),

31 Après réexamen et une meilleure connaissance de la littérature médicale tardive, la date que j'ai donnée dans la présentation de l'opuscule dans *Hippocrate*, Paris, 1992/2e éd.1995, n° 52, p. 557 et *Hippocrates* (trad. anglaise), Baltimore, 1999, n° 60, p. 415, à savoir Ier/IIe siècles après J.-C., me paraît trop haute.

Sudhoffs Archiv 90, 2, 2006, p. 161-202), de même que l'édition de Sideras a été écrite sans référence aux travaux que j'avais publiés après l'édition *princeps* de Deichgräber. Nous avons redécouvert indépendamment deux manuscrits grecs, à des dates différentes: d'après les indications données dans ses «Vorbemerkungen» p. 163, A. Sideras, disciple de Deichgräber, lui avait signalé le *Parisinus gr.* 2316 au moment de la finition de son édition sans qu'il ait pu intégrer cette addition, donc en 1965; je ne l'ai retrouvé pour ma part qu'en 1995. En revanche, A. Sideras n'a retrouvé le manuscrit de Bologne donnant la troisième rédaction que tout récemment, dans les années 2000 alors que j'avais déjà signalé son existence dans mon article de 1993. C'est dans le même article de 1993 que j'ai mentionné le manuscrit de Palerme qui est resté inconnu d'A. Sideras. Par ailleurs, A. Sideras s'en est tenu pour la traduction latine à l'édition de Laux, alors que j'avais montré en 1993 que cette édition devait être refaite, car Laux a omis le témoignage du manuscrit de Paris A (*Parisinus lat.* 7028, Xe siècle) qui avait été pourtant déjà été publié par Vitelli en 1900. Pour réaliser la présente édition du *Disciple*, j'ai procédé à une nouvelle édition critique de la traduction latine; voir J. Jouanna, «La traduction arabe et la traduction latine du Testament d'Hippocrate (= Quel doit être le disciple du médecin?) avec en Appendice une nouvelle édition de la traduction latine», paru dans les Actes du «Troisième séminaire international sur la tradition indirecte des textes grecs, les traductions», Sienne, 18-19 septembre 2009; voir *supra*, p. 83, n. 18.

À partir des témoins qu'il avait à sa disposition, Sideras a fait un tableau synoptique des six témoignages qu'il possédait sur six colonnes, puis il a étudié la relation des différentes versions entre elles. Pour les manuscrits grecs, il arrive à la conclusion que j'avais déjà publiée en 1993, à savoir qu'il n'y a pas seulement deux rédactions, comme le pensait Deichgräber, mais trois. Pour les traductions latine et arabe, il arrive à la conclusion qui était celle que j'avais déjà présentée dans le stemma publié en 1993, à savoir que la version arabe appartient à la branche de l'*Ambrosianus*, tandis que la version latine appartient à la branche des manuscrits de l'Escurial et de Paris. C'était, du reste, déjà l'avis de Deichgräber. Après cet examen de toute la tradition, A. Sideras aboutit au stemma suivant:

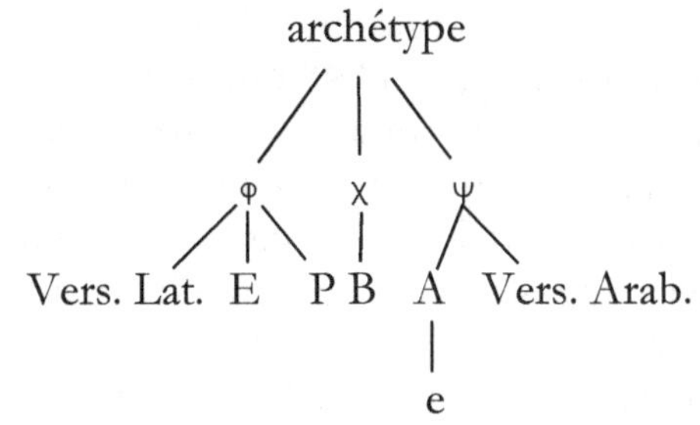

Si l'on compare ce stemma à celui que j'ai présenté ci-dessus (et déjà publié en 1993 avec Pan en plus, mais sans P que je n'ai connu que deux ans plus tard), il y a une identité pour la branche que j'ai appelée A qui est celle de l'*Ambrosianus* (= Amb[a] Jouanna, A Sideras) et de la version arabe. Mais pour le reste, il y a des différences. La différence la plus importante est que Sideras fait remonter ce que j'appelle la version C, représentée par le *Bononiensis* (= Bo Jouanna, B Sideras), directement à l'archétype par l'intermédiaire d'un modèle perdu χ. Cette filiation ne me paraît pas possible, car le texte du manuscrit de Bologne est fondamentalement identique au texte des manuscrits grecs de la branche que j'ai appelée B (le *Parisinus* = P Jouanna Sideras, et le manuscrit de l'Escurial = Sco Jouanna, E Sideras), y compris pour les innovations qu'ils présentent par rapport à la traduction latine. Donc le manuscrit de Bologne doit être rattaché à la branche B. Le stemma est bifide et non trifide. Enfin il n'y pas lieu de faire remonter, dans ce que j'ai appelé la branche B, la version latine et les manuscrits grecs indépendamment à un même modèle φ. Comme les manuscrits grecs possèdent des fautes ou innovations communes par rapport à la traduction latine, ils dépendent d'un modèle commun perdu (= ε dans mon stemma) postérieur au modèle grec de la traduction latine.

La suite de l'édition de Sideras consiste en une longue analyse critique et exégétique du texte qui est la partie la plus riche et la plus intéressante. Sur la date du traité, A. Sideras reste prudent en disant, comme Deichgräber, que le traité est postérieur à J.-C. Il me paraît possible d'aller un peu plus loin dans la chronologie du traité et surtout dans la chronologie relative des rédactions.

Vient ensuite l'édition critique proprement dite qui montre les choix radicalement différents adoptés par les deux éditeurs. Sideras édite un texte unique dont la finalité théorique est de reconstituer l'archétype («Urtext»), poursuivant en cela l'entreprise de Deichgräber. Il reconnaît lui-même que c'est une tentative «pleine de risques». C'est en réalité une entreprise utopique étant donné la nature du texte qui a évolué à partir d'un original par transformations et par additions. L'état du texte le plus ancien que l'on puisse atteindre, à savoir les modèles grecs perdus de la tradition latine et de la traduction arabe, révèlent déjà deux rédactions distinctes avec des leçons distinctes et une organisation différente des développements. La seule attitude raisonnable est de faire une édition critique de chacune des trois versions, en allant de la plus conservatrice à la plus novatrice. C'est ce que j'ai essayé de faire. Contrairement à A. Sideras qui a fondé son édition de l'archétype sur les manuscrits grecs de ce que j'ai appelé la rédaction B en la complétant par la rédaction A, je crois que la version A (celle de l'*Ambrosianus* et de la version arabe) représente la version la plus ancienne et que la version B apporte des innovations, ces innovations étant moins grandes dans la tradition latine que dans les manuscrits grecs. Le texte grec de la version C est finalement le moins conservateur et le plus évolué, car il résulte du texte grec de la version B pourvu d'additions. Ce qui importe en définitive, c'est de voir comment ce texte de déontologie a pu évoluer et dans quels contextes ces évolutions ont eu lieu (trilogie hippocratique, manuels byzantins). C'est aussi ce que j'ai essayé de faire.

Il est à espérer que ces deux éditions, qui ont été élaborées indépendamment, servent, malgré leurs différences ou grâce à leurs différences, à une meilleure connaissance d'un texte de déontologie qui a été lu, retravaillé, et diffusé aussi bien en Orient qu'en Occident[32].

---

32 Amneris Roselli, que je remercie vivement, me signale que Francesca Angiò a publié une traduction italienne faite sur le texte grec établi par A. Sideras dans «Il cosidetto testamento di Ippocrate», *Quaderni di Storia* 67, 2008, p. 141-144.

Una *distinctio* azzardata e la dottrina delle sei virtù dell'anima in Galeno

Alessandro Lami

Nel testo greco recentemente recuperato del *De propriis placitis* di Galeno è fatto riferimento ad una concezione esapartita della virtù dell'anima, concezione non altrove attestata in Galeno e, per vero dire, del tutto atipica nel contesto della speculazione etica greca in generale.[1] Ecco il passo in questione (cap. 8, f. 60v, p. 180, 7-15 B.-M./P.):

> τοῖς τοιούτοις οὖν ὁ λόγος ὅδε γέγραπται προτρέπων ἐπὶ τὰς γεγραμμένας ἡμῖν ἀποδείξεις ὑπὲρ ἑκάστου τῶν εἰρημένων δογμάτων ἐλθόντας ἐκεῖνα (*lege* ἐκείνας) σκοπεῖσθαι, μὴ τὰ συμπεράσματα αὐτῶν αὐτὰ καθ' αὐτὰ κρίνειν ἐπιχειρεῖν. εὐθὺς γοῦν ὅτι τρεῖς ἀρχαὶ κινήσεων ἑτερογενῶν εἰσιν ἐν ἡμῖν, ἀναγκαῖον ἐγνῶσθαι πρός τε τὸ ἐξευρεῖν τὰς τῆς ψυχῆς ἀρετὰς πρός τε τῶν (*lege* τὸν) ἓξ ἀριθμὸν εὑρεῖν τῶν τῆς ψυχῆς ἀρετῶν ὅπως τε κτητέον αὐτάς ἐστιν· ἀναγκαῖον δὲ καὶ πρὸς τὴν τῶν ψυχικῶν παθῶν ἴασιν.

Intanto, alcune precisazioni sul testo qui esibito, che si differenzia in un paio di punti, di cui uno molto rilevante, da quello offerto

1 L'edizione greca, sulla base del cod. Vlatadon 14 (XV sec.), accompagnata da una traduzione francese, è stata curata da Véronique Boudon-Millot e A. Pietrobelli, *Galien ressuscité: édition* princeps *du texte grec du* De propriis placitis, «REG» 118 (2005/1), pp. 168-213. Quanto alla concezione comune sul numero delle virtù, cfr. solo le *Definizioni mediche*, XIX 383, 10 segg.: ρλ'· ἀρεταὶ μὲν σώματος ὑγίεια, ῥώμη, κάλλος, ἀρτιότης· ψυχῆς δὲ ἀρεταὶ φρόνησις, σωφροσύνη, ἀνδρεία, δικαιοσύνη (con anche esplicitata l'analogia delle quattro virtù fisiche con quelle psichiche); e le *Divisioni* aristoteliche, 2 (~ Diogene Laerzio III 90-91, διαιρεῖται ἡ ἀρετὴ εἰς τέσσαρα· ἔστι γὰρ αὐτῆς ἓν μὲν φρόνησις, ἓν δὲ δικαιοσύνη, ἓν δὲ ἀνδρεία, ἓν δὲ σωφροσύνη). Per Galeno, cfr. *In Plat. Tim. comm.*, CMG Suppl. I, p. 11, 21 segg. e *De plac. Hipp. et Plat.* VII 1, 28 segg.

nell'*editio princeps*. Avverto che non ho potuto procedere ad un' ispezione autoptica del Vlatadon 14, ma la mia copia fotografica sembra essere leggermente migliore in questa zona di quella a disposizione degli editori francesi.

Essi hanno letto σκοπεῖσθαι μετὰ συμπερασμάτων αὐτῶι <καὶ> αὐτὰ καθ' αὑτὰ κτλ., di senso assai incerto («à considérer celles-ci [*scil.* les opinions] dans les limites imparties à ce traité», con resa diversa rispetto a 184,39 τοῖς συμπεράσμασι τῶν ἀποδείξεων, «les conclusions des démonstrations», e da 185,2 τῶν συμπερασμάτων αὐτῶν, «des conclusions elles-mêmes»). Ma la lettura μὴ τὰ συμπεράσματα è sicura, le lettere sono ben visibili sulla mia copia; solo la lettera finale di αὐτῶν a fine rigo non risulta pienamente leggibile, anche se il tratto dopo omega è ben compatibile con -ν (e difficilmente con -ι, di regola non segnalato nei dittonghi lunghi: ad αὐτῶν aveva già pensato Amneris Roselli senza avere a disposizione copia fotografica del mscr.). L'integrazione di καὶ a questo punto non è necessaria, ed il segmento così ripristinato trova piena corrispondenza con la traduzione arabo-latina: *et prohibeo eos de inuentione sillogismorum istarum propositionum.*[2] Di ἐγν(ῶσθαι) riesco poi a leggere fino all'omega:

---

2 Non troppo tempo prima della scoperta del Vlatadon 14, V. Nutton aveva edito il *De propriis placitis* sulla base di una traduzione arabo-latina (ma con edizione anche degli estratti e scoli greci conservati, in particolare gli ultimi tre capitoli che avevano avuto una circolazione autonoma col titolo Περὶ τῆς οὐσίας τῶν φυσικῶν δυνάμεων) con informatissimo commento (CMG V 3, 2, Berlin, Akademie Verlag 1999). Naturalmente, *sillogismorum* è traduzione del tutto per la parte: τὰ συμπεράσματα sono le conclusioni del sillogismo (e più generalmente di una dimostrazione o di un ragionamento, cfr. anche Gal., *Ars* 1a. 5, I 307,2-4 K. μόνα τὰ κεφάλαια καὶ οἷον συμπεράσματα τῶν κατὰ διέξοδον ἀποδεδειγμένων). La nuova lettura rende non più valida la n. 39 degli editori francesi: «Nous n'avons pas ici en grec ce qui correspond au latin "et prohibeo etc."». Per questa puntata polemica cfr. anche cap. 13, p. 184, 38-185, 2 (ἀλλ' ἐκεῖνο δεινὸν ἐργάζονταί τινες, ἀντιλέγοντες τοῖς συμπεράσμασι τῶν ἀποδείξεων, οὐκ αὐτοὺς τοὺς ἠρωτημένους λόγους ἐλέγχοντες κτλ., dove ἐπισκέψασθαί γε ἐν χρόνωι πλείονι ~ 180, 3 κρίναντες ... ἐν χρόνωι πλείονι), e Gal., *De atra bile*, V 137, 2-3 K., CMG V 4,1,1 p. 88,2-4 De Boer (καὶ χρὴ τὸν ἀντιλέγοντα μὴ πρὸς τὰ συμπεράσματα τῶν ἀποδείξεων ἐρωτᾶν λόγους, ... ἀλλὰ τὰς ἡμετέρας ἀποδείξεις ἀποδεικνύναι ψευδεῖς); per l'opposizione cfr. anche Gal., *In Hp. Acut. Comm.* XV 633, 8 K., CMG V 9,1 p. 221,26 Helmreich

quindi ἐγνω(˜σθαι) (il circonflesso è di norma scritto un po' spostato a destra e non direttamente sopra la lunga); e di κτητέο̣(ν) fino all'omicron, seppur poco visibile: quindi non κτή(σασθαι). La traduzione è la seguente:

«Per questi tali dunque è stato scritto questo mio discorso qui[3] che li esorta, giunti alle dimostrazioni da me scritte su ciascuna delle

---

(οὐ τὰς ἀποδείξεις, ἀλλὰ τὰ συμπεράσματα αὐτῶν); Gal., *In Hp. Epid. III Comm.*, XVII A 515, 14; 517, 11 K.

3 *Et propter hos uiros composui hunc meum librum* Lat.: «at first sight, the phrase "hunc meum librum" would appear to be referring to the present treatise. But since Galen here rarely offers a proof for his beliefs, but merely lists them in order to avoid misinterpretations, it can hardly be said that this book was written to train others in proof. It is much more likely that he is referring, as he often did, to the fifteen books of his treatise De demonstratione», V. Nutton, p. 166 *ad loc.* Ma la traduzione *hunc meum librum* per ὁ λόγος ὅδε è stata fuorviante: non si tratta qui di un richiamo al *De demonstratione* (richiamo che si sarebbe quindi perso in una lacuna, comune alla traduzione araba e al Vlatadon 14, da postulare alla fine del cap. 7 / inizio cap. 8), ma del *logos*, dell'argomento, in questione (ὅδε), che in effetti si sviluppa poi in una articolata dimostrazione (cfr. 189, 24 ἐν τῶι λόγωι τούτωι, «su questo punto del discorso»). – Invece λόγος non c'è a 186, 7-10 dove è da leggere [in corsivo le letture divergenti rispetto all'*editio princeps*, tra parentesi tonde le lettere non leggibili] τῆς φυσικῆς *οὕτως* ὀλίγης οὔσης, ὡς μὴ πίπτειν ὑπὸ τὴν ἡμετέραν αἴσθησιν· διὸ καὶ τὴν ἀρχὴν οὐδ' εἶναι θέρμη̣ν̣ [ἡ̣ν̣ Vlat., *corr.* Garofalo] τοῖς φυτοῖς [*post quod* αὐτοῖς *add.* Vlat., *delevi*] τελέως λέγομεν, ἐπειδὰν τοῖς *τε* ζώιοις αὐτοῖς παραβάλλωμεν αἰσθήσει τε *κρίνωμεν* [κρίνομεν Vlat., *correxi*] τὴν διάγνωσιν, *του*(*τέστι?*) τοῖς *τ'* ἀποφαινομένοις *οὕτω* καὶ δοξάζουσιν οὐκ ἀντιλέγομεν, <εἰ> [*addidi*] μή ποτε τὴν ἐπιστημονικὴν ἀκρίβειαν ἐνστησόμεθα, «… essendo il (*scil.* caldo) naturale così esiguo da non ricadere nei limiti della nostra percezione; per cui, che non vi sia per niente caldo per le piante, noi lo diciamo addirittura, quando sia le si confronti con gli esseri animati veri e propri sia si proceda nella distinzione giudicando in base alla percezione, e cioè non facciamo obiezione a quanti fanno dichiarazioni in questo senso e anche così la pensano, se non si vorrà caso mai [= a meno che non si voglia] opporre la precisione scientifica» [per εἰ μή ποτε + fut., cfr. Aezio V 71 *init.*; ma per εἰ μὴ ἄρα + fut. cfr. Gal., *De venae sect. adv. Erasistrateos* XI 203, 1; *De rat. cur. per ven. sect.* XI 282, 1 (con anche ποτέ); + ott. *De usu part.* IV 213, 10; *In Hp. Acut. Comm.* XV 543, 6 (senza ἄρα); la trad. arabo-latina dà una versione condensata]. – Sempre a proposito di *logos*, 'argomento', alla fine del cap. 14 [188, 19-20] νυνὶ δέ, ὅπερ ὑπεσχόμην, προσάξω τὴν ἀρχὴν ἐνθένδε

dottrine dette[4], ad esaminare (*appunto*) quelle (*le dimostrazioni*)[5], e non cercare di giudicare le loro conclusioni in sé e per sé. Così dunque[6], che ci siano in noi tre principi di movimenti eterogenei, è un riconoscimento necessario sia per ritrovare le virtù dell'anima, *sia per il numero sei da trovare delle virtù dell'anima,* sia per come sia possibile acquisirle; ed è poi (*un riconoscimento*) necessario anche per la cura delle passioni psichiche».

Veniamo allora alla menzione delle sei virtù dell'anima. Sono tre i principi di movimenti eterogenei che, sulla scorta di Platone, sono individuati: nel cervello, nel cuore e nel fegato. Che il riconoscimento di questo 'fatto' sia necessario secondo Galeno per ritrovare le virtù dell'anima, si comprende, e si comprende anche come su questa base si debba procedere per poterle acquisire. Non si riesce a capire invece perché questi tre principi possano/debbano essere all'origine dell'individuazione di *sei* virtù. Forse che ognuno dei tre movimenti porterebbe a due virtù distinte? Ora, *sei* esiti psichici a partire da tre movimenti si potrebbero anche immaginare: *tre* virtù (come in Platone, la giustizia è virtù complessiva che risulta dalla efficace compresenza delle altre tre: della saggezza, del coraggio e del-

---

ποιησάμενος [προσάξω L *edd.*, πράξω Vlat. A], proporrei di leggere προάξω: è il composto che il contesto reclama e la forma che peraltro dà conto di entrambe le varianti errate, cfr. *De comp. medic. per genera* XIII 465, 14 ἐπὶ τὰ λοιπὰ προάξω τὸν ἐνεστῶτα λόγον ἐντεῦθεν ἀρξάμενος (*narrabo* Lat.; difficilmente può stare qui προσάγω nel senso isolato di 'dire': nell'unico esempio in qualche modo confrontabile riportato in LSJ di προσάγω = προσαγγέλλω, in PTeb. 60.69, si tratta di 'riferire', al passivo, in contesto amministrativo-contabile, con facile sviluppo semantico in base al senso 'normale' del composto di 'offrire, arrecare, applicare').

4 La costruzione ἀπόδειξις ὑπέρ + genit., post-classica, è usuale in Galeno (molti esempi nel *De plac. Hipp. et Plat.*).

5 ἐκεῖνα (i δόγματα) non può essere: si tratta invece delle dimostrazioni, ἐκείνα<ς> (con aplografia davanti a σκοπεῖσθαι).

6 εὐθύς non è precisamente «dans l'immédiat»: l'avverbio ha qui lo stesso valore di αὐτίκα, 'ad esempio': εὐθὺς γοῦν (anche εὐθὺς (μὲν) οὖν) è formula che marca la transizione 'immediata', senza passaggi intermedi, da un' affermazione di carattere generale alla discussione di un caso specifico, anch'essa del greco post-classico.

la temperanza)[7] e *tre* vizi speculari (ἀναγκαῖον δὲ καὶ πρὸς τὴν τῶν ψυχικῶν παθῶν ἴασιν). Ma *virtù in numero di sei* è affermazione affatto inattesa, che certo va bene aldilà della dottrina platonica richiamata subito sotto da Galeno con riferimento alla *Repubblica* e al *Timeo*, e che nulla ha a che vedere nemmeno con la puntata polemica nei confronti di Crisippo ed altri «dopo di lui», di cui ai righi 23-31.[8]

L'affermazione è sospetta non solo per il suo stravagante contenuto, ma anche e soprattutto per la sua formulazione. Si mettano infatti in parallelo le due frasi introdotte da πρός τε:

πρός τε	τὸ	ἐξ̣ε̣υ̣ρ̣ε̣ῖ̣ν̣	τὰς τῆς ψυχῆς ἀρετάς
πρός τε	τῶν (τὸν?)	ἓξ *ἀριθμὸν* ε̣ὑ̣ρ̣ε̣ῖ̣ν̣	τῶν τῆς ψυχῆς ἀρετῶν

7 Cfr. *De plac. Hipp. et Plat.* VII 1. 30 K. V 595,1-3 (CMG V 4,1,2 p. 434,22-3 De Lacy) ἐπεὶ δ' ἕκαστον μόριον τῆς ὅλης ψυχῆς τὸ κατὰ τὴν ἀξίαν ἑαυτοῦ κάλλος ἔχει, τὴν ψυχὴν ὅλην εἰκότως ἂν εἴποις δικαίαν.

8 Per Crisippo (e Cleante e Antipatro) le virtù erano certamente più di quattro, ma non precisate nel numero (Παναίτιος μὲν οὖν δύο φησὶν ἀρετάς, θεωρητικὴν καὶ πρακτικήν· ἄλλοι δὲ λογικὴν καὶ φυσικὴν καὶ ἠθικήν· τέτταρας δὲ οἱ περὶ Ποσειδώνιον, καὶ πλείονας οἱ περὶ Κλεάνθην καὶ Χρύσιππον καὶ Ἀντίπατρον· ὁ μὲν γὰρ Ἀπολλοφάνης μίαν λέγει, τὴν φρόνησιν, *SVF* I 565, III 261). Al rigo 23 penso che si debba scrivere Χρύσιππος δὲ καὶ οἱ μετ' αὐτόν (cfr. *sed Chrosis et alii post ipsum* Lat.; del resto «Crisippo e i suoi seguaci» si sarebbe detto οἱ περὶ τὸν Χρύσιππον, cfr. i numerosi esempi galenici nel *De plac. Hipp. et Plat.*; nell'*Institutio logica*; e *De foet. form.* IV 665, 9; *De meth. med.* X 16, 5; *De simpl. med. temp. ac fac.* XI 449, 12; mentre con μετὰ + genit. si dovrebbe piuttosto intendere «Crisippo e quanti erano (fisicamente) insieme con lui»; il tracciato dell'ultima lettera è atipico [cfr. solo αὐτοῦ a p. 172, 3], ma μετ' αὐτοῦ come letto dagli editori francesi in Vlat. pare certo [per questo ῦ cfr. τοῦ μελαγχολικοῦ a p. 185, 10]). Ai righi 24-25 riesco a leggere solo γεγράφασι (per refuso scritto γεγράψασιν in B.-M./P.) e solo tracce sbiadite di una lettera successiva (presumibilmente -ν): prima della fine del rigo, non visibile, c'è ancora spazio utile per tre/quattro lettere (cfr. rr. 22-23 τὸ δ' (ἐν ἥ|)πατι), mentre il rigo seguente inizia con δειξαν. La cosa è rilevante, perché ai righi 26-27 si legge chiaramente ὥσπερ οὐδ* (non ὥσπερ οὖν γε), e cioè alla frase affermativa Χρύσιππος δὲ καὶ οἱ μετ' αὐτὸν περὶ μὲν … γεγράφασιν dovevano seguire anche in Vlat. due frasi negative, (οὐκ? ἔ)δειξαν δὲ … ὥσπερ οὐδ(ὲ περὶ?) (cfr. *sed Chrosis et alii post ipsum narrauerunt … et omiserunt … prout omiserunt* Lat.).

Come si vede, gli elementi linguistici, eccezion fatta per ἀριθμόν, sono gli stessi, disposti nello stesso ordine, con modificazioni solo flessive quanto al primo articolo e alle virtù. Cosa è successo? È successo molto semplicemente che è stata duplicata la frase in modo che trovasse espressione un'alternativa *distinctio* di ΕΞΕΥΡΕΙΝ.

Va detto che l'operazione della *distinctio*, sempre delicata, richiedeva particolare circospezione di fronte a sequenze che comportavano ΕΞ: le due lettere potevano rappresentare un monosillabo, poco consistente fonicamente, ma non privo di peso semantico non univoco. Non fornite di segni diacritici quelle lettere potevano denotare o una preposizione, usatissima anche come preverbio, o il numerale 'sei'. Ciò in molti casi aveva creato imbarazzo e controversie. Richiamo qui alcuni scoli omerici.

In *Il.* X 475 (scoli AT *ad* ἐξ ἐπιδιφριάδος) si pone il problema se i «cavalli veloci» di Reso erano legati all'estremità del parapetto del carro ovvero se si intendeva mettere in evidenza il fatto che fossero sei cavalli (A: ψιλωτέον τὸ ἒξ· τὸ γὰρ ἑξῆς ἐστιν ἐκ πυμάτης, ἐκ τῆς ἄντυγος ἐδέδεντο τοῦ δίφρου, ἐξ ἄκρας τῆς ἐπιδιφριάδος. ἔνιοι δὲ κακῶς δασύνουσιν, ὥστε κατὰ τὸν ἀριθμὸν ἓξ ἵππους δεδέσθαι [cioè ἓξ ἐπὶ διφριάδος]; più spiccio T: ψιλωτέον δὲ τὸ ε̅ξ̅, οὐ γάρ ἐστιν ἀριθμός, ἀλλὰ πρόθεσις). Come scusante per gli «alcuni» è però da notare che ἐπιδιφριάς è un *hapax* e che διφριάς (cfr. δίφριος) è di per sé una formazione ineccepibile.

Nello scolio H a *Od.* XII 246 (*ad* ἓξ ἕλεθ') si avverte il lettore: τὸ ε̅ξ̅ δασυντέον· ἀριθμητικὸν γάρ ἐστι. Per la verità sembra presupposto un lettore o uno scolaro non troppo attento: che «sei» sarebbero stati i compagni ghermiti da Scilla, lo aveva precedentemente detto Circe senza ambiguità alcuna (v. 110 ἓξ ἑτάρους ἐν νηΐ ~ 245-6 ἐκ νηὸς ἑταίρους/ ΕΞΕΛΕΘ').

Un'articolata discussione è riferita negli scoli a *Il.* XII 294-297, a proposito dello scudo di Sarpedone, uno scudo «bello, di bronzo», ΕΞΗΛΑΤΟΝ. L'interpretazione del termine era controversa per il fatto che si parla di strati di pelle di bue che costituiscono l'interno dello scudo, e poi di 'verghe' o 'punti di cucitura' d'oro (ῥάψε ... ῥάβδοισι) che non si sarebbero voluti, essi, vedere posti all'interno (T: δασυντέον τὸ 'ἑξήλατον', ἓξ ἀριθμόν. τὸ δὲ ἑξῆς 'ἑξήλατον χρυσείῃς ῥάβδοισι', εἶτα 'ἔντοσθεν δέ'· ἄτοπον γὰρ τὸν χρυσὸν ἔσωθεν εἶναι). Ed era stato proprio Aristarco che aveva proposto questa lettura, non arretrando di fronte ad un ordine delle parole quasi impossibile e ad una mostruosità linguistica come ἑξήλατον = ἓξ ἐλατόν nel senso di «lavorato in sei strati»; mentre Zenodoto aveva giustamente interpretato ἐξήλατον come ἐξηλασμένην (ἀσπίδα: e per maggiore chiarezza leggeva ἐξέλασ' invece di ἤλασεν all'inizio del v. 296; cfr. A che assegna un οὐκ εὖ a Zenodoto e un οὐκ ἀπιθάνως ad Aristarco; Nicanore aveva invece seguito Zenodoto: ψιλοῖ οὖν ὁ Νικάνωρ καὶ τὴν ἔξωθεν ἔχουσαν ἔλασμα χαλκοῦ ἐξηγεῖται, bT; e cfr. anche Eustazio, III 394, 21-22).[9]

Zenodoto però non aveva dato buona prova di sé a proposito di un altro passo. Informa lo scolio T a *Il.* IX 130 (*ad* ἐξελόμην) che il grammatico voleva leggere ἓξ ἑλόμην. Agamennone, rispondendo a Nestore, promette di risarcire Achille, «e gli darò sette donne, egli dice, che sanno lavori perfetti, lesbie, le quali quando proprio lui prese Lesbo ben costrutta, io in numero di sei mi presi» (Ζηνόδοτος δασύνει τὸ ε̄ξ, ἀριθμὸν αὐτὸ ἐκδεχόμενος, οὐχ ὑγιῶς). La proposta di Zenodoto si basava evidentemente su un calcolo facile facile, ma di corto respiro: 7 donne = 6 prese per sé da Agamennone + 1 Briseide, «in mezzo a loro» (v. 131-132 τὰς μέν οἱ δώσω, μετὰ δ' ἔσσεται ἣν τότ' ἀπηύρων / κούρη Βρισῆος). Ma lo scoliasta (sulla linea di Aristarco, cfr. A: Ἀρίσταρχος ψιλοῖ καὶ πρόθεσιν παραδέχεται, ὥστε εἶναι ἓν μέρος λόγου) ha buon giuoco a confutarlo rinviando a XIX 246 ((γυναῖκας) ἕπτ', ἀτὰρ ὀγδοάτην Βρισηΐδα καλλιπάρῃον) e aggiunge per colmo anche un rilievo polemico laterale (ἄλλως τε *οὐ δῶρον* Βρισηΐς, cfr. ἣν τότ' *ἀπηύρων*, κούρη Βρισῆος).

Come si vede, incertezze, discussioni e polemiche intorno ad ϵΞ possono ben risalire molto indietro nel tempo e coinvolgere persino nomi illustri. Quanto al *De propriis placitis* si possono fare in astratto diverse ipotesi, ma mi pare di gran lunga più probabile quella secondo cui l'operazione non possa risalire più indietro della, e forse proprio al momento della, traslitterazione dalla maiuscola, in scrittura continua e senza spiriti e accenti, alla minuscola in cui le singole parole vanno identificate e provviste degli opportuni segni diacritici.

---

9 Una *distinctio* meno difficoltosa si riferisce alla clausola del v. 297, A: τὸ δὲ ΠϵΡΙΚΥΚΛΟΝ ἄμεινον δύο ποιεῖν, 'περὶ' καὶ 'κύκλον', ἵνα ᾖι περὶ τὸν τῆς ἀσπίδος κύκλον. οὕτως καὶ ὁ Ἀσκαλωνίτης.

Il traslitteratore ha davanti a sè la sequenza, tutt'altro che oscura e perciò stesso difficilmente oggetto di precedenti perplessità o, peggio, liti da parte di grammatici o anche solo di maestri di scuola:

ΠΡΟΣΤΕΤΟΕΞΕΥΡΕΙΝΤΑΣΤΗΣΨΥΧΗΣΑΡΕΤ(ΑΣ)

(è assai probabile che l'antigrafo comportasse abbreviazioni). Egli riproduce la sequenza secondo una decodificazione piana, diremmo 'naturalmente' ovvia (e giusta). Ma viene poi colto da un dubbio: rendere ΕΞΕΥΡΕΙΝ con ἐξευρεῖν è sì aproblematico trattandosi di un verbo comunissimo; o se vi si dovesse invece operare una *distinctio* ed intendere ἓξ εὑρεῖν? E allora egli dà espressione a questo suo dubbio segnalando, presumibilmente in margine, una lettura alternativa, più sofisticata (e arzigogolata). Vi si potrebbe cioè ravvisare, egli pensa, il numero «sei», e allora cambia (o crede di emendare) ΤΟ in ΤΟΝ (τῶν in Vlat., forse anche per influsso del genitivo plurale seguente) e in dipendenza da ἓξ inteso come numerale – un dato che egli esplicita con l'aggiunta di ἀριθμόν –[10] provvede a mutare l'accusativo in genitivo di specificazione, un'operazione forse agevolata da un'abbreviazione per troncamento con terminazione indistinta, e τὰς τῆς ψυχῆς ἀρετάς diviene così τῶν τῆς ψυχῆς ἀρετῶν. E poco importa a questo punto che rimanga come appeso l'infinito εὑρεῖν (con valore consecutivo-finale: «il numero sei da trovare»?): la sua scrupolosità di traslitteratore che deve badare soprattutto all'identificazione e commutazione dei significanti, è salva; e altri,

10 'Il sei' si dice in greco τὰ ἕξ: una possibilità di correzione era cambiare τό in τά, l'altra cambiare in τόν, più vicino al tràdito τό, sottintendendo ἀριθμόν. Ma il traslitteratore (è anche possibile però un intervento successivo) ha preferito eliminare ogni oscurità esplicitando ἀριθμόν (cfr. gli scoli omerici sopra citati). Gli editori francesi hanno emendato τῶν di Vlat in τό, rendendo peraltro ancor più chiara la duplicazione della frase, ma il greco zoppica (πρός τε τὸ ἓξ ἀριθμὸν εὑρεῖν τῶν τῆς ψυχῆς ἀρετῶν: il genitivo non può dipendere dall'inf. sostantivato τὸ εὑρεῖν e la dipendenza da ἓξ ἀριθμόν richiederebbe, a parte l'innaturale ordine delle parole, che il sintagma fosse provvisto di articolo: τὸ ⟨τὸν⟩ ἓξ ἀριθμόν). La duplicazione della frase, con alternativa possibilità di lettura, non è probabile che si fosse avuta prima della traslitterazione, e che possa essersi prodotta nel testo galenico dal IX sec. in poi, non è nemmeno questo molto credibile: chi mai avrebbe dubitato, trovandola già distinta nei suoi singoli elementi, dell'espressione τὸ ἐξευρεῖν τὰς τῆς ψυχῆς ἀρετάς?

più competenti e interessati specificamente al significato, provvederanno alla scelta giusta.[11]

È da sottolineare come la traduzione arabo-latina, che presuppone un testo greco ancora in maiuscola,[12] niente sappia di queste sei virtù (*quia oportet in inuentionibus bonitatum anime quod debeat scire quod in nobis sunt tria principia per motus tres diuersos in genere; et oportet perscrutari hoc in curationibus egritudinum accidentium anime*)[13]. Certo è da notare che è omesso nella traduzione, che spesso condensa il dettato galenico, anche il segmento ὅπως τε κτητέον αὐτάς ἐστιν. Ma nel caso delle sei virtù non sembra vi sia stata omissione di un dato, peraltro di per sé non condensabile e tutt'altro che irrilevante se presente nel modello greco. Molto semplicemente il traduttore arabo doveva avere avuto a disposizione un testo in cui non veniva data espressione a quella che si rivela solo come un'interpolazione successiva, dovuta con tutta probabilità all'imbarazzato dubbio del copista traslitteratore greco.

---

11 Sopra si è visto fino a che punto di bizzarria si poteva spingere la sottigliezza di grammatici anche di gran nome. Ma le questioni toccate comportavano aspetti realmente meritevoli di approfondimento, mentre si dovrà ammettere che la prestazione intellettuale all'origine della bislacca *distinctio* nel passo del *De propriis placitis* e della conseguente interpretazione è di un livello così mediocre che non si saprebbe attribuire ad un 'grammatico', per quanto spericolato, ma ad un traslitteratore, meticoloso sì, ma anche affatto ignorante (in particolare di questioni etiche anche di non elevato livello speculativo).

12 È difficile dire su quale precisa traduzione araba si basi la versione latina: sulle diverse traduzioni dello scritto galenico in siriaco ed in arabo nell'età di Ḥunain ibn Isḥāq, cfr. V. Nutton, pp. 39-40.

13 Non è del tutto esatta la n. 40 degli editori francesi: «Les mots qui suivent en grec (de πρός τε τὸ ἐξευρεῖν à αὐτάς ἐστιν) n'ont pas leur équivalent dans la traduction arabo-latine».

'Der Hippokrates' und 'der Homer' lebten an der Universität Hamburg bis zum Jahr 2010 in Symbiose: Büro und Bibliothek der beiden Festschrift-Adressaten liegen auf demselben Korridor im 8. Stock des 'Philosophenturms' wie ehemals die Arbeitsräume des in dem Jahr vollendeten und in vier Bänden erschienenen 'Lexikons des frühgriechischen Epos' (LfgrE). Anargyros Anastassiou und Dieter Irmer kennen deshalb den Grundgedanken des nachfolgenden Aufsatzes schon seit dem Manuskript-Stadium des LfgrE-Artikels τρέφω *(s.u. Anm. 30). Nun aber*[1] *alles ausführlicher:*

Abstammung und Blut. Zeugung, Ernährung, Wachstum im frühen griechischen Epos

Volker Langholf

1. Abstammung

Der Themenkomplex 'Abstammung' spielt im frühen griechischen Epos oft eine Rolle, u.a. bei Homer in den Sagen um den König Odysseus. Zu Beginn der Odyssee-Handlung, wie sie sich beim Lesen (ursprünglich beim Hören) des Textes entfaltet, war er seit zwei Jahrzehnten nicht in seinem Heimatreich Ithaka gewesen. Er hatte zehn Jahre um Troja in der Allianz der Griechen gekämpft und durch seine Klugheit den Sieg herbeigeführt, war danach seit Beginn seiner Heimfahrt zehn weitere Jahre verschollen, und kein Mensch in der Heimat wusste um ihn, nur die Götter.

Die Odyssee beginnt damit, dass der gerade volljährig gewordene Sohn des Odysseus und der Penelope, Telemachos, auf die Peloponnes reist, um bei Ex-Kombattanten Nachrichten über seinen Vater zu sammeln. In Sparta (Odyssee, Buch 4 Anfang) wollen er

1 Der besondere Dank des Autors gilt William A. Beck, Kyriaki Chrysomalli-Henrich, Rudolf Führer, Günther S. Henrich, Heinrich Hettrich, Christiane Krause, Georg Markwald, Arbogast Schmitt für ihre kritische Lektüre des Manuskripts und ihre Verbesserungsvorschläge.

und sein Reisebegleiter den „zeusgezeugten“ oder „von Zeus abstammenden“ (4, 26 διοτρεφής; zur Wortbedeutung s. Genaueres unten) König Menelaos besuchen und stehen nun vor dessen Hof. Ein Bedienter meldet die Unbekannten als „zwei Männer, die dem Geschlecht des großen Zeus ähneln“ (4, 27)[2], sie werden hereingeführt, Menelaos bewirtet sie, aber niemand fragt sie zunächst nach ihrer Identität oder dem Zweck des Besuchs. Das wäre unmanierlich. Immerhin stellt Menelaos fest (4, 62-64): „In euch ist das Geschlecht (γένος) eurer Eltern nicht abhanden gekommen. Ihr gehört dem Geschlechte nach zu den von Zeus abstammenden (διοτρεφής) szepterführenden Königen: einfache Leute könnten ja solche Kinder nicht erzeugen.“ Während der Mahlzeit erzählt Menelaos von seiner eigenen Irr-Heimfahrt aus Troja. Als er dabei seinen Mitkämpfer Odysseus erwähnt, bricht Telemachos in Tränen aus.

Noch bevor Menelaos darauf reagieren kann, betritt Helena den Raum und fragt ihren Mann (4, 138-146): „Wissen wir eigentlich schon, zeusgenährter/zeusgezeugter Menelaos, [wer die Gäste sind]? Irre ich mich oder habe ich Recht? Ich muss es frei heraus sagen: Ich habe noch nie einen Mann oder eine Frau gesehen – ein phänomenaler Anblick[3] –, der solche Ähnlichkeit hatte mit ...“: man erwartet jetzt: „...mit Odysseus“. Gesagt wird aber: „... mit dem Sohn des großherzigen Odysseus, Telemachos, den *jener Mann* als Neugeborenen zu Hause zurückließ [als er nach Troja zog]“. Das ist merkwürdig. Abgesehen davon, dass man einen erwachsenen Menschen unmöglich wieder erkennen kann, wenn man ihn zuletzt als Neugeborenen sah: Gerade die Ähnlichkeit mit dem Vater ist es doch, die in patriarchalischen Gesellschaften wie der des griechischen Epos normalerweise betont und/oder problematisiert wird. Menelaos nimmt die Bemerkung seiner Frau auf, deutet sie aber im Sinne der Patrilinearität um (4, 148-150): „Ja (...)! *Jener Mann* (Odysseus) hatte solche Füße und solche Hände und solch eine Art, zu blicken, und solche Kopfhaare.“ Nun mischt sich Telemachos’ Reisebegleiter ins Gespräch und pflichtet Menelaos bei (4, 156-157): „Von *jenem Mann* (Odysseus) ist er tatsächlich der Sohn.“

---

2 Od. 4, 27 ἄνδρε δύω, γενεῇ δὲ Διὸς μεγάλοιο ἔϊκτον.

3 σέβας μ᾽ ἔχει εἰσορόωσαν.

Es scheint, der Dichter wolle aus Helenas Mund gegenüber dem Hörer/Leser die Vaterschaft des Odysseus und die eheliche Treue Penelopes, seiner Ehefrau, problematisieren lassen. Das wäre ein raffiniertes Mittel, Helena zu charakterisieren, die mit ihrer Untreue den trojanischen Krieg auslöste und nun, von ihrem Ex-Ehemann Menelaos zurückerobert, an seiner Seite wieder in Sparta lebt. Kontrastierende Vergleiche der zwei Jahrzehnte lang standhaft wartenden Penelope mit der ehebrecherischen Helena oder der gattenmörderischen Klytaimestra, Gemahlin von Menelaos' Bruder Agamemnon, kommen bei Homer auch sonst vor.[4]

Der dichterische Zweck der Szene ist möglicherweise sogar noch umfassender, denn der zitierte Text ist nicht der einzige, der die väterliche Abstammung des Telemachos in Zweifel zieht – Zweifel, der zu den alten, vorhomerischen Bestandteilen des Telemachos-Mythos gehören könnte. Bereits in der Ilias (2, 257-264) klingt das Motiv an. Hier bedroht Odysseus den aufrührerischen Thersites: „Wenn ich noch einmal erlebe, dass du solchen Unfug redest wie jetzt, dann soll Odysseus keinen Kopf mehr auf den Schultern tragen und will ich auch nicht mehr Vater des Telemachos heißen (wenn ich dich nicht bestrafe)." Hier drückt Odysseus keinen Zweifel aus, sondern bekräftigt seine Drohung als eine Sache des Prestiges, der Ehre.[5]

Expliziten Zweifel, allerdings keinen echten, drückt Athene im 1. und 2. Buch der Odyssee aus, wenn sie in der Gestalt des Mentes zu Telemachos spricht. Sie annulliert diesen 'Zweifel' sofort selbst

4 Helena: Od. 23, 218-224; Klytaimestra: Od. 24, 192-202, vgl. 11, 441-456; 14, 383-385.

5 Il. 2, 257-264 ἀλλ᾽ ἔκ τοι ἐρέω, τὸ δὲ καὶ τετελεσμένον ἔσται· | εἴ κ᾽ ἔτι σ᾽ ἀφραίνοντα κιχήσομαι ὥς νύ περ ὧδε, | μηκέτ᾽ ἔπειτ᾽ Ὀδυσῆϊ κάρη ὤμοισιν ἐπείη, | μηδ᾽ ἔτι Τηλεμάχοιο πατὴρ κεκλημένος εἴην, | εἰ μὴ ἐγώ σε λαβὼν ἀπὸ μὲν φίλα εἵματα δύσω, | χλαῖνάν τ᾽ ἠδὲ χιτῶνα, τά τ᾽ αἰδῶ ἀμφικαλύπτει, | αὐτὸν δὲ κλαίοντα θοὰς ἐπὶ νῆας ἀφήσω | πεπλήγων ἀγορῆθεν ἀεικέσσι πληγῇσιν. Ebenfalls um Odysseus' Prestige geht es in Il. 4, 354, wo er sich wiederum ehrend selbst „Vater des Telemachos" nennt, Τηλεμάχοιο φίλον πατέρα. Das erinnert an ehrende orientalische Teknonyme des Typs *A abu B* (A Vater von B).

wieder. Der Hörer/Leser weiß außerdem bereits, dass sie nicht ernsthaft zweifelt, weil sie erst kurz vorher (1, 88-95) auf dem Olymp den anderen Göttern den Plan erläutert hat, den sie mit Odysseus' Sohn vorhabe und dann auch ausführen wird. Sie fliegt nach Ithaka und spricht (1, 206-209) zu Telemachos: „Sag mir ohne Umschweife, ob du, so groß wie du bist, ein Sohn von ihm selber, von Odysseus, bist: ja wirklich, dein Kopf und deine herrlichen Augen sind zum Erstaunen ganz wie bei ihm." Telemachos antwortet ihr (214-216): „Also ich sage es dir gerade heraus: Meine Mutter sagt zwar, ich sei von ihm, aber ich selbst weiß das nicht, noch niemand ist ja bisher Zeuge seiner eigenen Zeugung gewesen."[6]

Ein weiteres Mal wird Zweifel an Odysseus' Vaterschaft laut, in Nestors Rede zu Telemachos (Odyssee 3, 120-125); hier nimmt der Sprecher den 'Zweifel' augenblicklich wieder zurück: „Niemand wollte sich (im Kampf um Troja) mit ihm an Klugheit vergleichen, er war weit überlegen in allen Listen, der göttliche Odysseus, dein Vater – wenn du wirklich sein Abkömmling bist. Ich bin beeindruckt, wenn ich dich anschaue. Deine Worte passen, und man würde nicht meinen, dass ein junger Mann so kompetent redet."[7]

Der Diskurs der handelnden Personen über die Abstammung des Telemachos steht prononciert am Anfang des Epos, weil er für die gesamte Odyssee fundamental ist, aus drei Gründen: Erstens impliziert er – und verhüllt zugleich dezent – den für den Hörer/Leser des Epos notwendigen Diskurs über einen der Eckpfeiler des Odysseus-Mythos und auch des Handlungsgeschehens der Odyssee: die eheliche Treue Penelopes; wäre dem Hörer/Leser die Treue Penelopes zu ihrem kämpfenden und dann verschollenen

---

6 Od. 1, 206-209 ἀλλ' ἄγε μοι τόδε εἰπὲ καὶ ἀτρεκέως κατάλεξον, | εἰ δὴ ἐξ αὐτοῖο τόσος πάϊς εἰς Ὀδυσῆος. | αἰνῶς μὲν κεφαλήν τε καὶ ὄμματα καλὰ ἔοικας | κείνῳ. Od. 1, 214-216 τοιγὰρ ἐγώ τοι, ξεῖνε, μάλ' ἀτρεκέως ἀγορεύσω. | μήτηρ μέν τέ μέ φησι τοῦ ἔμμεναι, αὐτὰρ ἐγώ γε | οὐκ οἶδ'· οὐ γάρ πώ τις ἑὸν γόνον αὐτὸς ἀνέγνω. Im germanischen Heldenepos vgl. Hildebrandslied V. 7-22.

7 Od. 3, 120-125 ἔνθ' οὔ τίς ποτε μῆτιν ὁμοιωθήμεναι ἄντην | ἤθελ', ἐπεὶ μάλα πολλὸν ἐνίκα δῖος Ὀδυσσεὺς | παντοίοισι δόλοισι, πατὴρ τεός, εἰ ἐτεόν γε | κείνου ἔκγονός ἐσσι· σέβας μ' ἔχει εἰσορόωντα. | ἦ τοι γὰρ μῦθοί γε ἐοικότες, οὐδέ κε φαίης | ἄνδρα νεώτερον ὧδε ἐοικότα μυθήσασθαι.

Mann nicht absolut deutlich und plausibel, könnte die Handlung (der Plot) des Epos nicht funktionieren und wäre nicht einleuchtend. Zweitens ist der Diskurs wichtig für die Darstellung der Wesenseigenschaften, des Ethos, der drei handelnden menschlichen Hauptpersonen; immer wieder wird in der Odyssee betont, dass nicht nur Odysseus, sondern auch Penelope von überragender Intelligenz ist, desgleichen Telemachos, der kluge Sohn kluger Eltern[8]; ohne die intellektuelle und soziale Kompetenz der drei Protagonisten könnte die Handlung sich ebenfalls nicht glaubhaft abspielen. Drittens ist die unbezweifelt eheliche Abkunft des Telemachos rechtlich notwendig für die handlungsrelevante soziale Funktion, in die er innerhalb des Plots durch sein Volljährigwerden kurz vor Odysseus' Heimkehr hineinwachsen wird: die als Erbe und Hausherr.

2. Blut

In diesem Komplex von Handlungszusammenhängen und Ethos-Konstrukten kommt als (modern ausgedrückt) Faktor der biologischen Abstammung das Blut, αἷμα, ins Spiel. So sagt z.B. Menelaos zu Telemachos, als der sich bereits als Sohn des Odysseus zu erkennen gegeben hat (Odyssee 4, 611): „Du bist von gutem Blut, lieber Junge, so wie du redest."[9] Der kluge Sohn erweist sich u.a. durch sein Reden als Sohn des klugen Vaters. Ebenfalls vom Blut der Abstammung spricht Odysseus in 16, 299-301, wo er mit Telemachos die Tötung der mehr als hundert Heiratsprätendenten plant, die in Odysseus' Haus um Penelope werben: „Noch etwas will ich dir sagen, präge es dir ein: Wenn du tatsächlich von mir und von unserem Blute bist, dann soll niemand erfahren, dass Odysseus im Haus ist." Noch nicht einmal Odysseus' Vater noch Penelope

8 Mentale Fähigkeiten charakterisierende Beiwörter sind für Odysseus (vgl. LfgrE s.v. Ὀδυσσεύς Bd. 3, 517,54 - 518,31) πολύμητις, πολυμήχανος, δαΐφρων, ποικιλομήτης, πολύφρων, Διὶ μῆτιν ἀτάλαντος, δόλων ἆτος, πολύτροπος; für Penelope (LfgrE s.v. Πηνελόπεια Bd. 3, 1235,55-64) ἐχέφρων, περίφρων; für Telemachos (LfgrE s.v. Τηλέμαχος Bd. 4, 459,63 - 460,8) δαΐφρων, πεπνυμένος.

9 Od. 4, 611 (Menelaos zu Telemachos) αἵματός εἰς ἀγαθοῖο, φίλον τέκος, οἷ' ἀγορεύεις.

noch der treue Schweinehirt sollen es wissen.[10] Wiederum will der Dichter nicht ernsthaften Zweifel ausdrücken, sondern Ansporn. Der Hinweis auf die Blutsverwandtschaft dient als Appell dazu, dem Sohn die strikte Geheimhaltung und Befolgung des Plans einzuschärfen.

Auch an anderen Stellen des Epos wird das Blut als Träger der Abstammung erwähnt: In der Ilias (6, 211) sagt Glaukos zu Diomedes in genealogischem Zusammenhang: „Aus diesem (soeben beschriebenen) Geschlecht und Blute rühme ich mich zu sein.“[11] Weitere Stellen[12] sind Ilias 19, 100-113, wo Zeus mit Hera[13], und Odyssee 8, 581-583, wo Alkinoos mit Odysseus redet.[14]

---

10 Od. 16, 299-301 ἄλλο δέ τοι ἐρέω, σὺ δ᾽ ἐνὶ φρεσὶ βάλλεο σῇσιν· | εἰ ἐτεόν γ᾽ ἐμός ἐσσι καὶ αἵματος ἡμετέροιο, | μή τις ἔπειτ᾽ Ὀδυσῆος ἀκουσάτω ἔνδον ἐόντος. (V. 300 ἐμοὶ δέ σ᾽ ἐγείνατο μήτηρ v.l. antiqua ap. Plut.)

11 Il. 6, 211 ταύτης τοι γενεῆς τε καὶ αἵματος εὔχομαι εἶναι = 20, 241 (Aineias zu Achilleus); hierzu ausführlich und mit Heranziehung der antiken Texterklärungen Burkert, Blutsverwandtschaft 246-248.

12 Vollständige Stellensammlung im LfgrE s.v. αἷμα Bd. 1, Sp. 308, 37-53. Bemerkenswert ist im frühgriechischen Epos eine Asymmetrie des genealogischen Diskurses (so Christiane Krause gesprächsweise): Das konkrete Blut des Mannes spielt dort zwar gegenüber dem der Frau, von dem nie die Rede ist, eine bevorzugte Rolle (trotz des Interesses an dem genealogischen Anteil der Frauen, etwa in den ‘Frauenkatalogen’, s. z.B. DNP unter ‘Hesiodos’); wie jedoch beim Zeugungsakt das männliche Blut in den Körper der Frau gelangt, bleibt unerwähnt und offen. (Vielleicht stellte man sich den Vorgang ähnlich vor wie später Aristoteles, vgl. das unten bei Anm. 61 ff. Gesagte.)

13 Il. 19, 100-113 ἤτοι ὅ γ᾽ εὐχόμενος μετέφη (Zeus) πάντεσσι θεοῖσι·| „κέκλυτέ μευ πάντες τε θεοὶ πᾶσαί τε θέαιναι, | ὄφρ᾽ εἴπω τά με θυμὸς ἐνὶ στήθεσσιν ἀνώγει. | σήμερον ἄνδρα (Herakles) φόωσδε μογοστόκος Εἰλείθυια | ἐκφανεῖ, ὃς πάντεσσι περικτιόνεσσιν ἀνάξει, | τῶν ἀνδρῶν γενεῆς οἵ θ᾽ αἵματος ἐξ ἐμοῦ εἰσί.“ | τὸν δὲ δολοφρονέουσα προσηύδα πότνια Ἥρη· | „ψεύστης εἶς, οὐδ᾽ αὖτε τέλος μύθῳ ἐπιθήσεις. | εἰ δ᾽ ἄγε νῦν μοι ὄμοσσον, Ὀλύμπιε, καρτερὸν ὅρκον, | ἦ μὲν τὸν πάντεσσι περικτιόνεσσιν ἀνάξειν | ὅς κεν ἐπ᾽ ἤματι τῷδε πέσῃ μετὰ ποσσὶ γυναικὸς | τῶν ἀνδρῶν οἳ σῆς ἐξ αἵματός εἰσι γενέθλης.“ | ὣς ἔφατο· Ζεὺς δ᾽ οὔ τι δολοφροσύνην ἐνόησεν, | ἀλλ᾽ ὄμοσεν μέγαν ὅρκον, ἔπειτα δὲ πολλὸν ἀάσθη.

14 Od. 8, 581-583 ἦ τίς τοι καὶ πηὸς ἀπέφθιτο Ἰλιόθι πρό, | ἐσθλὸς ἐών, γαμβρὸς ἢ πενθερός; οἵ τε μάλιστα | κήδιστοι τελέθουσι μεθ᾽ αἷμά τε καὶ γένος αὐτῶν.

'Blut' im Sinne von 'Geblüt', 'Abstammung', 'Familie' ist Sprechern europäischer Sprachen geläufig, obwohl speziell im Deutschen diese Wortbedeutung heute eher metaphorisch verstanden und kaum noch gebraucht wird.[15] Im griechisch-römischen Altertum jedoch bezeichnete 'Blut' konkret eine biogenetische Substanz. Es handelt sich in diesem kulturellen Zusammenhang also nicht allein um eine sprachliche Erscheinung, sondern um eine Beschreibung von 'Wirklichkeit'.[16] Tatsächlich liegt es ja nahe, dem Blut eine grundlegende Funktion bei Zeugung und Embryonalentwicklung zuzuweisen, wenn man ohne den Hintergrund der modernen Biologie nur von der Beobachtung ausgeht, dass die natürliche Gebärfähigkeit der Frau auf den Lebensabschnitt zwischen Menarche und Menopause beschränkt und auch innerhalb dieses Zeitraums an das Funktionieren der Menstruation gekoppelt ist.

Außerhalb des griechisch-römisch geprägten Kulturkreises ist die Anschauung einer reproduktiven Funktion des Blutes oder gar die Bedeutungsgleichung 'Blut' = 'Abstammung', 'Geblüt' nicht verbreitet: Weder im alten Ägypten noch wahrscheinlich in ganz Afrika (sieht man von europäisch akkulturierten Ethnien ab) hat Blut diese Funktion oder Bedeutung, auch nicht im Alten Testament[17]: Bemerkenswerterweise wird im Buch Job (10, 10) die Zeugung zwar ähnlich wie im frühgriechischen Epos und bei Aristoteles

---

15 Seit 1945 ist sie im Deutschen tabuisiert. Eines der 'Rasse'-Gesetze in der Zeit des Nationalsozialismus (1935) hieß offiziell 'Gesetz zum Schutze des deutschen Blutes und der deutschen Ehre'. In diesem ideologischen Zusammenhang galt 'Blut' auch konkret als Träger der biologischen Vererbung, z.B. bei dem NS-Ideologen Rosenberg, Mythus 35, zu Homer: „das (...) blonde Blut"; Ähnliches dort öfter. Allgemeinerer Überblick bei Burkert, Blutsverwandtschaft 245.

16 Im Lateinischen ist, vielleicht unter griechischem Einfluss, *sanguis* seit Ennius (3./2. Jahrhundert v.u.Z.) in diesem Sinne geläufig.

17 Tegnæus, Blood brothers 159: „The African does not regard kinship as a community of blood. We might almost certainly search in vain for an instance where kinship is referred to in terms of blood. When the African speaks of members of the same clan as sprung from the same seed, this does not at all mean that clansmen are of the same blood." Zum Alten Testament Burkert, Blutsverwandtschaft 245f.

(s.u.) als Gerinnungsvorgang verstanden; aber das Blut kommt dabei nicht vor. Job spricht dort zu Gott: „Hast du mich nicht wie Milch [gemeint: in Form des väterlichen Spermas] hingegossen und wie Käse gerinnen (קפא) lassen?“

Sogar in den griechischen Texten des Corpus Hippocraticum, wo von Zeugung, z.B. in den gynäkologischen Traktaten, öfter die Rede ist, spielt nicht das Blut die entscheidende Rolle (s.u. Anm. 59). Blut im Uterus behindert nach hippokratischer Lehre vielmehr die Empfängnis.[18]

Wie Dichter und Zuhörer/Leser des frühgriechischen Epos sich den physiologischen Vorgang der Zeugung und Vererbung durch das Blut vorstellten, erfahren wir nicht auf unmittelbarem Wege. Klar ist aber, dass man *Substanzen* (wie eben Blut), nicht Immaterielles am Wirken sah. Für den ‘Samen’ im biologischen Sinne gab es zwei Wörter, γονή und σπέρμα.[19] Das erstere kommt in Hesiods Werken und Tagen, Vers 733, vor: „Du sollst nicht im (Wohn-)Haus nahe beim Herd dein Zeugungsglied sehen lassen, wenn du vom Samen beschmiert bist, sondern dich fernhalten.“[20] Das Substantiv σπέρμα erscheint im biologischen Sinne ‘Same’ im frühgriechischen Epos zwar nicht, muss dem Dichter und seinen Hörern/Lesern aber geläufig gewesen sein, denn das davon abgeleitete Verb σπερμαίνω[21], eigentlich ‘säen’, ist in der speziellen Bedeutung ‘zeugen’ dort gut belegt. Beide Wörter gehören in den größeren Komplex von z.T. lexikalisch verfestigten volkstümlichen, häufigen Metaphern, in denen die Frau als Ackerboden, der Koitus als

18 Zum Beispiel De sterilibus § 1 (= § 213, Bd. 8, 412,11 - 15 Littré); ebd. 20-24; Blut in Form von Thromben: De natura mulieris § 42 (Bd. 7, 386,7-16 Littré).

19 *goné, sperma* – Basisinformation über die antiken Vorstellungen zur biologischen Reproduktion bieten die Artikel ‘Säfte, Säftelehre’, ‘Vererbung’, ‘Zeugung’ im HistWbPhilos.

20 Hes. Op. 733f. μηδ᾽ αἰδοῖα γονῇ πεπαλαγμένος ἔνδοθι οἴκου | ἱστίῃ ἐμπελαδὸν παραφαινέμεν, ἀλλ᾽ ἀλέασθαι.

21 *spermaíno*. Vgl. Anm. 19.

Feldbestellung gesehen wird.[22] Auch eine Anspielung auf das Sperma könnte es geben: In Odyssee 2, 270-273 sagt Athene in der Gestalt von Mentor zu Telemachos: „Telemachos, du wirst in Zukunft nicht lasch und töricht sein, wenn dir tatsächlich die gute Kraft deines Vaters eingeträufelt ist."[23] Die 'gute Kraft'[24] kommt bei Homer auch sonst vor, sie bezeichnet außerdem Mut und Angriffslust in der Schlacht u.ä. und wird durch Anhauchen[25] übertragen; in der Telemachos-Szene jedoch, wo von einer Flüssigkeit die Rede ist, könnte der männliche Same beim Akt der Zeugung gemeint sein.[26]

3. Das Verb *trépho* (τρέφω) 'gerinnen', 'gerinnen lassen' mit seinen Ableitungen

Speziell das Blut wird in dieser Szene nicht erwähnt. Aber ein Text des annähernd gleichzeitig mit Homer tätigen epischen Rhapsoden Hesiod führt weiter und lehrt uns indirekt, wie Menschen griechischer Kultur um 700 v.u.Z. sich den biologischen Vor-

---

22 Ursprünglich wird es sich nicht um Metaphern, sondern um unmittelbare dingliche Beschreibungen gehandelt haben, orientiert an Modellvorstellungen nach dem Beispiel des bäuerlichen Pflanzenanbaus. Auch φύω 'zeugen' stammt aus dem landwirtschaftlichen Bereich (LfgrE s.v., Bd. 4). Ein anderer archaischer Modellkomplex war das Handwerk, wie aus der etymologischen Verwandtschaft zwischen τίκτω ('ein Kind machen' > 'zeugen', 'gebären') und τέκτων ('Handwerker') ersichtlich ist (William A. Beck). Pflanzenzucht und Handwerk spielten als Modellbereiche noch in der klassischen und späteren griechischen Medizintheorie eine bedeutende Rolle.

23 Od. 2, 270-273 Τηλέμαχ', οὐδ' ὄπιθεν κακὸς ἔσσεαι οὐδ' ἀνοήμων· | εἰ δή τοι σοῦ πατρὸς ἐνέστακται μένος ἠΰ, | οἷος κεῖνος ἔην τελέσαι ἔργον τε ἔπος τε, | οὔ τοι ἔπειθ' ἁλίη ὁδὸς ἔσσεται οὐδ' ἀτέλεστος.

24 μένος ἠΰ.

25 ἐμπνέω, s. Il. 20, 110 (80 ἐνίημι); 17, 456 und 24, 442.

26 So verstehen es die Scholia Barnesiana z. St. (in: Homeri Odyssea et in eandem scholia, ed. Josua Barnes; nicht zu den D-Scholien gehörig); Eustath. z. St.; Plut. fr. 141 p. 87 Sandbach = Stob. 4, 29,51 Bd. 5, 722 Hense: ἐνέστακται· ἔοικεν ἠρτῆσθαι (pro εἰρῆσθαι περὶ?) τῆς ἀρχικῆς σπερματικῆς τοῦ εἶναι δυνάμεως. Schol. Pind. Nem. 10, 82 (zu στάξεν:) ἔσπειρεν. Die übrigen Homer-Scholien verstehen es metaphorisch: εἰ δὲ ἡ σὴ ψυχὴ δέδεκταί τι τῆς ἐκείνου προθυμίας δίκην σταλαγμοῦ – μέγας γὰρ ἦν ἐκεῖνος εἰπεῖν τε καὶ πρᾶξαι – τάχα καὶ τὴν προκειμένην ὁδὸν οὐχὶ ματαίως πορεύσῃ.

gang der Zeugung und pränatalen Entwicklung vorstellten, soweit er der unmittelbaren Beobachtung entzogen ist. In seinem Epos 'Theogonie' ('Die Zeugung der Gottheiten'), Verse 178-206, ist ein Mythos überliefert, der hochaltertümlich und jedenfalls älter als dieses Epos ist. Er handelt von einem mythischen, untypischen Zeugungsakt, nämlich davon, wie u. a. Aphrodite in das Leben kam. Der Gott Kronos hatte seinen Vater Uranos ('Himmel') entmannt und dessen Zeugungsglied hinter sich ins Meer geworfen. Von den Blutstropfen (ῥαθάμιγγες αἱματόεσσαι), die auf die Erde fielen, wurde Gaia ('Erde') schwanger und gebar die Erinyen, Giganten und Eschen-Nymphen. Das Zeugungsglied selbst schwamm lange auf dem Meer, und ringsum entsprang von dem göttlichen Fleisch weißer Schaum. „In dem Schaum (ἀφρός) verfestigte ('konsolidierte') sich ein Mädchen (κούρη ἐθρέφθη)." Es wird kein Zufall sein, dass hier neben Schaum (= Samenflüssigkeit[27]) vom Blut die Rede ist.[28]

---

27 Bei dem „Schaum" wird es sich um Sperma handeln: Dass dieses, weil es Luft (πνεῦμα) enthalte, von schaumiger Natur sei, war während des ganzen griechisch-römischen Altertums eine gängige Vorstellung; z.B. Placit. 4, 2 (Doxogr., p. 417a 6-9) Πυθαγόρας ἀφρὸν τοῦ χρηστοτάτου αἵματος τὸ σπέρμα, περίττωμα τῆς τροφῆς ὥσπερ {τὸ} αἷμα καὶ μυελόν. Diog. Apoll. Frg. 64 B 6 Diels/Kranz (= Bd. 2, 65, 12-14) τὸ δ' αἷμα τὸ μὲν παχύτατον ὑπὸ τῶν σαρκωδῶν ἐκπίνεται· ὑπερβάλλον δὲ εἰς τοὺς τόπους τούτους λεπτὸν καὶ θερμὸν καὶ ἀφρῶδες γίνεται, vgl. Test. 64 A 24 (= Bd. 2, 57, 13-17). Hipp., Genit. § 1 (Bd. 7, 470 Littré) τριβομένου δὲ τοῦ αἰδοίου καὶ τοῦ ἀνθρώπου κινευμένου, τὸ ὑγρὸν θερμαίνεται ἐν τῷ σώματι καὶ διαχεῖται καὶ κλονεῖται ὑπὸ τῆς κινήσιος καὶ ἀφρεῖ, καθάπερ καὶ τἄλλα ὑγρὰ σύμπαντα κλονεόμενα ἀφρεῖ· οὕτω δὲ καὶ ἐν τῷ ἀνθρώπῳ ἀποκρίνεται ἀπὸ τοῦ ὑγροῦ ἀφρέοντος τὸ ἰσχυρότατον καὶ πιότατον (dazu Lonie p. 99f.). Arist., Gen. animal. 736a 13-21 αἴτιον δὲ τῆς λευκότητος τοῦ σπέρματος ὅτι ἐστὶν ἡ γονὴ ἀφρός, ὁ δ' ἀφρὸς λευκόν. (...) ἔοικε δὲ οὐδὲ τοὺς ἀρχαίους λανθάνειν ἀφρώδης ἡ τοῦ σπέρματος οὖσα φύσις· τὴν γοῦν κυρίαν θεὸν τῆς μίξεως (d.h. *Aphro*dite) ἀπὸ τῆς δυνάμεως ταύτης προσηγόρευσαν. Gal., De usu part. 14, 9 (4, 183 Kühn) αὐτὸ δὲ τὸ σπέρμα πνεῦμά τί ἐστι καὶ οἷον ἀφρῶδες. (...) μεστὴ τοῦ ζωτικοῦ πνεύματος ἡ τοῦ σπέρματος (ὑγρότης). Weitere Stellen sind zitiert bei Hesiod, Theogony, ed. West, p. 212f.

28 Hes., Th. 178-206 ὁ δ' ἐκ λοχέοιο πάις (Kronos) ὠρέξατο χειρὶ | σκαιῇ, δεξιτερῇ δὲ πελώριον ἔλλαβεν ἅρπην, | (180) μακρὴν καρχαρόδοντα, φίλου δ' ἀπὸ μήδεα πατρὸς (des Uranos) | ἐσσυμένως ἤμησε, πάλιν δ' ἔρριψε φέρεσθαι | ἐξοπίσω. τὰ μὲν οὔ τι ἐτώσια ἔκφυγε χειρός· | ὅσσαι γὰρ ῥαθάμιγγες ἀπέσσυθεν αἱματόεσσαι, | πάσας δέξατο Γαῖα· περιπλομένων δ' ἐνιαυτῶν |

Das hier gebrauchte Verb für den Begriff des Gerinnens, Festwerdens, Koagulierens ist τρέφω/τρέφομαι[29] – für unser Thema ein Schlüsselwort für einen Schlüsselbegriff. Untersucht man mit lexikographischen Methoden den Gebrauch von τρέφω im frühgriechischen Epos, erhält man Hinweise darauf, welche 'physiologischen' Vorstellungen griechisch akkulturierte Menschen zur Zeit der Epos-Entstehung über diesen Wissenskomplex hatten. So kann – mit aller Vorsicht angewandt – die Semantik die Zeit des beginnenden ersten Jahrtausends v.u.Z. erhellen, die Etymologie eine noch frühere.[30]

Die indoeuropäische Wurzel von τρέφω ist $*d^{h}reb^{h}$-. Das Verb beschreibt Vorgänge von und in Flüssigkeiten: 'sich ausscheiden', 'sich niederschlagen', 'gerinnen'.[31] Verwandt sind im Deutschen *Treber* (= engl. *draff*, russ. *drobâ*) 'Rückstand bei der Gärung' und *trübe*. Antonym im Griechischen ist τήκω/τήκομαι[32] 'schmelzen'.

---

(185) γείνατ' Ἐρινῦς τε κρατερὰς μεγάλους τε Γίγαντας, | τεύχεσι λαμπομένους, δολίχ' ἔγχεα χερσὶν ἔχοντας, | Νύμφας θ' ἃς Μελίας καλέουσ' ἐπ' ἀπείρονα γαῖαν. | μήδεα δ' ὡς τὸ πρῶτον ἀποτμήξας ἀδάμαντι | κάββαλ' ἀπ' ἠπείροιο πολυκλύστῳ ἐνὶ πόντῳ, | (190) ὣς φέρετ' ἂμ πέλαγος πουλὺν χρόνον, ἀμφὶ δὲ λευκὸς | ἀφρὸς ἀπ' ἀθανάτου χροὸς ὤρνυτο· τῷ δ' ἔνι κούρη | ἐθρέφθη· πρῶτον δὲ Κυθήροισι ζαθέοισιν | ἔπλητ', ἔνθεν ἔπειτα περίρρυτον ἵκετο Κύπρον. | ἐκ δ' ἔβη αἰδοίη καλὴ θεός, ἀμφὶ δὲ ποίη | (195) ποσσὶν ὕπο ῥαδινοῖσιν ἀέξετο· τὴν δ' Ἀφροδίτην | ἀφρογενέα τε θεὰν καὶ ἐυστέφανον Κυθέρειαν | κικλήσκουσι θεοί τε καὶ ἀνέρες, οὕνεκ' ἐν ἀφρῷ | θρέφθη· ἀτὰρ Κυθέρειαν, ὅτι προσέκυρσε Κυθήροις· | Κυπρογενέα δ', ὅτι γέντο περικλύστῳ ἐνὶ Κύπρῳ· | (200) ἠδὲ φιλομμειδέα, ὅτι μηδέων ἐξεφαάνθη. | τῇ δ' Ἔρος ὡμάρτησε καὶ Ἵμερος ἕσπετο καλὸς | γεινομένῃ τὰ πρῶτα θεῶν τ' ἐς φῦλον ἰούσῃ· | ταύτην δ' ἐξ ἀρχῆς τιμὴν ἔχει ἠδὲ λέλογχε | μοῖραν ἐν ἀνθρώποισι καὶ ἀθανάτοισι θεοῖσι, | (205) παρθενίους τ' ὀάρους μειδήματά τ' ἐξαπάτας τε | τέρψιν τε γλυκερὴν φιλότητά τε μειλιχίην τε.

29 *trépho/tréphomai.*

30 Ausführlicher lexikographischer Befund und knappe Skizze der Folgerungen bereits im LfgrE Bd. 4, Sp. 606-612 s.v. τρέφω. Weitere Literatur (s.a. oben Anm. 19): Moussy, Recherches; Lesky, Zeugungs- u. Vererbungslehren, bes. 125ff.; Demont, Remarques; Demont, Polysémie; Grensemann, Hippokratische Gynäkologie; Lonie, Hippocratic treatises 156f., 346.

31 Rix (u.a.), Lexikon 153f.

32 *téko/tékomai,* s.a. unten bei Anm. 51 ff.

Im klassischen Griechisch, ebenso wie im Neugriechischen, bedeutet τρέφω meist '(er)nähren'. Das ist jedoch sekundär, eine auf das Griechische beschränkte semantische Neuerung. Die alte Bedeutung, die im frühgriechischen Epos neben der neuen noch bewahrt ist, ist 'fest werden (lassen)', 'gerinnen (lassen)', 'durch Koagulation entstehen (lassen)', 'sich konsolidieren' (vgl. LSJ); ein Beispiel ist die zitierte Hesiod-Stelle. Stammverwandt und im Epos bezeugt sind u.a. τάρφος 'dichtes Buschwerk', 'Dickicht', ταρφύς 'dicht', τραφερή 'Festland', τρόφι (von der Welle im Meer gesagt, vgl. 'hard wave', 'harte Welle' im Surfer- und Seglerjargon; LfgrE s.v. und dort das Wortfeld) 'kompakt'; in der nachepischen Sprache die technischen Ausdrücke τροφαλίς 'Quark', θρόμβος 'Gerinnsel', 'Thrombus', τροφιῶδες οὖρον 'Urin, der geronnene Partikeln enthält'.[33]

Das Verb τρέφω hat ein breites Bedeutungs- und Anwendungsspektrum. Grundsätzlich kann es auf zweierlei Weise gebraucht werden: Es kann (1) intransitiv sein, also (wie z.B. die deutschen Verben 'entstehen' oder 'wachsen') ohne ein grammatisches Akkusativ-Objekt stehen; oder es kann (2) transitiv sein, also ein grammatisches Objekt im Akkusativ bei sich haben mit normaler Transformationsmöglichkeit ins Medium-Passiv.

Hier zunächst über den transitiven (2) Gebrauch; der intransitive (1) soll danach besprochen werden.

Ist das Verb transitiv (2), kann sein Akkusativobjekt (2a) affiziert oder (2b) effiziert sein. Den Unterschied zwischen (2a) und (2b) machen jeweils deutsche Beispielsätze klar: (2a) 'er presst Oliven', 'sie trocknet frisches Gras'; (2b) 'er presst Öl', 'sie trocknet Heu'. Bisweilen lässt sich ohne Kenntnis des Sachzusammenhangs nicht entscheiden, ob das Objekt affiziert oder effiziert ist, z.B. in dem letzten Satz 'sie trocknet Heu': affiziert wäre das Objekt Heu, wenn das Heu zuvor bereits vorhanden war, dann feucht wurde und anschließend wieder getrocknet würde, es also Heu bliebe; effiziert,

33 *tarphós, tarphýs, trapheré, tróphi, trophalís, thrómbos, trophiódes oúron.*

wenn zuvor frisches Gras vorhanden war und das Heu durch das Trocknen von frischem Gras erst entstünde.

Ein Textbeispiel für den transitiven Gebrauch von τρέφω, (2a) affiziertes Objekt: Odyssee 9, 246f.: Der Kyklop „ließ die Milch gerinnen“, tat ihr etwas an, so dass sie zu Käse wurde. Zwar entsteht aus der Milch eine neue Substanz, aber der sprachliche Ausdruck betont den Begriff ‘Milch’.[34] Entsprechend in der Transformation ins Medium-Passiv, Ilias 5, 902-904 (ein Gleichnis): So geschwind, wie Feigensaft (als Lab-Ersatz) die Milch dick macht (πήγνυμι, aktiv mit Akkusativobjekt), so dass sie beim Umrühren schnell ‘konsolidiert wird’ (περιτρέφεται), so schnell heilte der Heilgott Paiëon die Wunde des Kriegsgottes Ares.[35]

Effizierte Objekte (2b) von τρέφω kommen im frühen Epos nur in der Transformation ins Medium-Passiv vor: Ilias 14, 445-447 „eine erstarren machende (kalte) Nacht, auf den Schilden bildete sich (wörtl.: konsolidierte sich, gerann) Eis.“[36] Nicht den Begriff ‘Wasser’ betont hier der sprachliche Ausdruck (es wird gar nicht erwähnt), sondern den des neu gebildeten Eises. Ähnlich in dem oben zitierten Beispiel aus Hesiod, Theogonie 190-198: Nicht mit der Jungfrau geschieht etwas, sondern mit dem Schaum, aus dem die Jungfrau sich konsolidiert.[37]

Bisweilen lässt sich wie im deutschen Beispielsatz (2b) nicht entscheiden, ob das Objekt affiziert oder effiziert gedacht ist, Odyssee 13, 409f.: Fette Weide lässt bei den Schweinen den Speck ‘ansetzen’

34 Od. 9, 246f. αὐτίκα δ' ἥμισυ μὲν θρέψας λευκοῖο γάλακτος | πλεκτοῖσ' ἐν ταλάροισιν ἀμησάμενος κατέθηκεν.

35 Il. 5, 902-904 ὡς δ' ὅτ' ὀπὸς γάλα λευκὸν ἐπειγόμενος συνέπηξεν | ὑγρὸν ἐόν, μάλα δ' ὦκα περιτρέφεται κυκόωντι, | ὣς ἄρα καρπαλίμως ἰήσατο (Παιήων) θοῦρον Ἄρηα.

36 Od. 14, 475-477 νὺξ δ' ἄρ' ἐπῆλθε κακὴ βορέαο πεσόντος, | πηγυλίς· αὐτὰρ ὕπερθε χιὼν γένετ' ἠΰτε πάχνη, | ψυχρή, καὶ σακέεσσι περιτρέφετο κρύσταλλος.

37 Gleichbedeutend mit dem Medium-Passiv ist das Perfekt Aktiv (vgl. πήγνυμαι/πέπηγα), Od. 23, 236f. παῦροι δ' ἐξέφυγον πολιῆς ἁλὸς ἤπειρόνδε | νηχόμενοι, πολλὴ δὲ περὶ χροῒ τέτροφεν ἅλμη „und rings gerann viel Salz an ihrem Leibe“ (Übersetzung von Wolfgang Schadewaldt).

(τρέφω), lässt ihn also nicht nur entstehen (effiziertes Objekt), sondern macht den bereits angesetzten außerdem dicker und solider (affiziertes).[38]

Dieser ambivalente Gebrauch von τρέφω könnte erklären, wie sein ursprünglicher Sinn 'gerinnen (lassen)', 'konsolidieren (lassen)' zu der im klassischen und modernen Griechisch geläufigen, aber auch im frühgriechischen Epos häufigen aktivischen und mediopassivischen Bedeutung 'ernähren', 'aufziehen', '(heran)wachsen (lassen)' übergehen konnte. Ein episches Beispiel von vielen, Ilias 5, 69-71: „(Der kleine Pedaios) war ein uneheliches Baby, aber Theano (seine Ziehmutter) nährte ihn regelmäßig (Imperfekt) und gut wie ihre eigenen Kinder": Sie achtete dabei natürlich, wie jede Amme, darauf, dass die Milch schön 'ansetzte', sie machte das Baby 'kompakt'. Da man das Wachstum sowohl unter dem Gesichtspunkt des Prozesses als auch des Ergebnisses sehen kann, ist eine grammatische Unterscheidung zwischen affiziertem und effiziertem Objekt nicht anwendbar: Die Frau nährte den Kleinen (affiziertes Objekt) und machte ihn zu einem Großen (effiziertes Objekt).[39]

Auch ohne Akkusativobjekt, also intransitiv (1) im Sinne von 'aufwachsen', werden τρέφομαι (Medium)[40] und τρέφω (Aktiv im Aorist 2)[41] nicht selten gebraucht, wobei dieses Aktiv gegenüber dem

38 Od. 13, 409f. (Schweine) ἔσθουσαι βάλανον μενοεικέα καὶ μέλαν ὕδωρ | πίνουσαι, τά θ' ὕεσσι τρέφει τεθαλυῖαν ἀλοιφήν.

39 Il. 5, 69-71 Πήδαιον δ' ἄρ' ἔπεφνε Μέγης Ἀντήνορος υἱόν, | ὅς ῥα νόθος μὲν ἔην, πύκα δ' ἔτρεφε δῖα Θεανὼ | ἶσα φίλοισι τέκεσσι. Wenn an dieser Homerstelle singulär bei τρέφω das Adverb πύκα steht, so vielleicht, weil es die Verbalbedeutung unterstreicht: Sie tat es 'intensiv', so dass das Kind 'gut beisammen war' (Prolepsis, Kühner/Gerth 2, 115; Schwyzer/Debrunner 2, 414f.; vgl. LfgrE s.v. πύκα).

40 Vgl. LfgrE s.v. τρέφω B3c-e, Bd. 3, Sp. 611, 35-58.

41 Vgl. LfgrE s.v. τρέφω B2b, Bd. 3, Sp. 611, 4-27 in den (wohl alten) Versschluss-Formeln τράφον ἠδ' ἐγένοντο und γενέσθαι τε τραφέμεν τε, z.B. Od. 4, 722f. (Penelope:) „Übermäßig hat Zeus mir Schmerzen gegeben, mehr als anderen Frauen, die gleichzeitig mit mir gezeugt wurden und zur Welt kamen" (Schadewaldt übersetzt: "die mit mir zusammen erzogen und geboren wurden").

Medium die semantische Besonderheit aufweist, dass es – wenngleich uneindeutig – darüber hinaus auch die Zeugung und das pränatale Wachstum der Leibesfrucht bedeuten könnte; die Bedeutungs-Besonderheit des intransitiven Aktivs korreliert mit altertümlicher Vers-Formelhaftigkeit.[42] Die Belege sind zwar nicht beweiskräftig für diese Bedeutung (traditionell übersetzt man 'aufwachsen'); aber es gibt andere Spuren der Bedeutung 'zeugen', 'im Uterus wachsen', und die Lexikographie führt weiter.

In Wortzusammensetzungen (Komposita) sind nicht selten archaische Sachkonzepte und obsolete Sprachzustände 'petrifiziert'. Dafür gibt es in allen Sprachen Beispiele. So überrascht es nicht, dass innerhalb und außerhalb des Epos einige adjektivische Wörter, die das Verb τρέφω enthalten, die primitive Vorstellung von der Zeugung und pränatalen Entwicklung als 'Gerinnungs'-Vorgang konservieren. Zu ihnen gehört das eingangs erwähnte, aus Ζεύς und τρέφω zusammengesetzte Adjektiv διοτρεφής, das älter ist als die erhaltenen frühgriechischen Epiktexte. Man kann das daraus ersehen, dass es in archaischen metrischen Formeln gebraucht wird: Die Könige (u.a.) heißen so. Gewöhnlich wird das Wort als 'von Zeus genährt' übersetzt. Aber das Adjektiv διογενής, das im frühen griechischen Epos je nach metrischem Erfordernis damit austauschbar ist, bedeutet zweifellos 'zeusgezeugt', 'von Zeus abstammend', und diese Bedeutung ist auch für διοτρεφής sinnvoller; denn dass Zeus, der 'Vater der Götter und Menschen', die Könige 'nährt', ist sonst überhaupt nicht bezeugt, wohl aber heißt es bei Hesiod, dass Zeus das Geschlecht der Könige 'gezeugt' hat.[43]

42 Dieser archaische, später abhanden gekommene intransitive Gebrauch von aktivischem τρέφω hat merkwürdigerweise eine Parallele in der neugriechischen Volkssprache, wo τρέφω 'reifen' (von Früchten) und 'zuwachsen', 'sich schließen' (von Wunden; vgl. das oben Anm. 35 zitierte homerische Gleichnis) bedeuten kann.

43 Hes. fr. 1,14-16 (Hesiodi fragmenta edd. Merkelbach/West, 3. Aufl.; vgl. Renehan, A new Hesiodic fragment): τ̣ά̣ω̣ν ἔσπετε Μ[οῦσαι | ὅ̣σσ[αι]ς δὴ π̣αρελ[έξατ' Ὀλύμπιος εὐρύοπα Ζεὺς | σπερμαίνων τὰ πρῶτα γένος κυδρῶν βασιλήων (Hinweis von Rudolf Führer); vgl. das D-Scholion zu Il. 1, 176 „weil sie (die Könige) aus seiner Abstammungslinie sind" (ἐπεὶ τῆς αὐτοῦ σειρᾶς εἰσιν), mit Zitat von Hes. Theog. 96 ἐκ δὲ Διὸς βασιλῆες. Vgl. auch

Auch außerhalb des frühgriechischen Epos finden sich Hinweise auf die alte Bedeutung. Unter anderem haben kultische Götterbeinamen den Gebrauch von τρέφω für die Zeugung und/oder intrauterine Entwicklung bewahrt. Speziell Anreden an Götter (Kultepiklesen) können, mehr noch als die erwähnten Komposita allgemein, Uraltertümliches konservieren, wie die beiden folgenden aus dem Dionysoskult stammenden Kultwörter, die auf den hocharchaischen Mythos von der Geburt des Dionysos zurückgehen und viel älter sind als die Texte, in denen sie zufällig erhalten sind: πυριτρεφής 'im Feuer entstanden' und μηροτρεφής 'im Schenkel entstanden'.[44] Einige nicht-kultische adjektivische Wortkomposita enthalten ebenfalls τρέφω im Sinne von 'sich im Mutterleib entwickeln', 'zur Welt kommen'.[45]

Darüber hinaus dokumentieren zwei Stellen bei Aischylos unmittelbar den Gebrauch des Verbs τρέφω zur Bezeichnung des Zeugungsvorgangs und/oder der vorgeburtlichen Entwicklung: Sieben gegen Theben 752-756 (Chor:) „(...) den vatermordenden Ödipus, der es wagte, (im Inzest) der Mutter heilige Furche zu besäen, wo er gezeugt/entstanden war, blutige Wurzel (des späteren Unheils)".[46] Aischylos, Eumeniden 665 (Apollon redet:) „(Athene,)

---

oben Anm. 2. Zur Langlebigkeit der Übersetzung 'von Zeus genährt' könnte eine christliche Lesegewohnheit beigetragen haben, denn der Gott des Neuen Testaments 'ernährt' im Gegensatz zu Zeus prinzipiell und nicht nur in besonderen Fällen die Menschen, Matth. 6,26; Luc. 12,24.

44 πυριτρεφής bei dem spätantiken Epiker Nonnos, Dion. 24, 13; 43, 176; μηροτρεφής in dem ebenfalls späten Orphischen Hymnus 52,3 (vgl. LSJ s.v. μηροτραφής): Zeus tötete bekanntlich in Gestalt eines Blitzes die von ihm geschwängerte Semele, barg seinen ungeborenen Sohn Dionysos in seinem Schenkel und trug ihn dort aus; s. z.B. DNP unter 'Semele'.

45 ἀρτιτρεφής 'neu geboren' (nicht, wie in LSJ, 'just nursed') Aesch., Th. 350 (vgl. Schol., auch zum Zeugma); νεότροφος 'neu geboren' Aesch. Ag. 724; νεοτρεφής 'neu geboren' (nicht, wie in LSJ, 'newly reared') Eurip., Heraklid. 92; Nonnos, Dion. 10, 119; νεόθρεπτος 'fresh-curdled' (Käse), 'newly grown' (Pflanzen/Tiere in der Landwirtschaft).

46 Aesch., Sept. 752-756 πατροκτόνον Οἰδιπόδαν, ὅς τε ματρὸς ἁγνὰν σπείρας ἄρουραν, ἵν' ἐτράφη, ῥίζαν αἱματόεσσαν ἔτλη.

nicht im Dunkel eines Mutterleibes entstanden (sondern im Haupt des Zeus).“[47]

4. Medizinhistorische Interpretation des lexikographischen Befundes. Nachwirkung und Systematisierung bei Aristoteles

Der lexikographische Befund hinsichtlich des Verbs τρέφω und der mit dem Verb zusammengesetzten Wörter kann nicht auf Zufall beruhen. Vielmehr liegt es nahe, einen konzeptuellen Zusammenhang im Sinne einer archaischen Volksüberlieferung, einer urtümlichen ‘physiologischen’ Lehre, zu vermuten. In dieser Lehre müsste auch das Blut einen wichtigen Platz haben, das, wie oben nachgewiesen, als Grundsubstanz der Abstammung – und damit der Embryonalentwicklung – angesehen wurde. Das alles gilt es nun gedanklich zusammenzufügen und einen Systemzusammenhang daraus zu konstruieren.

Ein mögliches Konstrukt, das sich dem Historiker anbietet, wäre, zu vermuten, dass in der Vorstellungswelt des Epos, seiner Dichter und seiner ursprünglichen Rezipienten die durch τρέφω ausgedrückten Prozesse der Zeugung, der vorgeburtlichen Entwicklung, des Wachstums und der Ernährung (nicht nur des Kleinkindes mit Milch, sondern auch der Erwachsenen mit anderen flüssigen und festen Lebensmitteln) als *Gerinnungsvorgänge* aufgefasst wurden. Dafür spricht außer der Lexikographie, dass die Gerinnung (τρέφω) gerade von Milch im Epos beobachtet und beschrieben wird, u.a. als Analogon zur Wundheilung, also zum Entstehen und Wachsen des Fleisches (s.o. bei Anm. 35), und dass bekanntlich die Milch, die ein gestillter gesunder Säugling beim Aufstoßen von sich gibt[48], durch seine Magensäure mehr oder weniger geronnen ist. Zeugung, Wachstum und Ernährung könnte man so durch ein einheitliches Prinzip erklärt haben.

47 Aesch., Eum. 665 οὐδ’ ἐν σκότοισι νηδύος τεθραμμένη. Zum Mythos s. z.B. DNP unter ‘Athena’ und ‘Metis’.

48 Reflux bei älterem Kleinkind beschrieben in Il. 9, 485-491.

Speziell in der Zeugungslehre muss im Epos außerdem, nach Ausweis der Wörter γονή und σπέρμα, der menschliche 'Same' eine Rolle gespielt haben (s.o. zu Anm. 19), ähnlich wie im Alten Testament (zu Job s.o.), wo allerdings das Blut nicht vorkommt.

Was die Verdauung und Ernährung betrifft, so kennen wir die Gedanken der Epiker und ihres Publikums nicht genau, weil keine thematische Veranlassung bestand, sich darüber zu verbreiten. Gewiss stellten sie sich solche Prozesse nicht sehr kompliziert vor.[49] Es liegt vielmehr nahe, zu vermuten, dass sie sich die Verdauung auf ähnliche Weise erklärten, wie es die späteren Mediziner, z. B. die Hippokratiker, in Theorie und täglicher Praxis taten: nämlich analog dem Kochen der Speisen auf dem Feuer. Das wird zwar im frühgriechischen Epos nirgends direkt gesagt, aber die dort (wie auch in modernen Sprachen) geläufige Metapher 'Schmerz (oder Groll o.ä.) verdauen' wird mehrmals mit dem Verb 'verkochen' (πέσσω) ausgedrückt. Dieser metaphorische Gebrauch ermöglicht es, auf den dinglichen Gebrauch zurückzuschließen.[50] Wieder weisen also, wie im Falle des Wortes τρέφω, lexikographische Beobachtungen die Richtung; gleiches gilt für die Möglichkeit, eine Antwort auf die Frage zu konstruieren, welche Lösung die Epiker und ihr Publikum für ein offensichtliches 'physiologisches' Problem hatten: dass ein Teil der Speisen nicht flüssig, sondern fest ist. Bevor die soliden Nahrungsmittel 'gerinnen' können, müssen sie ja verflüssigt werden.

---

49 Aber andererseits auch nicht so simpel 1 : 1, wie man auf Grund epischer Redeweise vermuten könnte, dass nämlich Wein und Mehl das „Mark der Männer" *sind*, Weizen (oder allgemein Nahrung) und Wein „Kampfesmut und Wehrhaftigkeit" *sind*, οἶνον (...) καὶ ἄλφιτα, μυελὸν ἀνδρῶν Od. 2, 290; 20, 108; σίτου καὶ οἴνοιο, τὸ γὰρ μένος ἐστὶ καὶ ἀλκή Il. 9, 706; 19, 161. Zur aggressionsfördernden Wirkung des Weins vor der Schlacht vgl. das Verb *thorésso* (θωρήσσω): es war ursprünglich ein militärischer Terminus für 'den Panzer (θώραξ) anlegen', dann bedeutete es allgemeiner 'sich zum Kampf rüsten', schließlich im späteren Griechisch, z. B. bei Hippokrates, noch allgemeiner 'Wein konsumieren', 'sich betrinken'.

50 LfgrE Bd. 3, Sp. 1188f. s.v. πέσσω (Il. 1,81; 2,237; 4,513; 8,513; 9,565; 24,617; 24,639). Von *pésso* sind die modernen, mit *pept-*, *peps-* beginnenden Termini abgeleitet.

Hier kommt nun das oben bereits erwähnte Antonym zu τρέφω ins Spiel, τήκω/τήκομαι 'schmelzen', '(sich) verflüssigen'. Zwar gebraucht das frühgriechische Epos dieses Verb nie von Verdauung oder Stoffwechsel (der hohe Stil meidet selbstverständlich solche Themen), wohl aber von Metallschmelze u.ä. und – bemerkenswerterweise – von körperlichen Reaktionen auf Krankheit und auf leidvolle Erfahrungen. In Odyssee 5, 394-398 heißt es z.B. in einem epischen Gleichnis über das Abmagern eines chronisch kranken Familienvaters: „Er liegt in Krankheit darnieder und leidet gewaltige Beschwerden, er schmilzt dahin lange Zeit."[51] Auch bei seelischer Erschütterung können Menschen 'schmelzen'. Als Penelope weinte, sprach Odysseus zu ihr, Odyssee 19, 263-264: „Zerstöre nicht deinen schönen Körper und und lass nicht deinen θυμός (d.i. eines der Seelenorgane) zerschmelzen vor Klage um deinen Ehemann."[52] Ihr Weinen war zuvor mit Hilfe eines Gleichnisses beschrieben worden, Odyssee 19, 204-209: „Ihre Tränen rannen, ihr Körper schmolz. Und wie der Schnee schmilzt auf hohen Bergen, den der warme Wind (...) zum Schmelzen bringt, und von der Schmelze sich die Flüsse füllen, so schmolzen ihre schönen Wangen beim Weinen."[53] Die Tränen sind das stoffliche Produkt des Abschmelzens.[54]

Weiteres lässt sich, solange man nur das frühgriechische Epos betrachtet, über den Vorgang des innerkörperlichen 'Schmelzens'

51 Od. 5, 394-398 ὡς δ᾽ ὅτ᾽ ἂν ἀσπάσιος βίοτος παίδεσσι φανήῃ | πατρός, ὃς ἐν νούσῳ κεῖται κρατέρ᾽ ἄλγεα πάσχων, | δηρὸν τηκόμενος, στυγερὸς δέ οἱ ἔχραε δαίμων, | ἀσπάσιον δ᾽ ἄρα τόν γε θεοὶ κακότητος ἔλυσαν, | ὣς Ὀδυσῆ᾽ ἀσπαστὸν ἐείσατο γαῖα καὶ ὕλη.

52 Od. 19, 263-264 μηκέτι νῦν χρόα καλὸν ἐναίρεο μηδέ τι θυμὸν | τῆκε πόσιν γοόωσα.

53 Od. 19, 204-209 ῥέε δάκρυα, τήκετο δὲ χρώς. | ὡς δὲ χιὼν κατατήκετ᾽ ἐν ἀκροπόλοισιν ὄρεσσιν, | ἥν τ᾽ εὖρος κατέτηξεν, ἐπὴν ζέφυρος καταχεύῃ, | τηκομένης δ᾽ ἄρα τῆς ποταμοὶ πλήθουσι ῥέοντες· | ὣς τῆς τήκετο καλὰ παρήϊα δάκρυ χεούσης, | κλαιούσης ἑὸν ἄνδρα, παρήμενον.

54 So auch Od. 8, 521-522: Beim Gesang des Rhapsoden „schmolz Odysseus dahin, und die Tränen benetzten seine Wangen." ταῦτ᾽ ἄρ᾽ ἀοιδὸς ἄειδε περικλυτός· αὐτὰρ Ὀδυσσεὺς | τήκετο, δάκρυ δ᾽ ἔδευεν ὑπὸ βλεφάροισι παρειάς. Zur 'Physiologie' Onians, The origins 200ff., auch 187ff.; Arnould, τήκειν 267-274.

nicht ersehen. Um Genaueres zu erfahren, muss man den Blick auf andere, spätere Texte richten.

Nach einer in den Hippokratischen Schriften des öfteren erwähnten Vorstellung ist das Ergebnis des 'Kochungs'-Prozesses eine Verflüssigung, ein Dünnerwerden der 'gekochten' Substanzen,[55] was u. a. mit dem Verb τήκω bezeichnet wird.[56] Man mag dabei an das Modell des Kochens in der Küche gedacht haben, wo mancherlei Gemüse, Obst und viele andere Lebensmittel sich durch die Einwirkung der Hitze in Brei oder sogar eine Art Saft verwandeln. Die 'Kochung' im Körper geschieht durch die Körperwärme und liegt vielen Prozessen in Gesundheit und Krankheit zu Grunde, so auch der Verarbeitung, Verdauung der Nahrung im 'Bauch' (κοιλίη).

Ähnlich wie in den hippokratischen Schriften glaubte man vielleicht bereits in der Welt des frühgriechischen Epos folgendes, so darf man mit aller Vorsicht vermuten: dass die Nahrung, soweit sie nicht von vorn herein (wie z.B. Milch) flüssig ist, erst durch 'Kochung' verflüssigt und sodann durch Koagulation in Körpersubstanz verwandelt wird; und dass reziprok die Körpersubstanz sich durch 'Abschmelzen' in Flüssiges verwandeln kann.

Da die Nahrung das Wachstum des gesamten Körpers bewirkt, entsteht aus ihr auch das Blut – diese Selbstverständlichkeit wird zwar nirgends ausgedrückt, aber in einem differenzierteren, spezielleren 'physiologischen' Zusammenhang wird gesagt, dass bei den Göttern die Qualität der Nahrung und des Getränkes die des Körpersaftes bestimme: Die Götter haben kein normales, sondern „unsterbliches Blut, nämlich ἰχώρ, (...) denn sie essen keinen Weizen und trinken keinen dunklen Wein, weshalb sie ohne Blut sind und

55 Langholf, Medical theories 120 mit Anm. 8.

56 Dazu Rix, LIV2 616f. Beispiele: Aer. §7 (Bd. 2, 32, 9 Littré); Aff. §59 (Bd. 6, 268, 2 Littré); Vict. II §40 (Bd. 6, 538, 10 Littré); §60 (Bd. 6, 574, 3 Littré); Morb. III §14 (Bd. 7, 136, 5 Littré). Auch der pathologische Prozess der Gangränbildung, bei der das Gewebe sich in faulige Jauche auflöst, wird u.a. mit τήκω beschrieben: Epid. II §2 (Bd. 2, 608, 14 Littré); Epid. II §2, 24 (Bd. 5, 98, 5 Littré); VC §15 (Bd. 3, 244, 3 Littré); Superf. §9 (Bd. 8, 482, 13 Littré).

unsterblich genannt werden“ (Ilias 5, 339-342).[57] Da das Blut eine wichtige Rolle bei Zeugung und Vererbung spielt und desgleichen der Same, kann man, historisch konstruierend, wiederum mit aller Vorsicht annehmen, dass der Same auf irgendeine Weise aus dem Blut entsteht. Präziseres lässt sich für das frühe griechische Epos nicht feststellen.

Erst Jahrhunderte nach der Entstehung des frühen griechischen Epos finden sich zu Zeugung, Ernährung und Wachstum Theorien, die inhaltlich ins Detail gehen. Die Auffassungen des Corpus Hippocraticum sind allerdings ganz verschieden und mit denen des frühgriechischen Epos nicht kompatibel. Nach der in diesen medizinischen Texten dargelegten Theorie entsteht der menschliche Same (γονή; seltener σπέρμα) nicht nur aus dem Blut, sondern aus *allem* Saft, der im Körper ist[58]; und die Verfestigung der Samenflüssigkeit bei der Zeugung geschieht nicht in einem Prozess der Gerinnung[59], sondern analog dem Festwerden des Teiges beim Backen oder des Tons beim Brennen unter der Wirkung der von außen eindringenden Hitze.[60]

---

57 Il. 5, 339-342 ῥέε δ᾽ ἄμβροτον αἷμα θεοῖο | ἰχώρ, οἷός πέρ τε ῥέει μακάρεσσι θεοῖσιν· | οὐ γὰρ σῖτον ἔδουσ᾽, οὐ πίνουσ᾽ αἴθοπα οἶνον, | τοὔνεκ᾽ ἀναίμονές εἰσι καὶ ἀθάνατοι καλέονται. Die Götter ernähren sich vielmehr von Ambrosia und Nektar, s. LfgrE s.v. ἀμβρόσιος II 1, Bd. 1, 617,11-43; νέκταρ Bd. 3, 312,52 - 314,11.

58 De genitura §1 (Bd. 7, 470 Littré); De aëribus §14 (Bd. 2, 60,1 Littré); seit Charles Darwin wird diese Doktrin Pangenesis-Lehre genannt.

59 Mit der Ausnahme einer einzigen, oben bei Anm. 18 bereits zitierten Stelle im CH, De sterilibus § 1 (= § 213, Bd. 8, 412,11-15 Littré), wo τρέφω ausnahmsweise im Sinne von ‘Gerinnen’ gebraucht ist (Demont, Polysémie 113 mit Anm. 15; anders jedoch Grensemann, Hippokratische Gynäkologie 144, der ‘*Ernährung* des Samens’ übersetzt), wo allerdings das Blut im Uterus die Embryogenese verhindert.

60 De natura pueri 12 (7,1ff. Littré); Lonie, The Hippocratic treatises 156f.; 346. So auch Herodot 5, 92η: Nekrophiler Vaginalverkehr eines Mannes mit seiner verstorbenen Frau wird dort verglichen mit dem Einführen von Brotteig in den kalten Backofen, ἐπὶ ψυχρὸν τὸν ἰπνόν. Der Vergleich erweist die embryologische Hitze-Lehre als volkstümliche Überlieferung.

Es ist vielmehr Aristoteles, der in seiner Embryologie an die im frühgriechischen Epos vorausgesetzten volkstümlichen Vorstellungen anknüpft. In den Grundzügen zu diesem Komplex geht er allerdings nicht über das hinaus, was wir bei der Betrachtung des alten Epos bereits festgestellt haben. Ein ähnlicher Konservativismus findet sich bei ihm – neben vielen Innovationen – auch sonst: Auch auf anderen Gebieten ist Aristoteles von volkstümlichen Vorstellungs-Zusammenhängen ausgegangen, z.B. in seiner zoologischen Systematik. (Er stand damit nicht allein: Dasselbe Rezeptions-Phänomen beobachtet man z.B. bei den Theorien der antiken Ärzte zu Anatomie, Physiologie und Pathologie.)

Aristoteles weist dem Blut eine fundamentale Bedeutung zu und lässt es aus der Nahrung entstehen; aus dem Blut entstehe der Same, De generatione animalium 726b 1-11: „Dass bei den Tieren, die Blut haben, das Blut die Endstufe der Nahrung (τροφή) ist – und bei denen, die kein Blut haben, das [dem Blut] Entsprechende –, wurde oben[61] bereits gesagt. Und da der Same (γονή) ein Abscheidungsprodukt (περίττωμα) der Nahrung – und zwar aus deren Endstufe – ist, muss er [der Same] Blut oder das [dem Blut] Entsprechende oder ein Produkt dieser beiden Substanzen sein (...). Offenbar ist der Same (σπέρμα) ein Abscheidungsprodukt (περίττωμα) der blutförmigen, in die Körperteile verteilten Nahrungs-Endstufe."[62] Den Vorgang der Zeugung beschreibt Aristoteles so, De generatione animalium 729a 9-14: „Der männliche Partner steuert die Form und das Bewegungsprinzip bei, die weibliche Partnerin den Körper und die Materie; wie beim Gerinnenlassen der Milch der Körper die Milch ist und der Feigensaft oder das Lab das koagulierende Prinzip

61 Peck verweist auf Arist., Part. animal. 650a34, 651a15, 678a8 ff.; „it has been implied throughout the discussion in the preceding chapter [ch. 18]".

62 Arist., Gen. animal. 726b 1-11 Ὅτι μὲν οὖν ἐστιν ἐσχάτη τροφὴ τὸ αἷμα τοῖς ἐναίμοις, τοῖς δ᾽ ἀναίμοις τὸ ἀνάλογον, εἴρηται πρότερον· ἐπεὶ δὲ καὶ ἡ γονὴ περίττωμά ἐστι τροφῆς καὶ τῆς ἐσχάτης, ἤτοι αἷμα ἂν εἴη ἢ τὸ ἀνάλογον ἢ ἐκ τούτων τι. ἐπεὶ δ᾽ ἐκ τοῦ αἵματος πεττομένου καὶ μεριζομένου πως γίγνεται τῶν μορίων ἕκαστον, τὸ δὲ σπέρμα πεφθὲν μὲν ἀλλοιότερον ἀποκρίνεται τοῦ αἵματος, ἄπεπτον δ᾽ ὄν, καὶ ὅταν τις προσβιάζηται πλεονάκις χρώμενος τῷ ἀφροδισιάζειν ἐνίοις αἱματῶδες ἤδη προελήλυθεν, φανερὸν ὅτι τῆς αἱματικῆς ἂν εἴη περίττωμα τροφῆς τὸ σπέρμα τῆς εἰς τὰ μέρη διαδιδομένης τελευταίας.

enthält, so wirkt das, was vom männlichen Partner kommt [= der männliche Same], wenn es sich im weiblichen verteilt.“[63] De generatione animalium 739b 20-26: „Wenn im Uterus die Ausscheidung des weiblichen Partners [= das Menstrualblut] durch den Samen des männlichen Partners koaguliert, der Ähnliches bewirkt wie das Lab im Falle der Milch – denn auch das Lab ist Lebenswärme enthaltende Milch und lässt das Gleiche koagulieren und zusammenlaufen – , dann geschieht mit dem [sc. männlichen] Samen dasselbe hinsichtlich der Natur des Menstrualblutes, denn Milch und Menstrualblut sind von gleicher Natur: Das Körperhafte [= das Feste] koaguliert, das Flüssige sondert sich ab.“[64] Die Analogie zwischen Blut und Milch führt Aristoteles noch genauer aus, De generatione animalium 777a 3-8: „Dass die Milch dieselbe Natur hat wie die Ausscheidung, aus der alles entsteht [= das Menstrualblut], ist offensichtlich und wurde schon oben erwähnt. Denn die ernährende Materie und die, aus der die Natur die werdende Leibesfrucht koagulieren lässt, sind ein und dieselbe: Bei den Blut führenden Lebewesen ist es die Blutflüssigkeit; denn die Milch ist verkochtes Blut, nicht verdorbenes.“[65]

Dass Aristoteles für ‘gerinnen’ nicht das alte Wort τρέφω gebraucht, ist nach dem oben Gesagten plausibel. Die Sprache hatte

---

63 Arist., Gen. animal. 729a 9-14 Τὸ μὲν ἄρρεν παρέχεται τό τε εἶδος καὶ τὴν ἀρχὴν τῆς κινήσεως, τὸ δὲ θῆλυ τὸ σῶμα καὶ τὴν ὕλην, οἷον ἐν τῇ τοῦ γάλακτος **πήξει** τὸ μὲν σῶμα τὸ γάλα ἐστίν, ὁ δὲ ὀπὸς (Feigensaft) ἢ ἡ πυετία (Lab) τὸ τὴν ἀρχὴν ἔχον τὴν **συνιστᾶσαν**, οὕτω τὸ ἀπὸ τοῦ ἄρρενος ἐν τῷ θήλει μεριζόμενον.

64 Arist., Gen. animal. 739b 20-26 Ὅταν δὲ **συστῇ** ἡ ἐν ταῖς ὑστέραις ἀπόκρισις τοῦ θήλεος ὑπὸ τῆς τοῦ ἄρρενος γονῆς, παραπλήσιον ποιούσης ὥσπερ ἐπὶ τοῦ γάλακτος τῆς πυετίας - καὶ γὰρ ἡ πυετία γάλα ἐστὶ θερμότητα ζωτικὴν ἔχον ἣ τὸ ὅμοιον **εἰς ἓν ἄγει** καὶ **συνίστησι**, καὶ ἡ γονὴ πρὸς τὴν τῶν καταμηνίων φύσιν ταὐτὸ πέπονθεν· ἡ γὰρ αὐτὴ φύσις ἐστὶ γάλακτος καὶ καταμηνίων - **συνιόντος** δὴ τοῦ σωματώδους ἐκκρίνεται τὸ ὑγρόν.

65 Arist., Gen. animal. 777a 3-8 Ὅτι μὲν οὖν ἐστι τὸ γάλα τὴν αὐτὴν ἔχον φύσιν τῇ ἀποκρίσει ἐξ ἧς γίγνεται ἕκαστον, δῆλον, εἴρηται δὲ καὶ πρότερον. ἡ γὰρ αὐτὴ ὕλη ἥ τε **τρέφουσα** καὶ ἐξ ἧς **συνιστᾷ** τὴν γένεσιν ἡ φύσις. ἔστι δὲ τοῦτο ἡ αἱματικὴ ὑγρότης τοῖς ἐναίμοις· τὸ γὰρ γάλα πεπεμμένον αἷμά ἐστιν ἀλλ’ οὐ διεφθαρμένον.

sich verändert: τρέφω hatte im nachepischen Griechisch seine alte Bedeutung 'gerinnen' weitgehend verloren zu Gunsten der ebenfalls schon im frühgriechischen Epos vorkommenden, noch im Neugriechischen geläufigen Sekundärbedeutung 'ernähren' oder 'ernährt werden'. Für 'gerinnen' gebrauchte man jetzt andere Wörter.[66] τρέφω im Sinne von 'gerinnen', 'zeugen' überlebte in nachepischer Zeit nur in den oben zitierten literarischen Reminiszenzen und als sprachliches 'Fossil' in den von τρέφω abgeleiteten Wörtern. Dass man trotz der jeweils grundlegenden Funktion des Blutes die Ähnlichkeit der Zeugungslehren des frühgriechischen Epos und des Aristoteles bisher nicht beachtet hat, ist darin begründet, dass τρέφω einerseits bei Aristoteles außer 'ernähren' nie 'koagulieren' oder 'zeugen' bedeutet, und dass es andererseits im frühgriechischen Epos außer 'ernähren' zwar 'koagulieren' bedeutet, aber (abgesehen von den Resten in den zusammengesetzten Wörtern) nie eindeutig 'zeugen'.

5. Umwelt und Konstitutionstyp, Umwelt und Blut

Zusammenhänge zwischen der Ernährung des Menschen und der Funktion seines Körpers sind im Altertum wie zu allen Zeiten gern konstruiert worden. Manche Beobachtungen sind banal: Ohne kräftiges Frühstück, so lässt der Dichter seinen Odysseus sagen (Ilias 19, 154-172), können die Krieger nicht erfolgreich kämpfen (s.o. Anm. 49). Wer vor der Schlacht nüchtern geblieben ist, dem versagen, ohne dass er es selbst gleich bemerkt, Glieder und Knie, wer aber genug Wein und Speise zu sich genommen hat, der kann sich den ganzen Tag über erfolgreich schlagen. Ebenso ist der Körperbau abhängig von Essen und Trinken: Beispiel ist das eben erwähnte spezielle, unsterbliche Götterblut (ἰχώρ).

66 Bei Aristoteles sind es u.a. συνίστημι/αμαι, πήγνυμι/μαι (dazu auch nominale Ableitungen), εἰς ἓν ἄγω, σύνειμι (< εἶμι, 'zusammenlaufen'); weitere Synonyme, auch Antonyme, sind aufgeführt bei Bonitz, Index, Sp. 591, am Anfang des Artikels πηγνύναι.

Auch die Umwelt hat, so dachte man sich, Einfluss. Nach einer für uns erstmals im 5. Jh. v.u.Z. explizit bezeugten, aber wahrscheinlich älteren Lehre bestimmt sie den körperlichen, charakterlichen und seelischen Zustand der Bewohner eines Landes. In der hippokratischen Schrift Über Luft, Wasser und Ortslage ist daraus eine systematische und generalisierende 'Rassen'-Lehre konstruiert, die neben körperlichen Konstitutionstypen und seelischen Wesensarten sogar die Haarfarbe (mit der Opposition blond/dunkel) umfasst (Kap. 24). Träger der Vererbung ist, wie auch sonst in der hippokratischen Schriftensammlung, der Same, nicht das Blut. Nach dieser Konstitutionenlehre fördert fruchtbares, üppiges Land Stumpfsinn und Verweichlichung, karges bringt intelligente, starke, kriegerische Menschen und Helden hervor.[67] Das Schema dürfte be-

67 Aër. § 24 (Bd. 2, 86,10 - 92,10 Littré) „Die, die bergiges, raues, hoch gelegenes und wasserreiches Land bewohnen, (...) bei denen sind plausiblerweise die Körper groß und zu Ausdauer und Tapferkeit gut geeignet. (...) Du wirst finden, dass in der Regel die Körpertypen und Charaktere der Menschen der Natur des Landes entsprechen. Wo die Erde fett und leicht zu bearbeiten ist (...), da sind auch die Menschen fleischig und mit wenig voneinander abgesetzten Gliedmaßen, schlaff und wenig ausdauernd, in ihrer Gemütsart sind sie meistens feige; man beobachtet bei ihnen Leichtlebigkeit und Schläfrigkeit; gegenüber den Künsten sind sie behäbig, nicht fein- und scharfsinnig. Wo das Land jedoch kahl (ohne Bewaldung) und (...) rau ist, dort sind sie, wie du beobachten wirst, hart und mager und mit klar voneinander abgesetzten Gliedmaßen, straff und behaart, (...) ausgeprägt arbeitsam und wach; in Sitten und Charakter sind sie selbstbewusst und eigensinnig, gegenüber den Künsten sind sie scharfsinniger und intelligenter und für den Krieg besser.“ Ὁκόσοι μὲν χώρην ὀρεινήν τε οἰκέουσι καὶ τρηχεῖαν καὶ ὑψηλὴν καὶ εὔυδρον, (...) ἐνταῦθα εἰκὸς <τὰ> εἴδεα (...) πρὸς τὸ ταλαίπωρον καὶ τὸ ἀνδρεῖον εὖ πεφυκότα. (...) εὑρήσεις γὰρ ἐπὶ τὸ πλῆθος τῆς χώρης τῇ φύσει ἀκολουθέοντα καὶ τὰ εἴδεα τῶν ἀνθρώπων καὶ τοὺς τρόπους. Ὅκου μὲν γὰρ ἡ γῆ πίειρα καὶ μαλθακὴ (...), ἐνταῦθα καὶ οἱ ἄνθρωποι σαρκώδεις εἰσὶ καὶ ἄναρθροι καὶ ὑγροὶ καὶ ἀταλαίπωροι καὶ τὴν ψυχὴν κακοὶ ὡς ἐπὶ τὸ πουλύ· τό τε ῥᾴθυμον καὶ τὸ ὑπνηρόν ἔνεστιν ἐν αὐτοῖσιν ἰδεῖν· ἔς τε τὰς τέχνας παχεῖς καὶ οὐ λεπτοὶ οὐδ᾽ ὀξεῖς. Ὅκου δ᾽ ἐστὶν ἡ χώρη ψιλή τε καὶ (...) τρηχεῖα, (...), ἐνταῦθα δὲ σκληρούς τε καὶ ἰσχνοὺς καὶ διηρθρωμένους καὶ ἐντόνους καὶ δασέας, τό τε ἐργαστικὸν ὀξὺ ἐνεὸν (...) καὶ τὸ ἄγρυπνον, τά τε ἤθεα καὶ τὰς ὀργὰς αὐθάδεας καὶ ἰδιογνώμονας (...), ἔς τε τὰς τέχνας ὀξυτέρους τε καὶ συνετωτέρους καὶ τὰ πολέμια ἀμείνους εὑρήσεις. Haar-, Haut- und Augenfarbe: Aër. § 24 (Bd. 2, 86,15 - 88,3. 90,6 Littré) „Die, die tief gelegenes, wiesenreiches, stickiges

reits in der frühgriechischen Epoche geläufig gewesen sein, denn es passt teilweise[68] zu der Beschreibung der ithakesischen Helden Penelope, Telemachos und Odysseus, die alle drei als besonders intelligent geschildert werden (Odysseus darüber hinaus als kriegerisch und besonders stark), und zu der ihrer Heimat, Ilias 3, 200-202: „Odysseus, der Sohn des Laertes, der kluge, der auf dem steinigen Ithaka aufwuchs (τρέφω), der über viele Tricks und über scharfen Verstand verfügte“.[69] Telemachos beschreibt (Odyssee 4, 594-608) seine Heimat explizit als karg und als deshalb geeignet zur Ziegen-, nicht aber zur Pferdezucht; konsequenterweise lehnt er Menelaos' Gastgeschenk, drei Pferde mit Wagen, höflich und diplomatisch ab – eine Ablehnung, auf die Menelaos mit der Bemerkung reagiert (4, 611): „Du bist von gutem Blut (...), so wie du redest.“[70] 'Steinig',

---

Land bewohnen, wo es mehr warme als kalte Winde gibt und man warmes Wasser trinkt, die sind kaum groß noch von regelmäßigem Körperbau, sie gehen in die Breite, sind fleischig und dunkelhaarig, überhaupt eher dunkel als hell (μελανότριχες, καὶ αὐτοὶ μέλανες μᾶλλον ἢ λευκότεροι).“ Andere Landschaften bringen „eher blonde als dunkle Menschentypen hervor“ (90,6 ξανθότερα ἢ μελάντερα).

68 Die homerischen Beschreibungen Ithakas und der Hauptpersonen Odysseus, Penelope und Telemachos passen zu dem Schema nur teilweise, was auch den dichterischen Absichten geschuldet ist. Die Übereinstimmungen sind dennoch bemerkenswert.

69 Il. 3, 200-202 Λαερτιάδης πολύμητις Ὀδυσσεύς, | ὃς τράφη ἐν δήμῳ Ἰθάκης κραναῆς περ ἐούσης | εἰδὼς παντοίους τε δόλους καὶ μήδεα πυκνά. Ithaka ist „steinig“ auch in Od. 10, 417. 463 (τρηχεῖα); Od. 1, 247; 15, 510; 16, 124; 21, 346 (κραναή).

70 Od. 4, 605-608 ἐν δ' Ἰθάκῃ οὔτ' ἂρ δρόμοι εὐρέες οὔτε τι λειμών· | αἰγίβοτος, καὶ μᾶλλον ἐπήρατος ἱπποβότοιο. | οὐ γάρ τις νήσων ἱππήλατος οὐδ' εὐλείμων, | αἵ θ' ἁλὶ κεκλίαται· Ἰθάκη δέ τε καὶ περὶ πασέων. 611 αἵματός εἰς ἀγαθοῖο, φίλον τέκος, οἷ' ἀγορεύεις (s.o. Anm. 9). Vgl. die andere Akzente setzende Beschreibung, die Athene in Od. 13, 241-249 gibt: „Sie (die Insel) ist rau und für Pferde nicht befahrbar, aber auch nicht übermäßig arm und hat nicht viel Fläche. Es wächst reichlich Weizen auf ihr, es wächst Wein, immer wieder gibt es Regen und fruchtbaren Tau. Sie ist gut zur Ziegen- und Rinderzucht, es gibt Gehölz verschiedener Art und Tränken, die nicht versiegen.“ ἢ τοι μὲν τρηχεῖα καὶ οὐχ ἱππήλατός ἐστιν | οὐδὲ λίην λυπρή, ἀτὰρ οὐδ' εὐρεῖα τέτυκται. | ἐν μὲν γάρ οἱ σῖτος ἀθέσφατος, ἐν δέ τε οἶνος | γίνεται· αἰεὶ δ' ὄμβρος ἔχει τεθαλυῖά τ' ἐέρση. | αἰγίβοτος δ' ἀγαθὴ καὶ βούβοτος· ἔστι μὲν ὕλη | παντοίη, ἐν δ' ἀρδμοὶ ἐπηετανοὶ παρέασι.

'rau' oder 'zerklüftet' (τρηχεῖα) heißt die Insel auch in Odyssee 9, 27, mit dem Zusatz: „sie bringt aber gute Männer hervor".[71]

6. Besitz und Blut

Zum assoziativen gedanklichen Umfeld des Begriffs 'Abstammung' gehören im frühgriechischen Epos neben den Familienverhältnissen in Deszendenz und Aszendenz nicht nur persönliche Körper- und Charaktereigenschaften, sondern regelmäßig auch die Einbindung in nicht-verwandtschaftliche soziale Beziehungen zu anderen Menschen und zu Göttern sowie insbesondere materieller Besitz. Schlüsselwörter für den letzteren sind *áphenos* (ἄφενος), *eudaímon* (εὐδαίμων), *mákar* (μάκαρ), *ólbos* (ὄλβος), *ploútos* (πλοῦτος) und die davon abgeleiteten Wörter.[72] Oft wird der Wohlstand als Gabe von Göttern aufgefasst. In Odyssee 4, 204-211 zum Beispiel attestiert Menelaos dem jungen Reisebegleiter des Telemachos, Peisistratos: „Du hast gesprochen, wie ein intelligenter Mann redet und handelt (...). *Denn von einem solchen Vater bist du,* und deswegen redest du klug. Man erkennt es leicht, wenn jemand der Sohn eines Mannes ist, dem Zeus Glück und Wohlstand verliehen hat (...), wie er ihn immer dem Nestor gab und gibt, so dass er gepflegt seinen Lebensabend genießen kann und seine Söhne intelligent und ausgezeichnete Speerkämpfer sind."[73] Mit ähnlichen Worten, aber ohne Erwähnung der Götter, lobt Odysseus einen der Heiratsprätendenten auf Ithaka (Odyssee 18, 125-128): „Amphinomos, du scheinst mir sehr klug zu sein. *Denn von einem solchen Vater bist du:* Nur Gutes habe ich über Nisos aus Dulichion gehört, er soll tüchtig und reich sein. Von

---

71 Od. 9, 27 τρηχεῖ', ἀλλ' ἀγαθὴ κουροτρόφος.

72 LfgrE Bd. 1, 1702f., 1711-1713; Bd. 2, 769; Bd. 3, 9-12; 3, 637-640; 3, 1294-1297; dort jeweils auch zu Wortfeld und Literatur.

73 Od. 4, 204-211 ὦ φίλ', ἐπεὶ τόσα εἶπες, ὅσ' ἂν πεπνυμένος ἀνὴρ | εἴποι καὶ ῥέξειε (...). | τοίου γὰρ καὶ πατρός, ὃ καὶ πεπνυμένα βάζεις. | ῥεῖα δ' ἀρίγνωτος γόνος ἀνέρος, ᾧ τε Κρονίων | ὄλβον ἐπικλώσῃ (...), | ὡς νῦν Νέστορι δῶκε διαμπερὲς ἤματα πάντα | αὐτὸν μὲν λιπαρῶς γηρασκέμεν ἐν μεγάροισιν, | υἱέας αὖ πινυτούς τε καὶ ἔγχεσιν εἶναι ἀρίστους.

ihm, sagt man, stammst du ab, und du wirkst wie ein verständiger Mann.“[74]

Dasselbe gedankliche Schema, das Besitz und Abstammung miteinander verbindet, taucht ähnlich in den legendenhaften Homerbiographien auf, die aus einer Zeit stammen, als – nicht sehr lange nach Homers Lebenszeit – sich das konkrete biographische Wissen über den Sänger-Dichter bereits verflüchtigt und unterhaltsamen, widersprüchlichen Erzählungen Raum gegeben hatte. Die sprachliche Form der überlieferten Prosatexte erweist sich als relativ spät, frühestens hellenistisch: Unbekannte ‘Redaktoren’ haben sie im Laufe der Zeit stilistisch modernisiert. Die Inhalte sind aber viel älter, wie alt, lässt sich anhand der in die Prosa eingebetteten sog. Homerischen Epigramme abschätzen, die inhaltlich meist eng mit der Prosa verwoben sind. Diese Hexameterverse waren durch ihr Metrum vor Veränderungen geschützt. Eine Analyse ihrer sprachlichen und metrischen Form hat in jüngerer Zeit ergeben, dass sie dem späten 7. oder dem 6. Jh. v.u.Z. angehören. Deshalb darf man plausibel vermuten, dass auch die Inhalte der Prosatexte – trotz ihrer rezenteren sprachlichen Ausformung – dieser Zeit entstammen.[75]

Eines der letzten Ereignisse im Leben Homers war der Legende nach sein Zusammentreffen mit Fischerjungen auf Ios, die erfolglos gefischt hatten. Die ausführlichste Version ist die von Pseudo-Herodot.[76] Sie stellten das bekannte Rätsel: „Was wir gefangen haben, haben wir dort gelassen, aber was wir nicht gefangen haben, das bringen wir mit.“ Niemand wusste, was sie meinten, auch Homer nicht, bis die Jungen die Lösung verrieten: ihre eigenen Läuse. Daraufhin produzierte Homer die letzten Hexameter seiner Laufbahn, verstarb kurz darauf und wurde an Ort und Stelle begraben.

74 Od. 18, 125-128 Ἀμφίνομ’, ἦ μάλα μοι δοκέεις πεπνυμένος εἶναι· | τοίου γὰρ καὶ πατρός, ἐπεὶ κλέος ἐσθλὸν ἄκουον | Νῖσον Δουλιχιῆα ἐΰν τ’ ἔμεν ἀφνειόν τε· | τοῦ σ’ ἔκ φασι γενέσθαι, ἐπητῇ δ’ ἀνδρὶ ἔοικας.

75 Markwald, Epigramme 276-280; zur Datierung der Epigramme plausibel ebd. 281-286.

76 Vitae Homeri et Hesiodi p. 19,13-20,11 Wilamowitz.

Als Todesursache nennen einige Vita-Versionen Gram über das Versagen beim Rätseln[77]; Krankheit und explizit *nicht* Gram[78]; die Erfüllung einer Weissagung, die ihm empfahl, er solle Fischerjungen-Rätsel meiden.[79]

Der Zusammenhang des Rätsels mit dem Prosatext der Erzählung ist so rätselhaft wie das Rätsel selber: „Als Homer das (des Rätsels Lösung) gehört hatte, sprach er diese Verse:

> Denn von solcher Väter Geblüt seid ihr ja gezeuget:
> Karg war ihr Los, sie hatten nicht reichliche Schafe zum Weiden."

Nach traditioneller Deutung[80] des in allen Überarbeitungen ähnlich dunklen Textes spricht Homer mit „ihr" die Fischerjungen an. Diese Anrede zielte seltsamerweise und ohne klares Motiv auf die Herkunft der Jungen ab. Anstoß bereitet insbesondere der Anfang, „solcher (τοίων) Väter": welcher Väter? Es könnte gemeint sein: 'Eure Väter sind verlaust wie ihr' – das wäre banal; oder: 'Eure Väter sind erfolglos und arm wie ihr, die ihr heute nichts gefangen habt' – auch das wäre banal, und von Armut der Jungen war zuvor nicht die Rede: Parasitenbefall oder Armut können, müssen aber mit dem Fischerberuf nicht notwendig korrelieren. Es könnte auch gemeint sein: 'Eure Väter sind wie die Läuse, von denen ihr redet' – aber was wäre dann das *tertium comparationis* zwischen Vätern und Läusen?[81]

---

77 23, 28-24,1; 28, 25-27; 30, 12-13; 32, 6-8; Gram plus Unfall 27,3-6 Wilamowitz.

78 Ps.-Hdt. 20, 10-11 Wilamowitz.

79 36, 19-24; 52, 8-9 = Paus. 10, 24,2ff.; Steph. Byz. 334, 4-11; Text des Orakels auch in Anthol. Graeca 14, 65.

80 Literatur s. Anm. 75.

81 Zwar kommt der beschimpfende Vergleich von Mensch und Insekt schon bei Homer vor ('Hundsfliege' κυνάμυια φ 394. 421; s. LfgrE s.v.), aber während er dort durch die Situation völlig klar ist, fehlt hier jedes Motiv für ihn. – Merkwürdig wäre auch die Konjunktion γάρ und nur mit Not elliptisch zu verstehen, Denniston, Particles 61ff.

Es könnten zwei Hexameterverse fehlen. Folgendermaßen ungefähr könnte *beispielsweise* der Text einmal ausgesehen haben, wenn Homer nicht die Fischerjungen, sondern deren Läuse anredet:

<Ὑμῖν, ὦ φθεῖρες, μάκαρες θεοὶ ὄλβια δοῖεν,
ἔσθειν καὶ πίνειν καὶ φαίδιμα τέκνα τεκέσθαι·>
τοίων γὰρ πατέρων ἐξ αἵματος ἐκγεγάασθε,
οὔτε βαθυκλήρων οὔτ᾽ ἄσπετα μῆλα νεμόντων.[82]

<Mögen die Götter, ihr Läuse, euch Glück und Wohlstand verleihen,
dass ihr esset und trinkt und prangende Kinder erzeuget.>
Denn[83] von solcher Väter Geblüt seid ihr ja gezeuget:
Karg war ihr Los, sie hatten nicht reichliche Schafe zum Weiden.

„Solcher (Väter)" bezöge sich dann auf die Genealogie der aktuellen Läusepopulation, genauer: die Qualität der Läuse-Vorfahren (z.B. <φαίδιμα>). Sie waren von gutem Läuseblut, edel, arm, hungrig und voller Energie, und ihre aktuellen Nachfahren sollen mit der Götter Hilfe die Fischerjungen auffressen und aussaugen und dabei edle, leistungsfähige Nachkommen erzeugen.

Akzeptiert man eine solche oder ähnliche gedankliche Ergänzung des verstümmelten Epigramms, dann wünschte Homer den Jungen in Form eines Segenswunsches[84] alles Üble, denn er war ihrem Witz nicht gewachsen gewesen und ärgerte sich darüber. Die Verse gehörten dann in die auch sonst gut bezeugte literarische

---

82 Lacunam suspexi, ὑμῖν (...) τεκέσθαι exempli gratia supplevi; possis etiam ὑμῖν, ῥινοτόροι, 'cutis perforatores', Martis cognomen; μάκαρες ... δοῖεν Rudolf Führer pro meo θεοὶ ὄλβια ποιήσειαν.

83 „Γάρ gives the motive for saying that which has just been said", Denniston, Particles 60f.

84 In Wünschen/Gebeten: θεοὶ ὄλβια δοῖεν | Od. 7, 148; θεοὶ ... ὄλβια δοῖεν | 8, 413; 24, 402; θεοὶ ἄλγεα δοῖεν | Il. 19, 264; θεοὶ δοῖεν Il. 1, 18; θεοὶ Οὐρανίωνες | ὄλβια ποιήσειαν Od. 13, 41f.; τέκνα τεκέσθαι Od. 22, 324 (possis etiam τέκνα λιπέσθαι, vgl. λιπέσθαι | Il. 5, 154; 14, 485; Od. 3, 196; 17, 187; Hes., fr. 43a, 54). Außerhalb von Wünschen/Gebeten: | ἔσθειν καὶ πίνειν Od. 5, 197; φαίδιμα τέκνα Hes., Theog. 453; Hes., frg. 33a, 8 (possis etiam καὶ ἀμύμονα, καὶ κύδιμα, ἠδ' ἀγλαά).

Tradition der Parodierung[85] oder allgemein der scherzhaften Umgestaltung und Umdeutung[86] des Homertextes. Die Formulierung, dass Läuse sich als Menschenfresser betätigen, wäre übrigens wörtlich und nicht metaphorisch gemeint: Der Mythograph und Kosmologe Pherekydes von Syros starb, so glaubte man, „von Läusen aufgefressen", und auch über andere wurde das berichtet.[87]

85 Siehe z.B. DNP unter 'Parodie'.

86 Zum Beispiel im Certamen Homeri et Hesiodi, p. 37,23-39,10 Wilamowitz.

87 Heraclidis Lembi excerpta, ed. Dilts, no. 32 (= Aristoteles, Fragmenta, ed. Rose, S. 378) Φερεκύδης ὁ Σύριος ὑπὸ φθειρῶν καταβρωθεὶς ἐν Σάμῳ ἐτελεύτησεν, ὅτε καὶ ἐλθόντι Πυθαγόρᾳ τὸν δάκτυλον διὰ τῆς ὀπῆς ἔδειξε περιεψιλωμένον. Damals sei das Sprichwort χροῒ δῆλα entstanden, Diels / Kranz 7 A 1 (Bd. 1, 43f.). Weitere Fälle bei Plut., Sulla 36. Allgemein zum Motiv blutsaugender Insekten Ilias 17, 570-572 (der beißenden Stechfliege schmeckt das Menschenblut delikat). Zu „von solcher Väter Geblüt" vgl. die soeben zitierten Stellen Odyssee 4, 204-211; 18, 125-128. Das Ende des letzten Hexameters wäre doppelsinnig: in originaler Epik würde es bedeuten 'zahllose Schafe weiden lassen', in dem parodierenden Epigramm 'riesige Schafe beweiden', 'auf riesigen Schafen weiden': riesig in Relation zu den kleinen Läusen (νέμειν in originaler Epik mit dem Akkusativ der Weidetiere, im Epigramm mit dem Akkusativ des 'Weidelandes', vgl. Xenoph., Cyrop. 3, 2,20). Der Ausdruck ἄσπετα μῆλα auch Apoll. Rhod. 2, 143. 839; Nonn., Dion. 47, 737.

Bibliographie

Aristoteles, Fragmenta, ed. Valentinus Rose, Leipzig 1886

D. Arnould, τήκειν dans la peinture des larmes et du deuil chez Homère et les tragiques, Revue de Philologie 60, 1986, 267-274

Hermann Bonitz, Index Aristotelicus, Berlin 1870

Walter Burkert, "Blutsverwandtschaft": Mythos, Natur und Jurisprudenz, in: Chr. von Braun, Chr. Wulf (Hrsg.), Mythen des Blutes, Frankfurt 2007, 245-256

Paul Demont, Remarques sur le sens de τρέφω, Revue des études grecques 91, 1978, 358-384

Paul Demont, La polysémie d'un verbe grec: trephô "cailler, coaguler, nourrir, élever", Etudes de littérature ancienne 2, 1982, 111-122

John D. Denniston, The Greek particles, Oxford (2. Aufl.) 1954

Diels/Kranz = Hermann Diels, Walther Kranz, Fragmente der Vorsokratiker, Bd. 1-3, Berlin (6. Aufl.) 1951f.

DNP = Der Neue Pauly. Enzyklopädie der Antike, hrsg. von H. Cancik u.a., Stuttgart / Weimar 1996ff.

Doxogr. = Hermann Diels, Doxographi Graeci, Berlin/Leipzig 3. Aufl. 1929

Hermann Grensemann, Hippokratische Gynäkologie, Wiesbaden 1982

Heraclidis Lembi excerpta politiarum, ed. Mervin R. Dilts, Durham 1971 (Greek, Roman, and Byzantine Monographs, 5)

Hesiodi fragmenta selecta, edd. Reinhold Merkelbach / Martin L. West, Oxford (3. Aufl.) 1990

Hesiod, Theogony, ed. with prolegomena and commentary by Martin L. West, Oxford 1978

Hippocrate (Tome II, 2e partie), Airs, Eaux, Lieux, ed. Jacques Jouanna, Paris 1996

Hippokrates s. a. unter 'Littré'

HistWbPhilos = Historisches Wörterbuch der Philosophie, hrsg. von Joachim Ritter u.a., Bd. 1-13, Basel 1971-2007 (Art. 'Säfte, Säftelehre', Bd. 8; 'Vererbung', Bd. 11; 'Zeugung', Bd. 12)

Homeri Odyssea et in eandem scholia (...) opera (...) Josuae Barnes, Cantabrigae 1711

Homer, Die Odyssee, deutsch von Wolfgang Schadewaldt, Hamburg 1958

Kühner/Gerth = Raphael K., Ausführliche Grammatik der griechischen Sprache, 2. Teil: Satzlehre, 3. Aufl. bearb. von Bernhard G., I - II, Hannover u. Leipzig 1898 - 1904

Volker Langholf, Medical theories in Hippocrates: Early texts and the 'Epidemics', Berlin / New York 1990

Erna Lesky, Die Zeugungs- und Vererbungslehren der Antike und ihr Nachwirken, Mainz / Wiesbaden 1951, bes. 125ff.

LfgrE = Lexikon des frühgriechischen Epos. Begründet von Bruno Snell. Im Auftrag der Akademie der Wissenschaften in Göttingen vorbereitet und hrsg. vom Thesaurus Linguae Graecae, Göttingen 1955-2010

Littré = Œuvres complètes d'Hippocrate. Traduction nouvelle avec le texte grec en regard ... par Emile Littré, Bd. 1-10, Paris 1839-1861

LSJ = Liddell, H.R. / Scott, R. / Jones, H.S., A Greek-English lexicon, Oxford (9. Aufl.) 1940

Iain M. Lonie, The Hippocratic treatises 'On Generation', 'On the Nature of the Child', 'Diseases IV', Berlin / New York 1981

Georg Markwald, Die Homerischen Epigramme, Königstein/T. 1986 (Beiträge zur klassischen Philologie, 165)

Claude Moussy, Recherches sur τρέφω et les verbes grecs signifiant 'nourrir', Paris 1969 (Etudes et commentaires, 70)

Richard B. Onians, The origins of European thought about the body, the mind, the soul, the world, time, and fate, Cambridge (2. Aufl.) 1954

Orphei hymni, ed. Wilhelm Quandt, Berlin (2. Aufl.) 1955

Peck = Aristotle, Generation of animals, with an English translation by Arthur L. Peck, London / Cambridge (Mass.) 1953

Robert Renehan, A new Hesiodic fragment, Classical Philology 81 (1986) 221-222

Helmut Rix u.a. (Hrsgg.), Lexikon der indogermanischen Verben, Wiesbaden (2. Aufl.) 2001

Alfred Rosenberg, Der Mythus des 20. Jahrhunderts, München (3. Aufl.) 1941

Schwyzer/Debrunner = Eduard Schwyzer, Griechische Grammatik, Bd. 2: Syntax und syntaktische Stilistik, vervollständigt und hrsg. von Albert Debrunner, München 1950 (Handbuch der Altertumswissenschaft, II 1,2)

Harry Tegnæus, Blood brothers. An ethno-sociological study of the institutions of blood-brotherhood with special reference to Africa, Stockholm 1952 (The Ethnographical Museum of Sweden, Stockholm, N.S., 10)

Vitae Homeri et Hesiodi, ed. U. von Wilamowitz-Moellendorff, Bonn 1916

Medicina more geometrico demonstrata: Cassio Iatrosofista *Problemi* 1*

Daniela Manetti

Il testo dei *Problemi* attribuito a un ignoto Cassio Iatrosofista è stato lungamente trascurato negli studi. Lo stesso genere dei *Problemi*, a partire da quelli aristotelici, è stato considerato a lungo, più o meno tacitamente, un genere scientifico di seconda classe[1]. Recentemente però si è posta maggiore attenzione a questi testi ed è uscita nel 2004 una nuova edizione di Cassio Iatrosofista, a cura di A. Garzya e R. Masullo, sulla base di una nuova *recensio* dei manoscritti[2], e poi una nuova edizione nel 2006 dei cosiddetti *Problemi* attribuiti in alcuni manoscritti ad Alessandro di Afrodisia (ma anche ad Aristotele)[3].

---

* Ringrazio Carlo Maccagni, Franco Montanari e Amneris Roselli per aver letto questo testo e per le loro osservazioni.

1 H. Flashar, in Aristoteles. *Problemata physica*, übers. von H.F., Berlin, Akademie Verlag 1962, pp. 295; 303ss.

2 A. Garzya-R. Masullo, *I Problemi di Cassio Iatrosofista*, Testo critico, introduzione, apparato critico, traduzione e note, Napoli, Accademia Pontaniana 2004. Sulla tradizione del testo già A. Garzya, *La tradition manuscrite des* Problemata *de Cassius le iatrosophiste*, in *Storia e ecdotica dei testi medici greci*, Atti del II convegno internazionale, Parigi 24-26 maggio 1994, a cura di A. Garzya, Napoli 1996, 181-189, e A. Garzya, *Ancora sulla tradizione manoscritta dei* «Problemi» *di Cassio Iatrosofista*, in *Text and tradition: studies in ancient medicine and its transmission*, presented to Jutta Kollesch, ed. by K.-D. Fischer, D. Nickel, P. Potter, Leiden-Boston, Brill 1998, pp. 85-89.

3 La collezione è stata recentemente pubblicata come Pseudo-Aristoteles (Pseudo-Alexander), *Supplementa problematorum*, A new edition of the Greek text, introduction and annotated translation by S. Kapetanaki e R. W. Sharples, Berlin 2006 (Peripatoi 20). Cfr. anche R.W. Sharples, *Alexander and Pseudo-Alexanders of Aphrodisia Scripta minima. Questions and Problems, makeweights and prospects*, in W. Kullmann-J. Althoff-M. Asper, *Gattungen wissenschaftlicher Literatur in der Antike* (ScriptOralia 95), Tübingen 1998, pp. 391-403: 390-394. I *Problemi* attribuiti ad Alessandro di Afrodisia furono per la prima volta

La tradizione di Cassio è spesso comune a quella dei *Problemi* di Alessandro e a quella dei *Problemi* aristotelici, tanto da formare una sorta di blocco che si ritrova in più manoscritti: Ps. Alessandro di Afrodisia (o Ps. Aristotele), Cassio, Aristotele Probl. 1-38[4]. E in generale la maggior parte dei codici che conservano Cassio è costituita da sillogi di opere di erudizione filosofico-scientifica, con predominanza di materia aristotelica. Certamente, anche sul piano del contenuto, la collezione di Cassio ha origine nella tradizione aristotelica e ha connessioni sia con i *Problemi* aristotelici sia con i *Problemi* di Alessandro[5]. L'indagine, auspicata sin dal 1994 da Antonio Garzya, sullo sfondo culturale, l'ambiente e la lingua dell'opera, è stata tuttavia appena abbozzata. Nell'introduzione di Garzya-Masullo si osserva infatti semplicemente che l'autore deve appartenere alla setta metodica perché cita Sorano e in alcuni problemi utilizza dei concetti tipicamente metodici[6]. Manca un esame sistematico dei pro-

---

pubblicati da J. Ideler nel 1841 (*Physici et medici graeci minores*, I-II, Berlin 1841-42). Essi furono seguiti da un'altra collezione attribuita ad Alessandro, pubblicata nel 1859 da H. Usener, in altri 2 libri, ritenuti i libri III e IV della collezione precedente (*Alexandri Aphrodisiensis quae feruntur Problematorum liber III e IIII*, Berlin). In quegli stessi anni U.C. Bussemaker aveva aggiunto ai *Problemi* aristotelici i cosiddetti *Problemata inedita* in tre libri (Aristotelis *Opera omnia*, graece et latine, IV, Paris, Didot 1857; cfr. Flashar, cit., pp. 359-64), i primi due dei quali coincidono con i due libri pubblicati da Usener. Il terzo libro è conservato in un solo manoscritto dove esso è separato sia dai due libri di Bussemaker sia da quelli di Ideler e non ha una attribuzione.

4 V. Rose, *Aristoteles pseudepigraphus*, Leipzig 1863, p. 216, pensa che il compilatore che avrebbe formato tale silloge dovrebbe essere tardo, forse posteriore a Teofilo, commentatore di Ippocrate. Sulla silloge nei mss. vedi pp. 217-219; M. Wellmann, RE III 2, Stuttgart 1899, 1679, *s.v.* Cassius Iatrosophistes.

5 Per la tradizione cfr. Garzya-Masullo, pp. 14ss.; sui rapporti con Alessandro, p. 13 e l'apparato delle fonti; sulla più tarda letteratura dei *Problemi*, cfr. p. 14.

6 I Metodici sono menzionati esplicitamente solo in *Probl.* 8 (p. 39, 7 = fr. 97 Tecusan), in un contesto in realtà polemico; la menzione di condotti o pori rilassati o ristretti (*Probl.* 61) appartiene più alla tradizione asclepiadea che a quella metodica: si parla infatti anche di corpuscoli (ὄγκοι: *ibid.* cfr. 64, 65, ecc.). Termini tecnici metodici come μετασύγκρισις (*Probl.* 15) e ποροποιία (*Probl.* 80) non sono di per sé significativi, se non si precisa in che modo e in che contesto essi sono usati. Visto che Cassio cita Sorano (28, p. 49; in un contesto che lo critica), è possibile che conosca delle dottrine metodiche.

blemi, per chiarire se esista una coerenza dottrinale di fondo o vi sia mescolanza di materiali diversi.

L'esame del primo problema offre l'occasione per iniziare a verificare alcuni contenuti dottrinali e soprattutto, trattandosi di uno dei testi più estesi della collezione, per analizzare il metodo argomentativo, il grado di manipolazione delle fonti e le eventuali peculiarità del passo all'interno del genere letterario dei *Problemi*.

Il primo problema affronta un quesito 'classico', cioè perché le piaghe circolari siano più difficli da guarire. Il passo è stato già analizzato da Jouanna[7] in occasione della sua scoperta, nel manoscritto Scorialense F III 12, di un testo anonimo in forma di *Problemi* che ha analogie di contenuto con Cassio. Dividerò il testo nelle sue unità argomentative accompagnandolo con una mia traduzione[8].

1) Διὰ τί τὰ στρογγύλα ἕλκη δυσαλθέστερα καθέστηκε τῶν ἄλλων; οἱ μὲν οὖν **Ἡροφίλειοι** τὴν αἰτίαν ἀποδιδόασι, γεωμετρικῇ χρώμενοι ἀποδείξει· φασὶ γάρ, ὅτι τὰ κυκλικὰ σχήματα τῶν ἑλκῶν μικρὰ μὲν φαίνεται τῇ περιοχῇ, οὐ τοιαῦτα δ' ἐστίν, ἀλλ' ἔχει τῇ δυνάμει μείζονα τὰ ἐμβαδά, ἤπερ φαίνεται. τὸ μεῖζον δὲ πλείονος χρόνου δεῖται πρὸς τὴν ἐπούλωσιν· ὥστε εἰκότως τὰ τοιαῦτα ἕλκη φαίνεται δυσαλθῆ, εἴ γε καὶ μικρὰ φαίνεται· κατὰ δὲ τὸ ἀληθὲς οὐχ οὕτως ἔχει, ἀλλ' ἐστὶ μείζονα.

Perché le piaghe circolari sono più difficili da guarire delle altre? I seguaci di Erofilo ne spiegano la causa utilizzando una dimostrazione geometrica: dicono infatti che le figure circolari delle piaghe appaiono piccole quanto al perimetro, ma non sono tali, al contrario hanno la superficie di area maggiore di ciò che appare. E ciò che è più grande ha bisogno di più tempo per la cicatrizzazione. Cosicché è naturale che piaghe siffatte risultino difficili da guarire, se anche appaiono piccole, mentre in verità non è così, ma sono più grandi.

7 J. Jouanna, *Pourquoi les plaies circulaires guérissent-elles difficilement?* in *Maladie et maladies. Histoire et conceptualisation*, Mélanges en l'honneur de Mirko Grmek, Genève, Droz 1992, pp. 95-108; cfr. anche G. Majno, *The healing hand. Man and wound in the ancient world*, Cambridge, Harvard Univ. Press 1975, pp. 153-156.

8 La traduzione italiana contenuta nella nuova edizione suscita varie perplessità (cfr. pp. 71-73), molto più accurate la traduzione francese offerta da Jouanna, *op. cit.*, 102-105 e quella relativa solo al frammento erofileo di von Staden (fr. 236).

La prima risposta alla domanda perché le piaghe circolari siano più difficili da guarire (un tema che risale fino a Ippocrate[9]) si richiama alla scuola erofilea (= fr. 236 von Staden): l'espressione οἱ μὲν οὖν Ἡροφίλειοι potrebbe identificare la tradizione successiva al fondatore, ma poco più avanti Cassio la sostituisce con 'Erofilo' e quindi si ha l'impressione che il valore del plurale qui corrisponda alla perifrasi οἱ περὶ τὸν Ἡρόφιλον, una designazione allargata di Erofilo. La soluzione offerta si basa su una dimostrazione di tipo geometrico, che distingue tra ciò che appare e l'effettiva misura della superficie, per arrivare ad utilizzare una nozione astratta di 'grandezza' che spiega la difficoltà di guarigione delle piaghe circolari: esse risulterebbero più grandi delle altre di forma diversa e perciò naturalmente più lente a guarire.

Il riferimento a nozioni astratte (come grandezza, uguaglianza e misura) è perfettamente in linea con quanto si trova in altri frammenti di Erofilo[10]. Il riferimento alle figure geometriche utilizza un linguaggio tecnico che ha riscontro nelle opere di Euclide, Archimede o Erone[11]. D'altra parte il ricorso a scienze esterne alla medicina trova un'ulteriore conferma nell'utilizzazione da parte di Erofi-

9 Cfr. Jouanna cit., 95 ss. e Hipp. *De vulneribus capitis* 13 (III 234, 1-4 Littré = II 18, 5-8 Kühlewein) καὶ τὰ κυκλοτερέα τῶν ἑλκέων καὶ ὑπόκοιλα ἐπὶ πολὺ καὶ τὰ τοιαῦτα ἐπανατάμνων τὸν κύκλον διχῇ κατὰ μῆκος, ὥσπερ πέφυκεν ὥνθρωπος, μακρὸν ποιεῖν τὸ ἕλκος.

10 Tra i quali, per esempio, il passo dell'Anonimo Londinese (H. Diels, *Anonymi Londinensis ex Aristotelis Iatricis Menoniis et aliis medicis eclogae*, Berlin, Reimer 1893), in cui si espone la teoria di Erofilo (polemizzando con lui) sulla distribuzione di nutrimento da vene e arterie, XXVIII 46-XXIX 12: secondo Erofilo c'è maggiore distribuzione di nutrimento dalle arterie a) poiché vene e arterie hanno un uguale desiderio di cibo, uguale sarà la distribuzione del nutrimento in esse (si insiste dunque sul concetto di 'uguaglianza' trasferendolo dal 'desiderio' al 'nutrimento' che entra nelle vene e arterie), b) le arterie hanno il movimento di pulsazione, le vene no, perciò è *eulogon* che dalle arterie avvenga maggiore distribuzione di cibo (maggiore spinta). Cfr. anche il frammento T 191 von Staden (tratto da Vindiciano), *summum quicquam ex summo fieri necesse est.*

11 Per περιοχή, cfr. p. es. Erone, *Pneum.* prooem. 1.208; 218 ecc., per δύναμις nel senso di 'area', 'valore', collegato a ἐμβαδόν 'superficie' cfr. p. es. Erone, *Metr.* 1.9, 1.15; *Geom.* 3.20 Ἐμβαδομετρικὸν δὲ τὸ ἔχον μῆκος καὶ πλάτος, ἐξ οὗ καὶ τὸ ἐμβαδὸν γιγνώσκεται, ὃ δὴ καὶ δύναμις καλεῖται.

lo dei tempi musicali per lo studio del ritmo del polso[12]. Nel caso specifico, la scelta di Erofilo sembra dare un'attuazione, orientata in senso diverso, alla affermazione di Aristotele negli *Analitici Secondi* 79a 13-16, secondo cui «sapere che le piaghe circolari guariscono più lentamente pertiene al medico, ma sapere perché pertiene al geometra». Erofilo invece si appropria, nella ricerca sulle cause in medicina, della dimostrazione geometrica, considerandola evidentemente uno strumento pertinente e adeguato al suo scopo. Si deve notare tuttavia che la spiegazione di Erofilo è diversa da quella attribuita, per lo stesso tema, ai 'fisici e i filosofi' nei *Problemi* attribuiti ad Alessandro di Afrodisia, editi da Ideler[13], che ne attribuiscono la causa al fatto che sulla circonferenza non si individua un punto di partenza da cui possa iniziare la cicatrizzazione, non c'è né inizio né fine. Erofilo invece ne fa un problema di area della figura. Sul piano del contenuto dottrinale, il modo in cui è formulato il testo, centrato sull'opposizione apparenza-realtà, probabilmente lascia in ombra, o forse meglio, dà per scontato il presupposto teorico di una identità di perimetro tra una figura circolare ed una poligonale regolare, da cui si dimostra che la superficie maggiore è sempre quella del cerchio; in altre parole, si fa riferimento alla teoria che tra tutte le figure di uguale perimetro, il cerchio è quello che ha area massima, oppure che tra tutte le figure di data area, il cerchio ha perimetro minimo. Il fatto che Erofilo insista sulla impressione 'ottica' di una minore superficie del cerchio non è in contraddizione con questo presupposto teorico[14] e sembra avere una valenza soprattutto persuasiva e di efficacia retorica, perché esalta la soluzione del problema attraverso la misura.

Se la dimostrazione geometrica di Erofilo è stata intesa correttamente, la testimonianza di Cassio arricchisce la storia di questo famoso problema di una eco inaspettata. Sappiamo che il matemati-

---

12 Cfr. T183.3-11, 184.36-39, 185, 186 von Staden.

13 *Probl.* I 99, vol. I 34, 26-29, n. 3.

14 Qualcosa di simile, ma in forma molto più oscura, è detto anche nel problema anonimo contenuto nel codice Scorialense, f. 420r, studiato da Jouanna: ἀλλ' ὅτι τὸ κυκλοειδὲς χωρίον μεῖζον τῶν λοιπῶν χωρίων καθίσταται (Jouanna cit. p. 96).

co Zenodoro[15], databile all'inizio del II sec. a.C., scrisse un'opera *Sulle figure isometriche*. Ma Zenodoro presuppone alcune proposizioni di Archimede[16], e d'altra parte, nel commento al *De caelo* di Aristotele[17], Simplicio attribuisce sia ad Archimede che a Zenodoro una dimostrazione ampia sul tema, ma suggerisce che esso fosse già precedente ad Aristotele. Ora, Archimede è contemporaneo più giovane di Erofilo: la notizia di Cassio ci rimanda dunque ad un quadro di ampia circolazione di idee fra scienziati delle diverse discipline. Erofilo rivela qui con maggiore chiarezza un legame con la scienza matematica a lui contemporanea ad Alessandria. Le notizie su una permanenza di Archimede ad Alessandria sono scarne, ma è indubitabile la sua familiarità con scienziati e la sua influenza sul contesto della matematica ad Alessandria[18].

2) τοῦτο δὲ περικειμένως διεκρούσατο **Ἀσκληπιάδης**· εἴ τις στρογγύλου ἕλκους ὑποκειμένου ἐπιδιέλῃ τὰ παρακείμενα σώματα, ὥστε ἐκ τῆς ἐπιδιαιρέσεως γενέσθαι ἐπιμηκέστερον τὸ σχῆμα τοῦ ἕλκους, θᾶττον ἂν γένοιτο ἡ ἐπούλωσις.

Asclepiade ha eluso del tutto il problema: (dice che) se in presenza di una piaga circolare si fa inoltre un taglio dei corpi vicini (= i bordi della piaga o ferita), così che in seguito all'ulteriore taglio la figura della piaga diventi più allungata, la cicatrizzazione sarà più veloce.

---

15 Per la datazione di Zenodoro cfr. W. Müller, *Das isoperimetrische Problem im Altertum*, Sudhoffs Archiv 37 (1953), pp. 39-71; G.J. Toomer, *The mathematician Zenodoros*, GRBS 13 (1972), pp. 177-192. Cfr. l'epitome del testo di Zenodoro in Teone di Alessandria, *Commento all'*Almagesto *di Tolomeo* (A. Rome, *Commentaires des Pappus et de Théon d'Alexandrie sur l'Almageste II*, Città del Vaticano 1936, pp. 354, 19-379, 15).

16 T. Heath, *A history of Greek mathematics*, II, Oxford 1921, pp. 206-213.

17 Cfr. Simplicio, *In Arist. Cael.* (*CAG* VII, p. 412.11-17 Heiberg), il quale ritiene che in *Cael.* 287a23-30 Aristotele dia per scontata e provata la teoria isoperimetrica.

18 Cfr. P.M. Fraser, *Ptolemaic Alexandria*, Oxford 1972, I, p. 399ss. il quale ricorda le sue prefazioni dedicate agli scenziati alessandrini Conone di Samo, Dositeo ed Eratostene. La notizia sul suo eventuale soggiorno in Egitto è in Diodoro V 37.3 (vedi Fraser n. 174).

Tipica dei *Problemi* è la giustapposizione di risposte diverse alla domanda principale. Perciò la menzione di una seconda autorità, Asclepiade di Bitinia, non stupisce. Meno consueto sembra il modo con cui la sua posizione viene introdotta: infatti il verbo διακρούω al medio significa 'eludere, evitare, sfuggire'. E in effetti la risposta di Asclepiade sembra porsi su un altro piano, del tutto operativo, riducendosi alla scelta terapeutica di fare cambiare forma alle ferite, trasformando un cerchio in una figura allungata. La terapia adottata da Asclepiade si colloca nel solco della tradizione ippocratica, infatti la sua prima attestazione è in *De vulneribus capitis* 13[19]. Anche Alex. Aphr. *Probl.* I 99 condivide la stessa terapia, che impone di cambiare forma alla piaga. Si può rilevare facilmente che le posizioni di Asclepiade sul piano terapeutico risultano molto più inserite nel solco della tradizione medica e ippocratica delle sue teorie sulla fisiologia umana. Probabilmente Asclepiade si occupò di questo nella sua opera Περὶ ἑλκῶν, che è citata da Cassio in *Probl.* 41 (p. 55).

3) τοῦτο δ' ἐναντίον τῷ τοῦ **Ἡροφίλου** ἀρέσκοντι. εἰ γὰρ τὸ μέγεθος τοῦ ἕλκους, ὥς αὐτοί φασιν, αἴτιον γίνεται τῆς δυσθεραπευσίας, ἐχρῆν τοῦ αὐτοῦ ὑποκειμένου μεγέθους καὶ ἑτέρου προσγινομένου ἐκ τῆς ἐπιδιαιρέσεως, μᾶλλον γίνεσθαι δυσιατότερα ταῦτα τὰ ἕλκη.

Questo va nel senso contrario all'opinione di Erofilo: se infatti la grandezza della ferita, come essi dicono, è la causa della difficoltà di essere curata, bisognerebbbe che, data la medesima grandezza e aggiungendosene un'altra in seguito all'ulteriore taglio, queste piaghe diventassero molto più difficili da curare.

Cassio si serve della posizione asclepiadea per confutare l'eziologia proposta da Erofilo, evidentemente perché, anche se non lo afferma, condivide la tecnica di allungare la ferita per facilitarne la guarigione. Cassio non sottolinea la sfasatura esistente tra le due posizioni (l'una pratica e l'altra teorica) – pur rivelata dall'uso del verbo διακρούω in riferimento ad Asclepiade – anzi ne deduce che ('di fatto', se non di principio) la posizione di Asclepiade è 'opposta' a quella di Erofilo. L'argomentazione sillogistica di cui si serve consi-

---

19 Cfr. Jouanna cit., p. 99 e *supra* n. 9.

ste nel dire che: a) se la causa è davvero la maggiore grandezza e b) se una ulteriore grandezza si aggiunge, c) la ferita ampliata (in particolare allungata) dovrebbe divenire più difficile da curare, ma in realtà – questo Cassio non lo dice ma lo dà per scontato – questo non avviene (le ferite dunque si curano meglio se allungate) e perciò non è vera la premessa maggiore (cioè la tesi erofilea)[20].

4) αὐτὸς δὲ ὁ **Ἀσκληπιάδης** τοιαύτην ἀποδίδωσιν αἰτίαν· φησὶ γὰρ ὅτι ἐπὶ παντὸς πράγματος, ᾧ σύμφυτόν ἐστι τὸ κινεῖσθαι, ἡ οὖν σφοδροτέρα κίνησις γίνεται ἐκ τῶν κατ᾽ αὐτὰ ἀρχῶν. ἀρχὰς δὲ λέγει τὰ μέσα τῶν κινουμένων. ὑποδείγμασι δὲ χρῆται πρὸς σαφήνειαν τῇ τε τῶν ποταμῶν κινήσει καὶ τῇ τοῦ πυρός· ὡς γὰρ ἐπὶ τούτων μάλιστα κινεῖται καὶ σφοδρότερον τὰ μέσα, οὕτω συμβαίνει καὶ ἐπὶ τῶν ἑλκῶν· οἷόν τί ἐστι τὸ λεγόμενον[21]· ἐπὶ[22] τῶν ποταμῶν ἐπὶ τοῦ πλεονάζοντος μέρους σφοδροτέρα γίνεται ἡ κίνησις, πλεονάζει δὲ δηλονότι τὸ μέσον ἐν αὐτοῖς· ἐκεῖ γὰρ μάλιστα συντρέχει τὸ πλέον. ὁ δ᾽ ὅμοιος λόγος καὶ περὶ τῆς φλογὸς τοῦ πυρός. κατὰ γὰρ τὸν μέσον μάλιστα τόπον σφοδρότερον κινεῖται αὕτη οὕτως, ὡς καὶ πολλάκις προαναπηδᾶν κατὰ τοῦτο τὸ μέρος τὴν φλόγα. ἐπεὶ οὖν καὶ τὰ στρογγύλα ἕλκη καθόλου αὐτὰ ὥσπερ συνῆκται, καὶ οἷον εἰς μέσα ἐστὶ κατὰ πᾶν μέρος, διὰ τοῦτο συμβαίνει σφοδροτέραν τὴν κίνησιν ἐπ᾽ αὐτῶν γίνεσθαι. κίνησις δὲ γίνεται δηλονότι ὄγκων τινῶν φυσικῶς φερομένων ἐπὶ τὰ ἔξω διὰ τῶν πόρων, καὶ τῇ σφοδρᾷ τούτων παρόδῳ συμβαίνει ἀνακρούεσθαι τὴν ἐπούλωσιν.

---

20 Il tipo di argomentazione è abbastanza comune nella dialettica medica: lo schema "se A, allora B, ma non B, dunque non A" è utilizzato a ripetizione nel cosiddetto Anonimo Londinese (ma anche in Galeno), cfr. D. Manetti, *Saggio di edizione di P.Lit.Lond. 165: la polemica contro Erasistrato sulla presenza di aria nelle arterie*, in *Storia e ecdotica dei testi medici greci*, citato a n. 2, pp. 307-317.

21 Per l'espressione cfr. Alex. Aphr. *In Arist. Sens.* p. 42, 10 Wendland ἔστιν οὖν τὸ λεγόμενον, cfr. p. 146, 7 e *sch.* Euclid. *Elem.* 8.1 Stamatis; David, *Prolegomena*, *CAG* XVIII, p. 30, 10-11 οἷόν τί ἐστι τὸ λεγόμενον: cfr. Stephan. In Hipp. Prog. I 4, *CMG* XI 1,2 p. 40, 18 Duffy; in testi più tardi è usata come frase interrogativa (ad esempio in Giorgio Cherobosco).

22 In questo caso preferisco accogliere la lezione ἐπί, di un certo numero di codici di entrambe le famiglie, rispetto a ἐπεὶ accolto a testo da Ideler e Garzya: l'accumulo di ἐπὶ nella frase non è certo gradevole ma la sintassi mi pare migliore.

Asclepiade, per parte sua, spiega la causa nel modo seguente: dice infatti che in ogni cosa in cui è innato il muoversi, il movimento più violento nasce appunto da ciò che ne è l'inizio e chiama inizio le parti centrali di ciò che si muove. E si serve per chiarezza di alcuni esempi, del movimento dei fiumi e di quello del fuoco. Come infatti in questi le parti centrali si muovono di più e in modo più violento, così accade anche nelle piaghe. Tale insomma il senso di ciò che dice: nel caso dei fiumi il movimento è più violento nella parte che è più abbondante, e chiaramente in essi è più abbondante la parte centrale. Là infatti scorre insieme la maggior quantità (d'acqua). Lo stesso ragionamento vale anche per la vampa del fuoco: infatti soprattutto nel punto centrale essa si muove più violentemente, così che è in questa parte che spesso la vampa balza in alto. Poiché insomma anche le piaghe circolari complessivamente sono come raccolte in se stesse e hanno ogni loro parte per così dire nel punto centrale, per questa ragione accade che in esse il movimento è più violento. Il movimento è, si intende, quello di alcuni corpuscoli che naturalmente si muovono verso l'esterno attraverso i pori[23] e per l'accesso violento di questi avviene che si blocchi la cicatrizzazione.

L'eziologia asclepiadea viene messa in campo solo dopo che Cassio ha confutato Erofilo e l'espressione αὐτὸς δὲ ὁ Ἀσκληπιάδης rende evidente che Asclepiade non si è rivolto esplicitamente contro Erofilo[24] e che il ragionamento che precede nel testo fa parte dell'argomentazione di Cassio. D'altra parte non sappiamo come Erofilo si comportasse praticamente nella terapia. Partire dalla terapia di Asclepiade, invece che dalla sua spiegazione delle cause, ha avuto la funzione di rendere confrontabili le due posizioni, che altrimenti non avrebbero molto in cui contrapporsi. Così si è operata

23 Proprio il movimento impercettibile di materia dal corpo verso l'esterno è oggetto di una lunga dimostrazione nell'Anonimo Londinese, (coll. XXX 40-XXXVI 43), in cui è evidente un ruolo di Asclepiade, anche se talvolta citato polemicamente.

24 Non sono quindi d'accordo con Jouanna, cit., p. 102, quando dice «mais cette explication a été réfutée par Asclépiade» e attribuisce ad Asclepiade la successiva confutazione di Erofilo.

una sorta di 'omologazione' forzata, per adattarsi ad uno schema dialettico. Nella spiegazione asclepiadea è rilevante l'utilizzazione serrata di analogie con fenomeni del mondo naturale (fiumi, fuoco)[25] e la premessa che esista in alcuni corpi un movimento naturale, innato (ἐπὶ παντὸς πράγματος, ᾧ σύμφυτόν ἐστι τὸ κινεῖσθαι). Inoltre si esprime l'idea che il movimento sia più forte nell'*arché* dei corpi, che si identifica secondo Asclepiade nel punto mediano. Molte difficoltà teoriche si annidano dietro queste parole (a partire dalla necessità di accordarsi circa la nozione di punto mediano in corpi di forma diversa rispetto a quella circolare), che non saranno affrontate qui, ma nel caso delle piaghe circolari è almeno evidente l'importanza del centro: in qualche modo anche qui si fa riferimento alla figura del cerchio, ma il linguaggio mi sembra piuttosto approssimato[26] (τὰ στρογγύλα ἕλκη καθόλου αὐτὰ ὥσπερ συνῆκται καὶ οἷον εἰς μέσα ἐστὶ κατὰ πᾶν μέρος[27]). L'analogia tra il comportamento delle piaghe e quello dei fenomeni naturali richiamati non è stretta e si basa essenzialmente sul fatto che tutti hanno un punto centrale con maggiore intensità di movimento naturale. Il movimento nelle piaghe, come viene spiegato solo alla fine, è naturalmente quello dei corpuscoli (ὄγκοι) nei condotti (πόροι), dunque anche in questo caso Asclepiade riconduce tutto alle ipotesi fondamentali della sua fisica e alla sua concezione del flusso continuo di materia verso l'esterno e verso l'interno nei corpi viventi.

---

25 Tale correlazione non è infrequente in Asclepiade: nello stesso Cassio, *Probl.* 41 (p. 55), in un frammento tratto da *Sulle ferite* (probabilmente la stessa opera da cui è tratta questa testimonianza), Asclepiade si serve del paragone con i movimenti delle acque naturali.

26 Jouanna, cit. p. 103 e n. 17, interpreta «et puisque donc les plaies rondes, dans la mésure où elles sont comme concentrées, ont pour ainsi dire chaque partie située au milieu», sostenendo che a partire da un punto la perpendicolare al raggio su cui si trova quel punto taglia la circonferenza in due punti equidistanti dal punto dato. Ma non sono convinta che si tratti qui di un ragionamento geometrico come egli sostiene.

27 Una immagine simile è usata nel problema anonimo del codice Scorialense (Jouanna cit., p. 96) per la prima spiegazione: ἐπείπερ ἡ τοῦ ῥεύματος ὕλη συνέχεται ὑπὸ τοῦ κυκλοειδοῦς χωρίου καὶ οὐ ῥᾳδίως ἐκρεῖ, δριμύσσει δὲ μᾶλλον καὶ τὸν τόπον ἐμμένουσα ἐν αὐτῷ.

5) ῥητέον δὲ **πρὸς τοῦτο**, ὅτι εἰ τῶν ὄγκων ἡ σφοδρὰ κίνησις ἐπὶ τὸ ἔξω αἰτία γίγνεται τοῦ εἶναι τὰ τοιαῦτα ἕλκη δυσαλθῆ, ἐχρῆν μάλιστα τοῦτο συμβαίνειν ἐπὶ τῶν ἀκμαζόντων· καὶ ἐκ τούτων ἂν συμβαίη ἕλκη ἐπ᾿ αὐτῶν τὰ τοιαῦτα· ἐπὶ γὰρ τούτων μάλιστά εἰσιν ὀξυκίνητοι οἱ ὄγκοι καὶ πολλοὶ τῷ πλήθει. ἐπὶ δὲ τῶν γεγηρακότων ὀλίγοι τέ εἰσι καὶ νωχελεῖ τῇ κινήσει χρῶνται καὶ ὡς ἐπίπαν ἐπὶ τούτων δυσαλθέστερα τὰ τοιαῦτα τῶν ἑλκῶν γίνεται.

Contro questo argomento bisogna dire che se il movimento violento delle particelle verso l'esterno è la causa del fatto che tali piaghe sono difficili da guarire, bisognerebbe che questo accadesse specialmente in coloro che sono nel fiore della giovinezza. Dovrebbero verificarsi in loro piaghe di questo tipo in conseguenza di questo: in essi soprattutto i corpuscoli si muovono velocemente e sono numerosi, mentre in chi è anziano i corpuscoli sono pochi e hanno un movimento lento. Eppure in generale piaghe di questo genere sono più difficili da guarire negli anziani.

Cassio procede ora a confutare anche la tesi di Asclepiade. L'argomentazione è formulata con le stesse modalità della precedente contro Erofilo: a) se il movimento violento dei corpuscoli fosse la causa della difficoltà di guarigione delle piaghe, b) bisognerebbe che questo succedesse nei giovani soprattutto – infatti in essi i corpuscoli sono più veloci e numerosi che negli anziani – c) invece questo non succede, anzi in generale ciò accade negli anziani, d) perciò la spiegazione di Asclepiade non regge. Come prima non tutte le fasi del ragionamento sono esplicitate, evidentemente perché dirette ad un pubblico solidale, probabilmente ad una comunità scientifica che condivide una formazione dialettica. Si utilizzano le teorie stesse di Asclepiade per mostrarne le contraddizioni. Si utilizza naturalmente anche il linguaggio specifico di Asclepiade, come la parola ὄγκοι, ma va rilevato che questa terminologia è subito abbandonata da Cassio, il quale poco più avanti, a proposito dei corpuscoli attraverso i quali passa la cicatrizzazione, usa il termine σώματα (vedi sezioni 6-7).

6) ῥητέον οὖν μᾶλλον, ὅτι ἐπὶ μὲν τῶν κατὰ οἱονεὶ ἐγγώνιον σχῆμα συνισταμένων ἑλκῶν συμβαίνει τὴν ἐπούλωσιν θᾶττον γίνεσθαι, διὰ τὸ τὰ ὑγιεινὰ σώματα μᾶλλον εἶναι ἀλλήλων πλησίον, καθὸ μάλιστα οἱονεὶ γωνία γίνεται τοῦ ἕλκους. τὰ δὲ ὑγιῆ οὐχ ὡς ἔτυχε συμβάλλεται τῇ ἐπουλώσει. καὶ δῆλον τοῦτο ἐκ τοῦ μᾶλλον εἶναι εὐιατότερα ἔχοντα παρακείμενα σώματα, τὰ δοκοῦντα μὲν ὑγιῆ, πεπονθότα δέ. ἐπὶ δὲ τῶν στρογγύλων τὰ ὑγιῆ σώματα πανταχόθεν ἐπίσης ἀφέστηκε τῶν ἑλκῶν, καὶ πλέον ἤπερ κατὰ σχῆμα τὸ ἐγγώνιον γινόμενον· ὥσπερ ἐπὶ κύκλου εἰ λάβοιμεν ἐκ βραχέος διαστήματος σημεῖά τινα καὶ ἐπιζεύξοιμεν εὐθεῖαν κατὰ τὰ σημεῖα, καὶ ὁμοίως ἐφ᾽ ἑτέρου τριγώνου, ἂν οὕτω τύχῃ, καὶ ἐπιζεύξοιμεν βραχὺ ἀπὸ τῆς γωνίας διαστήσαντες, εὑρίσκεται μείζων ἡ ἐν τῷ κύκλῳ ἐπιζευχθεῖσα εὐθεῖα· οὕτω καὶ ἐπὶ τῶν στρογγύλων ἑλκῶν καὶ τῶν μὴ τοιούτων ἔχει, ὡς ἔφαμεν.

Bisogna allora dire piuttosto che nelle piaghe che hanno configurazione grosso modo angolata succede che la cicatrizzazione è più veloce, per il fatto che i corpi sani sono più vicini gli uni agli altri, là dove soprattutto c'è una sorta di angolo nella piaga. I corpi sani non contribuiscono alla cicatrizzazione in modo casuale e questo è chiaro dal fatto che sono più facilmente curabili quelle piaghe in cui ci sono corpi vicini sani all'apparenza ma in realtà affetti (?). Nelle piaghe circolari i corpi sani sono distanti allo stesso modo da ogni parte della ferita e di più che nelle piaghe con figura angolata. Per esempio se noi prendiamo sulla circonferenza alcuni punti a breve distanza e tracciamo una retta che passa per quei punti e in modo simile in un altro triangolo, come capita, (oppure: in una figura diversa, per esempio un triangolo qualunque) tracciamo una linea a breve distanza dal vertice, si troverà che la retta tracciata nel cerchio è più lunga. Così anche nelle piaghe circolari e in quelle che non lo sono è così, come abbiamo detto.

Infine Cassio spiega la sua personale soluzione: le piaghe con figura angolata si curano meglio perché le parti sane ai bordi della piaga sono più vicine che in quelle di forma circolare dove tutti i punti sul bordo sono equidistanti dal centro. Alla base c'è l'esperienza terapeutica concreta e l'osservazione dei fatti, ma anche

Cassio cerca di appoggiare la sua posizione su una prova geometrica, così come faceva Erofilo. Questa volta però il ragionamento presenta molte maggiori difficoltà di interpretazione: si sostiene che, se tra due (in verità 'alcuni') punti vicini posti a breve distanza sulla circonferenza si traccia una retta, essa sarà sempre maggiore della retta tracciata tra due punti su due lati di un triangolo vicini ad un vertice (se riesco a intendere bene). Ciò che sembra duro nel testo è l'espressione καὶ ὁμοίως ἐφ' ἑτέρου τριγώνου, ἂν οὕτω τύχῃ, perché la menzione di 'un altro triangolo' non appare a prima vista giustificata, infatti non se ne è mai parlato prima. Ma si può anche intenderla come una frase sintetica «e in modo simile in una figura diversa, come un triangolo qualunque» e allora il testo è accettabile. Però mancano comunque precisazioni essenziali per rendere confrontabili le due figure e perciò dimostrare la tesi: anche presupponendo che i due punti sulla circonferenza si trovino ad una distanza perimetrale uguale a quella dei due punti su due lati del triangolo, non in tutti i casi si riscontra la maggiore lunghezza della retta (corda) tracciata nel cerchio rispetto a quella tracciata nel triangolo: nel caso specifico in cui si consideri un angolo molto ampio, per esempio, questo non si verifica. Perciò manca almeno la necessaria precisazione che si deve presupporre un angolo di limitata apertura[28]. Oppure si può pensare che si parli anche qui di figure isoperimetriche: allora se, fissato un certo perimetro e fissati due punti lungo la circonferenza ad una certa distanza, li trasferiamo, posizionati alla stessa distanza, in un triangolo dallo stesso perimetro, su due lati vicino al vertice di un angolo, la retta che li congiunge nel triangolo sarà più breve della corda che li congiunge nel cerchio.

Il testo rimane comunque ellittico, ma su un piano più generale si può forse dare anche un'altra interpretazione, non tanto del testo, quanto del ragionamento che ne potrebbe essere alla base[29]. Pren-

28 Ugualmente priva di precisazioni essenziali risulta la spiegazione tentata da Jouanna secondo cui i punti sarebbero localizzati sulla circonferenza e sui lati del triangolo a partire da un compasso con apertura prefissata: cfr. Jouanna, cit., p. 105 n. 20.

29 Questa interpretazione mi è suggerita dal collega Enrico Giusti, che qui colgo l'occasione di ringraziare. Ringrazio anche Ciro Del Vecchio, Pier Daniele Napolitani e Tommaso Pacini, ben più esperti di me in geometria, con i quali ho parlato di questo enigmatico testo.

dendo come punto di partenza l'opinione di Cassio che la cicatrizzazione comincia dalla parte sana che si trova sui bordi della piaga (i «corpi sani»), se la ferita iniziale coincide con una figura geometrica, dopo un certo tempo la parte sana si è estesa e la figura è più piccola. A progresso di guarigione costante, la parte sana si estenderà verso il centro in modo che in un certo tempo guariscono i punti a una certa distanza dal bordo. Ci vorrà tanto più tempo, perché la guarigione sia completa, quanto più è lontano il punto più distante dal perimetro della figura. Data allora la forma di una ferita, si tratta di calcolare per ogni punto della stessa la distanza dall'orlo e poi di trovare il massimo di questa distanza (coincidente con la retta più breve che unisce il punto interno ad uno sul perimetro). Se la ferita ha una forma allungata, questo massimo è più corto di quello che si ha se la forma è più tondeggiante. Una cosa che si può dimostrare è che, *a parità di area*, la figura per la quale questo massimo è più grande è il cerchio.

Plausibili o meno che siano questi tentativi di spiegazione, mi sembra comunque chiaro che anche Cassio si muove con la stessa metodologia argomentativa di Erofilo. Anch'egli cioè si serve di un calcolo relativo alla superficie di figure geometriche, per dimostrare la maggiore lentezza di guarigione delle piaghe circolari, ma con un riferimento più diretto all'esperienza medica che osserva il progredire della guarigione a partire dai bordi. Nella pratica Cassio non si oppone alla terapia di Asclepiade, che era evidentemente patrimonio comune, ma riformula l'eziologia del fenomeno sulla stessa linea di Erofilo, pur differenziandosi da lui.

7) διὰ τοῦτο συμβαίνει ῥᾳδίαν τὴν ἐπούλωσιν γίνεσθαι ἐπὶ τῶν κατὰ γωνιῶδες σχῆμα γινομένων, διὰ τὸ τὰ ὑγιεινὰ σώματα μᾶλλον εἶναι πλησίον ἀλλήλων, καὶ συμβάλλεσθαι ταῦτα τῇ ἐπουλώσει· ὅθεν καὶ ὡς ἐπίπαν ἀπὸ τῶν ἄκρων ἄρχεται ἡ ἐπούλωσις· καθὸ μάλιστα συνεργεῖ ἀπὸ τῶν παρακειμένων ὑγιεινῶν σωμάτων. ἐπὶ δὲ τῶν στρογγύλων διὰ τὸ πανταχόθεν ἐπίσης ἀφεστάναι τὰ ὑγιεινὰ ἀλλήλων καὶ μὴ δύνασθαι συναιρεῖσθαι τῇ ἐπουλώσει, μὴ ῥᾴδιον γίνεσθαι ταύτην.

Per questa ragione accade che la cicatrizzazione sia facile nelle piaghe che hanno una figura angolata, perché i corpi sani sono più vicini tra di loro e contribuiscono alla cicatrizzazione. Perciò anche in generale la cicatrizzazione comincia a partire dai punti estremi, là dove soprattutto essa è aiutata dai corpi sani vicini. Invece nelle piaghe circolari per il fatto che i corpi sani hanno una distanza tra di loro uguale da ogni parte e non possono essere riuniti con la cicatrizzazione, questa non avviene facilmente.

Ciò che va messo in rilievo è che l'uso della geometria fatto da Erofilo e da Cassio è molto diverso dalla nozione delle *grammikai apodeixeis* o «dimostrazioni lineari» di Galeno[30]: anche Galeno afferma di considerare la geometria un modello di dimostrazione per la medicina. Per spiegare la teoria della visione in *De usu partium* X 12, Galeno utilizza effettivamente una dimostrazione geometrica (d'altra parte gli studi di ottica di Euclide erano disponibili da tempo), ma si tratta di un caso eccezionale come egli stesso sottolinea[31]. Essenzialmente Galeno opera un trasferimento del modello epistemologico assiomatico-deduttivo della geometria alla medicina, volendone imitare il metodo. Per Galeno geometria significa soprattutto dimostrazione apodittica, visto che «in pratica la sua biologia è troppo radicalmente qualitativa per consentirgli un uso più esteso di qualsiasi forma di matematizzazione»[32]. Una matematizzazione forse più pertinente in Erofilo e in Cassio, che applicano alla medicina considerazioni sull'area delle figure, estraibili dalla concreta e materiale realtà delle ferite.

Un ulteriore punto da sottolineare è che il confronto tra Erofilo e Asclepiade non è diretto, ma è operato *a posteriori* da chi ha com-

30 La bibliografia è ampia, cfr. p. es. J. Boulogne, *L'apport de Galien a la méthode médicale*, REG 110 (1997), pp. 126-142, in particolare 138-141; da ultimo A. Pietrobelli, *Le modèle des démonstrations géométriques dans la médecine de Galien*, Bulletin Budé 2009, 2, pp. 110-130, con la bibliografia citata alle nn. 15 e 16.

31 Cfr. Galenus, *De usu partium*, II, pp. 92, 23-103, 19 Helmreich. Sulla competenza di Galeno non vi sono tuttavia dubbi: p.es. cita come noto il problema isoperimetrico (a perimetro uguale, il cerchio è la figura piana di area maggiore) in *De usu partium*, I, p. 485, 4-7 Helmreich. Sul significato di γραμμικός vedi J. Barnes, *Proofs and syllogism in Galen*, in Entretiens sur l'antiquité classique, XLIX, Vandœuvres-Genève 2003, pp. 6ss.

32 M. Vegetti, *Modelli di medicina in Galeno*, in V. Nutton (ed.), *Galen: Problems and Prospects*, London 1981, pp. 47-63: 48.

posto il problema o dalla sua fonte: l'ambiente in cui questi operava riteneva evidentemente di poter confrontare (e in qualche modo omologare) le due autorità, che altrove non sono considerate entità comparabili, soprattutto nella ricezione di Galeno. La comparazione è resa possibile attraverso il processo di manipolazione che si è chiarito sopra.

Il passo ha una struttura dialettica articolata, che giunge ad una conclusione personale, cosa non comune nei *Problemata*, dove spesso si riscontrano testi molto più sintetici, in cui le diverse soluzioni sono semplicemente giustapposte. La conclusione ribadisce il risultato della dimostrazione e rimanda piuttosto ad una trattazione a tema, di impostazione dialettica e di carattere scolastico. È una caratteristica che si ritrova anche in altri passi di Cassio e che merita un approfondimento. Si può infatti supporre che i materiali confluiti nella raccolta di Cassio siano ancora vicini alle discussioni di scuola che sono all'origine di molti dei *Problemi* e non abbiano ancora subito massicciamente quella riduzione che costituisce la normalità nella letteratura del genere. Si riconoscono inoltre, nelle formule argomentative usate, affinità con alcune parti del cosiddetto Anonimo Londinese, che si ritiene appartenere al genere degli scritti introduttivi[33]: anche lì una struttura dialettica ripetitiva organizza la sequenza degli argomenti e suggerisce un contesto di pratica scolastica[34].

33 Cfr. da ultimo M. Asper, *Griechische Wissenschaftstexte. Formen, Funktionen, Differenzierungsgeschichten*, Stuttgart, Steiner 2007, pp. 293-304: ma anche su questo aspetto un approfondimento è in corso.

34 Una più stretta comparazione dei due testi sarà oggetto di un mio prossimo lavoro.

"Nuovi" manoscritti del Glossario Ippocratico di Galeno e considerazioni stemmatiche. *Codex olim Mosquensis, codex Bodleianus Holkhamensis 92*

Lorenzo Perilli

Negli studi sulla tradizione manoscritta del Glossario Ippocratico di Galeno le notizie relative ad alcuni manoscritti sono difettose: il codex Mosquensis risulta irreperibile, al presunto Amstelodamensis si fa vago cenno, del codex Holkhamensis non si ha menzione alcuna.

La storia del codice fantasma Amstelodamensis e la riscoperta del Mosquensis

Amstelodamensis. Il Catalogo dei manoscritti medici greci curato da Hermann Diels segnala, tra i codici contenenti il "Glossario Ippocratico" di Galeno, due testimoni manoscritti non meglio identificati: un Codex Amstelodamensis e un Codex Mosquensis. In entrambi i casi, l'indicazione è racchiusa tra parentesi quadre, priva di ulteriore specificazione e seguíta da un punto interrogativo.

Il codice di Mosca è risultato finora irreperibile. Il contributo da esso fornito alla costituzione del testo è stato reso parzialmente noto grazie alla edizione di Johann Georg Friedrich Franz, che nel 1780 pubblicava a Lipsia gli «Erotiani Galeni et Herodoti Glossaria in Hippocratem, ex recensione Henrici Stephani, graece et latine», aggiungendo alle sue proprie annotazioni le «Emendationes Henrici Stephani, Bartholomaei Eustachii, Adriani Heringae etc.», e soprattutto una «varietatem lectionis ex manuscriptis codd. Dorvillii et Mosquensi». Questa edizione è da un lato una summa dei principali interventi testuali che erano stati fino ad allora proposti nelle edizioni greche, nelle traduzioni latine, e negli studi critici; dall'altro lato, essa è un regesto di annotazioni, sia critico-testuali, sia contenutistiche. Del resto, i precedenti almeno dello Stefano nel *Dictionarium medicum*, dove premetteva al lemmario vero e proprio una edizione commentata dei medesimi Glossari ippocratici (nonché dello scritto di Gregorio di Corinto sul dialetto ionico), e del Foes (in particolare quella sorta di commento ai due glossari di Erotiano e Galeno ospitato tra le 1388 colonne della *Oeconomia Hippocratis*) già offrivano una messe di considerazioni e dati. Quanto al testo, Franz ristampa quello dello Stephanus: «Textum Graecum quod concernit Stephani lectionem ubique retinuimus» (p. XXI), non richiede dunque specifica attenzione.

La novità che egli rivendica sul piano della costituzione del testo è dunque proprio quella di aver addotto le varianti ricavate dai due manoscritti, Dorvillianus e Mosquensis. Entrambi, per ragioni diverse, divenuti poi oggetto di confusione; il secondo, infine, scomparso.

Il Dorvillianus di Franz è l'attuale D'Orville 3, conservato alla Bodleiana: con esso va però identificato anche il codice elencato da Diels nel suo *Catalogo* sotto il nome di Amstelodamensis[1]. Un codice fantasma: in realtà, una diversa denominazione di quell'unico manoscritto. L'equivoco nasce verosimilmente proprio dall'edizione del Franz. Questi, nella Prefazione (p. XVI), parlando del Glossario di Erotiano ma facendo evidente riferimento anche al Glossario galeniano (come si evince dalla nota a pie' di pagina nella quale si riportano le parole di D'Orville), menziona quattro codici manoscritti, l'ultimo dei quali «in Bibliotheca Ioh. Phil. Dorvillii codex Amstelaedamensis». La biblioteca è quella del giovane D'Orville, Jean, che la eredita dal padre Jacques, dal quale prende il nome il codice. Franz rinvia, in nota, alle *Miscellaneae Observationes Criticae novae in auctores veteres et recentiores* (tom. IX, Amstelaedami 1749), alle quali era preposta una premessa di mano dello stesso Jac. Phil. D'Orville. Ivi era pubblicata la collazione del testo dei Glossari di Erotiano e Galeno conservato su quel codice: nella premessa il vecchio D'Orville informava, che la collazione era dovuta a Iohannes Stephanus Bernardus. Era, questi, un medico olandese vissuto ad Amsterdam, come ad Amsterdam lo stesso D'Orville era nato nel 1696 e in parte vissuto come Professore di storia, eloquenza e greco alla locale Uni-

1 Cf. L. Perilli, *La tradizione manoscritta del «Glossario Ippocratico» di Galeno (e l'ordinamento alfabetico delle glosse)*, in *I testi medici greci. Tradizione e ecdotica*», Atti del III Convegno Internazionale, a cura di A. Garzya e J. Jouanna, Napoli 1999, 431.

versità[2]: l'equivoco nella denominazione del codice (alternativamente, Amstelodamensis e Dorvillianus, infine D'Orville) si spiega dunque senza difficoltà. D'Orville, peraltro, nella sua Premessa aggiungeva che «is Codex ... continet praeterea quosdam Oribasii libros»: come l'attuale D'Orville 3.

Al Franz attinse quindi il medico e classicista Johann Christian Gottlieb Ackermann – già giovanissimo studente a Jena dal 1771 e poi allievo di C.G. Heyne a Göttingen – nella sua *Historia Literaria Claudii Galeni*, reperibile nella *Bibliotheca Graeca* del Fabricius[3], dove annota: «Cod. Amstelodamensem contulit Jo. Ph. Dorvillius», con un duplice errore, poiché il codice fu collato dal Bernardus e non dal D'Orville, e poiché il D'Orville in questione non è Jean (Johannes) ma Jacques. Diels ricorre a sua volta proprio ad Ackermann: omesso però il riferimento a D'Orville, egli postula erroneamente l'esistenza di un codice ulteriore[4].

La riscoperta del codex Mosquensis. Più complessa è la vicenda relativa al Codex Mosquensis: spesso menzionato, ma sempre di seconda mano, per oltre due secoli esso è risultato irreperibile, in appa-

2 Su D'Orville, le notizie essenziali sono in F. Madan, *A summary catalogue of Western manuscripts in the Bodleian Library at Oxford*, vol. IV, Oxford 1897, p. 37. Sul cod. D'Orville 3, oltre al catalogo di Madan e a quello di Henry O. Coxe (*Catalogus codicum MSS. qui in collegiis aulisque Oxoniensibus hodie adservantur*, Oxford 1852, rist. 1972), cf. E. Nachmanson, *Erotianstudien*, Uppsala - Leipzig 1917, pp. 28-31.

3 V 377-500. Mi riferisco alla quarta e ultima edizione (postuma) della *Bibliotheca Graeca* (Hamburgi 1790-1809), con le integrazioni di Gottlieb Christoph Harles. La trattazione è riprodotta nel primo volume della edizione galeniana del Kühn (Lipsiae 1821, XVII-CCLXV, qui p. CXXXIX), «hinc inde aucta et emendata».

4 Nella trascrizione che Ackermann fa, attingendo a Franz, della Premessa di D'Orville alla collazione del codice, non manca un fastidioso refuso; scrive: «tertio loco exhibentur collationes binae <haec> lexici medici, ab Erotiano conscripti: illa glossarum hippocraticarum, quas Cl. Galenus collegit»; l'omissione, dopo binae, di *haec* (cui risponde il successivo *illa*), farebbe pensare che si tratti di due diverse collazioni del lessico erotianeo. Già Franz scriveva il plurale *hae* per *haec*, forse fuorviando Ackermann.

renza perduto[5]. L'ultima menzione diretta si può considerare quella fatta da Christian Gottfried Gruner (1744-1815), all'epoca professore di medicina a Jena, noto nell'ambito degli studi su Galeno anche per aver curato la pubblicazione di una parte delle annotazioni apposte da Iano Cornario (1500-1558) in margine all'esemplare della edizione Aldina conservato nella Biblioteca di Jena[6]. Nella premessa a questa pubblicazione delle «congetture galeniche» di Cornario, apparsa nel 1789 (nove anni dopo l'edizione di Franz), a p. 11 scriveva: «additurus sub calcem libelli ... varias lectiones Galenicas, e codicibus Mosquensibus desumtas, et a cl. Matthaei benevole mecum communicatas». Se ne ricava, o almeno così Gruner vuole far credere, che almeno fino a questo punto egli non aveva avuto presso di sé i manoscritti di cui riporta le lezioni, ma si basava su informazioni ricevute da Matthaei. Nella pubblicazione di Gruner, limitata al primo volume dell'Aldina annotata da Cornario, non si arriva comunque al *Glossario*; e di codici Mosquensi si parla al plurale. È lecito però pensare, sulla base di quanto apprendiamo da Franz, che tra questi codici fosse anche quello contenente il nostro Glossario.

È dunque per primo Franz, nella sua edizione, a registrare le lezioni del codice Mosquense relative al Glossario. Gli studiosi successivi, da Helmreich (nei suoi quaderni personali ora presso

5 Cf. e.g. H. von Staden, *Herophilus. The art of medicine in early Alexandria*, Cambridge 1989, XXXIV: «Mosquensis gr. (apparently no longer extant, but used by Franz[e])». Franz, in realtà, non usò personalmente il codice.

6 *Iani Cornarii ... coniecturae et emendationes Galenicae*, edidit C.G. Gruner, Ienae 1789 (già Progr. Univ. Jen. I-IV, 1788-89: arriva però solo alla pag. 105 del primo tomo dell'Aldina, allo scritto *An in arteriis natura sanguis contineatur*). Su Cornario, cf. O. Clemen, *Janus Cornarius*, in «Neues Archiv für Sächsische Geschichte und Altertumskunde» XXXIII, 1912, pp. 36-76. Le sue *coniecturae et emendationes* hanno sempre destato l'interesse degli studiosi: ne esistono, oltre al Gruner e alla edizione di Franz, varie collazioni, ad esempio in un manoscritto conservato a Lipsia (nr. 58, cf. Gardthausen, *Katalog*, cit. infra, n. 14), fino al nostro secolo, come attestano materiali conservati presso l'Archivio del CMG a Berlino, già proprietà di K. Schubring. Negli scritti di Gruner (per i quali la bibliografia più completa è quella dell'*Index-Catalogue of the library of the Surgeon-General's Office, United States Army*, vol. V, Washington 1884, pp. 632-36) non sono tuttavia reperibili informazioni più dettagliate sul manoscritto. Sullo stesso Gruner, cf. B. v. Hagen, in *Geschichte der medizinischen Fakultät der Fr.-Schiller Universität Jena*, Jena 1958, pp. 311-22.

l'archivio del CMG a Berlino, e temporaneamente in mio possesso) a W. Fauth (edizione inedita del Glossario, ca. 1970) e oltre, si affidano alle sue indicazioni. Ma anche Franz sembra procedere in realtà senza aver mai visionato personalmente il manoscritto, e servendosi di quella collazione (se tale era), che Christian Friedrich (von) Matthaei (1744-1811), l'estensore dei Cataloghi della Biblioteca Sinodale di Mosca, avrebbe fatto pervenire allo stesso Gruner[7]. Scrive, infatti, Franz a p. XXII: «accesserunt vero variae lectiones e Mosquensi codice, quas viro illustri Ioh. [immo Chr.] Godofredo Grunero, professori artis medicae in Universitate literaria, quae Ienae floret, et meritissimo, et in hoc literarum genere egregie versato, humanissime miserat Cel. Matthaei, quique pro suo erga nos favore eas ad nos transire iussit, ut in usum nostrum converteremus». Tuttavia, Franz (p. XIX), e sulla sua scia ancora una volta Ackermann (p. CXXXIX Kühn = V, p. 437 Fabricius), affermano che il Matthaei nel suo catalogo dei manoscritti della Biblioteca Sinodale aveva descritto o si accingeva a descrivere questo manoscritto contenente il Glossario galeniano: «codicem ... de quo vir celeberrimus Christianus Fridericus Matthaei in Catalogo Manuscriptorum Bibliothecae patriarchalis Mosquensis est consulendus» (Franz l.c.). Così non sembra: sappiamo infatti che Matthaei pubblicò tre cataloghi della Biblioteca Sinodale, nel 1776, nel 1780 (a questo, uscito in contemporanea con il suo lavoro, avrà fatto riferimento Franz), e nel 1805: in nessuno di questi si ha notizia del codice in discussione, e lo stesso vale per il catalogo di Vladimir e per le successive indagini sui codici di Mosca (ora conservati in gran parte presso l'Archivio Storico di quella città)[8].

7 Lo stesso Matthaei, a proposito di un altro codice, annota nel Catalogo del 1805 (infra, n. 8): «si recte memini, huius codicis varias lectiones ad duos viros eruditos in Germaniam misi» (p. 165: si tratta del Mosq. gr. 259, contenente testi della tragedia classica). Doveva essere sua pratica abituale, dopo il trasferimento a Mosca, quella di collazionare codici per i colleghi tedeschi.

8 I cataloghi dovuti a Matthaei sono rispettivamente: *Notitia codicum manuscriptorum Mosquensium Sanctissimae Synodi*, Mosquae 1776; *Index codicum manuscriptorum bibliothecarum Mosquensium Sanctissimae Synodi ecclesiae orthodoxae graecorossicae*, Petropoli 1780; *Accurata codicum graecorum manuscriptorum Mosquensium ... notitia et recensio*, Lipsiae 1805 (in cui confluiscono anche le informazioni fornite nei precedenti cataloghi). Del Vladimir, cf. *Sistematičeskoe opisanie rukopisej*

In sostanza, fino a questo punto della storia, l'unico ad aver avuto certamente tra le mani questo codice sembra essere stato il Matthaei, che tuttavia ne evita ogni menzione nei suoi cataloghi. Vi fu però, evidentemente, un passo ulteriore. Tra il 1780 (anno della pubblicazione dell'edizione di Franz, che pubblica le varianti del Mosquense), il 1789 (anno della pubblicazione delle *coniecturae et emendationes Galenicae* di Cornario da parte di Gruner, che fa menzione delle lezioni del codice) e il 1811 (anno della morte di Matthaei), il manoscritto arriva a Jena, e finisce nella biblioteca personale di Gruner. Lo dimostra il catalogo che dei libri di Gruner fu redatto poco dopo la sua morte, nel 1818, nel quale si legge: «Ein altes griechisches Msc. welches sich anfängt του μεγαλου Ἱπποκρατου [sic] etc. ein Besitzer hat oben darüber geschrieben: Scriptus, ut videtur, circiter 1530»[9].

Proprio a Jena questo codice è fortunosamente riaffiorato pochi anni orsono, ed è ora registrato sotto la segnatura Ms. G.B. f. 31[10]. Esso reca la segnatura della Biblioteca di Wolfgang Maximilian Freiherr von Goethe, nipote del più noto omonimo, il quale nel 1880 cedette alla Biblioteca universitaria di Jena i propri libri. Questa è però una segnatura fuorviante, in realtà attribuita al codice, erroneamente, solo nel 1968, dopo che, con la distruzione dell'edificio centrale della biblioteca nell'ultima Guerra, il catalogo dei libri del

Moskovskoj Sinodal'noj (Patriaršej) Biblioteki. I - Rukopisi grečeskija [Catalogo sistematico dei manoscritti greci della Biblioteca Sinodale], Moskva 1894; si aggiunga M. Richard, *Rapport sur une mission d'étude en U.R.S.S.*, «Bull. d'inform. de l'Inst. de Recherche et d'Histoire des Textes», X, 1961, pp. 43-56. Nulla risulta neppure in altre opere consultate, come il Sabas (*Specimina palaeographica codicum Graecorum et Slavonicorum Bibl. Mosquensis Synodalis saec. VI-XVII*, Mosquae 1863), o il Cereteli (G. Cereteli - S. Sobolevski, *Exempla codicum Graecorum literis minusculis scriptorum annorumque notis instructorum: I. codices Mosquenses*, Mosquae 1911). Il codice, evidentemente, non era più a Mosca.

9 *Catalogus Bibliothecae Chr. Gottfr. Gruner*, Pars I, *Libri Medici*, Jena 1818, p. 361, Nr. 5831. Attingo questi dati da A. von Stockhausen, *Katalog der griechischen Handschriften im Besitz der Thüringer Universitäts- und Landesbibliothek Jena*, «Byz. Zeitschr.» 94.2 (2001) 684-701.

10 A. von Stockhausen, p. 697. Già nel 2000, prima della riscoperta, tentando di rintracciare il codice o almeno di seguirne le disavventure avevo ipotizzato in Jena la sede da investigare, cf. L. Perilli, *La tradizione manoscritta* cit., 431s.

Goethe minore era andato perduto[11]. Il codice proviene invece dal lascito di Gruner.

Come è facile constatare già da un primo confronto del testo, si tratta di quel medesimo Mosquense, di cui Gruner e Franz avevano ricevuto da Matthaei la collazione. Che il codice sia infine arrivato materialmente a Jena, non sorprenderà chi consideri le vicende biografiche del Matthaei, i suoi spostamenti tra Germania e Russia, e la sua attitudine, diciamo così, disinvolta nei confronti dei codici che maneggiava. Matthaei, nato a Gröst in Turingia nel 1744, scolaro a Dresda dal 1754, studente all'Università di Lipsia dal 1763, si trasferisce a Mosca nel 1772, all'età di 28 anni, dove ottiene, grazie alla segnalazione di Ernesti, il posto di Rettore del Ginnasio, e poi quello di Professor Literarum Humaniorum all'Università[12]. Nel 1784, intraprende un viaggio di ritorno in Sassonia, dove resterà per circa dieci anni, prima come Rettore della Landesschule di Meißen, poi come Professore di lingua greca a Wittenberg: in questo viaggio, porta con sé un consistente numero di manoscritti greci, alcuni dei quali provenienti certamente (per via, si ritiene, non propriamente lecita) proprio dalla Biblioteca Sinodale. Di tali manoscritti, sappiamo che 68 vengono venduti alla Biblioteca di Dresda[13], ma il nostro codice non era tra questi: è molto verosimile, tuttavia, che oltre a quelli pervenuti alla Biblioteca di Dresda ve ne fossero altri, il cui destino è meno chiaramente ricostruibile. Il codex Mosquensis del

---

11 Cf. von Stockhausen, cit., 684s.

12 Notizie biografiche essenziali su Matthaei sono nella *Allgemeine Deutsche Biographie*, vol. XX, p. 606 (F. Eyssenhardt); cf. anche infra, n. 15.

13 Cf. la Premessa di B. Burgermeister e H. Deckert al *Katalog der Handschriften der Sächsischen Landesbibliothek zu Dresden*, Dresden 1979: «Die sog. Matthaei-Handschriften. Griechische Manuskripte, die 1788 von Christian Friedrich Matthaei gekauft worden waren – ohne Kenntnis darüber, daß sie zum Teil aus russischen Bibliotheken, vor allem aus der alten Synodalbibliothek in Moskau, stammten. Soweit sie den Krieg überstanden hatten, wurden sie im Jahre 1947 an die Sowjetunion zurückgegeben und befinden sich nun im Zentralen Staatsarchiv in Moskau». L'indice dei mss. venduti da Matthaei si conserva nel Bibliotheksarchiv, Bibl. Arch. vol. 188 Nr. 10, 34 ss. Alcuni particolari su questa acquisizione (per 1700 talleri), per la quale si era adoperata anche la Biblioteca di Göttingen, sono in F.A. Ebert, *Geschichte und Beschreibung der königlichen öffentlichen Bibliothek zu Dresden*, Leipzig 1822, p. 105.

Glossario Ippocratico di Galeno faceva forse parte di questo gruppo. Nelle Biblioteche anche minori della Sassonia si conservano non pochi materiali risalenti a Matthaei, collazioni, annotazioni marginali e altro, non sempre adeguatamente catalogati[14].

Il nostro codice presenta diverse caratteristiche significative. La più rilevante è la consistenza: si tratta di soli 8 fogli, recanti il testo del Glossario. Sul foglio di guardia, Matthaei stesso (la cui grafia è facilmente riconoscibile) trascrisse parzialmente un testo contenente degli Ὑγιεινὰ παραγγέλματα (*Praecepta salubria*), attribuendolo ad Oribasio: si tratta del testo, attribuito invece già nelle prime righe del testo stesso (omesse da Matthaei) ad un Asclepiade (forse A. di Bitinia), edito nel 1862 da U. Bussemaker nei *Poetae bucolici et didactici*. Matthaei copia il testo, come egli stesso segnala, dal Mosq. gr. 279. Non sarà un caso che proprio Gruner abbia pubblicato anche questo testo, nel fascicoletto contenente "Oribasii medicinalium collectorum liber II et fragmentum aliud e codice Mosquensi nunc primum Graece et Latine", Jenae 1782. Siamo nel 1782: evidentemente Gruner, che aveva ricevuto le collazioni di Matthaei prima del 1780 (anno della edizione di Franz, che quelle collazioni utilizza), aveva avuto per quella via anche il testo dell'Oribasio. Sembra a questo punto probabile, che Matthaei avesse inviato già allora a Gruner, invece che una collazione, il codice stesso, anche se sia Gruner che Franz non fanno mai cenno a un codice ma sempre a lezioni comunicate da Matthaei: del resto, questi avrebbe forse rischiato di compromettere la propria posizione a Mosca se fosse emerso il suo uso disinvolto dei manoscritti locali a lui affidati[15].

---

14 A Dresda si conservano tra l'altro numerosi codici in cui sono ascritte le *variae lectiones* dovute a collazioni di Matthaei, o codici da lui copiati dai Mosquensi, o da lui collazionati (cf. Ebert, cit., Da 20a, 65-70). Lo stesso accade a Lipsia, cf. V. Gardthausen, *Katalog der Handschriften der Universitäts-Bibliothek zu Leipzig, III, Die griech. Hss.*, Leipzig 1898, e.g. p. 73, circa un ms. di Galeno (nr. 53, Therapeutica ad Glauco [sic]), recante «am Rande ... Collationsvermerke Matthaei's. Vgl. das Vorsatzblatt: Ad marginem positae variae codicum lectiones adscriptae sunt Matthaei, ... haud dubie haustae e codd. Mosquensibus (von der Hand C.G. Kühns?)».

15 Una meritoria indagine sul Matthaei e i manoscritti da lui illecitamente sottratti si deve a O. von Gebhardt, *Christian Friedrich Matthaei und seine Sammlung*

Al foglio di guardia fa séguito il testo del Glossario. Nient'altro. Si tratta con ogni probabilità di fogli estratti da un manoscritto più ampio, che non è stato possibile fino ad ora identificare.

Che Jenensis e Mosquensis coincidano, mostra non solo la corrispondenza (quasi totale) delle lezioni con quelle registrate da Franz, ma soprattutto il fatto che il codice si interrompe in corrispondenza del lemma φυτευτηρίων: manca l'ultimo foglio, che avrà contenuto le glosse successive. Lo stesso dato rilevava Franz (p. 595 n. 12): «desinit hic cod. Mosq.». Quest'ultima annotazione può significare due cose: o che il codice nelle mani di Matthaei era già mutilo, e che quindi l'informazione sull'explicit difettoso proviene da Matthaei stesso e non si può imputare a Matthaei di aver smembrato un codice più ampio; oppure, che Matthai aveva fatto pervenire il manoscritto a Gruner già prima del 1780, quando Franz pubblica il suo lavoro. Quest'ultima possibilità potrebbe trovare una convalida nel fatto che gli otto fogli risultano essere stati piegati nel mezzo, tanto che la carta in alcuni punti ne è rimasta leggermente danneggiata: piegati forse allo scopo di spedirli, o di portarli più comodamente con sé. Dovettero, a questo scopo, essere stati sciolti dalla legatura; infatti la legatura attuale risale al restauro effettuato nel 1961. Le glosse che mancano sono circa 40: queste avranno occupato non più di metà foglio, ed è verosimile che quel medesimo foglio contenesse anche l'inizio dell'opera che nel manoscritto faceva seguito al Glossario, e che, smembrando il codice, Matthaei avesse voluto evitare di mutilarla.

In cima al primo foglio contenente il Glossario, si legge quanto già rilevato nell'inventario della biblioteca di Gruner: «Scriptus, ut videtur, circiter 1530». Segue la sigla «Hyq.». La mano che scrive questa annotazione sembra risalire al XVIII sec., mentre la reale datazione del codice è affidata alle filigrane[16]: queste richiamano esempi risalenti alla prima metà del XIV secolo (cf. Briquet 3205 e 3206, rispettivamente del 1329 e del 1342), ma questa datazione non è confermata dall'analisi filologica (v. infra). L'iniziale dei lemmi del Glossario è rubricata.

---

griechischer Handschriften, «Centralblatt für Bibliothekswesen» XV (1898) 345-357, 393-420, 441-482, 537-566 (ringrazio Klaus Alpers per la segnalazione).

16 A. von Stockhausen, 697.

Il ruolo del codex olim Mosquensis nella costituzione del testo e la sua collocazione nello stemma codicum

La riscoperta del Mosquensis, ora Jenensis G.B. f. 31, e soprattutto la sua datazione alla prima metà del XIV secolo, impone una verifica del testo in esso contenuto e una sua collocazione in un provvisorio quadro stemmatico dei codici.

Il testo offerto dal Mosquense è quello della classis prior, cioè dei codici che tramandano la redazione integrale del testo, il cui capostipite è il Laurentianus plut. 74,3[17]. Se la datazione proposta dal nuovo catalogo, basata sulle filigrane, è esatta, il codice va collocato tra 1329 e 1342: ne consegue che il manoscritto sarebbe uno dei più antichi testimoni della classis prior. In particolare, esso precederebbe il Vaticanus gr. 277 (R), finora considerato l'erede più prossimo del Laur. 74,3 (A)[18]. Vedremo però che le cose stanno diversamente.

Quest'ultimo codice, capostipite di questo ramo della tradizione, è datato tra la fine del XII e l'inizio del XIII secolo. Nella sua discendenza, si contano altri undici codici. Il primo degli eredi viene scritto un secolo più tardi, intorno al 1310: è il Parisinus 2142 (H: si tratta della sezione più recente, indicata con la sigla Hb nelle edizioni delle opere ippocratiche)[19]. Subito dopo si colloca, stando alla datazione proposta dal nuovo catalogo (cit. supra, n. 9), l'ex Mosquense, mentre il Vaticanus 277 (R) si fa comunemente risalire agli anni tra il 1360 e il 1365. Tuttavia, recentemente per un manoscritto a-

---

17 Sulle due linee di tradizione, integrale e epitomata (quest'ultima con capostipite il Marc. gr. 269 di Ippocrate), cf. I. Ilberg, *De Galeni vocum hippocraticarum Glossario*, in *Commentationes philologae ... O. Ribbeckio dicatae*, Leipzig 1888, pp. 346 ss., e L. Perilli, *La tradizione manoscritta* cit., nonché *L'ordinamento alfabetico di Lessici e Glossari: il caso del Glossario ippocratico di Galeno*, in «Bollettino della Badia Greca di Grottaferrata» LIV (2000) pp. 27-52.

18 Un quadro sinottico della tradizione può essere reperito in appendice a questo contributo.

19 Va segnalato che mentre per le opere di Ippocrate il codice Hb appartiene alla famiglia di M (Marc. 269), per il Glossario, di cui, a differenza di M, reca la redazione integrale, dipende dal Laurenziano 74,3. Il Marciano è un codice ippocratico, il Laurenziano è un codice galeniano. Hb aveva evidentemente entrambi (o un apografo di entrambi), e sceglie per il Glossario di ricorrere alla redazione più completa, mostrandosi copista attento.

pografo di R, l'Urbinas 68, finora datato al 1375-80, è stata proposta una datazione leggermente più alta, intorno al 1360 o poco dopo[20], e anche per il Vaticano si potrebbe risalire qualche anno più indietro[21]. Seguono altri 8 codici, risalenti agli anni tra la fine del XIV secolo e il XVI. Tra questi, anche il Bodl. Holkhamensis, di cui si dirà.

L'ex Mosquense (C) acquisirebbe dunque un ruolo di un certo rilievo. Quanto al testo, il codice risulta imparentato in modo diretto in particolare con i manoscritti R (il citato Vat. 277) e il suo apografo U, l'Urbinas 68.

La parentela RUC è confermata in modo palese dalla ripetizione della glossa κ 71 (114,11 K.), e dall'errore in φ 1 (150,10 K.), nonché da numerose singole concordanze, anche in errore: v. infra. C, tuttavia, qualunque ne sia la datazione, non può essere stato antigrafo di R. Lo dimostrano, ad esempio, le omissioni presenti in C, che tralascia buona parte della glossa α 17 (XIX 70,13 K.), nonché α 148-149 (85,9-10 K.), κ 78 (115,5 K.), ο 5-6 (125,12-13 K.): v. infra. C ha errori suoi propri, o coincide in qualche caso con altri codici contro RU, ma nessuno di questi casi può essere considerato decisivo per stabilire una sua indipendenza da RU. Da A si direbbero derivate due linee, che portano la prima a H (Hb), la seconda a RU e C, delle quali quella di H (Hb) risulta autonoma rispetto all'altra.

Di questi codici, R è il testimone più prolifico, e da esso deriverà, in modo diretto o indiretto, una ricca discendenza, costituita da almeno altri sei codici, a parte C. Soltanto il codice Hauniensis 224 (N) deriva invece da H ed è utile perché supplisce due ampie lacune presenti in H comprendenti numerose glosse della parte centrale e della seconda metà del testo. Il codice Holkhamensis segue un percorso suo proprio. Il codice D'Orville 3 (D), martoriato da errori, omette diverse glosse, a volte per salti da simile a simile, altre senza

---

20 Così B. Mondrain, *Démétrios Angelos et la médecine: contribution nouvelle au dossier*, in V. Boudon-Millot, A. Garzya, J. Jouanna, A. Roselli, *Storia della tradizione e edizione dei medici greci*, Atti del VI. Colloquio internazionale, Napoli 2010, p. 293ss.

21 È quanto propone Elsa Ferracci per le Prenozioni di Cos in una *thèse* parigina del 2009 ("Edition critique, traduction et commentaire du traité hippocratique des Prénotions de Cos"), che suggerisce per quell'opera il 1350-53. Questo è rilevante per quanto si dirà più avanti circa l'antigrafo del Mosquense e la sua posizione nello stemma dei codici del Glossario (devo la segnalazione a Amneris Roselli, che ringrazio).

che sia individuabile una specifica motivazione. Suo antigrafo è un manoscritto della famiglia RUC.

Il codice C (ex Mosquense, ora Jenense) registra spesso anche lo iota sottoscritto, e reca regolarmente i segni diacritici.

L'analisi filologica contraddice però in modo evidente la datazione di C basata sull'esame delle filigrane. Pur accordandosi a volte con altri codici contro RU, il codice C concorda sia con R, sia con U in modo sistematico e palese, sia in lezione peculiare che in errore, salvo sporadiche eccezioni, e a ciò aggiunge errori o lezioni peculiari suoi propri, oltre ad alcune omissioni, già richiamate. Alcuni casi significativi portano a concludere che il codice è apografo di U. Se pure la carta risale agli anni 30-40 del XIV secolo, si dovrà ipotizzare che il testo del Glossario vi sia stato trascritto solo più tardi, dopo il 1375 (vale a dire, dopo U). L'omissione delle glosse ο 5 e 6 conferma in modo indubitabile la dipendenza da U (v. infra). Stemmaticamente, la porzione di tradizione qui discussa si offrirebbe, in via ipotetica, come segue:

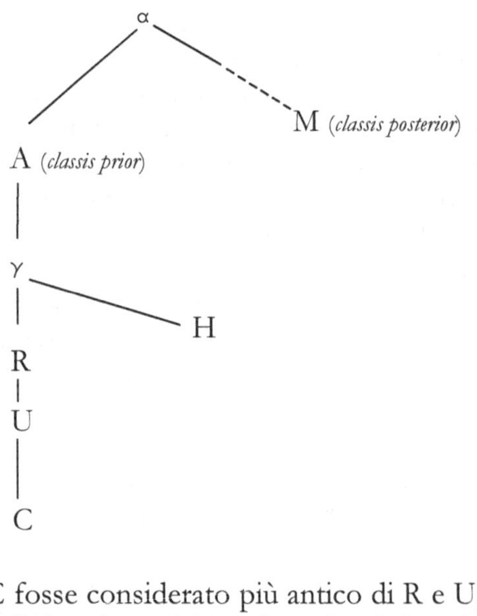

Se invece C fosse considerato più antico di R e U, come vorrebbe la proposta di datazione del catalogo, lo si dovrebbe considerare derivato dallo stesso antigrafo di R, ma ovviamente autonomo rispetto a R; in questo caso – non potendo C aver svolto la funzione di antigrafo, come dimostrano le omissioni citate – da γ sarebbero derivate tre linee di tradizione. Come si è detto, la collazione del codice dimostra però il contrario.

Numerose sono le peculiarità del codice ora Jenensis, quasi tutte lo riconducono a RU e a U in particolare. Si segnalano qui le principali, privilegiando le omissioni più indicative e gli elementi con valore congiuntivo o disgiuntivo: il testo è quello di C, salvo per le glosse che il codice omette, nel qual caso il testo citato è quello di U (in **grassetto** sono le parti più rilevanti; <u>sottolineato</u> è il testo omesso da C rispetto a RU).

α **16** (XIX 70,11 K.) Αἰγύπτιον ἔλαιον: ὅπερ αὐτοὶ καλοῦσι κίκινον. οἱ μέντοι παλαιοὶ **καλοῦσι** <u>τῇ κίκι, καὶ</u> κίκινον.

α **17** (70,13 K.) <u>Αἰγύπτιον ἔλαιον λευκόν: τὸ ἀπὸ τῶν κρίνων σκευαζόμενον, ὅπερ καὶ κρίνινόν τε</u> καὶ σούσινον ἔλαιον ὠνόμασται.

ex duabus glossis una facta est in **C,** τῇ κίκι καὶ et Αἰγύπτιον^2 – κρίνινόν τε omissis || καλοῦσι^2 om. **AH**: add. **RUC**

*C omette parte della prima glossa e quasi tutta la successiva, che cominciava con un lemma identico al precedente; si tratta verosimilmente di salto da simile a simile (κίκινον / κρίνινον); si aggiunga, che καλοῦσι^2 è a fine riga in **U**, probabile antigrafo (come già in **R**); **C** offre il testo delle due glosse senza interruzioni, come se si trattasse di un'unica voce.*

α **34** (72,16 K.) ἐν τῷ ante περὶ διαίτης om. **UC**, praebent **ARH**

α **43** (73,14 K.) **ἀκροαπίς**: γλῶσσα ... **ἀδιόρθωτος** ὑπὸ δυσκινησίας.

ἀκροαπίς **RUC**: ἀκραπίς **H**: ἀκρωπίς **A**, in mg. γρ(άφεται) ἀκραπίς || ἀδιόρθωτος **UC**: ἀδιάρθρωτος **ARH**

α **147** (85,7 K.) ἀρακίδας: πυρῆνας ἀρακοίσους, ὄσπριον δέ ἐστιν **ὀνομαζόμενον**

***HRUC** omettono la fine di α 147 (ὁ ἄρακος) e le due glosse successive (α 148 ἀρβύλαι e α 149 ἄργης), e spostano alla fine di α 147 l'ὀνομαζόμενο(ς) che era alla conclusione di α 149. Questo il testo di **A**:*

α 147A (85,7 K.) ἀρακίδας: πυρίνας ἀρακοίσους, ὄσπριον δέ ἐστιν **ὁ ἄρακος**
α 148A (85,9 K.) ἀρβύλαι· ὑποδέματα τὰ βαθέα
α 149A (85,10 K.) ἄργης· ὄφις τις οὕτως **ὀνομαζόμενος**

*Da questo caso si evince non solo che **HRUC** sono strettamente imparentati, ma anche la loro derivazione da **A**, come indica un riscontro paleografico: infatti, in **A** lo ὁ (articolo che precede ἄρακος) è posto alla fine della riga, mentre ὀνομαζόμενος si legge a sua volta all'inizio della seconda riga* *che segue. L'omissione è dunque dovuta al salto di una riga. Questo il codice **A** (evidenziati da un riquadro sono ὁ alla fine del primo rigo e ὀνομαζόμενος):*

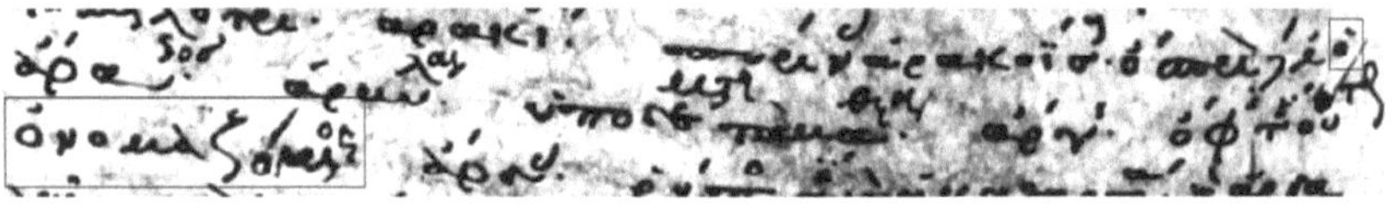

β 9 (88,13 K.) βληχροίη: ὄσπριόν τι· **ὃ καὶ βλήχρον λέγεται.**

ὃ καὶ κτλ. add. **HRUC**, om. **A**, qui in mg. praebet βλήχρον· ὄσπριον || γράφεται **HRU**: λέγεται **C**

***HRUC** recano una porzione aggiuntiva di testo (ὃ καὶ κτλ.), che manca in **A**: tuttavia, mentre **HRU** hanno ὃ καὶ βλήχρον γράφεται, il solo **C** reca ὃ καὶ βλήχρον **λέγεται**, una lezione particolare priva di motivazione evidente. L'aggiunta è connessa con una annotazione marginale presente in **A**, nel quale il testo reca βληχροίη· ὄσπριόν τι, mentre in margine si legge βλήχρον· ὄσπριον. Questa la pertinente sezione del codice **A**:*

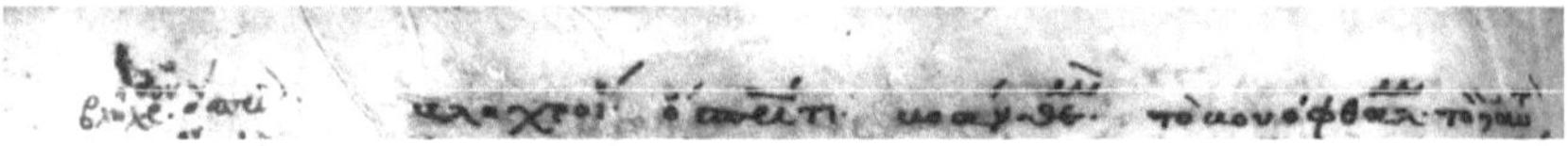

β 18 (89,11 K.) ἀναγαλλίδα **AHRU**: ἀγαλλίδα **C**

β 23 (90,4 K.) **βυθίζειν·** ἀθρόως ἢ πυκνῶς.

βυθίζειν **C**: βύζην **AH** (desinentia in **A** postea addita ut videtur): βύζειν **RU**

*La desinenza comune tra **C** e **RU**, erronea, segnala un nesso tra **C** e **RU**, una fonte comune o un rapporto di dipendenza.*

ε 57 (98,16 K.) ante ἠτρίου om. τοῦ **AH**, praebent **RUC** || ἠτρίον (ἶ- A) **AHRU**: ἠτριτέον **C**

ε 72 (100,3 K.) ἐπωκεστέρη **AH, R** ut vid.: ἐπωστέρη **UC**

θ 7 (104,10 K.) **θολερὸν** πνεῦμα: μέγα καὶ **διωγμένον**

θαλερόν **A**: θοαλερόν **H**: θολερόν **RUC** || δεδιωγμένον **AHRU**: διωγμένον **C**

κ 54b (112,16 K.) κνυζούμενος ἀπὸ τοῦ αὐτοῦ καὶ ὁ ἐπὶ τῶν κυνῶν κνυζηθμός.

textus pertinet in **AH** ad κ 54 (κνῦμα); ut novam glossam praebent **RUC**

κ 71 (114,11 K.) κραίνουσι· λήγουσι: glossa bis repetita est in **RUC**, hic et paulo postea (ante κρήγυον) κ 76 (115,1 K.) ἀλευροπτίσις **AR**: ἀλευροπτίσης **N** (deest in **H**)[22]: ἀλευροπτύσσης **C**

κ 78 (115,5 K.) κρότωνος: τὰ ἐν τῷ πνεύμονι χονδρώδη βρόγχια· ἐν τῷ πρώτῳ περὶ νούσων.

glossam omittit **C**, praebent **ANRU**

μ 10 (120,9 K.) φλεβοτόμῳ **ANRU**: βλεφοτόμῳ **C**

μ 24 (122,2 K.) μεσόδμη: ἡ καθ' ἕνα οἶκον εἰς δύο **μεμερισμένων** διορίζουσα, **τοῦ δοκοῦ εἶρξις·**

μ 24b **μόκωσις·** οἷον μεσοδμή τις οὖσα· (κτλ.)

ex una glossa duo factae sunt in **UC** || μεμερισμένον **ARU**ante corr.: -μένων **U** post corr. ut vid., **NC** || supra lineam post διορίζουσα addidit τοῦ δοκοῦ εἶρξις manus post. in **A**, quod in textu ante μόκωσις praebent **NRUC**, qui ex **A** pendent || δόκωσις **A**: μόκωσις **RUNC** || μόκωσις κτλ. ut novam glossam praebent **UC**

μ 37 (123,3 K.) μίτρη: κάλυμμά τι καὶ οἷον ἕλιγμα· ... ἔστι δὲ **καὶ** κιρσώδης κτλ.

τι post ἕλιγμα habent **AH**, post κάλυμμα transp. **RUC** || καὶ ante κιρσώδης add. **UC**

μ 43 (123,16 K.) μύτις: ... καὶ τὸ ἐν τῇ **σηπίᾳ**. ἀλλὰ καὶ ἰχθύς τις κτλ.

post σηπία add. ἐνωονουλχο(ς) **A** (sicut Ald.): spatium praebent **RH**, nihil notant **UC**

ο 6 (125,13 K.) οἰσυπίδας: προβάτου ῥύπον, ἢ ἔριον ῥυπαρόν

ο 5 (125,12 K.) **οἰσο**φάγος: ὁ τῆς γαστρὸς στόμαχος· οἷον οἰσοφάγος τις ὤν.

ο 7 (125,14 K.) οἰσυπίδας: προβάτου **ῥύπον** συνεστραμμένον· δηλοῖ δὲ καὶ ἐρίου ῥυπαροῦ μαλόν.

ex tribus in **AHRU** extra ordinem glossis una facta est in **C**: glossas ο 6 et 5, nec non 7 partim, omittit **C**, qui initium glossae 5 cum verbis ex gl. 7 miscet, et lemma οἰσόρυπον (vocem nihili) fingit || μαλόν **C**: μαλλόν cett.

La glossa fornisce dimostrazione della dipendenza di **C** *da* **U**: *in* **U**, *infatti,* οἰσο *di* οἰσοφαγος *(accent. non notat ms.) è collocato alla fine della riga, mentre* ῥύπον *della glossa* ο 7 *si trova all'inizio della seconda riga successiva. Il salto di una riga nell'andare a capo con la lettura ha dunque determinato l'errore. Questa la riproduzione del codice* **U**:

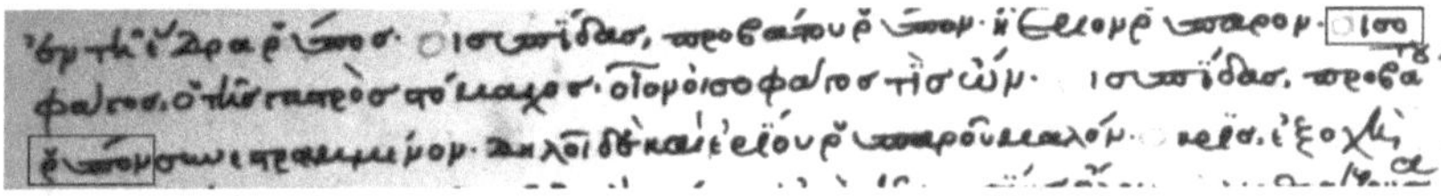

22 **N** (Hauniensis 224, sec. XVI secolo) è apografo di **H**. Il codice **H** reca due

π 66 (133,14 K.) πυθμενόθεν **AHR**: πρυθμενόθεν **UC**

ρ 20 (136,1 K.) ὁπωσοῦν **AH**: ὁποσονοῦν **RUC**

σ 49 (140,10 K.) στεῖλαι· ἐπικαλύψαι, ἐπιχρῖσαι

glossam omittit **C**

τ 6 (145,13 K.) τέρθρον· **κεραίας** μὲν οὕτως ὀνομάζεται τὸ ἄκρον τῆς κεραίας· καὶ τέρθριοι οἱ **κάλοι** (κτλ.)

κεραίας¹ **RUC**: κυρίως **AN** (gl. deest in **H**) || κάλοι **ANUC**: κάλλοι **R**

υ 11 (148,16 K.) ὑπερήνησις **ANRU** (gl. deest in **H**): ὑπερκύησις **C**

In U, a causa della grafia, è facile la confusione tra -ήνησις e -κύησις.

φ 1 (150,10 K.) φαφεδαίνῃ **RUC**: φαγεδαίνῃ **AH**

φ 43 (154,2 K.) φυτευτηρίων: hic desinit cod. **C**

***

Il codex Bodleianus Holkhamensis Graecus 92 (olim 282). Il codice, a mia conoscenza, non è stato prima d'oggi considerato in quanto testimone del Glossario ippocratico[23]. Il Glossario è contenuto nei fogli 1^r - 23^r, in apertura del codice, come spesso accade con i codici contenenti opere ippocratiche che presentino a complemento anche il Glossario galeniano.

Si tratta anche in questo caso di un codice appartenente alla classis prior, contenente quindi la redazione completa del testo dell'opera (la classis posterior, capostipite il Marcianus Gr. 269, ne offre una fortemente epitomata). Il codice è un recentior della linea di uno dei principali testimoni del Corpus Hippocraticum, di cui per più d'un trattato è apografo, vale a dire il Vaticanus Gr. 276 del XII secolo, contenente la collezione vaticana degli scritti ippocratici. Scriba dell'Holkhamensis fu Costantino Mesobote, operante nella cerchia padovana di Zaccaria Calliergi. Il codice era datato da Hans Diller al XV secolo; il Mesobote fu però attivo nella prima metà del XVI secolo, e dunque la datazione è stata successivamente aggiorna-

lunghe lacune, omettendo diverse decine di glosse: in questi casi, supplisce **N**.

23 Ne devo la segnalazione a Christian Brockmann, che colgo l'occasione per ringraziare. A Stefania Fortuna devo uno scambio di opinioni per me fruttuoso su temi a lei più familiari.

ta al primo venticinquennio del '500, contemporaneamente cioè alla pubblicazione dell'edizione Aldina sia di Galeno (voll. I-IV: 1525; vol. V: 1526?)[24] che di Ippocrate (maggio 1526); o poco prima. Codice tardo, dunque, esso deve la sua notorietà al fatto di essere stato utilizzato come antigrafo dell'edizione aldina di Ippocrate, insieme ad altri codici tra cui spiccano il Parisinus Gr. 2141 e il Parisinus Gr. 2253[25].

Per quanto riguarda il Glossario ippocratico di Galeno, il testo di Ho(lkhamensis) inizia dal foglio 1^r del codice, dunque da quello che si direbbe l'inizio del manoscritto: manca però del Proemio dell'opera. Poiché all'inizio del testo a noi giunto manca anche qualsiasi indicazione di titolo o autore, e l'opera comincia ex abrupto con le glosse della lettera α, si dovrà pensare alla perdita di un foglio, perdita forse precedente la numerazione.

Anche per il testo del Glossario, come per l'Ippocrate, il codice Holkhamense si dimostra vicinissimo all'Aldina, con la quale rivela coincidenza quasi perfetta nelle lezioni particolari. Tuttavia, Ho presenta peculiarità tali, da rendere più difficile una valutazione della sua posizione stemmatica, e l'ipotesi di un suo uso da parte degli e-

---

24 Lo spostamento al 1526 della stampa del quinto volume del Galeno si deve, con buoni argomenti, a P. Potter, *The* editiones principes *of Galen and Hippocrates and their relationship,* in *Text and Tradition. Studies in ancient medicine and its transmission* presented to Jutta Kollesch, edd. K.-D Fischer, D. Nickel, P. Potter, Leiden-Boston-Köln 1998, 243-261 (sopr. 256s., 260s.); ma la questione sembra conservare ancora un certo grado di incertezza, dovuta in particolare alle informazioni offerte da alcune Epistole di Erasmo da Rotterdam, non comprese tra quelle discusse da Potter, e alla data dell'arrivo della copia dei 5 volumi di Galeno nelle mani di Erasmo, che effettua la traduzione dei primi tre trattati: questa sarà pubblicata già nel maggio 1526, e sembrerebbe parlare contro una pubblicazione del quinto volume del Galeno in quello stesso mese, dopo l'Ippocrate come vuole Potter. O forse, si deve supporre che i primi quattro volumi fossero già in circolazione e raggiungessero Erasmo prima della stampa del quinto? Non è però questo il luogo per approfondire ulteriormente la questione, che richiederà semmai specifica trattazione.

25 Sul codice Holkhamense si veda da ultimo P. Potter, cit., e già almeno H. Diller, *Die Überlieferung der hippokratischen Schrift* περὶ ἀέρων ὑδάτων τόπων, Leipzig 1932, 11s.; J. Jouanna, *Hippocrate. Airs Eaux Lieux*, Paris 1996, 87; 155s. Sullo scriba Costantino Mesobote, il *Repertorium der griechischen Kopisten* di E. Gamillscheg e D. Harlfinger, vol. I, Wien 1981, n° 224, p. 124s.

ditori veneziani come base per il testo del Glossario di Galeno da loro stampato.

Se, per quanto riguarda il testo di Ippocrate, Ho è stato dimostrato essere sulla linea di discendenza del Vaticanus 276, per il Glossario ippocratico non è così, e lo scriba dovette disporre di un antigrafo diverso: Vat. 276 reca infatti, a corredo di Ippocrate, il testo del Glossario nella redazione abbreviata di Marc. 269, mentre Ho reca il testo integrale, sia pure decapitato del Proemio.

Insieme con l'edizione Aldina, con la quale coincide puntualmente, tra i codici oggi superstiti Ho è il più vicino al capostipite della redazione integrale del Glossario, il citato Laurentianus 74,3. Le ipotesi che si possono avanzare per i rapporti tra Ho e Ald. circa il testo del Glossario sono tre, almeno in linea di principio:

1. Il codice è antigrafo dell'Aldina; **2.** L'Aldina è antigrafo del codice; **3.** Ho e Ald. derivano da una fonte comune.

Inoltre, per quanto riguarda il rapporto con il capostipite Laur. 74,3, sono possibili tre ulteriori linee interpretative:

a. Ho/Ald. sono copiati direttamente dal Laur.; **b.** Ho/Ald. derivano da una copia intermedia molto fedele del Laur., oggi perduta; **c.** in linea puramente teorica, Ho/Ald. potrebbero derivare da un codice più antico del Laur., dal quale anche quest'ultimo fu copiato. Questa ipotesi, tuttavia, va considerata di scuola, e in mancanza di sostegno evidente non richiede di essere ulteriormente approfondita.

1. Pur dovendosi ribadire che Ho e Ald. presentano un testo particolarmente vicino l'uno all'altro, che li distingue da tutti gli altri testimoni posteriori al Laurenziano, va tuttavia considerato che sussistono tra i due testimoni delle differenze, anche rilevanti, e che Ho presenta delle omissioni che invece Ald. non ha. La più evidente è naturalmente l'assenza del Proemio, che in Ald. è regolarmente presente. Inoltre, per restare solo a qualche esempio di ulteriori omissioni da parte del solo Ho (che omette la sezione qui sottolineata; il testo delle glosse è quello dell'Aldina):

α 46 (XIX 74,2 K.) ἀλαΐα φθίσις: οὕτως ὠνόμαστο ἐν τῷ περὶ τόπων τῶν κατὰ ἄνθρωπον· ἢ οἷον τυφλὴ καὶ ἀόρατος.
α 99 (79,13 K.) ἀναπρεῖσαι: ἀνατρῖσαι, ἐκπρεῖσαι.
α 119 (82,1 K.) ἀνθινὸν ἔλαιον: τὸ κρίνινον· καὶ ἔριον λέγεται· τὸ δὲ αὐτὸ καὶ σούσινον καλεῖται.
α 120 (82,3 K.) ἀνθινὸν μύρον: ὅπερ καὶ σούσινον μύρον καὶ κρίνινον μύρον· διαφέρει δὲ κτλ.
β 12 (89,1 K.) βολβιτία: τὰ ὑπὸ τῶν πολλῶν ὠσμυλία προσαγορευόμενα· γένος δέ ἐστι τοῦτο μικρῶν πολυπόδων.
ω 2 (156,14 K.), ὠδεῖ: οἰδαλεάνει, δῆλον δὲ κτλ.: Ho reca lacuna dove Ald. ha οἰδαλεάνει (οἰδαλεαίνειν A).

Istruttivo è l'inizio della sezione ω (assente in Kühn, negli altri codici, e nelle edizioni antiche[26]). Qui, sia il Laur. 74,3 (A), sia Ho sia Ald. recano delle voces nihili, simili ma in realtà l'una diversa dall'altra:

ω 0 A ωδι· ξεν ἡρακλιαι

ω 0 Ald ωδεῖ· αιξεν ἡρακλ.*

ω 0 Ho ωδεῖ· ζω [vel ζε legendum] ηρακλιαι

Tralascio qui altri casi. È difficile, mi sembra, vedere in Ho il modello dell'Aldina. Si potrebbe naturalmente pensare a una seconda fonte, all'uso cioè, da parte degli editori aldini, di un ulteriore testimone oltre a Ho, da usare dove quest'ultimo fosse difettoso. Tuttavia, dato anche il genere degli interventi richiesti – a volte la integrazione di lacune evidenti, altre volte però interventi minimali o difetti non facili da individuare in Ho – questa ipotesi, pure plausibile, non appare probabile. Il testo del Glossario infatti, nella edizione Aldina, è estremamente difettoso, gli editori veneziani riproducono

26 La glossa successiva, anch'essa omessa dagli altri codici (presente invece nelle edizioni posteriori alla Aldina), recita in A Ho Ald. ωδι (ὦδει A) τοῦ κακοῦ· Ἀρκεσιλάῳ δὲ καὶ κακὸν ὠδί (ὠδέ Ho Ald.), δηλονότι χωρὶς τοῦ ι γράφεται οὐχ ὡς τὸ μετ' αὐτὸ (αὐτοῦ Ho Ald.) σὺν τῷ ι. Essa era verosimilmente collegata alla glossa precedente, e così Helmreich proponeva di scrivere, unificando: ὦδει· ὦζεν. Ἡρακλεῖ ὤδει ἐπὶ τοῦ κακοῦ· Ἀρκεσιλάῳ δὲ κτλ. Nel testo di Kühn si legge ὤδει ἐπὶ τοῦ κακοῦ· Ἀρκεσιλάῳ δὲ κτλ.

sistematicamente il loro antigrafo con tutti i suoi difetti, talora lacune, talaltra troncamenti, voces nihili, difficoltà sintattiche. Ciò dimostra un lavoro approssimativo, forse anche per le difficoltà poste da un antigrafo di impervia decifrazione come A, o come un apografo di A. Sembra comunque doversi escludere un lavoro di rifinitura e correzione attenta, quale sarebbe presupposto nel caso di un editore che collaziona più di un codice. Per quel che riguarda il Glossario, il testo aldino si può considerare *instar codicis*, in quanto riproduzione puntuale di un antigrafo, senza interventi congetturali o correttivi di rilievo. Ciò induce a considerare come non probabile l'ipotesi di una contaminazione. Inoltre, se gli editori avevano a disposizione un codice più completo di Ho, non avrebbero avuto bisogno di ricorrere a quest'ultimo.

2. Che sia dunque Ho copiato proprio dall'Aldina? I due testimoni sono all'incirca coevi. Tuttavia, per numerosi trattati Ho è servito come base per l'edizione veneziana, e reca in più d'un caso anche i segni, in margine, del lavoro editoriale. Dunque il manoscritto è precedente la pubblicazione dell'edizione, e fu a disposizione degli stampatori. Si potrebbe pensare allora che Ho sia stato copiato, per questo testo, dal modello usato dagli Aldi come esemplare di stampa, ma l'ipotesi resta priva di riscontri.

3. I punti di contatto sono numerosi. Se ne può ricordare almeno qualcuno, che unisce Ho Ald. contro gli altri recenziori; in genere, in questi casi Ho Ald. coincidono con A o con le correzioni marginali di A, dovute quasi tutte a una stessa mano (A^2)[27]. Un primo esempio spicca sugli altri:

α 166 (in cod. A) (XIX 86,18 K.) ἀυαψιτ· ξηραντικὴ νόσος

ἀναντή in mg. codicis A add. manus post., punctis supra lemma additis (i.e., delendum): lemma ἀυαντὶ ἢ ἀυαψητις· praebet Ald., ἀυαντὶ ἢ ἀυαψὴ τίς· Ho

27 Sulle diverse mani operanti sul codice Laur. 74,3 (non necessariamente sul testo del Glossario, ma sul De foetuum formatione e anche sul codice in genere), cf. D. Nickel, *Studien am Codex Laurentianus Gr. 74,3*, in *Text and Tradition*, cit., 223-232, dove sono state identificate quattro diverse mani di correttori. Informazioni sul codice e sulle mani dei correttori sono inoltre reperibili nelle Prefazioni alle diverse edizioni di opere di Galeno di cui il codice è testimone.

Non mancano però casi di concordanza di Ho Ald. contro A, si vedano per tutti:

α 11 (70,3 K.) τρίγωνον A cett.: περιστερεῶν Ho Ald.;
β 19 (89,12 K.) βούπρηστις: (...) οὗ μέμνηται διοκλῆς κτλ. (Diocles fr. 200 vdEijk), dove Ho Ald. recano διοσκουρίδης in luogo di διοκλῆς (che è anche nel Vat. gr. 277 - R, apografo di A – di cui si è detto sopra – , e in tutti gli altri codici).
β 17b (ad 89,9 K.) βουβάλλιον· τὴν ἀγριοσυκῆν: la glossa è aggiunta in margine su A, è omessa da Ho Ald., mentre viene registrata da Vat. 277 e ulteriori eredi.

Le glosse θ 8, 9, e parzialmente 10 (da θρᾶνον a θρίξ), presenti in tutti gli altri codici, vengono omesse da Ald. e Ho. Il testo (104,11-13 K.), in A, recita: θ 8 θράνον: δίφρον ἀφοδευτικόν, θ 9 θράσσεται: νύσσεται· κεντᾶται, θ 10 θρίξ: γράφεται δὲ καὶ θρίξ (κτλ.). Si tratta di una omissione che si direbbe meccanica, forse per caduta di un rigo nell'antigrafo. La edizione Basileense curata da Cornario (due furono le edizioni del Glossario uscite a Basilea nello stesso anno, il 1538: una, nell'Ippocrate dovuto a Iano Cornario; l'altra, nel Galeno curato da Girolamo Gemuseo) a sua volta contiene sì le due glosse interamente omesse da Ald. e Ho, ma omette il primo θρίξ di θ 10 e, come Ald., inizia un rigo (in Cornario una nuova glossa, in Ald. il prosieguo, incongruo, della precedente) con γράφεται δὲ κτλ. Quindi anche Cornario sbaglia, probabilmente fuorviato da un esemplare difettoso, ma diverso da Ho Ald. e dal loro antigrafo. La Basileense di Gemuseo ha invece il testo completo, e così lo Stefano.

Se Ho e Ald. non possono dipendere l'uno dall'altro, hanno allora almeno una fonte comune.

a. L'analisi dei testimoni citati porta per molti aspetti in direzione dell'ipotesi, che il codice Laur. 74,3 – a cui risalgono per via diretta o indiretta tutti i testimoni successivi della classis prior – sia anche la fonte più immediata dell'Aldina e del codex Holkhamensis, che danno conto anche di parte delle correzioni di mano posteriore presenti in margine. Ma alcuni casi di rilievo argomentano contro questa ipotesi: tra quelli sopra citati, almeno il περιστερεῶν di Ho Ald. contro il τρίγωνον di A in α 11, il διοσκουρίδης (Ho Ald.) per διοκλῆς (A) di β 19 – esempi in cui è difficile spiegare la divergenza con l'ipotesi di una congettura o di altro intervento, anche perché si tratta, in entrambi i casi, di alterazione di un testo corretto. Contaminazione?

Un elemento ulteriore che collega irrefutabilmente l'edizione Aldina con il Laurenziano è la duplice piccola lacuna posta all'inizio del Proemio (al rigo 16 di A), riprodotta tal quale:

διδάσκουσιν. <   > γοῦν βιβλία διοσκουρίδης γράψας <   > ἐπικληθεὶς κτλ.,

laddove nel Kühn si legge πολλὰ γοῦν βιβλία Διοσκουρίδης γράψας, οὐχ ὁ ἐπικληθεὶς κτλ. Questa significativa coincidenza A Ald. non può tuttavia essere utilizzata con riguardo al codice Holkhamense, giacché questo omette, come detto, l'intero Proemio.

b. L'ipotesi che meglio dà conto delle diverse caratteristiche fin qui elencate sembra essere quella di una fonte comune, un codice apografo diretto di A, molto fedele anche nei troncamenti, che tuttavia presenta rispetto ad A alcune differenze dovute presumibilmente a collazione di un codice ulteriore, o a interventi di uno scriba (in)doctus.

Un esempio di possibile candidato è il perduto codice di Nicolò Leoniceno copiato da A, e registrato nel relativo inventario come A 73[28], plausibilmente usato come modello per l'Aldina di Galeno, chissà se anche per il Glossario: tuttavia, nell'inventario superstite delle opere in esso contenute (cf. Mugnai Carrara, l.c.) il Glossario

---

28 D. Mugnai Carrara, *La biblioteca di Nicolò Leoniceno*, Firenze 1991, 99s., 129ss. Su questo codice si vedano inoltre S. Fortuna, *La tradizione del* De constitutione artis medicae *di Galeno*, «Bollettino dei Classici» s. 3/XI (1990) 48-77 (71s.), ripreso e aggiornato nella Premessa all'edizione del De constitutione artis medicae ad Patrophilum di Galeno per il CMG V 1,3 (Berlin 1997), pp. 35ss.; prima, V. Nutton, De placitis Hippocratis et Platonis *in the Renaissance*, in *Le opere psicologiche di Galeno*, Atti del terzo colloquio galenico internazionale, a cura di P. Manuli e M. Vegetti, Napoli 1988, 295s. Che l'Aldina dipenda per diverse opere da un codice copiato da A (= L nelle edd.), ora perduto, è stato affermato a più riprese, ad esempio (attingo da Fortuna, l.c.) da G. Helmreich (Galeni scripta minora III, Leipzig 1893, 5), H. Wagner (Galeni qui fertur libellus Εἰ ζῷον τὸ κατὰ γαστρός, Marburg 1914, VIss.), J. Kollesch (Galeni De instrumento odoratus, CMG Suppl. V, Berlin 1964, 15ss.). Come osserva Nutton, la vendita della biblioteca di Leoniceno nel 1524 coincide bene temporalmente con la stampa, in più d'un caso affrettata, del Galeno aldino.

non figura, anche se non va esclusa del tutto la possibilità che il breve e in qualche modo anomalo trattatello, spesso collocato nei codici a mo' di preludio o di appendice, fosse semplicemente sfuggito all'estensore del sommario, non scevro da errori, come rilevato ad esempio da Nutton (l.c.). Anche questo, in ogni caso, resta un suggerimento plausibile, ma non dimostrabile.

***

Comunque stiano le cose, il codex Holkhamensis è sensibilmente peggiore dell'Aldina: già problematica quest'ultima, nei casi di discordanza il codice bodleiano offre in genere il testo meno attendibile, aggiungendo in più d'un caso errore a difficoltà, e omettendo non pochi passaggi. Si conferma così anche la notevole difficoltà del lavoro dell'editore Aldino, le cui frequenti pecche, e la rinuncia a emendarle, sono dovute probabilmente alla qualità dell'antigrafo e alla fretta di portare a termine la stampa. Ho può essere controllato per conferme, ma raramente, o forse mai, merita di essere citato autonomamente in un apparato. L'Aldina gli è simile, ma è ad esso superiore.

Tabula codicum et librorum impressorum quibus Galeni Lexicon in Hippocratem continetur:

classis prior:	*classis posterior:*
1. Laurentianus 74,3 (XII ex.-XIII inc.) – **A**	1. Marcianus 269 (X ex.) – **M**
2. Parisinus 2142 (XIV inc.: ca. 1310) – **H** (i.e. **Hb**)	2. Parisinus 2140 (XII, fort. XIII) – **I**
3. Vaticanus 277 (XIV^{II}: 1360-65 vel paulo antea) – **R**	3. Parisinus 2143 (XIV^{I}) – **J**
4. Parisinus 2255 (XIV ex., fort. XV inc.) – **E**	4. Parisinus 2144 (XIV^{I}: ante 1345) – **F**
5. Urbinas 68 (XIV ex.: 1375-80 vel ca. 1360) – **U**	5. Baroccianus 204 (XIV-XV) – **B**
6. olim Mosquensis, nunc Jenensis G.B. f. 31 (XIV med., vel potius XIV^{II}) – **C**	6. Parisinus 2145 (XV; fort. XIV ex.) – **P**
7. Hauniensis 224 (XV^{I}) – **N**	7. Parisinus 2141 (XV) – **G**
8. D'Orville 3 (XVI inc.) –**D**	8. Monacensis 71 (XV ex., ca. 1480) – **Mo**
9. Marcianus App. V 15 (XVI inc.: ante 1525) – **O**	9. Laurentianus 74,1 (XV ex.) – **L**
10. Bodl. Holkhamensis 92 (olim 282) (XVI inc.) – **Ho**	10. Parisinus 2287 (XV-XVI) – **K**
11. Berolinensis 121 (olim Phillippicus 1525) (XVI) – **Q**	11. Mutinensis α. T. 1. 12 (olim gr. 233) (XVI inc., ca. 1500) – **Mut**
12. Bruxellensis 11345-48 (XVI) – **Li**	12. Vaticanus 278 (XVI) – **W**
13. Vaticanus 276: glossae aliquae in margine operum Hippocratis additae	13. Vindobonensis Suppl. 13 (XVI) – **Vi**
14. codex Hunaini deperditus[29]	14. Vossianus Misc. I 13 (XVI^{II}) – **Voss**
	15. Metochion Panagiou Taphou 507 (olim Constantinopolitanus) (XVII) – **Const**

29 Cf. G. Bergsträßer, *Über die syrischen und arabischen Galen-übersetzungen*, Abhandl. f. d. Kunde d. Morgenlandes XVII 2, Leipzig 1925, nr. 107; F. Sezgin, *Geschichte des arabischen Schrifttums*, III, Leiden 1970, p. 137 n. 149.

Editiones veteres:

Ald.: editio Aldina operum Galeni in tomo V (s.d., est a. 1525 vel potius 1526)

Bas.^{G}: editio Basileensis operum Galeni, cur. Gemusaeo apud Cratandrum (1538)

Bas.^{H}: editio Basileensis operum Hippocratis, cur. Cornario apud Frobenium (1538)

Steph.: editio Henrici Stephani, anno 1564

Chart.: editio R. Charterii una cum versione latina, in tomo II editionis operum Hippocratis et Galeni anno 1638 Lutetiae Parisiorum edito

Franz: editio Io. Georg. Fr. Franzii una cum versione latina, Lipsiae 1780

Versiones Latinae potiores:

CornLat: Jani Cornarii versio latina, in ed. operum Galeni (Basileae 1549 et Lugduni 1549-51)

Ras.: versio Ioh. Bapt. Rasarii in ed. Galeni (Venetiis, ap. Valgrisium 1562)

Niz.: Marii Nizolii versio latina, quae in editione operum Galeni legitur quem curavit Aug. Gadaldinus ap. Iuntam a. 1541-42, et postea denuo saepius impressa

Merc.: versio latina H. Mercurialis sub fine editionis operum Hippocratis (Venetiis 1588), cum Prooemio graece et latine

Su Hipp. *Morb.* III 16.7
e sull'uso del βομβύλιον nei testi medici

Amneris Roselli

Nei testi medici antichi i riferimenti agli strumenti impiegati per somministrare farmaci (o anche solo cibi e bevande) sono piuttosto rari[1]; nelle ricette compaiono invece verbi come ἐνστάζειν (instillare), κλύζειν e suoi composti (ἀπο-, μετα-, δια-, προσ-, versare), e tanto è sufficiente perché chi deve somministrare il medicamento sappia di quale strumento si dovrà servire[2]. Lo stesso vale per i bisturi, i cauteri, e tutti gli strumenti della pratica chirurgica: i verbi che indicano le operazioni (τέμνειν, καίειν) sono molto più frequenti dei sostantivi che indicano gli strumenti. È probabile che nella maggior parte dei casi ci si servisse di oggetti dell'uso quotidiano[3], non specifici, come appare evidente da molti passi dei trattati chirurgici[4].

Dato questo stato di cose, appare del tutto eccezionale il riferimento ad un βομβύλιον in *Malattie* III 16,7 (VII 148,5 Littré)[5]. Di questo strumento non vi sono altre attestazioni in Ippocrate e del resto, se si estende la ricerca prendendo in considerazione analoghi vasi nei trattati nosologici e nei trattati ginecologici, che danno un

---

1 Cfr. Totelin, *Hippocratic recipes*, p. 236 e n. 51 e *passim.*

2 Come osserva Totelin, *Hippocratic recipes*, p. 237, l'ampia descrizione di un κλυστήρ in *Steril.* 222 è del tutto eccezionale; per i termini che indicano le modalità di somministrazione cfr. *ibid.*, p. 58-66.

3 Villard, «Les vases», pp. 72-96.

4 Dove si raccomanda di usare una porta, o una sedia o una scala per le operazioni di riduzione delle fratture e delle lussazioni, cfr. p. es. *Articolazioni* capitoli 6 e 7.

5 A questo vaso sono dedicate le pp. 80-82 dell'articolo di Villard «Les vases». Come complemento a quest'importante articolo, in collaborazione con Francine Blondé per la parte archeologica, Laurence Villard ha aggiunto un secondo articolo: «Sur quelques vases», nello stesso numero della rivista, pp. 97-117. Si vedano in particolare le pp. 104-107 (L. V.) e 114-117 (F. B.).

notevole spazio alla terapia, il frutto che si ricava è poco. I rari riferimenti a *kylikes* di diversa grandezza nei trattati ginecologici e in *Aff. int.* hanno infatti la funzione di indicare la capacità del recipiente, e dunque la quantità del liquido da somministrare, anche se non si può escludere che tali *kylikes* fossero anche effettivamente usate per somministrare il farmaco[6].

Veniamo dunque a *Morb.* III 16,7 (VII 148,4-5 Littré = 90,30 Potter CMG = p. 46 Potter Loeb), una lunga scheda relativa a diversi tipi di *pleuritis*[7]. Nel corso di una *pleuritis* che si manifesta nei soggetti biliosi, si prescrive di somministrare un leggerissimo πτισάνης χυλόν bollito e appena addensato con un po' di miele; poi, dopo il bagno, il paziente potrà per prima cosa bere vino dolce e annacquato non freddo, in piccola quantità. È il momento in cui il medico riprende la terapia dopo che il male ha raggiunto la massima intensità ed evidentemente non deve eccedere, né nella qualità né nella quantità.

> Μετὰ δὲ τὰ λουτρὰ καὶ οἶνον γλυκὺν ὑδαρέα προπίνειν, μὴ ψυχρόν, ὀλίγον **ἐκ βομβυλίου <οὐκ> εὐρυστόμου·** καὶ ὅταν βῆχες ἐπίωσιν, ἐπιπίνειν καὶ χρέμπτεσθαι ὡς μάλιστα, καὶ τῷ ποτῷ ὑγραίνειν, ἵνα ὁ πλεύμων ὑγρότερος ἐὼν ῥᾷον καὶ θᾶσσον ἀποδιδῷ τὸ πτύσμα καὶ ἡ βὴξ ἧσσον πονέῃ.
>
> οὐκ add. Foes n. 42, Chartier Mack Littré Ermerins

6 Tutte le occorrenze sono registrate in Villard «Les vases», p. 75 e ora da Totelin, *Hippocratic recipes*, p. 236, n. 51; si noti che le espressioni κύλιξ δικότυλος, τρικότυλος e τετρακότυλος sono limitate al solo trattato sulle *Affezioni interne*. Sulla *kylix* si veda in part. Villard, «Les vases», pp. 78-79.

7 Jacques Jouanna ha dedicato a *Malattie* III l'intero capitolo VII («Situation de *Maladies* III dans l'évolution de l'École de Cnide»), della sua *Archéologie*, pp. 361-450 e, alla parte terapeutica di *Malattie* III, le pp. 490-493. La *pleuritis* occupa la prima parte del capitolo (16a). Jouanna ha giustamente messo in rilievo le peculiarità dei capitoli 15 e 16, e in particolare del cap. 16 rispetto ai 14 capitoli precedenti (*Archéologie*, p. 414) e la presenza di numerose aggiunte personali dell'autore rispetto ai testi paralleli (*ibid.*, p. 422).

Dopo il bagno bere per prima cosa[8] anche vino dolce annacquato, non freddo, in piccola quantità **da un *bombylion* di bocca <non> larga**. E quando sopraggiungano le tossi, bere ancora ed espettorare quanto più è possibile, e inumidire con la bevanda in modo che il polmone essendo più umido più facilmente e più rapidamente espella lo sputo e la tosse sia meno dolorosa[9].

Presento e traduco il testo come appare nell'edizione di Potter per il CMG (I 2.3, 1980), ripresa poi nel volume Loeb (VI, 1988). Tornerò più avanti sulla costituzione del testo.

La unicità del termine *bombylion* nei trattati ippocratici giustifica la glossa di Erotiano; essa tuttavia non soddisfa la nostra curiosità sulla forma e la funzione dell'oggetto, cfr. Erot. β 10, p. 59,1 Nachmanson:

βομβυλιοῦ· ἔστι μὲν τὸ βομβυλιὸν[10] εἶδος μελίσσης. σημαίνει δὲ καὶ τὸν αὐλητήν, παρὰ τὸ τοῖς αὐλοῖς βομβεῖν[11]. ἔστι δὲ καὶ **βικίου εἶδος στενοστόμου.**

8 Il verbo è attestato nel *Corpus Hippocraticum* solo in *Acut.* (3 volte) in *Mal.* II e due volte nel nostro trattato.

9 La prescrizione di assumere liquidi in piccole quantità non viene meno neppure nelle fasi immediatamente successive della malattia (VII 148,5 ss. Littré): «somministrare succo di melagrana dolce o vinosa mescolato con poco latte di capra e miele, in piccole quantità (κατὰ σμικρόν) spesso, sia di notte sia di giorno e impedire quanto più è possibile che dorma perché la purificazione avvenga il più rapidamente possibile e in maggior quantità». L'espressione κατὰ σμικρόν in contesti relativi a cibi e bevande non è frequente.

10 Il genere e l'accento variano nei vari testimoni: si conoscono attestazioni di maschile e di neutro e di forme parossitone e ossitone (cfr. da ultimo Anastassiou-Irmer, *Index Hippocraticus*, *Supplement*, *s.v.*; Anastassiou-Irmer, *Testimonien* I, p. 328 e n. 1). Nel corso dell'articolo mi riferirò a questo vaso usando sempre la forma neutra parossitona βομβύλιον.

11 Su questa glossa si veda Nikitas, *Ἔρευναι*, p. 22 s.

Dal *Glossario* di Galeno (XIX 89,4-5 Kühn)[12] si ricava un'informazione simile, cfr.:

βομβύλιον: **ἔκπωμά τι στενὸν ἔχον τὸ στόμα**, παρὰ τὸ βομβεῖν ὠνομασμένον.

post στόμα add. ἢ πῶμα A² in mg., quod in text. interpol. γ edd. στενόν: μικρὸν I βομβεῖν R: βολβεῖν A

È più che probabile che il riferimento alla bocca stretta del vaso nelle due glosse abbia indotto i traduttori latini del XVI sec. a sospettare in *Morb.* III la caduta di una negazione davanti ad εὐρυστόμου; così si esprime A. Foes (*Oeconomia Hippocratis*, Francofurdi 1588, p. 125 *s.v.* βομβύλιον): «ubitamen interpretes στενοστόμου aut οὐκ εὐρυστόμου legisse videntur». La sua proposta è stata unanimemente accolta dagli editori ippocratici a partire da Mack e, a quanto pare, non ha mai suscitato particolari sospetti tra gli editori successivi[13].

12 Grazie alla gentilezza di Lorenzo Perilli cito il testo del *Glossario* e il relativo apparato critico così come appariranno nella sua edizione che sarà presto pubblicata per il CMG. Già in Anastassiou-Irmer, *Testimonien*, II, 1, Göttingen, p. 340, si leggeva questo apparato: ἢ πῶμα om. L i. t., add. $L^{corr.}$ i. mg. : del. Ilberg teste Fauth Helmreich 201 sq. («Handschriftliche Verbesserungen zu dem Hippokratesglossar des Galen», *SB d. Königl. Preuss. Akad. d. Wiss.*, phil.-hist. Kl. 1916,7).

13 Riporto qui i dati essenziali relativi alla discussione e al trattamento filologico di questo passo. Nella sua edizione bilingue di Ippocrate (1595) Foes non scrive la negazione nel testo greco ma traduce «ex angusti oris poculo»; nella nota al testo (n. 42, p. 274) rinvia a quanto già affermato nell'*Oeconomia*: «Quam dictionem in Oeconomia nostra exposuimus, istumque locum expressimus. Apparet autem Interpretes οὐκ εὐρυστόμου legisse». I traduttori, che Foes non menziona esplicitamente, possono essere Calvo (1526), p. 308: *post autem balnea vinum dulce dilutum non multum nec gelidum non lati oris ampulla potato*) e più probabilmente Cornarius (1547), p. 225: *post balnea etiam uinum dulce et aquosum bibendum est, non frigidum, modicum, ex angusti oris pocillo*); dall'apparato di Littré risulta che il primo ad accogliere la negazione nel testo è stato Mack. Littré *ad loc.* accetta la negazione e traduce «de malade le boira *avec un vase à goulot étroit*», Ermerins, p. 264, scrive nel testo e traduce ἐκ βομβυλίου οὐκ εὐρυστόμου «ex angustiore poculo» ed aggiunge in nota: «οὐκ εὐρυστ. legunt dudum, licet in mss. negatio omissa sit». Potter, traduce «gebe zu trinken ...

Anche la mia attenzione non è stata inizialmente rivolta alla bontà dell'emendamento; mi è sembrato invece interessante cercare di sapere qualcosa di più su questo vaso. Mi sono trovata dunque a ripetere autonomamente il cammino già percorso da Laurence Villard e, per la parte archeologica, da Francine Blondé[14].

La prima cosa risultata evidente è che un vaso con questo nome è attestato anche da altri autori di V-IVsecolo, in particolare da Ione di Chio e da Antistene socratico, come si ricava da Polluce e dagli scoli ad Apollonio Rodio; le glosse di Erotiano e di Galeno, infatti, non sono che due delle numerose glosse relative a questo termine che ci sono state tramandate nei glossari e negli scolii relativi a diversi autori. Concordemente, esse contengono la derivazione della parola da βομβεῖν e informazioni più o meno ampie sullo spettro semantico del termine.

Cfr. Poll. VI 98.9 e X 68.3

> βομβυλιὸς δὲ τὸ στενὸν ἔκπωμα καὶ βομβοῦν ἐν τῇ πόσει, ὡς **Ἀντισθένης** ἐν Προτρεπτικῷ[15]. τὸ δὲ ποτήριον **Ἴων**[16] ἐκάλεσεν

e

> τὸ δὲ καλούμενον κυρίλλιον πρὸς τῶν Ἀσιανῶν βομβύλιον μὲν **Ἀντισθένης** εἴρηκεν ἐν τῷ Προτρεπτικῷ, οἱ δὲ καὶ σύστομον αὐτὸ ὀνομάζουσιν. τὸ δὲ σύστομον ὄνομα φιλήματός ἐστιν.

La notizia relativa ad Antistene ritorna anche in *schol. in Apoll. Rh.* II 569-70a:

---

aus einem kleinen Pokal mit enger Öffnung» e nel commento, *ad loc.*, p. 128, spiega la caduta della negazione come un facile errore di aplografia nella sequenza di dittonghi e dopo βομβυλίου. A mia conoscenza, solo Villard, «Les vases», p. 81 s. ha ritenuto giusto affrontare *ex novo* la questione dell'integrazione, ed ha avanzato dubbi sulla sua bontà; la sua proposta tuttavia, che sarà discussa più avanti, mi pare troppo drastica, cfr. *infra*.

14 Molti dei passi che discuterò sono stati già studiati da Villard, «Les vases», al cui lavoro rimando globalmente senza menzionarlo in ogni singolo caso.

15 Fr. 18 b Caizzi = fr. 64 Giannantoni.

16 TGF 19 F 64; 77 Leurini.

> καὶ ποτηρίου δὲ εἶδος, ὡς **Ἀντισθένης** παραδίδωσιν· ἔστι δὲ στενοτράχηλον.

La prima delle due glosse è molto vicina a quelle di Galeno e di Erotiano, la seconda aggiunge altre due informazioni: il recipiente corrisponde al κυρίλλιον dei Greci d'Asia (la notizia non ci aiuta perché non si hanno altre attestazioni di questo termine), e viene anche chiamato σύστομον, aggettivo che definisce un tipo di bacio. Questo secondo elemento dice qualcosa di più sulla sua forma (e forse sulla posizione delle labbra di chi beve), e forse anche qualcosa sul contesto in cui il vaso viene impiegato.

Non stupisce trovare il termine in Ateneo, che, anzi, lo menziona in diverse occasioni; questo autore è anche il solo che, in un paio di casi, riporti il termine con almeno un breve contesto.

Comincerò da XI 29, 4 (784D):

> Βομβυλιός· θηρίκλειον Ῥοδιακόν, οὗ περὶ τῆς ἰδέας Σωκράτης φησίν· 'οἱ μὲν ἐκ φιάλης πίνοντες ὅσον θέλουσι τάχιστ' ἀπαλλαγήσονται, οἱ δ' ἐκ βομβυλιοῦ **κατὰ μικρὸν στάζοντος** <...>'· ἐστὶ δὲ καὶ ζῷόν τι.

Nelle loro edizioni dei frammenti di Antistene, Fernanda Caizzi e Gabriele Giannantoni hanno inserito anche questo passo, riferendolo al Protrettico (fr. 18 d Caizzi = fr. 64 Giannantoni), e ritenendo che il Socrate di cui qui si fa parola sia il filosofo[17]. Da questo

17 Secondo Giannantoni, *Socratis et Socraticorum reliquiae*, IV, n. 30, p. 288 se la glossa β 798 di Esichio (βομβυλιός· ποτηρίου γένος, κατὰ μικρὸν ποτὸν στάζοντος· ὅθεν διὰ τὸν ἦχον οὕτω κεκλῆσθαι ἢ ζῷον, ἦχόν τινα ποιοῦν τοῦ γένους τῶν σφηκῶν) può essere messa in relazione con la glossa Πολυπαίδης (π 2900 Hansen: Πολυπαίδης· παρῴδηται ἐκ τῶν Θεόγνιδος· '†βόμβων† ἐπαινήσω, ⟨Πολυπαίδη⟩') avremmo un forte indizio a favore della dipendenza del passo di Ateneo dal *Protrettico* di Antistene (i cui due ultimi libri sono talora indicati col titolo περὶ Θεόγνιδος).

passo apprendiamo un altro nome del vaso – θηρίκλειον Ῥοδιακόν[18] – e soprattutto che chi beve da questo vaso prende tempo, gustandone il contenuto goccia a goccia. Se l'attribuzione a Socrate filosofo è giusta[19], avremmo qui la testimonianza di una dimensione simposiale e relativa alla ricerca di un piacere che sta nella misura. Sembra di intravvedere una funzione propria di questo oggetto. Antistene dunque oppone il βομβύλιον alla φιάλη.

La stessa opposizione tra recipiente da cui si beve facilmente e recipiente da cui si beve sorbendo a fatica, ricorre in Ateneo XI 70,8 (485a), ma questa volta il *bombylion* è opposto ad una κύλιξ λεπαστή:

> τί δῆτ' ἂν εἰ πίοις οἴνου κύλικα λεπαστήν; ἀφ' ἧς ἔστι λάψαι, τουτέστιν ἀθρόως πιεῖν, κατεναντίον τῷ λεγομένῳ βομβυλιῷ.

Ateneo III 99,43 (125F) e IV 53,10 (161E) menziona anche una commedia di Antifane che portava questo nome (frr. 63-65 Kassel-Austin) e, ancora, a VI 81,2 (262AB) parla del *bombylion* di un tale Saurias:

> τοσαῦτα τοῦ Δημοκρίτου εἰπόντος καὶ πιεῖν αἰτήσαντος **ἐν**[20] **τῷ Σαυρίᾳ βομβυλιῷ** ὁ Οὐλπιανὸς ἔφη· 'καὶ τίς ὁ Σαυρίας οὗτος;' καὶ μέλλοντος ἀπεραντολογίας πολλὰς διεξιέναι παρεφάνη πλῆθος οἰκετῶν.

Per avere informazioni più precise mi sono allora rivolta al *Lexicon Vasorum Graecorum* (vol. II, pp. 95-98), d'ora in avanti *LGV*, che

18 Ateneo dice anche (XI 68,22, 484ef), a proposito del λαβρώνιος, che secondo Didimo (p. 75 Schm.) esso è ὅμοιον ... βομβυλιῷ ἢ βατιακίῳ: *obscura per obscuriora.*

19 Müller aveva invece pensato a Socrate storico (I a.C.).

20 Accolgo l'interpretazione di ἐν strumentale come mi suggerisce A. Lami: Democrito chiede di bere col *bombylion*, come in altri passi si beve διὰ βομβυλίων e ἐκ βομβυλίου, vedi *infra*, n. 29.

dedica un articolo piuttosto ampio alla voce βομβύλιος ἢ βομβυλιός[21]. Il volume è apparso nel 1997 ma la bibliografia relativa alla scheda che ci interessa si arresta al 1990.

Nella sezione B. della scheda – relativa alle fonti letterarie, scoliastiche, epigrafiche[22] e antiquarie[23] – tra le testimonianze letterarie sono registrate quelle del tragediografo Ione di Chio (da Polluce), del poeta comico Antifane (da Ateneo), del sofista Antistene (ancora da Polluce) e del medico autore del trattato ippocratico *Morb.* III 16,7, dunque le testimonianze piuttosto antiche, che abbiamo fin qui commentato. Dopo un lungo periodo di latenza, secondo quanto risulta dalla scheda, il termine sarebbe ricomparso nelle fonti letterarie solo nel II sec. in Luciano, *Lessifane* 7[24]. Più tardi ancora il termine ritorna in una lista di vasi diversi menzionati da Teodoreto, *de providentia* IV 42-43, per celebrare l'abilità degli artigiani che hanno ricevuto la loro sapienza da dio, e infine, in età bizantina, in un'epistola di Eustazio (*Opuscula*, p. 356,10 Tafel, *Epistola* νη'). Tra le fonti antiquarie nella scheda del *LVG* sono segnalati due dei passi di Ateneo, 6, 262 B e 11, 784 D ai quali facevamo riferimento sopra.

Nonostante che la documentazione letteraria e scoliografica relativa al termine βομβύλιον non sia esigua, purtoppo le testimonianze che possono essere ancora lette nel loro contesto sono solo due, e cioè quella di Ippocrate e quella di Luciano, alle quali si possono aggiungere le due testimonianze riportate sopra da Ateneo. Le numerose fonti lessicografiche non danno il contesto; e per di più, i lessicografi, Erotiano e Galeno compresi, sono interessati alla forma

21 *Lexicon Vasorum Graecorum*, II (del *Lexicon* sono usciti 5 volumi, l'ultimo del 2005, arriva fino alla lettera ε). La voce è stata redatta da Ida Gulletta.

22 Una sola occorrenza in un'iscrizione di Delos datata tra III e II sec., si tratta di un oggetto votivo, menzionato insieme ad altri oggetti, per lo più vasi e oggetti per rituali sacri.

23 Mancano per βομβύλιον attestazioni derivanti da fonti papiracee.

24 E in Galeno, *Glossario* XIX 89 Kühn: un'occorrenza che sarebbe stato meglio collocare nella successiva sezione (B.[1]) dedicata ai lessici antichi. Tra le testimonianze della sezione 21 del *LVG*, che raccoglie le testimonianze dei lessici antichi, si dovranno aggiungere anche gli *Hermeneumata Montepessulana* (ms. Montpellier H 306, del IX sec.) che registrano tra gli oggetti in argento la voce βονβυλιων *gutum* (*Corpus Glossariorum Latinorum* III 324,65 Goetz) segnalato da Hilgers, *Lateinische Gefäßnamen*, p. 192, *s.v. gut(t)us.*

dell'oggetto ma non alla sua funzione. Ora, Luciano si riferisce all'esposizione lussuosa di vasi di ogni tipo su una tavola del banchetto[25] e così i due passi di Ateneo documentano l'uso del *bombylion* in un contesto aneddotico relativo ad episodi avvenuti, a quanto pare, in occasioni conviviali. Il passo ippocratico è di fatto l'unico tra i testi citati nel *LVG* che documenti esplicitamente l'uso del βομβύλιον in contesto medico (il contesto medico è ignorato, essendo rimasto ignoto alla redattrice l'articolo della Villard), ma nella scheda esso suscita attenzione non tanto per questo quanto per il fatto che in esso si attribuisce esplicitamente al *bombylion* la funzione di dispensatore di vino (funzione segnalata al punto 4, I): è molto probabile tuttavia che anche nei due passi citati da Ateneo si parli di un 'bicchiere' da cui si beve vino e così nell'epistola di Eustazio[26].

Non è del tutto chiara la funzione di un 'bicchiere' di questo genere, con la bocca così stretta da provocare un gorgoglio all'uscita del liquido; in una situazione conviviale potrebbe essere lo strumento per esercitare al massimo la misura nel bere e apprezzare la qualità della bevanda o per procurare un qualche divertimento. Quello che è certo è invece che altre testimonianze, sfuggite alla redazione del *LVA*, documentano che la caratteristica principale di questo vaso, quella cioè di far stillare il liquido a goccia a goccia, qualunque sia stata la sua funzione primaria, lo ha reso particolarmente adatto per somministrare liquidi ai malati, in situazioni dunque che non hanno niente e che fare con le circostanze del banchetto. Il passo di *Morb.* III che documenta questo uso particolare non è isolato. Le altre testimonianze in ambito medico sono piuttosto tarde ma per-

25 Sul passo di Luciano, cfr. P. Radici Colace e M.F. Massara in *LVG* IV, pp. 34-36, *s.v.* δειροκύπελλον.

26 Solo fonti bizantine attribuiscono al βομβύλιον la funzione di contenitore di olio a bocca stretta che lascia uscire poco liquido (punto 4 II in *LVA*); Fozio la registra a β 206 Theodoridis *s.v.* βομβυλιός: (... ἔστι δὲ καὶ ποτηρίου εἶδος στενοπόρου, ἐπεὶ καὶ τοῦτο βομβεῖ. καὶ τὸ ἐλαιηρὸν δὲ ἀγγεῖον καθ' ὁμοιότητα ⟨***⟩ βομβυλιὸς λέγεται) e così poi l'*Etym. Gen.* β 180.1 (ἔστι δὲ καὶ ποτηρίου εἶδος ἀπὸ μεταφορᾶς τοῦ ζῴου· καὶ γὰρ αὐτὸ ποιῶς πως κατεσκευάζετο, ὥστε πινόντων βομβεῖν. καὶ τὸ ἐλαιηρὸν δὲ ἀγγεῖον, καθ' ὁμοιότητα τοῦ στενοπόρου ἐκπώματος, βομβυλιὸς λέγεται) e l'*Etym. Magn.* 204,54 (stesso testo), che integrano la lacuna di Fozio.

fettamente coerenti (un paio di loro non erano sfuggire al Foes redattore dell'*Oeconomia* e sono state giustamente riprese da L. Villard[27]).

La prima risale a Sabino, commentatore di Ippocrate del tardo I sec. d.C., del quale conosciamo pochi frammenti, tramandati per lo più da Galeno[28]. Nel *Commento ad Epidemie VI*, commentando le parole ippocratiche καὶ ὅπη ἔρευξις λυσιτελεῖ «quando il vomito è di giovamento» (VI 2,16) sembra che Galeno riporti parole dello stesso Sabino o almeno che ne faccia una parafrasi, cfr. Gal. XVIIA p. 968,9 Kühn = p. 99,19 s. Wenkebach:

> Σαβῖνος δὲ <ἐκ> βομβυλίου **στενοστόμου** πίνοντα κελεύει κινεῖν ἐρυγάς[29].
>
> ἐκ add. Chartier, così già in Foes, *Oeconomia*, p. 125

> e Sabino ordina di provocare rutti bevendo da un *bombylion* a bocca stretta.

Sabino dunque avrebbe consigliato di provocare rutti[30] facendo sorbire (probabilmente acqua) da un βομβύλιον dalla bocca stretta, con l'intento di fare ingerire aria assieme al liquido. L'uso di un tale recipiente ricompare poi in Paolo Egineta (anche questo segnalato da Foes, *ibid.*) dove il *bombylion* viene utilizzato per somministrare liquidi nella terapia del letargo, cfr. Paul. Aeg. III 9,3 Heiberg:

> συχνότερον δὲ ὑπομνηστέον καὶ τὴν κατάποσιν τῷ θερμῷ ὕδατι ἐπιρραίνοντάς τι τῶν ἡδέων πομάτων, μάλιστα τοῦ ἀπομέλιτος, διὰ τῶν βομβυλιῶν.

---

27 Villard, «Les vases», p. 106 e n. 72.

28 Ad una raccolta dei frammenti di Sabino sta lavorando Tommaso Raiola.

29 L'integrazione di ἐκ è confrontata anche dal passo di Gal., *De plac. Hipp. et Plat.* che sarà citato più avanti; in Paolo Egineta (vedi qui sotto) troviamo διά che pure è possibile e forse preferibile in questo contesto.

30 L'espressione ἐρυγὰς κινεῖν («provocare rutti») è tecnica ed è usata, oltre che da Sabino e Galeno, da Dioscoride e dagli autori più tardi. Provocare rutti serve ad espellere aria (secondo alcuni anche cibo) che non trova spontaneamente una via d'uscita; si possono usare farmaci, ma dice Galeno che il paziente può anche provocarsi rutti da solo.

«ricordare spesso (al paziente) di bere, versando acqua calda su delle bevande dolci, specialmente l'apomeli, attraverso i *bombylia*».

In questo caso si prescrive di assumere διὰ τῶν βομβυλιῶν (si noti l'uso del plurale e dell'articolo) acqua calda addolcita con miele. Sembra quasi che i *bombylia* siano dei veri e propri gocciolatoi con cui somministrare preparati liquidi; un analogo preparato di acqua e idromele deve essere instillato (in bocca) ai letargici già secondo l'*Anonymus de morbis acutis et chroniis* (II d.C.) 2,3,5, p. 16,5 Garofalo che, come osserva anche Garofalo *ad loc.*, va considerato direttamente o indirettamente una fonte di Paolo:

ὑπομνηστέον δὲ συνεχῶς μετὰ τοὺς παροξυσμοὺς καὶ τὰ περὶ τὴν κατάποσιν ὕδωρ ἢ ὑδρόμελι ἐνστάζοντας περὶ δευτέραν διατρίτον.

ricordare spesso dopo i parossismi anche di bere istillando acqua o idromele nel secondo diatriton (al quinto giorno?).

Se il verbo ἐνστάζειν presuppone uno strumento simile al *bombylion* ci si domanda se uno strumento del genere non potrebbe essere utilizzato anche negli scritti ippocratici, come in *Morb.* II 21, VIII 36,8 L. «instillare melicrato tiepido nella bocca (καὶ ἐνστάζειν μελίκρατον χλιαρὸν ἐς τὸ στόμα)».[31]

Del tutto coerente con i passi raccolti fin qui è l'attestazione del termine (al plurale) in Gal. *De placitis* VIII 8,4, p. 528,22 De Lacy, dove i *bombylia* sono qualcosa di simile a biberon[32] dai quali i bambini suggono liquidi, esattamente come suggono il latte dal seno materno:

31 Non però in *Morb.* II 19, VIII 32,22 L. dove si parla di instillare σελίνου χυλόν nelle narici.

32 L'accostamento del *bombylion* a un biberon è stato già felicemente proposto da Villard in Villard-Blondé, «Sur quelques vases ...», p. 107, sebbene la studiosa non mostri di conoscere questo passo che offre l'unica attestazione esplicita dell'uso del *bombylion* come biberon. Per la forma e per il vocabolario latino relativo ai biberon si veda l'articolo di Gourevitch, «Biberons romains»,

οὕτως δὲ καὶ τὰ παιδία τῇ περιθέσει τῶν χειλέων ἔκ τε τῶν τιτθῶν ἕλκει τὸ γάλα κἀκ τῶν βομβυλιῶν τὸ περιεχόμενον ἐν αὐτοῖς ὑγρόν[33].

e così anche i bambini ponendovi intorno le labbra suggono dalle mammelle il latte e dai *bombylia* il liquido in essi contenuto.

La funzione dei *bombylia* in ambito non conviviale appare chiarita, ma non è altrettanto chiaro quale sia la loro forma e se è possibile identificare dei *bombylia* tra i reperti antichi. Fonti tarde definiscono *bombylion* o *bombylon* uno σκεῦος στρογγυλοειδές (Suda β 377, Zonara β 402.29 e *Synag.* Κ 66, p. 146 Cunningham); nello schol. a Luc. *Lexiphanes* p. 197,24 s. Rabe si aggiunge che il βομβυλιός corrisponde ai πιθάκνια, le botticelle in uso al tempo dello scoliaste (οἷα τὰ νῦν πιθάκνια). Le fonti lessicografiche, come si è visto sopra, n. 27, dicono che il nome βομβυλιός per estensione sarebbe stato poi riferito alle oliere col collo stretto: si tratterebbe allora di recipienti col collo stretto (e lungo) del tipo delle *ampullae* di cui parla Plinio *epist.* IV 30,6 *in ampullis ceterisque generis eiusdem ... quibus non hians nec statim patens exitus*[34]. Altre indicazioni si devono ricavare dai nomi con cui il recipiente viene indicato nella tradizione lessicografica ed esegetica:

---

pp. 117-133, che descrive anche alcuni manufatti conservati al Museo Nazionale di Napoli. Per la letteratura sui biberon nel mondo greco si veda invece Villard in Villard-Blondé «Sur quelques vases ...», p. 107 e Blondé, ibid., pp. 114-117.

33 Molto più tardi Eustazio, nel *Commento all'Iliade* IV 578,24 van der Valk, in una nota lessicografica aggiunta di sua mano nel ms L, parlerà di una κύλιξ σύστομος (si noti l'aggettivo che ricorre anche per il *bombylion*) che si chiama μασθάλης, un derivato da μασθός, e presso i Pafii μασθός, per il fatto che da esso si aspira il liquido come dal seno materno: ἐκ δὲ τούτου ἴσως καὶ μασθάλης, κύλιξ τις παρὰ τοῖς παλαιοῖς, καὶ παρὰ Παφίοις δὲ μασθός, ποτήριον σύστομον, ὡς εἰκός, ἐξ οὗ ἐβδάλλετο τρόπον τινὰ ὡς ἐκ μασθοῦ τὸ πινόμενον. καινὸν δὲ οὐδὲν μασθῷ εἰκάζειν ποτήριον, εἰ καὶ οὖθαρ ἀρούρης Ὅμηρος φθάσας ἔφη, καὶ Ἀρχέστρατος δὲ πίονα τινὰ τόπον Λέσβιον κλεινῆς Λέσβου περικύμονα μαστὸν λέγει.

34 Cfr. Hilgers, *Lateinische Gefäßnamen*, p. 103, *s.v. ampulla*; vedi anche pp. 58 -60.

termini generici (ποτήριον Poll. 6, 98; Luc. *Lexiph.* 7,3; *schol. in Ap. Rhod.* 2, 569-570a; Hesych. β 798; Phot. β 207; *Etym. Gen.* β 180; *Etym. Magn.* 204.56 Gaisford; *Glossae rhetoricae* β 220.7 Bekker; ἔκπωμα Poll. 6,98; Gal. *Gloss.* XIX 89 Kühn; *Etym. Magn.* 205.3 Gaisford e βικίον (anforetta/brocca) Erot. p. 59 Nachmanson), e termini propri, talora accompagnati da un'indicazione ipocoristica: θηρίκλειον (a Rodi) Athen. XI 29,4 (784d); κυρίλλιον (presso i Greci d'Asia) Poll. 10, 68. Di maggiore utilità paiono essere gli aggettivi che definiscono l'oggetto; στενός (Polluce 6,98 στενὸν ἔκπωμα, detto del vaso in generale) e il composto στενόστομος (Erot. εἶδος βικίου στενοστόμου, detto della bocca del vaso, e Sabino *apud* Gal., cui si deve assimilare Gal. *Gloss.* XIX 89 Kühn στενὸν ἔχον τὸ στόμα)[35]; si deve aggiungere a questa sezione anche l'aggettivo σύστομος, che però viene usato come sostantivato, e dunque come un nome del ποτήριον (cfr. Poll. 10,68 οἱ δὲ καὶ σύστομον αὐτὸ ὀνομάζουσι) e che ancora una volta si riferisce alla sua bocca[36]. Al collo stretto del vaso si riferiscono gli aggettivi στενοτράχηλος (*schol. in Apoll. Rhod.* II 569,175 ποτηρίου εἶδος ... στενοτράχηλον) e forse στενόπορος (Phot. β 206, Suda β 207 e *Glossae rhetoricae* β 220.7 Bekker ποτηρίου εἶδος στενοπόρου; e *Etym. Magn.* 204,54); gli aggettivi στρογγύλος (*schol. in Luc. Lexiph.* p. 197,20 Rabe) e στρογγυλοειδές (Suda β 375 σκεῦος στρογγυλοειδές) offrono una descrizione dell'oggetto non limitata alla sola parte superiore (bocca o collo). In ogni caso, mai i lessicografi parlano o alludono ad un beccuccio laterale come quello presente nelle fig. 12-13 dell'articolo di Francine Blondé, che tuttavia mi pare ragionevolmente indicato come un buon candidato per rappresentare lo strumento impiegato per bambini e malati[37]; anzi l'aggettivo composto con τράχηλος sembrerebbe escluderlo. Ma quanto un lessicografo tardo sa veramente di uno strumento antico? quale può essere stata l'evoluzione semantica del termine, passato ad indicare oggetti diversi nel corso del tempo?

35 Per converso tra i vasi che si trovano sulla tavola descritta nel Lessifane di Luciano, alcuni sono indicati come εὐρυχαδῆ τε καὶ ... εὔστομα.

36 Di un ἀγγεῖον σύστομον, dunque usando il termine come aggettivo, parla due volte Erone in *Pneumatica*, prooem. (p. 8 17 Schmidt) e I 17,4 p. 98,7 Schmidt (in questo caso corrisponde a un πνιγεύς) e ancora Eustazio nel passo citato a n. 33).

37 Cfr. *CVA*, Olynthus XIII, cat. 487, pl. 179-179.

La nostra insoddisfazione nei confronti dell'identificazione dei *bombylia* si estende ora anche al testo ippocratico da cui siamo partiti. La lettura in serie delle testimonianze getta infatti qualche sospetto sull'aggettivo εὐρύστομος che troviamo in Hipp. *Mal.* III[38]. Se il βομβύλιον ha per definizione la bocca stretta, come intendere il testo dei manoscritti in cui compare un βομβύλιον con la bocca larga? Una soluzione del problema è stata trovata, come si diceva sopra, fin dal '500, quando chi ha tradotto Ippocrate in latino ha integrato la negazione che, come si è visto, è stata poi accolta nelle edizioni più recenti. Laurence Villard[39] per prima ha espresso insoddisfazione per questa soluzione e ha dubitato della correttezza del testo così costituito. Le sue obiezioni sono due: in un contesto ingiuntivo (προπίνειν) ci aspetteremmo piuttosto un μή (ma οὐ è richiesto per ipotizzare una aplografia) e, in ogni caso, εὐρύστομος non è un attributo adeguato al *bombylion*. La soluzione che Villard propone è dunque che οὐκ εὐρυστόμου sia una glossa marginale relativa a βομβυλίου e che essa sia poi entrata nel testo (fuori contesto la negazione οὐ è perfetta); in una fase successiva all'ingresso della glossa nel testo la negazione sarebbe caduta per aplografia. La spiegazione, come si vede, è piuttosto macchinosa dal punto di vista della trasmissione del testo e a me pare del tutto improbabile: l'espressione negativa οὐκ εὐρύστομος già difficile nel testo sarebbe infatti ancora più difficile per un glossatore che disponeva di στενόστομος e degli altri aggettivi simili riportati dai glossari; se ci sono dubbi sulla opportunità di riferire εὐρύστομος al *bombylion*, ancora più improbabile è che il termine entrasse in una glossa espressa in forma negativa.

Proverò allora a percorrere la strada, troppo presto abbandonata, della difesa della lezione dei manoscritti. Si deve ricordare infatti che nella nostra pur limitata documentazione solo Ippocrate e Sabino

38 Nel *Corpus Hippocraticum* l'aggettivo εὐρύστομος è usato solo nei trattati ginecologici; tre volte riferito all'utero (*Malattie delle donne* I 5 VIII 28,19 Littré; 39 VIII 94,22 Littré e 48 VIII 106,18 Littré); una sola volta è riferito ad un vaso (ἀγγεῖον) dall'apertura molto ampia nel quale si immerge della lana perché assorba il liquido (*Malattie delle donne* I 1 VIII 12,13 Littré). Galeno menziona un recipiente con l'apertura larga da esporre all'aria aperta per la preparazione di un farmaco.

39 Villard, «Les vases», p. 81.

definiscono la bocca del βομβύλιον con un aggettivo, non così fa Paolo Egineta che usa invece un plurale generico. Si noti inoltre che gli aggettivi che abbiamo menzionato sopra si trovano, con queste due sole eccezioni, esclusivamente nei testi lessicografici e non sono riferiti direttamente al *bombylion* ma ai termini generici quali ποτήριον, βικίον, σκεῦος che lo definiscono; sono aggettivi della sua definizione parafrastica, non riferiti all'oggetto; se sono riferiti all'oggetto allora, essi devono apportare una ulteriore precisione nel significato[40]. Dunque, se il *bombylion* ha usualmente la bocca stretta, i due autori medici (Ippocrate e Sabino) probabilmente parlano di strumenti un po' particolari, e cioè di un *bombylion* adatto all'uso specifico. E allora mi pare più che probabile che Ippocrate consigli di scegliere tra i *bombylia* un βομβύλιον εὐρύστομον, con la bocca un po' più larga del normale, che serva ad assumere il liquido in modica quantità ma con poca fatica in pazienti affaticati da una crisi, e che invece Sabino ne scelga uno a bocca particolarmente stretta (στενόστομος), che richiede un maggiore sforzo di aspirazione e dunque sia più adatto a favorire l'immissione di aria nello stomaco.

Proporrei dunque di accogliere il testo dei manoscritti rinunciando alla correzione cinquecentesca. Il βομβύλιον εὐρύστομον di *Morb.* III 16 sarà allora un recipiente a bocca stretta che appartiene alla categoria dei *bombylia* e che tuttavia ha la bocca un po' più larga del solito; esso permetterebbe di far sorbire il liquido a poco a poco senza tuttavia richiedere lo sforzo di succhiare.

40 Mi conforta anche l'osservazione che L. Villard, «Les vases», p. 94, fa a proposito della λήκυθος σμικρόστομος di *Mul.* I 33 (VIII 78, 5 Littré: «la présence de l'adjectiv σμικρόστομον, qui en soi est redondant, confirme donc l'importance, pour la demonstration, de la forme du vase et de son embouchure»; anche in queso caso l'imboccatura della λήκυθος deve essere particolarmente stretta, per non permettere l'uscita di un nocciolo di oliva disposto per traverso. Lo stesso vale per la λήκυθος σκυτίνη στενόστομος di *Morb.* IV 51 (VII 588,00 Littré) che non deve permettere la fuoriuscita dell'olio se rivolta con la bocca verso il basso. Nella n. 126 Villard riconosce che la sua obiezione ad εὐρύστομος in *Mal.* III 16 riguarda più la «tournure negative» che la ridondanza dell'espressione.

Bibliografia

Edizioni e traduzioni di Ippocrate:

Magni Hippocratis medicorum omnium facile principis, opera omnia quae extant..., Anutio Foesio Mediomatrico Medico Authore, ... Francofurti 1595.

Hippocratis Coi ... octoginta volumina per M. Fabium Calvum..., Romae 1525.

Hippocratis Coi opera omnia latine ... per Janum Cornarium, Froben, Basileae 1547.

Hippocratis Opera omnia studio et opere Stephani Mackii, II, 1749.

Œuvres complètes d'Hippocrate, ed. É. Littré, 10 voll., Paris 1839-61.

Hippocratis et aliorum medicorum veterum reliquiae, ed. F. Z. Ermerins, Trajecti ad Rhenum, II 1862.

Hippokrates. Über die Krankheiten III, Herausgegeben, übersetzt und erläutert von P. Potter, CMG I 2,3, Berlin 1980.

Hippocrates with an English Translation by P. Potter, vol. VI, Cambridge (Mass.)-London 1988.

Bibliografia secondaria:

Anastassiou A.-Irmer D., *Index Hippocraticus*, *Supplement*, Göttingen 1999.

Anastassiou A.-Irmer D., *Testimonien zum Corpus Hippocraticum* I, Göttingen 2006.

Anastassiou A.-Irmer D., *Testimonien zum Corpus Hippocraticum*, II, 1, Göttingen 1997.

Foes A., *Oeconomia Hippocratis*, Francofurdi 1588.

Giannantoni G., *Socratis et Socraticorum reliquiae,* collegit, disposuit, apparatibus notisque instruxit G. G., Napoli 1990.

Gourevitch D., «Biberons romains: formes et noms», in *Le latin médicale. La constitution d'un langage scientifique*, Saint-Étienne 1991, pp. 117-133.

Hilgers W., *Lateinische Gefäßnamen*, Düsseldorf 1969.

Jouanna J., *Hippocrate. Pour une archéologie de l'école de Cnide*, Paris 1974 (2e édition Paris 2009).

Lexicon Vasorum Graecorum, diretto da P. Radici Colace, II, Pisa 1997; IV, Pisa 2001.

Nikitas A., *Ἔρευναι ἐπὶ τῶν πηγῶν τοῦ Λεξικοῦ τοῦ Ἐρωτιανοῦ*, Athenai 1971.

Totelin L. M. V., *Hippocratic recipes. Oral and written transmission of pharmacological knowledge in fifth- and fourth-century Greece*, (Studies in Ancient Medicine 34), Leiden-Boston 2009.

Villard L., «Les vases dans la *Collection hippocratique*. Vocabulaire et usage», *Bulletin de Correspondance Hellénique* 116 (1992), pp. 72-96.

Villard L.-Blondé F., «Sur quelques vases présents dans la *Collection hippocratique*: Confrontation des données littéraires et archéologiques», *Bulletin de Correspondance Hellénique* 116 (1992), pp. 97-117.

Oreibasios und Pseudo-Rufus.
Ihr gemeinsames Exzerpt aus der Schrift des Rufus von Ephesos *Über die Benennung der Körperteile des Menschen* und ihr Abhängigkeitsverhältnis[*]

Alexander Sideras

1. Vorbemerkungen

Rufus von Ephesos (um die Wende vom 1. zum 2. nachchristlichen Jahrhundert)[1] ist einer der letzten selbständig schreibenden griechischen Ärzte der Antike[2]. In der darauffolgenden Zeit kamen kaum selbständige Schriften, sondern nurmehr kompilatorische Werke zustande, die wieder für den praktischen Gebrauch erstellten, großangelegten Exzerptensammlungen wie jenen des Oreibasios, Aetios, Paulos von Aigina und zahlreichen anderen als Quelle gedient haben. Dieser Umstand hatte zur Folge, daß nicht nur viele Originalwerke, sondern auch die älteren Kompilationen in Vergessenheit geraten und verloren gegangen sind. Davon wurde teilweise auch Rufus von Ephesos betroffen. Daß er aber mit einem nicht unbedeutenden Teil seines Werkes sowohl das Skalpell der Kompilatoren als auch die nivellierende Wirkung der großen medizinischen Enzyklopädie des Galenos überdauern konnte, spricht für die Achtung der Persönlichkeit des Mannes und für seine fachlichen Qualitäten eine deutliche Sprache.

Von seinen auf uns gekommenen Werken ist die Schrift Περὶ ὀνομασίας τῶν τοῦ ἀνθρώπου μορίων, nach dem Traktat Περὶ τῶν ἐν νεφροῖς καὶ κύστει παθῶν[3], das wichtigste seiner im Original

* Herrn Prof. Dr. Klaus-Dietrich Fischer danke ich für mehrere Korrekturen und Hinweise.

1 Neueste Monographie: A. Sideras, Rufus und sein Werk, S. 1077–1253 und 2036–2062.

2 Vgl. dazu M. Wellmann, Zur Geschichte der Medicin, S. 4.

3 Neueste Edition: A. Sideras, Rufus, Nieren- und Blasenleiden.

vollständig erhaltenen Werke. Über die Benennung der menschlichen Körperteile existieren noch, außer dem Hauptwerk des Rufus, eine so genannte Epitome[4] derselben Schrift sowie ein umfangreiches Exzerpt in der Sammlung des bekannten byzantinischen Arztes Oreibasios[5]. Beide Kompilationen beziehen sich auf den ersten Teil des rufinischen Werkes, in dem die äußeren (sichtbaren) Teile des menschlichen Körpers behandelt werden[6].

Die Autorschaft des Rufus für das Hauptwerk und die des Oreibasios für das Exzerpt ist unumstritten; der Verfasser der Epitome bleibt unbekannt. Sie wurde zwar in der Londoner Edition des Rufus[7], die einen unveränderten Nachdruck der editio princeps[8] darstellt, unmittelbar nach dem Haupttext gedruckt, ist aber in der darauf folgenden Moskauer Ausgabe[9] gänzlich fortgelassen, während sie in der Edition von Daremberg-Ruelle als nicht rufinisches Werk in kleiner, kursiver Schrift gedruckt wurde[10]. Das ist offenbar

4 Letzte Edition im Gesamtwerk des Rufus von Ch. Daremberg-Ch. É. Ruelle, Rufus, S. 233,1–236,5.

5 Siehe J. Raeder, Oribasius, S. 48,1–51,10 (Coll. med. 25,1).

6 Siehe Ch. Daremberg-Ch. É. Ruelle, Rufus, S. 133,1–149,11 (§ 1–126). Einige Parallelen und zum Teil wörtliche Zitate aus der Schrift des Rufus finden sich im Onomastikon des Polydeukes (Pollux) sowie in der pseudogalenischen Schrift-Εἰσαγωγὴ ἢ ἰατρός. Siehe A. Sideras, Rufus und sein Werk, S. 1132–1134.

7 Der Titel lautet: ΡΟΥΦΟΥ ΕΦΕΣΙΟΥ. Περὶ τῶν ἐν κύστει καὶ νεφροῖς παθῶν. Περὶ τῶν φαρμάκων καθαρτικῶν. Περὶ θέσεως καὶ ὀνομασίας τῶν τοῦ ἀνθρώπου μορίων. ΣΩΡΑΝΟΥ. Περὶ μήτρας καὶ γυναικείου αἰδοίου. (dasselbe auch lateinisch). Nunc iterum typis mandavit Gulielmus Clinch (...), Londini (...) MDCCXXVI.

8 Sie trägt die Überschrift: ΡΟΥΦΟΥ ΕΦΕΣΙΟΥ. Περὶ τῶν ἐν κύστει καὶ νεφροῖς παθῶν. Περὶ τῶν φαρμάκων καθαρτικῶν. Περὶ θέσεως καὶ ὀνομασίας τῶν τοῦ ἀνθρώπου μορίων. ΣΩΡΑΝΟΥ. Περὶ μήτρας καὶ γυναικείου αἰδοίου. (dasselbe auch lateinisch) (...), Parisiis M.D.LIIII. Über den Herausgeber (J. Goupyl) s. A. Sideras, Rufus, Nieren- und Blasenleiden, S. 70f.

9 Sie trägt folgende Überschrift: Rufi Ephesii veteris ac celeberrimi medici, Opuscula et Fragmenta, Graece. Post editiones, Parisinam 1554. 8. et Londinensem 1726. 4. novis accessionibus quadruplo auctiora ex codicibus, Mosquensi et Augustano, edidit et notationes subiecit Christianus Fridericus de Matthaei (...), Mosquae (...) 1806.

10 Siehe vorstehende Anm. 4.

auch der Grund, warum sie in der inoffiziellen Ausgabe des Rufus-Traktats von G. Kowalski gar nicht behandelt wird[11].

Das gegenseitige Verhältnis zwischen diesen offenbar eng miteinander verwandten Texten des Rufus, Pseudo-Rufus und Oreibasios, das heißt im Falle der Kompilatoren die Frage, wer von wem abhängt, und ob es sich dabei um ein direktes oder indirektes Abhängigkeitsverhältnis handelt, wurde bislang nicht untersucht. J. Ilberg, der die erste Monographie über Rufus von Ephesos verfaßte, hat einmal pauschal geschrieben: „Der Auszug O des Oribasios hat späterhin eine leichte Modifikation durch einige Zusätze und Änderungen auf Grund der vollständigen Schrift (A1) des Rufus erfahren, vermutlich in byzantinischer Zeit"[12]. Diesem Urteil Ilbergs, der uns den Beweis für die Richtigkeit seiner Behauptung schuldig geblieben ist, mußte ich schon vor 15 Jahren widersprechen[13].

Der vorliegende Aufsatz soll nun – mit ziemlicher Verspätung – mein damaliges Versprechen einlösen, mit einem detaillierten parallelen Vergleich der drei Texte, des Rufus, Pseudo-Rufus und Oreibasios, den Versuch zu unternehmen, das gegenseitige Verhältnis zwischen Pseudo-Rufus und Oreibasios einerseits sowie die Beziehung dieser beiden Kompilatoren zu Rufus andererseits zu klären[14].

---

11 Siehe G. Kowalski, Rufus, S. 11–13 (Parallelüberlieferung). Auch im Similienapparat wird auf die Epitome, im Gegensatz zu Pseudo-Galenos, Pollux und Oreibasios, soweit ich gesehen habe, nur einmal am Anfang der Schrift hingewiesen. Über diese mangelhafte, größtenteils per Hand geschriebene und ungedruckt gebliebene Edition s. A. Sideras, Rufus und sein Werk, S. 1135. Aus diesem Grund und weil sie nicht jedem Forscher zugänglich sein dürfte, werden die unten angeführten Auszüge nach der Edition von Daremberg-Ruelle zitiert; gelegentlich wird aber auch auf Kowalski hingewiesen. Interpunktion und andere Kleinigkeiten werden dabei stillschweigend geändert. Auf dem Text der Edition von Daremberg-Ruelle basiert auch die italienische Übersetzung von I. Mazzini, Rufo, S. 81–112 (s. besonders S. 87, Fußnote).

12 Siehe J. Ilberg, Rufus, S. 8.

13 Vgl. dazu A. Sideras, Rufus und sein Werk, S. 1133 mit Anm. 540.

14 Die Beziehung der pseudorufinischen Epitome (Anatomie) und der Schrift *Über die Knochen* zur echten Schrift des Rufus *Über die Benennung der Körperteile* hat D. Nickel untersucht und ist zum nicht ganz überzeugenden Ergebnis gekommen, daß die beiden ersten – im Gegensatz zu Ilberg – von demselben Verfasser stammen und daß die zweite – in Übereinstimmung mit Ilberg – als

Es gilt nämlich, die Fragen zu beantworten, ob Pseudo-Rufus von Oreibasios oder umgekehrt Oreibasios von Pseudo-Rufus abhängt und ob der eine von ihnen oder beide direkt oder indirekt auf Rufus zurückgehen.

Die folgenden Ausführungen basieren auf der unten erarbeiteten Gegenüberstellung der drei Textfassungen, auf die stets auch verwiesen wird. Auf der ersten (linken) Spalte wurde der Text des ersten Teils der Schrift des Rufus, um den es hier geht, vollständig wiedergegeben; rechts davon (in der mittleren Spalte) steht der Text des Pseudo-Rufus und in der rechten Spalte das Exzerpt des Oreibasios[15]. Die Zeilen aller drei Textspalten erhielten zur Erleichterung der Zitation eine einheitliche Numerierung. Und weil die Kompilatoren einige Male die Reihenfolge der Besprechung der einzelnen Körperteile im Rufus-Traktat nicht eingehalten, sondern Textumstellungen vorgenommen haben, schien mir aus praktischen Gründen eine Einteilung des Rufus-Textes in 20 größere Einheiten bzw. Abschnitte oder Kapitel notwendig, weil so relativ einfach auf die Abweichungen der Kompilationen durch Angabe der entsprechenden Zahlen (in Klammern) hingewiesen werden kann[16]. Darüber hinaus sind die abweichenden Wörter und Formulierungen der Kompilatoren kursiv geschrieben.

Fortsetzung des zweiten Teils (über die inneren Körperteile) der dritten Schrift gedacht sei. Siehe D. Nickel, Pseudepigraphisches, S. 63–74; vgl. auch J. Ilberg, Rufus, S. 10f. (Den Hinweis auf den Aufsatz von D. Nickel verdanke ich Prof. Dr. K.-D. Fischer.)

15 Die Texte des Rufus und Pseudo-Rufus werden nach der Edition von Daremberg-Ruelle, der Text des Oreibasios nach der Edition von Raeder angegeben; vgl. dazu die vorstehenden Anm. 4 und 5. Über die Edition von G. Kowalski s. die vorstehende Anm. 11. Druckfehler und andere Kleinigkeiten werden gelegentlich in Fußnoten kurz erläutert.

16 Sie entsprechen meistens den Abschnitten, die Daremberg-Ruelle (und Kowalski) durch Gedankenstriche gekennzeichnet haben. Die Beibehaltung der Einteilung Darembergs und Kowalskis in (126!) Paragraphen schien mir unseren Zwecken nicht dienlich.

2. Das Verhältnis zwischen Pseudo-Rufus und Oreibasios

Dabei können folgende Möglichkeiten bestehen:

a) Pseudo-Rufus hängt von Oreibasios ab.

b) Oreibasios hängt von Pdeudo-Rufus ab.

c) Zwischen beiden Kompilatoren besteht kein direktes Abhängigkeitsverhältnis. Dann muß die oben aufgeworfene Frage geklärt werden, ob der eine oder beide Kompilatoren direkt oder indirekt auf Rufus zurückgehen; denn darüber, daß beide im Großen und Ganzen den Rufus-Text wiedergeben, kann kein Zweifel bestehen.

a) Pseudo-Rufus und Oreibasios

Wenn Pseudo-Rufus von Oreibasios abhinge, dürfte er kein Textplus gegenüber Oreibasios aufweisen. Da reicht aber ein Blick auf die Einleitung, um festzustellen, daß Pseudo-Rufus gleich dem Rufus-Text folgt – ob direkt oder indirekt, werden wir noch zu klären haben. Da heißt es nämlich, daß man wie bei den anderen Disziplinen, wie z.B. im Kithara-, Grammatik- und Geometrieunterricht, so auch in der Medizin mit der Terminologie beginnen muß (Z. 1–43). Bei Oreibasios steht nichts davon; sein Exzerpt beginnt erst mit der Zeile 44, das heißt seine Einleitung umfaßt lediglich eine Druckzeile!

Aber das ist nicht der einzige an sich überzeugende Beweis dafür, daß Pseudo-Rufus nicht von Oreibasios abhängt. Auch die Zeilen 68–70 des Pseudo-Rufus geben sinngemäß den Text des Rufus wieder, während bei Oreibasios auch hier keine Entsprechung vorhanden ist. Darüber hinaus stimmt die Textfassung des Pseudo-Rufus auch an folgenden Stellen nicht mit jener des Oreibasios, sondern mit der des Rufus überein:

Zeile	Rufus und Pseudo-Rufus	Oreibasios
82	ἔστι δὲ	ἔστι δὴ
87	τὰ ἀπὸ τῶν κλειδῶν	τὸ ἀπὸ τῶν κλειδῶν
96	καὶ σὺν τῷ προσώπῳ.	καὶ τὸ σὺν τῷ προσώπῳ
118	χαῖται δὲ αἱ ὄπισθεν	χαῖται δ᾽ ὄπισθεν
302	τῆς κάτω γνάθου,	τῶν κάτω γνάθων
454	ὠμοπλάται δὲ	ὠμοπλάται
542	ῥιζωνύχια	ῥιζωνυχίαι
545	ῥᾶγες καὶ κορυφαί	ῥῶγες ἢ κορυφαί

552	θέναρ δέ	θέναρ
560	δοκεῖ δέ μοι Ἱπποκράτης	ἔοικε δ' Ἱπποκράτης
561	πᾶν τὸ πλατὺ τῆς χειρὸς	πᾶν τοῦτο τὸ χωρίον
562	θέναρ ὀνομάζειν	θέναρ καλεῖν
568	νῶτον δὲ τὸ ἐξόπισθεν	νῶτος δὲ τὸ ὄπισθεν
571	μετάφρενον δὲ τὸ μεταξὺ	ἐφ' ᾧ τὸ μετάφρενον
577	αἱ δὲ ὑπὸ τῷ στήθει	αἱ δ' ἐπὶ τῷ στήθει
578	σαρκώδεις ὑπεροχαὶ	σαρκώδεις ἐπαναστάσεις
579	μαστοὶ καὶ τιτθοί.	μαστοί
610	χόνδροι δέ	χόνδροι
614	τὰ ὑπὸ τοῖς χόνδροις	τὰ ἐν τοῖς χόνδροις
700	σφόνδυλοι	σπόνδυλοι
709	οἱ δὲ ὑποσφόνδυλον	οἱ δ' ὑποσπόνδυλον

Die vorstehende Liste der Abweichungen des Pseudo-Rufus gegenüber Oreibasios, in denen er mit Rufus übereinstimmt, schließt neben der im Exzerpt des Oreibasios fehlenden Einleitung eine Abhängigkeit des Pseudo-Rufus von Oreibasios mit Sicherheit aus. Bei einer solchen Textlage eine Kontamination anzunehmen, wie es Ilberg getan hat[17], ist unglaubwürdig. Denn wozu hätte Pseudo-Rufus das dürftige Exzerpt des Oreibasios mit berücksichtigen sollen, wenn er den vollständigen Text der Rufus-Schrift oder eine nahezu wörtliche Abschrift vor sich hatte.

b) Oreibasios und Pseudo-Rufus

Wenn es nun klar geworden ist, daß Pseudo-Rufus nicht von Oreibasios abhängt, trifft vielleicht der umgekehrte Fall zu, daß Oreibasios von Pseudo-Rufus abhängt? Der chronologische Faktor ist hier nicht anwendbar, weil das Alter der beiden Exzerpte unklar ist. J. Ilberg hält zwar die Epitome, das heißt Pseudo-Rufus, für eine spätere Überarbeitung des Oreibasios-Exzerpts[18]. Wenn dies aber zuträfe, wäre die hier gestellte Frage aus chronologischen Gründen bereits beantwortet. Doch dieser Sachverhalt ist nicht erwiesen; vielmehr scheinen einige spätgriechische Wortformen bei Oreibasios, für die Pseudo-Rufus in Übereinstimmung mit Rufus die älteren

17 Vgl. dazu J. Ilberg, Rufus, S. 8.

18 Siehe J. Ilberg, Rufus, S. 8.

Formen benutzt[19], darauf hinzudeuten, daß die Epitome älter sein könnte als Oreibasios.

Weil die Datierungsfrage ungeklärt bleibt, sind wir darauf angewiesen, nach inneren, textbezogenen Kriterien zu suchen, um das Abhängigkeitsverhältnis beider Fassungen zu konkretisieren. Zunächst ist das Fehlen der Einleitung (Z. 1–43) bei Oreibasios ein deutliches Indiz dafür, daß er nicht von Pseudo-Rufus abhängt. Wenn man einwendet, Oreibasios habe eben diese Einleitung zufällig oder absichtlich fortgelassen, dann muß man auch für die Zeilen 65–70 einen solchen Zufall einräumen. Und dies sind nicht die einzigen Abweichungen des Oreibasios gegenüber der Fassung des Pseuo-Rufus. Es gibt weiterhin eine Reihe von Wörtern und Redewendungen im Oreibasios-Exzerpt, die nicht mit Pseudo-Rufus, sondern mit Rufus übereinstimmen. Man vergleiche folgende Abweichungen des Oreibasios von Pseudo-Rufus, die zugleich Übereinstimmungen mit Rufus darstellen:

Zeile	Oreibasios und Rufus	Pseudo-Rufus
108	τὰ δὲ ἑκατέρωθεν	τὰ ἑκατέρωθεν
111	τὸ δὲ ἐν μέσῳ	τὸ ἐν μέσῳ
312	πρὸς τῇ κλειδὶ κοῖλον	πρὸς κλειδὶ κοῖλον
356	ἡ δὲ σύνδεσις τῶν γνάθων	ἡ δὲ σύνδεσις τῶν σαρκῶν
360	ὀλμίσκοι δὲ καὶ φάτναι	ὀλμίσκοι δὲ καὶ φατνίαι
378	ὑπὲρ τοῦ βρόγχου	ἐπὶ τοῦ βρόγχου
385	μετέωρόν ἐστιν	καὶ μετέωρόν ἐστιν
386	ὡς μὴ κωλύῃ	ὡς μὴ ἐπικωλύειν
508	πρὸς τὸν καρπὸν	εἰς τὸν καρπόν
564	στῆθος μὲν τὸ ἔμπροσθεν	τὸ μὲν ἔμπροσθεν στῆθος
575	ὀσφῦς δὲ	ἔπειτα δὲ ὀσφύες
576	τὸ τελευταῖον τῆς ῥάχεως	(deest)
611	τὰ πέρατα	πέρατα
620	ὀμφαλὸς δέ	ὀμφαλός
636	τῶν δὲ αἰδοίων	τῶν αἰδοίων
699	τῆς δὲ ῥάχεως τὰ ὀστᾶ	τῆς ῥάχεως τὰ ὀστᾶ
763	τὰ πρὸς	πρὸς

19 Vgl. in der vorstehenden Liste die Formen ῥῶγες statt ῥᾶγες (Z. 545) und σπόνδυλοι und ὑποσπόνδυλον statt σφόνδυλοι und ὑποσφόνδυλον (Z. 700 und 709).

Vorhandenen oder fehlenden Artikeln, Konjunktionen und Präpositionen kann man natürlich für ein Abhängigkeitsverhältnis nicht ausschlaggebende Bedeutung beimessen; in der vorstehenden Liste finden sich aber auch Wortunterschiede (Z. 356 γνάθων / σαρκῶν, 360 φάτναι / φατνίαι, 386 κωλύῃ / ἐπικωλύειν) sowie Wortumstellungen (Z. 564 στῆθος μὲν τὸ ἔμπροσθεν / τὸ μὲν ἔμπροσθεν στῆθος, 575 ὀσφῦς δὲ / ἔπειτα δὲ ὀσφύες), die Oreibasios mit Rufus verbinden und von Pseudo-Rufus trennen. Vor allem der bei Pseudo-Rufus fehlende, aber bei Rufus und Oreibasios vorhandene Satz τὸ τελευταῖον τῆς ῥάχεως (Z. 576) spricht deutlich für die Unabhängigkeit des Oreibasios von Pseudo-Rufus. Mithin dürfte es einleuchten, daß Oreibasios, über den chronologischen Faktor hinaus, allein aufgrund von inneren Textkriterien nicht von Pseudo-Rufus abhängen kann.

3. Das Verhältnis des Pseudo-Rufus und Oreibasios zu Rufus

Wenn zwischen den beiden Kompilatoren, Pseudo-Rufus und Oreibasios, wie gezeigt wurde, kein direktes Abhängigkeitsverhältnis besteht, stellt sich bei einer solchen Fülle von Gemeinsamkeiten die Frage nach der ihnen zugrunde liegenden Vorlage. Gehen aber beide Kompilatoren unabhängig von einander direkt auf Rufus zurück oder auf einen Mittelsmann, der Rufus ausgiebig und ziemlich wörtlich abgeschrieben hat?

Wenn der Originaltext des Rufus beiden Exzerpten als Vorlage gedient hätte, dürften sie natürlich, abgesehen vielleicht von kleinen zufälligen Übereinstimmungen, keine größere Anzahl von Wortformen und Redewendungen, geschweige denn gemeinsame umfangreiche Textzusätze und Textauslassungen aufweisen. Doch die Zahl, der Umfang und die Art der Übereinstimmungen zwischen Pseudo-Rufus und Oreibasios, die zugleich Abweichungen gegenüber der Originalfassung des Rufus-Textes darstellen, ist so erdrükkend, daß die Annahme einer gemeinsamen, von der Original-Schrift des Rufus unterschiedlichen Vorlage zwingend erscheint.

Abgesehen von kleineren, wenngleich eindeutigen Indizien, verbinden beide Kompilatoren vor allem vier Sorten von Gemeinsamkeiten miteinander und unterscheiden sie zugleich von der Originalfassung des Rufus-Textes:

a) Gemeinsame Kapitelumstellungen
b) Gemeinsame Textauslassungen
c) Gemeinsame Textzusätze
d) Gemeinsame Umformulierungen

Schauen wir uns diese Gruppen der Übereinstimmungen zwischen Pseudo-Rufus und Oreibasios im Vergleich zur Originalschrift des Rufus etwas genauer an:

a) Gemeinsame Kapitelumstellungen

Am deutlichsten beweisen die gemeinsamen Kapitelumstellungen, die sich in beiden Exzerpten finden, daß beide auf eine gemeinsame, mit Rufus nicht identische Vorlage zurückgehen. Abgesehen von kleineren Textverschiebungen, kommen in beiden Exzerpten folgende Kapitelumstellungen vor:

Das	Kapitel	3 (über die Augen)	steht bei Pseudo-Rufus und Oreibasios als	Kapitel	5.
»	»	4 (über die Nase)	»	»	3.
»	»	5 (über die Lippen)	»	»	4.
»	»	6 (über die Ohren)	»	»	7.
»	»	7 (über das Gesicht)	»	»	6.

Ab dem achten Kapitel (über Mund und Zähne) laufen Originalschrift und Exzerpte wieder wie in den Kapiteln 1 bis 2 parallel.

b) Gemeinsame Textauslassungen

Da die Texte aller drei Fassungen unten wörtlich angeführt werden, beschränke ich mich hier aus Platzgründen auf die Angabe der Zeilenzahlen der umfangreicheren Textauslassungen beider Kompilatoren gegenüber der Originalschrift des Rufus:

17–30; 59–64; 71–81; 123–128; 171–179; 181–201; 207–213; 227–234; 256–260; 283–285; 314–323; 349–353; 396–424; 450–453; 466–474; 479–482; 484–493; 499–503; 546–551; 582–585; 622–625; 643–647; 650–658; 669–674; 686–690; 694–698; 713-714; 722–725; 728–731; 758–760; 768–770.

Alle diese Textauslassungen und viele kleinere Textpartien, die ich hier, wie gesagt, aus Platzgründen nicht notiert habe, die aber der am Detail interessierte Leser in dem unten angefügten Textvergleich nachsehen kann, sind beiden Kompilatoren gemeinsam. Man ist also berechtigt, mit absoluter Sicherheit, die jeden Zufallsfaktor ausschließt, zu behaupten, daß den Exzerpten des Pseudo-Rufus und Oreibasios eine gemeinsame, mit Rufus nicht identische Vorlage zugrunde liegt, auf die beide unabhängig von einander zurückgehen.

Man kann aufgrund der vollständigen Fassung der Rufus-Schrift auch feststellen, was die Kompilatoren als für ihre zusammenfassenden Exzerpte unwichtig bzw. uninteressant fortgelassen haben. Das sind Bezeichnungen weiterer Körperteile, Alternativbenennungen, Erläuterungen und Bezugnahmen auf ältere Autoren wie Homer, Epicharmos, Aristoteles, Euryphon, Herophilos und sogar Hippokrates selbst.

c) Gemeinsame Textzusätze

Nicht weniger ausschlaggebend für das Verhältnis der beiden Kompilatoren zu Rufus sind ihre gemeinsamen Textzusätze. Ungeachtet einzelner, in den Text des Rufus eingestreuter Wörter und kürzerer Ausdrücke finden sich bei beiden Kompilatoren meistens an den gleichen Textstellen mehrere umfangreiche, gleichlautende Textzusätze. Man vergleiche in der nachstehenden Liste folgende Textstellen: Zeile 103–106; 246–251; 261–262; 289–291; 304–305; 354–355; 371–372; 513–517; 534–535; 605–609; 777–779. Auch hier muß vor einer solchen Fülle von Gemeinsamkeiten der Zufallsfaktor ausgeschlossen werden. Die gemeinsamen Zusätze beider Kompilatoren gehen unmißverständlich auf eine gemeinsame, mit Rufus nicht identische Vorlage zurück.

d) Gemeinsame Umformulierungen

Hier haben wir es bei beiden Kompilatoren mit einer solchen Menge von gemeinsamen Umformulierungen zu tun, daß nicht einmal die Zeilenzahlen der einschlägigen Textpassagen angegeben werden können. Schon die Überschrift der Exzerpte, die gleich von jener der Rufus-Schrift abweicht, weist auf eine gemeinsame, von der Rufus-Fassung unterschiedliche Vorlage hin: Περὶ ὀνομασίας τῶν τοῦ ἀνθρώπου μορίων (Rufus); Ὀνομασιῶν τῶν κατ' ἄνθρωπον πρῶτον (Pseudo-Rufus); Περὶ ὀνομασιῶν τῶν κατὰ τὸν ἄνθρωπον (Oreibasios). Ich notiere nur noch die ersten zehn Umformulierungen und verweise für den Rest auf den am Schluß des Aufsatzes angefügten Textvergleich:

Zeile	Rufus	Pseudo-Rufus und Oreibasios
46	τὰ ἰατρικά	τοῖς τὴν ἰατρικὴν τέχνην
48	μανθάνειν	μανθάνουσι(ν)
51	ὅ τι χρὴ καλεῖν ἕκαστον	ὡς χρὴ καλεῖν ἕκαστον
52	τοῦ σώματος μόριον	μόριον τοῦ σώματος
91	ἀπὸ κλειδῶν	ἀπὸ τῶν κλειδῶν
94	τετριχωμένον καλεῖται	τετριχωμένον καλοῦμεν
107	τὸ δὲ ὄπισθεν ἰνίον	ἰνίον <δὲ> τὸ ὀπίσω
110	κόρσαι καὶ κρόταφοι	κρόταφοι καὶ κόρσαι
114	τὸ δὲ ὑπὸ τῷ βρέγματι	ὑπὸ δὲ τῷ βρέγματι
115	μέτωπον	κεῖται τὸ μέτωπον

usw.

Auch diese Sorte der Gemeinsamkeiten unterstreicht die schon als unstrittig erwiesene Tatsache, daß Pseudo-Rufus und Oreibasios auf eine gemeinsame Vorlage zurückgehen.

4. Zusammenfassung

Die Ergebnisse der vorliegenden Untersuchung lassen sich folgendermaßen zusammenfassen:

a) Pseudo-Rufus hängt nicht von Oreibasios ab.

b) Oreibasios hängt nicht von Pseudo-Rufus ab.

c) Pseudo-Rufus und Oreibasios gehen unabhängig von einander auf eine gemeinsame, mit Rufus nicht identische Vorlage zurück.

Es stimmt also nachweislich nicht, daß die Epitome (Pseudo-Rufus) eine spätere Überarbeitung des Oreibasios-Exzerpts darstelle, wie Ilberg seinerzeit behauptet hat[20]. Vielmehr liegt hier derselbe Sachverhalt vor, den wir auch für die Exzerpte des Aetios und Oreibasios aus der Schrift des Rufus *Über die Nieren- und Blasenleiden*

20 Siehe J. Ilberg, Rufus, S. 8. So muß auch sein auf S. 12 aufgestelltes Abhängigkeitsschema entsprechend korrigiert werden.

schon vor Jahren konstatiert haben[21]: Aetios hat nicht von Oreibasios abgeschrieben, wie früher angenommen worden war, sondern beide, Aetios und Oreibasios, gehen, unabhängig von einander, auf denselben Mittelsmann zurück, der Rufus ausgiebig und ziemlich wörtlich kopiert hatte. Ebenso wie dort gehen auch hier die wörtlichen und die dem Original des Rufus nahe liegenden Textpassagen sowie die gemeinsamen Textauslassungen, Textzusätze und Umformulierungen, von vereinzelten Ausnahmefällen abgesehen, auf die gemeinsame Vorlage zurück. Dagegen sind unterschiedliche Abweichungen der Exzerpte vom Wortlaut der Originalschrift des Rufus in ihrer Gesamtheit als Produkte dieser Kompilatoren zu betrachten.

Wir haben damals im Falle der Exzerpte des Aetios und Oreibasios aus der Schrift des Rufus *Über die Nieren- und Blasenleiden* auch die Vermutung geäußert, daß ihr Mittelsmann sehr wahrscheinlich Philagrios gewesen sein könnte. Dieselbe Vermutung dürfte man auch im Fall der Exzerpte des Pseudo-Rufus und Oreibasios aus der Schrift des Rufus *Über die Benennung der Körperteile des Menschen* äußern. Denn Philagrios scheint von späteren Kompilatoren mehrfach benutzt worden zu sein[22].

21 Siehe A. Sideras, Aetius und Oribasius, S. 110–130.

22 Aetios scheint nicht nur die Exzerpte aus der Schrift des Rufus *Über die Nieren- und Blasenleiden* dem Philagrios entnommen zu haben, sondern auch jene des Aretaios; vgl. dazu M. Wellmann, Die pneumatische Schule, S. 41.

4. Tabellarische Zusammenstellung

These I	These II	These III
Pseudo-Rufus hängt nicht von Oreibasios ab	Oreibasios hängt nicht von Pseudo-Rufus ab	Pseudo-Rufus und Oreibasios gehen unabhängig von einander auf eine gemeinsame, mit Rufus nicht identische Vorlage zurück
Zeilenzahl der Belegstellen im Textvergleich		
1–43 68–70 87 96 118 302 542 545 552 560 561 562 568 571 576 577 578 610 699 700 709	108 111 312 356 360 378 385 386 508 564 575 576 620 636 699 763	a) Kapitelumstellungen: 3 / 5 4 / 3 5 / 4 6 / 7 7 / 6 b) Textauslassungen: 17-30; 59-64; 71-81; 123-128; 171-179; 181-201; 207-213; 227-234; 256-260; 283-285; 314-323; 349-353; 396-424; 450-453; 466-474; 479-482; 484-493; 499-503; 546-551; 582-585; 622-625; 643-647; 650-658; 669-674; 686-690; 694-698; 713-714; 722-725; 728-731; 758-760; 768-770. c) Textzusätze: 103-106; 246-251; 261-262; 289-291; 304-305; 354-355; 371-372; 513-517; 534-535; 605-609; 777-779 d) Umformulierungen: Überschrift; 46; 48; 51; 52; 91; 94; 100; 107; 110; 114; 115; usw.

TEXTVERGLEICH

Rufus von Ephesos, Περὶ ὀνομασίας τῶν τοῦ ἀνθρώπου μορίων: S. 133,1-149,11 (1. Teil) Daremberg-Ruelle	Pseudo-Rufus, Ὀνομασιῶν τῶν κατ' ἄνθρωπον πρῶτον: S. 233,1-236,5 Daremberg-Ruelle	Oreibasios, Ἐκ τῶν Ῥούφου, Περὶ ὀνομασιῶν τῶν κατὰ τὸν ἄνθρωπον, Collectiones medicae XXV 1: CMG: VI 2,1 S. 48,1-51,10 Raeder
1. Einleitung	1. Einleitung	
Τί πρῶτον ἔμαθες	*Εἴ τις τὴν*	
ἐν κιθαριστικῇ;	*κιθαριστικὴν*	
	μέλλοι διδαχθήσεσθαι,	
	ἀνάγκη πρὸ τῆς πάσης	
κρούειν ἑκάστην	*διδασκαλίας μαθεῖν*	
τῶν χορδῶν	τῶν *τε* χορδῶν *θιγγάνειν*	
	ἐπιστημόνως, ἑκάστης τε	
καὶ ὀνομάζειν.	*τούτων τὸ ὄνομα λέγειν.*	
τί δὲ πρῶτον ἔμαθες		
ἐν γραμματικῇ;	*ἔτι μὴν καὶ οἱ γραμματισταί,*	
	πρὸ τῆς ἀναγνώσεως	
γνωρίζειν ἕκαστον	*καὶ τῆς ἄλλης διδασκαλίας,*	
τῶν γραμμάτων	*καὶ τὴν τῶν στοιχείων*	
καὶ ὀνομάζειν.	*ὀνομασίαν ὁμοίως*	
	προδιδάσκουσιν.	
οὐκοῦν καὶ τὰς ἄλλας		
τέχνας ὡσαύτως ἀπὸ		
τῶν ὀνομάτων ἄρχονται		
διδάσκειν· καὶ ὁ χαλκεὺς		
καὶ ὁ σκυτοτόμος καὶ		
ὁ τέκτων, πρῶτον καὶ		
σιδήρου ὄνομα καὶ		
σκεύους καὶ οὐτινοσοῦν		
ἄλλου τῶν πρὸς τὴν		
τέχνην. καὶ ὅσαι		
σεμνότεραι, οὐχὶ καὶ		
ταύτας ἀπὸ τῶν ὀνομάτων		
ὡσαύτως ἄρχοντα		
διδάσκειν;		
τί γὰρ πρῶτον ἔμαθες	*ἀλλὰ μὴν καὶ*	
ἐν γεωμετρίᾳ;	ἐν *τῇ* γεωμετρίᾳ,	
στιγμὴν καὶ γραμμὴν καὶ	*τί ἔστι* γραμμὴ *καὶ τί*	
ἐπίπεδον καὶ ἐπιφάνειαν	ἐπιφάνεια καὶ ἐπίπεδον	
καὶ σχῆμα τρίγωνον	καὶ σχῆμα τρίγωνον	
καὶ κύκλον καὶ τὰ ὅμοια,	καὶ κύκλος καὶ τὰ ὅμοια,	
εἰδέναι τε	εἰδέναι *δὲ δεῖ*	
ὅ τι ἕκαστον αὐτῶν	ὅ τι ἕκαστον αὐτῶν *ἐστί τε*	
καὶ ὀνομάζειν ὀρθῶς.	καὶ ὀρθῶς *ὀνομάζεται.*	
	καὶ ἐπὶ τῶν ἄλλων τε	

	τεχνῶν τὴν πρόγνωσιν καὶ	
	ὀνομασίαν ὁμοίως	
	προδιδάσκουσιν[23].	
		(1.) Einleitung
βούλει οὖν	*ἀναγκαιότατον οὖν*	*Ἀναγκαιότατόν ἐστι*
		προδιδαχθῆναι
καὶ τὰ ἰατρικά	*τοῖς τὴν ἰατρικὴν τέχνην*	*τοῖς τὴν ἰατρικὴν τέχνην*
ἀπὸ τῶν ὀνομάτων		
ἀρξάμενος		
μανθάνειν.	*μανθάνουσι*	*μανθάνουσιν,*
καὶ πρῶτον μὲν	*προδιδαχθῆναι*	
	τὴν στοιχείωσιν,	
ὅ τι χρὴ καλεῖν ἕκαστον	*ὡς* χρὴ καλεῖν ἕκαστον	*ὡς* χρὴ καλεῖν ἕκαστον
τοῦ σώματος μόριον,	μόριον τοῦ σώματος.	μόριον τοῦ σώματος.
ἔπειτα τὰ ἄλλα, ὅσα	*καὶ γὰρ ὁ θειότατος*	
ἂν ἕπηται τῷ λόγῳ·	*Ἱπποκράτης, ἐν τῷ Περὶ*	
ἢ δοκεῖ σοι ἱκανὸν εἶναι,	*τόπων τῶν κατ᾽ ἄνθρωπον,*	
δεικνύντα δηλοῦν,	*φησὶν οὕτως· φύσις δὲ*	
ὥσπερ κωφόν,	*σώματος ἀρχὴ τοῦ ἐν*	
ὅ τι χρῄζεις διδάξαι;	*ἰητρικῇ λόγου.*	
ἐμοὶ μὲν οὐ δοκεῖ ἐκεῖνο		
ἄμεινον· οὐκ εὐμαθὲς δὲ		
καὶ ῥᾶστον οὕτω		
καὶ μανθάνειν αὐτὸν		
καὶ ἕτερον διδάσκειν.		
καὶ τοῦτό μοι δοκεῖ οὕτως.		
ἀκούων δὴ καὶ ἀποβλέπων	*καὶ ἡμεῖς οὖν, ἀρξάμενοι*	
εἰς τὸν παῖδα τοῦτον,	*ἀπὸ τῶν ἁπλουστέρων*	
διαμνημονεύσεις		
τὰ ἐπιφανῆ πρῶτον.	*καὶ ἔξωθεν ὁρωμένων,*	
εἶτα, ὡς χρὴ καλεῖν	*τὴν πρόγνωσιν καὶ ὀνομασίαν*	
	ὁμοίως ποιησόμεθα.	
τὰ ἔνδον, ζῷόν τι,		
ὃ μάλιστα ἀνθρώπῳ		
ἔοικε διελόντες,		
διδάσκειν σε πειρασόμεθα.		
οὐδὲν γὰρ ἐμποδών,		
εἰ μὴ καὶ παντάπασιν		
ἔοικασι·[24]		
τὸ γοῦν κεφάλαιον ἑκάστου		

23 Der Passus 40–43 des Pseudo-Rufus entspricht den Zeilen 17–20 des Rufus.

24 Kowalski hat (mit Clinch) die Lesart ἔοικε vorgezogen, die sich offenbar auf das vorstehende ζῷον bezieht; der Plural ἐοίκασι der anderen Handschriften, den Daremberg-Ruelle bevorzugten, bezieht sich auf das aus dem Kontext herauszuhörende μόρια, worauf sich auch das vorangehende τὰ ἐπιφανῆ bezieht. Ungriechische Schreibweisen wie κατὰ ἑαυτὸ statt καθ᾽ ἑαυτὸ, κατὰ ὃ statt καθ᾽ ὃ, διὰ οὗ statt δι᾽ οὗ und dgl. bei Daremberg-Ruelle hat Kowalski zu Recht nicht übernommen.

διδάξαι[25]. πάλαι δὲ
γενναιότερον ἐπὶ
ἀνθρώπων ἐδίδασκον
τὰ τοιαῦτα.

2. Der Kopf und seine Teile	(2.) Der Kopf und seine Teile	(2.) Der Kopf und seine Teile
ἔστι δὲ τὰ μέγιστα	ἔστι δὲ τὰ μέγιστα	ἔστι *δὴ* μέγιστα
μέρη τοῦ σώματος	μέρη τοῦ σώματος	μέρη τοῦ σώματος
κεφαλὴ καὶ αὐχὴν καὶ	κεφαλὴ καὶ αὐχὴν καὶ	κεφαλὴ καὶ αὐχὴν καὶ
θώραξ καὶ χεῖρες καὶ σκέλη.	θώραξ καὶ χεῖρες καὶ σκέλη.	θώραξ καὶ χεῖρες καὶ σκέλη.
θώρακα γὰρ οὐ μόνον	θώρακα γὰρ οὐ μόνον	θώρακα γὰρ οὐ μόνον
τὰ ἀπὸ τῶν κλειδῶν	*τὰ* ἀπὸ τῶν κλειδῶν	*τὸ* απὸ τῶν κλειδῶν
μέχρι τῶν ὑποχονδρίων	μέχρι τῶν ὑποχονδρίων	μέχρι τῶν ὑποχονδρίων
καλοῦμεν,	καλοῦμεν,	καλοῦμεν,
ἀλλὰ καὶ τὸ σύμπαν,	ἀλλὰ καὶ τὸ σύμπαν,	ἀλλὰ καὶ τὸ σύμπαν,
ἀπὸ κλειδῶν	ἀπὸ *τῶν* κλειδῶν	ἀπὸ *τῶν* κλειδῶν
μέχρι τῶν αἰδοίων.	μέχρι τῶν αἰδοίων.	μέχρι τῶν αἰδοίων.
κεφαλὴ δὲ καὶ τὸ	κεφαλὴν δὲ καὶ τὸ	κεφαλὴν δὲ καὶ τὸ
τετριχωμένον καλεῖται	τετριχωμένον *καλοῦμεν*	τετριχωμένον *καλοῦμεν*
καθ' ἑαυτὸ	καθ' ἑαυτὸ	
καὶ σὺν τῷ προσώπῳ.	καὶ σὺν τῷ προσώπῳ.	καὶ *τὸ* σὺν τῷ προσώπῳ.
	καὶ τὰ ἄλλα ὁμοίως	
	συμπεριλαμβάνομεν	
	ὀνομάζοντες	
τοῦ δὲ τετριχωμένου	τοῦ *οὖν* τετριχωμένου	τοῦ *οὖν* τετριχωμένου
τὸ μὲν ἔμπροσθεν,	τὸ μὲν ἔμπροσθεν *καλεῖται*	τὸ μὲν ἔμπροσθεν *καλεῖται*
βρέγμα	βρέγμα,	βρέγμα,
	ἐφ' οὗ τέτακται	*ἐφ' οὗ τέτακται*
	ἡ καλουμένη στεφάνη,	*ἡ καλουμένη στεφάνη,*
	περὶ ἣν τοὺς στεφάνους	*περὶ ἣν τοὺς στεφάνους*
	τίθεμεν.	*τίθεμεν.*
τὸ δὲ ὄπισθεν, ἰνίον,	ἰνίον <δὲ> τὸ *ὀπίσω*.	ἰνίον <δὲ> τὸ *ὀπίσω*.
τὰ δὲ ἑκατέρωθεν	τὰ ἑκατέρωθεν	τὰ δ' ἑκατέρωθεν
τοῦ βρέγματος,	τοῦ βρέγματος,	τοῦ βρέγματος,
κόρσαι καὶ κρόταφοι.	κρόταφοι καὶ κόρσαι.	κρόταφοι καὶ κόρσαι.
τὸ δὲ ἐν μέσῳ, καθ' ὃ δὴ	τὸ ἐν μέσῳ, καθ' ὃ δὴ	τὸ δ' ἐν μέσῳ, καθ' ὃ δὴ
μάλιστα εἰλοῦνται	μάλιστα εἰλοῦνται	μάλιστα εἰλοῦνται
αἱ τρίχες, κορυφή.	αἱ τρίχες, κορυφή.	αἱ τρίχες, κορυφή.
τὸ δὲ ὑπὸ τῷ βρέγματι,	ὑπὸ δὲ τῷ βρέγματι	ὑπὸ δὲ τῷ βρέγματι
μέτωπον.	*κεῖται τὸ* μέτωπον.	*κεῖται τὸ* μέτωπον.
αἱ δὲ παρὰ τοὺς κροτάφους	αἱ δὲ παρὰ τοὺς κροτάφους	αἱ δὲ παρὰ τοὺς κροτάφους
τῶν τριχῶν ἐκφύσεις,	τῶν τριχῶν ἐκφύσεις,	τῶν τριχῶν ἐκφύσεις,
ἴουλοι· χαῖται δὲ αἱ	ἴουλοι· χαῖται δὲ αἱ	ἴουλοι· χαῖται δ'
ὄπισθεν κατὰ τὸ ἰνίον	ὄπισθεν κατὰ τὸ ἰνίον.	ὄπισθεν κατὰ τὸ ἰνίον.
ἀφειμέναι τρίχες.		
αἱ δὲ ἔσχαται τοῦ μετώπου	*ἡ* δὲ τοῦ μετώπου *ἐσχάτη*	*ἡ* δὲ τοῦ μετώπου *ἐσχάτη*
ῥυτίδες, ἐπισκύνιον,	*ῥυτίς,* ἐπισκύνιον.	*ῥυτίς,* ἐπισκύνιον.
ὅπερ ἐπάγομεν τοῖς		
ὀφθαλμοῖς, ἣν πρὸς		

25 Das ist die Lesart der Editoren, die offenbar auf der einheitlichen handschriftlichen Überlieferung beruht; mir scheint aber das Futur διδάξει besser.

ἑαυτούς τι φροντίζωμεν		
ἢ αἰδώμεθα. ἄλλοι δὲ		
τὸ ὑπὸ τὰς ὀφρύας σαρκῶδες		
ἐπισκύνιον ὀνομάζουσιν.		
ὀφρύες δὲ τὰ τετριχωμένα	τὰ δὲ τετριχωμένα	τὰ δὲ τετριχωμένα
τοῦ μετώπου πέρατα,	τοῦ μετώπου, ὀφρύες,	τοῦ μετώπου, ὀφρύες,
ὧν τὸ μεταξύ, μεσόφρυον.	*τούτων ἡ μεσότης,* μεσόφρυον,	*τούτων ἡ μεσότης, μεσόφρυον,*

(Hier folgen, in beiden Kompilationen, das Kapitel 4 über die Nase als Kapitel 3 und das Kapitel 5 über die Lippen als Kapitel 4)

3. Das Auge und seine Teile	(5.) Das Auge und seine Teile	(5.) Das Auge und seine Teile
ὑπὸ δὲ ταῖς ὀφρύσι	ὑπὸ δὲ ταῖς ὀφρύσιν	ὑπὸ δὲ ταῖς ὀφρύσιν
	ὑπόκεινται οἱ οφθαλμοί.	*ὑπόκεινται οἱ ὀφθαλμοί.*
	αὐτοὺς δὲ τοὺς ὀφθαλμοὺς	*αὐτοὺς δὲ τοὺς ὀφθαλμοὺς*
βλέφαρα,	*τὰ σκέποντα,* βλέφαρα,	*τὰ σκέποντα,* βλέφαρα,
τὸ μὲν ἄνωθεν,	*ὧν* τὸ μὲν ἄνωθεν,	*ὧν* τὸ μὲν ἄνωθεν,
τὸ δὲ κάτωθεν.	τὸ δὲ κάτωθεν.	τὸ δὲ κάτωθεν.
τούτων δὲ	*αἱ δὲ συμβολαί, αἱ ἐν τῷ*	*αἱ δὲ συμβολαί, αἱ ἐν τῷ*
αἱ μὲν ἐκπεφυκυῖαι	*ἐπιμύειν γιγνόμεναι,*	*ἐπιμύειν γινόμεναι,*
τρίχες, ταρσοὶ καὶ	ταρσοί. *αἱ δὲ* τρίχες *αἱ*	ταρσοί. *αἱ* δὲ τρίχες *αἱ*
	ἐκ τῶν βλεφάρων	*ἐκ τῶν βλεφάρων*
	ἐκπεφυκυῖαι,	ἐκπεφυκυῖαι,
βλεφαρίδες.	βλεφαρίδες.	βλεφαρίδες.
τὰ δὲ ψαύοντα ἀλλήλων		
πέρατα ἐν τῷ καθεύδειν		
ἡμᾶς, στεφάναι καὶ χηλαί.		
τοῦ δὲ ἄνω βλεφάρου		
τὸ ἐπιπολῆς, κοῖλον[26].		
τὰ δὲ κοῖλα πέρατα	τὰ δὲ πέρατα *τῶν ταρσῶν,*	τὰ δὲ πέρατα *τῶν ταρσῶν,*
τοῦ τε ἄνω καὶ τοῦ		
κάτω βλεφάρου,		
κανθοί·	κανθοί,	κανθοί,
ὁ μὲν μείζων, ὁ πρὸς τὴν ῥῖνα,	*ὧν* ὁ μὲν πρὸς *τῇ ῥινί,*	*ὧν* ὁ μὲν πρὸς *τῇ ῥινί,*
	μέγας, ὁ δὲ πρὸς τῷ κροτάφῳ	*μέγας, ὁ δὲ πρὸς τῷ κροτάφῳ,*
ὁ δὲ ἐλάσσων,	*μικρός.*	*μικρός.*
ὁ πρὸς τῷ κροτάφῳ.		
ὀφθαλμοῦ δὲ		
τὸ μὲν ἐν μέσῳ βλεπόμενον,		
ὄψις καὶ κόρη·	*κόραι αἱ ὄψεις,*	*κόραι ἢ ὄψεις*
καὶ γλήνην τὸ εἴδωλον,	*γλῆναι τὰ μέσα*	*ἢ γλῆναι τὰ μέσα*

26 Zwischen κοῖλον und τὰ steht in der Edition von Kowalski folgende Textpassage, die Daremberg-Ruelle als Interpolation getilgt haben: τὸ δὲ ἀναλογοῦν τούτῳ τὸ κάτω, ὑπόκοιλον, ὃ δὴ καὶ ἀνοιδίσκει ἔν τε ὑδέροις καὶ ἄλλως πονηρᾶς γινομένης τῆς ἕξεως, <ὡς> ἐπί τε χρονίοις αἱμορροΐσι καὶ ἐπὶ γυναικὸς χρονίῳ ἰχῶρι, ποτὲ μὴν καὶ <ἐπ'> ὀφθαλμίαις ἀρχομέναις. καὶ δοκοῦσιν αἱ τοιαῦται ὀφθαλμίαι εὐήθεις εἶναι. διὰ τοῦτο καὶ κοιλοιδιᾶν τὸ πάθημα ὀνομάζεται, ὅτι τῶν κοίλων οἴδημά ἐστι. Tatsächlich findet sich in den Exzerpten des Pseudo-Rufus und Oreibasios nichts davon.

τὸ ἐν τῇ ὄψει φαινόμενον,	*τῶν ὀφθαλμῶν*	*τῶν ὀφθαλμῶν,*
καλοῦσιν.	*δι' ὧν ὁρῶμεν.*	*δι' ὧν ὁρῶμεν.*
τὸ δὲ συνεχὲς τῇ ὄψει	*οἱ δέ, ὄψιν μέν, ᾧ βλέπομεν,*	*οἱ δ', ὄψιν μέν, ᾧ βλέπομεν,*
μέχρι τοῦ λευκοῦ, ἶριν.	*κόρην δὲ καὶ γλήνην*	*κόρην δὲ καὶ γλήνην*
	τὸ εἴδωλον τὸ ἐν τῇ ὄψει.	*τὸ εἴδωλον τὸ ἐν τῇ ὄψει.*
	τὰ δὲ μετὰ ταῦτα μέλανα	*τὰ δὲ μετὰ ταῦτα μέλανα*
τοῦτο δέ, ὡς ἔχει χρώματος,		
μέλαν ἢ πυρρὸν ἢ γλαυκὸν	*ἢ γλαυκὰ*	*ἢ γλαυκὰ*
ἢ χαροπὸν	*ἢ χαροπά,*	*ἢ χαροπά*
ὀνομάζουσι.	*ἀπὸ τῆς χρόας καλεῖται*	*ἀπὸ τῆς χρόας καλεῖται*
περιθεῖ δὲ στεφάνη		
τὸ μέλαν καὶ ἀποκρίνει		
τοῦ λευκοῦ. κύκλος δὲ ἡ		
στεφάνη καὶ σύνδεσμος		
τῶν χιτώνων τοῦ ὀφθαλμοῦ,		
ὧν δὴ ὁ πρῶτος, δύο ἔχων		
φύσεις, δύο ὀνόματα ἔχει·		
κερατοειδὴς μὲν κατὰ τὸ		
μέσον καὶ μέχρι		
τῆς ἴριδος·	*ἶρις δὲ ὁ κύκλος*	*ἶρις δ' ὁ κύκλος ὁ*
τοῦτο γὰρ καὶ ἔοικεν		
αὐτοῦ τοῖς ξυομένοις		
κέρασι. λευκὸς δὲ	*ὁ συνάπτων τὸ λευκόν.*	*ὁ συνάπτων τῷ λευκῷ.*
τὸ ἄλλο μέρος πᾶν,		
οἷόσπερ καὶ βλέπεται,		
οὐδὲν ἐοικὼς τῷ μέσῳ,		
οὔτε τὴν φύσιν οὔτε		
τὴν χροιάν. ἐπίκειται δὲ		
αὐτῷ ἄνωθεν ἡ καλουμένη		
ἐπιδερμίς, ἥτις καὶ ἐν νέοις		
καὶ ἐν πρεσβύταις καὶ		
ἐν τῷ παθήματι		
τῇ χημώσει, ἀφεσταμένη		
τε καὶ ἐπαίρουσα,		
τὸ πυρρὸν ὁρᾶται.		
τοὺς δὲ ἄλλους χιτῶνας,		
ὅπως χρὴ ὀνομάζειν,		
εἰρήσεται ὀλίγον ὕστερον		
ἐν τῇ διαιρέσει τοῦ ζῴου.		
τὰ δὲ ὑπὸ τοῖς ὀφθαλμοῖς		
ὑπανεστηκότα ὀστᾶ,		
ὑποφθάλμια, οἱ δὲ	*τὰ δὲ ὑπὸ τοῖς ὀφθαλμοῖς,*	*τὰ δὲ ὑπὸ τοῖς ὀφθαλμοῖς,*
ὑπώπια καλοῦσιν.	ὑπώπια.	ὑπώπια.
4. Die Nase und ihre Teile	(3). Die Nase und ihre Teile	(3.) Die Nase und ihre Teile
	τούτων ἡ μεσότης	*τούτων ἡ μεσότης*
ἀπὸ δὲ τοῦ μεσοφρύου	*μεσόφρυον, ἀφ' οὗ*	*μεσόφρυον, ἀφ' οὗ*
τέταται ἡ ῥίς,	ἡ ῥὶς τέταται,	ἡ ῥὶς τέταται,
ταύτης δὲ τὰ μὲν τρήματα		
μυκτῆρες καὶ ῥώθωνες,		
Ἀθηναῖοι δὲ καὶ μύξας		
ὀνομάζουσιν.		
Ἱπποκράτης δὲ τὸ δι' αὐτῶν		
φλεγματῶδες περίσσωμα		

ἰόν, μύξαν καλεῖ. Ἀθηναῖοι		
δὲ τὸ περίσσωμα τοῦτο	*ἧς τὸ ἄκρον*	*ἧς τὸ ἄκρον*
κόρυζαν καλοῦσι. τὸ δὲ	*σφαιρίον καλεῖται.*	*σφαιρίον καλεῖται.*
μεταξὺ τῶν τρημάτων	*τὸ δὲ ὑποκείμενον,*	*τὸ δ᾽ ὑποκείμενον,*
χονδρῶδες, ῥινὸς διάφραγμα.	διάφραγμα.	διάφραγμα.
τὰ δὲ ἑκατέρωθεν ἐπὶ τὰ	*ἀπὸ δὲ τοῦ σφαιρίου*	*ἀπὸ δὲ τοῦ σφαιρίου*
μῆλα νεύοντα ὀστώδη,	*τὸ καθῆκον σαρκῶδες*	*τὸ καθῆκον σαρκῶδες*
ῥινὸς ῥάχις. τὸ δὲ πέρας	*ἐπὶ τὸ χεῖλος, κίων.*	*ἐπὶ τὸ χεῖλος, κίων.*
τοῦ ὀστώδους ὑψώματος,	*μυξωτῆρες τὰ κοιλώματα*	*μυξωτῆρες τὰ κοιλώματα*
τὸ ἔνθεν καὶ ἔνθεν,	*ἐξ ἑκατέρου μέρους,*	*ἐξ ἑκατέρου μέρους,*
	δι᾽ ὧν γίνεται ἡ ὄσφρησις.	*δι᾽ ὧν γίνεται ἡ ὄσφρησις.*
πτερύγια.	πτερύγια *ῥινὸς λέγεται,*	πτερύγια *ῥινὸς λέγεται,*
	τὸ τὰς κοιλότητας ταύτας	*τὰ τὰς κοιλότητας ταύτας*
	περιέχον.	*περιέχοντα.*
ταῦτα δὲ καὶ κινεῖται		
ἐν ταῖς σφοδραῖς δυσπνοίαις		
καὶ ἄλλως βουληθέντων.		
τὸ δὲ πρὸ τοῦ διαφράγματος		
τῆς ῥινὸς σαρκῶδες, ἐπὶ τὸ		
χεῖλος καθῆκον, κίων.		
τὸ δὲ ἄκρον τῆς ῥινός,		
σφαιρίον.		
τὸ δὲ ὑπὸ τῷ κίονι	τὸ δ᾽ ὑπὸ *τῇ* κίονι, κοῖλον,	τὸ δ᾽ ὑπὸ τῷ κίονι κοῖλον,
ἐν τῷ ἄνω χείλει	*τὸ ἐπάνω χείλους,*	<*τὸ*> *ἐπάνω τοῦ χείλους,*
κοῖλον, φίλτρον.	φίλτρον *καλεῖται.*	φίλτρον *καλεῖται.*
τὸ δὲ ὅλον, μετὰ τὴν ῥῖνα[27],	*πᾶν* δὲ τὸ μετὰ τὴν ῥῖνα	*πᾶν* δὲ τὸ μετὰ τὴν ῥῖνα
τοῦ ἄνω χείλους, ὑπορρίνιον.	τοῦ ἄνω χείλους, *ὑπόρρινον.*	τοῦ ἄνω χείλους, *ὑπόρρινον.*
5. Die Lippen	(4.) Die Lippen	(4.) Die Lippen
εἶτα χείλη δύο,	εἶτα χείλη δύο,	εἶτα χείλη δύο,
ὧν τὰ μὲν ἄκρα, πρόχειλα,	ὧν τὰ <μὲν> ἄκρα, πρόχειλα.	ὧν τὰ ἄκρα, πρόχειλα.
τὸ δὲ συμβλητὸν[28] τῶν χειλῶν,	τὸ δὲ *σύμβλημα* τῶν χειλῶν,	τὸ δὲ *σύμβλημα* τῶν χειλῶν,
προστόμιον.	προστόμιον	προστόμιον
τὸ δὲ ἐπὶ τῷ κάτω χείλει		
κοῖλον, νύμφη.		

(Hier folgen, in beiden Exzerpten, als Kapitel 5 das oben behandelte Kapitel 3 über die Augen und als Kapitel 6 das unten besprochene Kapitel 7 über das Gesicht).

6. Die Ohren und ihre Teile	(7.) Die Ohren und ihre Teile	7. Die Ohren und ihre Teile
τῶν δὲ ὤτων,	*ὦτα καλοῦνται*	*ὦτα καλοῦνται*
	αἱ ἐπαναστάσεις	*αἱ ἐπαναστάσεις*
	αἱ ἐξ ἑκατέρου μέρους	*αἱ ἐξ ἑκατέρου μέρους*
	τῶν κροτάφων	*τῶν κροτάφων*
	πρὸς τοῖς τέρμασι	*πρὸς τοῖς τέρμασι*

27 In der Ausgabe von Daremberg-Ruelle steht τὸν ῥῖνα, was Kowalski stillschweigend korrigiert hat.

28 Die falsche Betonung σύμβλητον von Daremberg-Ruelle hat Kowalski stillschweigend korrigiert.

	πεφυκυῖαι, ὧν τὰ μὲν	*πεφυκυῖαι, ὧν τὰ μέν*
ἀκοὴ μὲν ὁ πόρος,	*τρήματα, πόροι ἀκουστικοί,*	*τρήματα, πόροι ἀκουστικοί,*
δι᾽ οὗ ἀκούομεν,	δι᾽ *ὧν* ἀκούομεν,	δι᾽ *ὧν* ἀκούομεν,
λοβὸς δὲ τὸ ἐκκρεμές,	*τὰ δὲ ἐκκρεμῆ*	*τὰ δ᾽ ἐκκρεμῆ*
	καὶ σαρκώδη, λοβοί.	*καὶ σαρκώδη, λοβοί.*
ὅπερ καὶ μόνον Ἀριστοτέλης		
φησὶ τοῦ ὠτὸς ὀνομάζεσθαι,		
τὰ δὲ ἄλλα ἀνώνυμα εἶναι.		
οἱ δὲ ἰατροὶ καὶ ταῦτα		
ὠνόμασαν.		
	τὰ δὲ χονδρώδη	*τὰ δὲ χονδρώδη*
	καὶ ἀνωτάτω,	*καὶ ἀνωτάτω,*
πτερύγιον μὲν	*πτερύγια.*	*πτερύγια.*
τὸ ἀνωτάτω πλατὺ		
ἐπικλινές,		
ἕλικα δὲ τὸ ἐντεῦθεν	*ἕλικες* δὲ *τὰ* ἐντεῦθεν	*ἕλικες* δὲ *τὰ* ἐντεῦθεν
συμπληροῦν	*συνάπτοντα*	*συνάπτοντα*
τὴν περιφέρειαν	τὴν περιφέρειαν.	τὴν περιφέρειαν.
τῶν ὤτων.		
ἀνθέλικα δέ,	ἀνθέλικες δέ,	ἀνθέλικες δέ,
τὸ ἐν μέσῳ ὑπεραῖρον	*τὰ* ἐν μέσῳ *ὑπεραίροντα*	*τὰ* ἐν μέσῳ *ὑπεραίροντα*
	μετὰ τὴν ἕλικα,	*μετὰ τὴν ἕλικα,*
τὴν κοιλότητα.	*παρὰ* τὴν κοιλότητα.	*παρὰ* τὴν κοιλότητα.
κόγχην δὲ τὸ ἀπὸ	κόγχη δὲ τὸ ἀπὸ	κόγχη δὲ τὸ ἀπὸ
τῆς ἀνθέλικος κοῖλον,	τῆς ἀνθέλικος κοῖλον,	τῆς ἀνθέλικος κοῖλον,
τὸ δὲ ἀπεναντίον	τὸ δὲ *ἀπεναντίας*	τὸ δ᾽ *ἀπέναντι*
τῆς κόγχης ἔξαρμα,	τῆς κόγχης ἔξαρμα,	τῆς κόγχης ἔξαρμα,
παρὰ τὸ πέρας τοῦ	παρὰ τὸ πέρας τοῦ	παρὰ τὸ πέρας τοῦ
κροτάφου, τράγον.	κροτάφου, *τράγος.*	κροτάφου, *τράγος.*
	τὸ δὲ ἀντικρὺ τούτου	*τὸ δ᾽ ἀντικρὺ τούτου*
	παχὺ πέρας[29] *τῆς ἀνθέλικος,*	*παχὺ πέρας τῆς ἀνθέλικος,*
	ἀντίτραγος.	*ἀντίτραγος.*
τὸ δὲ τῆς ἕλικος τέλος,		
τὸ ὑπότραχυ,		
ἀντιλοβίδα.		

7. Das Gesicht und seine Teile	(6.) Das Gesicht und seine Teile	(6.) Das Gesicht und seine Teile
πρόσωπον δὲ ὠνόμασται		
πᾶν τὸ ἔμπροσθεν τῆς		
κεφαλῆς.		
	οἷς ὑπόκεινται	*οἷς ὑπόκεινται*
	ἐπαναστάσεις τινές,	*ἐπαναστάσεις τινές,*
μῆλα δὲ τὰ ὑπὸ τοῖς	*αἳ καλοῦνται* μῆλα,	*αἳ καλοῦνται* μῆλα,
ὀφθαλμοῖς ἐξάρματα		
τοῦ προσώπου, ἃ δὴ		
καὶ αἰδουμένων ἡμῶν		
ἐρυθραίνεται.	*οἷς ἐρυθριῶμεν.*	*οἷς ἐρυθριῶμεν.*
ἀπὸ δὲ τῶν μήλων,	ἀπὸ δὲ τῶν μήλων,	ἀπὸ δὲ τῶν μήλων,
αἱ παρειαί· καλοῦνται	αἱ *καλούμεναι* παρειαὶ	αἱ *καλούμεναι* παρειαὶ

29 In der Ausgabe von Daremberg-Ruelle steht παχυτέρας, offenbar, wie die Parallele des Oreibasios zeigt, eine Verlesung.

καὶ σιαγόνες καὶ γνάθοι·	καὶ σιαγόνες καὶ γνάθοι,	καὶ σιαγόνες καὶ γνάθοι,
καὶ προσέτι γένυς,	*ὧν αἱ γένυες ἀπολήγουσιν*	*ὧν αἱ γένυες ἀπολήγουσιν*
ἡ μὲν κάτω, ἡ δὲ ἄνω.		
καὶ τὸ ἄποξυ	*εἰς* τὸ ἄποξυ	*εἰς* τὸ ἄποξυ
τῆς κάτω γνάθου,	τῆς κάτω γνάθου[30],	*τῶν* κάτω *γνάθων,*
γένειον	*ἀφ' οὗ* γένειον	*ἀφ' οὗ*
καὶ ἀνθερεών.	*τὸ μέχρι τοῦ κάτω χείλους*	*τὸ μέχρι τοῦ κάτω χείλους*
	περιφερές[31] *τε καὶ ἐξέχον.*	*περιφερές τε καὶ ἐξέχον,*
		γένειον.
τὸ δὲ ὑπὸ τὴν κάτω γνάθον	τὸ δὲ *ὕπτιον* ὑπὸ *τὸ γένειον*	τὸ δ' *ὕπτιον ὑπό τὸ γένειον*
σαρκῶδες, λευκανίαν·	σαρκῶδες, *ἀνθερεών·*	σαρκῶδες, *ἀνθερεῶνα·*
	οἱ δὲ λευκανίαν.	*οἱ δὲ* λευκανίαν.
οἱ δὲ ἀνθερεῶνα μὲν τοῦτο,	οἱ δὲ ἀνθερεῶνα μὲν τοῦτο,	οἱ δ' ἀνθερεῶνα μὲν τοῦτο,
λευκανίαν δὲ τὸ πρὸς	λευκανίαν δὲ τὸ πρὸς	λευκανίαν δὲ τὸ πρὸς
τῇ κλειδὶ κοῖλον	κλειδὶ κοῖλον	τῇ κλειδὶ κοῖλον
ὀνομάζουσιν.	ὀνομάζουσιν.	ὀνομάζουσιν.
τοῦ δὲ πώγωνος, ἡ μὲν		
ὑπὸ τοῖς κροτάφοις		
πρώτη βλάστησις, ἴουλος.		
ἡ δὲ ἐπὶ τῷ ἄνω χείλει,		
προπωγώνιον.		
αὐξηθεῖσαι δὲ αὗται		
αἱ τρίχες, μύστακες.		
αἱ δὲ ἐπὶ ἄκρου τοῦ		
γενείου, πάππος. αἱ δὲ		
κάτω τῆς γένυος, ὑπήνη.		
8. Mund und Zähne	8. Mund und Zähne	8. Mund und Zähne
στόμα δὲ καὶ ἡ πρώτη	στόμα δὲ ἡ πρώτη	στόμα δ' ἡ πρώτη
τομὴ τῶν χειλῶν	τομὴ τῶν χειλῶν	τομὴ τῶν χειλῶν
καὶ ἡ ἐφεξῆς εὐρυχωρία	καὶ ἡ *λοιπὴ* εὐρυχωρία	καὶ ἡ *λοιπὴ* εὐρυχωρία
μέχρι τῆς φάρυγγος.	*πᾶσα* μέχρι τῆς φάρυγγος.	*πᾶσα* μέχρι τῆς φάρυγγος.
ἐν δὲ τῷ στόματι	ἐν δὲ τῷ στόματι	ἐν δὲ τῷ στόματι
ἄλλα τέ ἐστι	ἄλλα τέ *τινα*	ἄλλα τέ *τινά* ἐστι
καὶ οἱ ὀδόντες·	καὶ οἱ ὀδόντες,	καὶ οἱ ὀδόντες,
ἔνιοι δὲ κραντῆρας		
ὀνομάζουσι.	*ὧν οἱ μὲν* ἔμπροσθεν	*ὧν οἱ μὲν* ἔμπροσθεν
τούτων δέ, τομεῖς	τομεῖς *καλοῦνται,*	τομεῖς *καλοῦνται,*
μὲν τοὺς ἔμπροσθεν		
τέσσαρας,	*ὀκτὼ τὸν ἀριθμὸν*	*ὀκτὼ τὸν ἀριθμὸν*
	ὑπάρχοντες.	*ὑπάρχοντες.*
κυνόδοντας δὲ	κυνόδοντες *μὲν*	κυνόδοντες δ'
τοὺς ἐφεξῆς,	*οἱ μετ' αὐτοὺς τέσσαρες.*	*οἱ μετ' αὐτοὺς τέσσαρες.*
ἕνα ἑκατέρωθεν.	*οἱ δὲ λοιποί, πάντες εἴκοσι,*	*οἱ δὲ λοιποί, πάντες εἴκοσι,*
μύλους δὲ καὶ γομφίους,	*μύλαι προσαγορεύονται.*	*μύλαι προσαγορεύονται.*
τοὺς μετὰ τοὺς κυνόδοντας,		
πέντε ἑκατέρωθεν.		
σωφρονιστῆρας δὲ	*τούτων οἱ ἔσχατοι*	*τούτων δ' οἱ ἔσχατοι*
τοὺς ἐσωτάτω	*καὶ ἐνδοτέρω,*	*καὶ ἐνδοτέρω,*

30 In der Ausgabe von Daremberg-Ruelle steht *γνάθον*, offenbar ein Druckfehler.

31 περιφερίς Daremberg-Ruelle, ein weiterer Druckfehler.

καὶ ἐσχάτους,	*σωφρονιστῆρες τέσσαρες,*	*σωφρονιστῆρες τέσσαρες,*
ἡνίκα ἂν δὴ	*οἵτινες,* ἡνίκα	*οἵτινες,* ἡνίκα
σωφρονεῖν ἄρχωνται,	*ἀρχόμεθα φρονεῖν,*	*ἀρχόμεθα φρονεῖν,*
φυομένους,	*φύονται.*	*φύονται.*
ἕνα ἑκατέρωθεν.		
τοσοῦτοι μὲν οἱ τῆς		
ἄνω γνάθου, τοσοῦτοι δὲ		
καὶ οἱ τῆς κάτω καὶ		
ὡσαύτως ὠνομασμένοι.		
	τὰ δὲ περὶ τούτους	*τὰ δὲ τούτους*
	περιέποντα σαρκία, οὖλα[32].	*περιέχοντα σαρκία, οὖλα.*
ἡ δὲ σύνδεσις τῶν γνάθων,	ἡ δὲ σύνδεσις τῶν σαρκῶν	ἡ δὲ σύνδεσις τῶν γνάθων
χαλινός.	χαλινὸς *καλεῖται,*	χαλινὸς *καλεῖται,*
τράπεζαι δὲ	τράπεζαι δὲ	τράπεζαι δὲ
τὰ πλατέα τῶν γομφίων,	τὰ πλατέα τῶν γομφίων,	τὰ πλατέα τῶν γομφίων,
ὀλμίσκοι δὲ καὶ φάτναι,	ὀλμίσκοι δὲ καὶ *φατνίαι,*	ὀλμίσκοι δὲ καὶ φάτναι,
αἱ τῶν γνάθων κοιλότητες,	αἱ κοιλότητες τῶν γνάθων,	αἱ κοιλόττητες τῶν γνάθων,
εἰς ἃς ἐμπεπήγασιν	εἰς ἃς ἐμπεπήγασιν	εἰς ἃς ἐμπεπήγασιν
οἱ ὀδόντες.	οἱ ὀδόντες.	οἱ ὀδόντες.
οὖλα δὲ		
αἱ περὶ τὰς ῥίζας σάρκες.		
9. Die Zunge und ihre Teile	9. Die Zunge und ihre Teile	9. Die Zunge und ihre Teile
τῆς δὲ γλώσσης,	τῆς δὲ γλώσσης	τῆς δὲ γλώσσης
ῥίζα μέν, ὅθεν ἐκπέφυκεν,	ῥίζα μὲν *ἡ ἔκφυσις,*	ῥίζα μὲν *ἡ ἔκφυσις,*
τὸ δὲ ἐν τῷ στόματι μυῶδες,		
γλῶσσα καλεῖται,		
αὐχὴν δὲ τὸ ἐφεξῆς.	αὐχὴν δὲ τὸ ἐφεξῆς.	αὐχὴν δὲ τὸ ἐφεξῆς.
	πρόγλωσσον δὲ	*πρόγλωσσον δὲ*
	τὸ ἔμπροσθεν,	*τὸ ἔμπροσθεν,*
παράσειρα δὲ	παράσειρα δὲ	παράσειρα δὲ
τὰ ἔνθεν καὶ ἔνθεν	τὰ *ἑκατέρωθεν.*	τὰ *ἑκατέρωθεν.*
τῆς γλώσσης.		
ὑπογλωσσὶς δὲ τὸ κάτωθεν,	ὑπογλωσσὶς τὸ *ὑποκάτω,*	ὑπογλωσσὶς δὲ τὸ *ὑποκάτω,*
ἐπιγλωσσὶς δὲ τὸ ἔνδον,	ἐπιγλωσσὶς δὲ τὸ ἔνδον,	ἐπιγλωσσὶς δὲ τὸ ἔνδον,
ὑπὲρ τοῦ βρόγχου,	*ἐπὶ* τοῦ βρόγχου,	ὑπὲρ τοῦ βρόγχου,
πῶμά τι γινόμενον,	πῶμα γιγνόμενον	πῶμα γινόμενον
	τῆς τραχείας ἀρτηρίας,	*τῆς τραχείας ἀρτηρίας,*
ὅταν καταπίνωμεν,	ὅταν *τι* καταπίνωμεν,	ὅταν *τι* καταπίνωμεν,
τοῦ μηδὲν	*ὑπὲρ* τοῦ μηδὲν ἐμπίπτειν	*ὑπὲρ* τοῦ μηδὲν ἐμπίπτειν
εἰς τὸν πλεύμονα ἐμπίπτειν·	εἰς τὸν πνεύμονα·	εἰς τὸν πνεύμονα·
ἀναπνεόντων δέ,	ἀναπνεόντων δέ,	ἀναπνεόντων δέ,
μετέωρόν ἐστιν,	*καὶ* μετέωρόν ἐστιν,	μετέωρόν ἐστιν,
ὡς μὴ κωλύῃ	ὡς μὴ *ἐπικωλύειν*	ὡς μὴ κωλύοι
τὸ ἀναπνεῖν.	*τὴν τοῦ πνεύματος ἄνοδον.*	*τὴν τοῦ πνεύμτος ἄνοδον.*
10. Der Gaumen und seine Teile	10. Der Gaumen und seine Teile	10. Der Gaumen und seine Teile
οὐρανὸς δὲ καὶ ὑπερῴα,	οὐρανὸς *ἡ* (sic) ὑπερῴα,	οὐρανὸς ἢ ὑπερῴα,
	τὸ ὑπεράνω τῆς γλώσσης	*τὸ ὑπεράνω τῆς γλώσσης*

32 Die beiden Zeilen 354–355 entsprechen den Zeilen 364–365 des Rufus.

τὸ περιφερὲς	περιφερές.	περιφερές.
	τὸ δὲ ἐντεῦθεν,	*τὸ δ᾽ ἐντεῦθεν,*
τῆς ἄνω γνάθου.	*κατὰ τὰ ἄνω μέρη*	*κατὰ τὰ ἔνδον μέρη*
	ἐκκρεμάμενον[33]	*ἐκκρεμάμενον*
	σαρκίον, κιονίς,	*σαρκίον, κιονίς,*
κίων δὲ καὶ γαργαρεὼν	*οἱ δὲ γαργαρεῶνα,*	*οἱ δὲ γαργαρεῶνα,*
ἡ ἐκ τῆς ὑπερῴας πρόσφυσις.		
Ἀριστορτέλης δὲ		
σταφυλοφόρον αὐτὸ καλεῖ,		
ὅτι, φλεγμήναντος,		
σταφυλῇ τι ὅμοιον ἐξ		
αὐτοῦ κρεμάνηται.		
σταφυλὴν γὰρ	*οἱ δὲ* σταφυλήν.	*οἱ δὲ* σταφυλήν.
οὐ τὸ μόριον, ἀλλὰ		
τὸ πάθημα χρὴ ὀνομάζειν.		
φάρυγξ δὲ ἢ φαρύγεθρον		
ἡ πρὸς τῇ καταπόσει		
πᾶσα εὐρυχωρία.		
ταῦτα ἄρα καὶ Ὅμηρος		
ἐποίησεν·		
φάρυγος δ᾽ ἐξέσσυτο οἶνος		
ψωμοί τ᾽ ἀνδρόμεοι.		
οὐ γὰρ δὴ ἐκ τοῦ		
βρόγχου καὶ τοῦ πλεύμονος		
ἐπανήμει ὁ Κύκλωψ τὸ		
σιτίον καὶ πόμα· τοῦτο γὰρ		
δεινῶς ἀμαθὲς καὶ ἀνόητον.		
παρίσθμια δὲ καὶ ἀντιάδες		
καὶ μῆλα τὰ ἑκατέρωθεν		
τοῦ φαρυγέθρου σαρκώδη		
καὶ ἀδενοειδῆ. τέσσαρες		
δέ εἰσιν αἱ ἀντιάδες· αἱ μὲν		
ἔνθεν καὶ ἔνθεν ἄκρου		
τοῦ βρόγχου, αἱ δὲ ἐφεξῆς		
καὶ κατωτέρω.		
11. Der Hals und seine Teile	11. Der Hals und seine Teile	11. Der Hals und seine Teile
	ὑπόκειται δὲ αὐτῇ	*ὑπόκειται δ᾽ αὐτῇ*
μετὰ δὲ τὴν κεφαλὴν	*ἡ τοῦ βρόγχου κεφαλή.*	*ἡ τοῦ βρόγχου κεφαλή.*
τράχηλος,	*ἑξῆς* τράχηλος,	*ἐφεξῆς* τράχηλος,
τὸ δὲ αὐτὸ καὶ δειρή	τὸ δὲ αὐτὸ καὶ δειρή,	τὸ δ᾽ αὐτὸ καὶ δειρή,
καὶ αὐχήν.		
ὑποδειρὶς δὲ τὸ ἐκ τῶν		
πρόσθεν τελευταῖον		
τῆς δειρῆς.		
τραχήλου δὲ τὸ μὲν	*οὗ* τὸ μέν,	*οὗ* τὸ μέν,
ἔμπροσθεν, βρόγχος	ἔμπροσθεν, βρόγχος	ἔμπροσθεν, βρόγχος
καὶ τραχεῖα ἀρτηρία,	καὶ τραχεῖα ἀρτηρία.	καὶ τραχεῖα ἀρτηρία.
δι᾽ οὗ ἀναπνέομεν.		

---

33 In der Ausgabe von Daremberg-Ruelle steht die ungriechische Form ἐκκεκραμένον, offenbar eine Verlesung oder ein Druckfehler.

καὶ ἡ ὑπεροχὴ τοῦ βρόγχου,	*ἡ δὲ κατὰ μέσον*	*ἡ δὲ κατὰ μέσον*
	ἐπανάστασις	*ἐπανάστασις*
λάρυγξ.	λάρυγξ.	λάρυγξ.
τὸ δὲ ὄπισθεν αὐτοῦ,	τὸ δὲ *ὀπίσω,*	τὸ δ᾽ *ὀπίσω,*
τένοντες.	*αὐχὴν καὶ ἰνίον.*	*αὐχὴν καὶ ἰνίον.*
τὸ δὲ πρὸς ταῖς κλεισὶ κοῖλον	τὸ δὲ πρὸς ταῖς κλεισὶ κοῖλον,	τὸ δὲ πρὸς ταῖς κλεισὶ κοῖλον,
Ὅμηρος μὲν καλεῖ		
λευκανίην, οἱ δὲ ἰατροὶ		
ἀντικάρδιον καὶ σφαγήν.	ἀντικάρδιον καὶ *σφαγή.*	ἀντικάρδιον καὶ *σφαγή.*
τὰ δὲ ἀπὸ τῶν τενόντων	τὰ δὲ ἀπὸ *τοῦ τένοντος*	τὰ δ᾽ ἀπὸ *τοῦ τένοντος*
ἐπὶ τοὺς ὤμους	ἐπὶ τοὺς ὤμους	ἐπὶ τοὺς ὤμους
καθήκοντα, ἐπωμίδες.	καθήκοντα, ἐπωμίδες.	καθήκοντα, ἐπωμίδες.
12. Die Schultern und ihre Teile	12. Die Schultern und ihre Teile	12. Die Schultern und ihre Teile
ὦμος δὲ ἡ κεφαλὴ	*ὦμοι δὲ αἱ κεφαλαὶ*	*ὦμοι δ᾽ αἱ κεφαλαὶ*
τοῦ βραχίονος,	*τῶν βραχιόνων.*	*τῶν βραχιόνων.*
ἡ πρὸς τὴν ὠμοπλάτην,		
καὶ τὸ σύμπαν ἄρθρον.		
κοτύλη δὲ ὤμου,		
τὸ κοῖλον τῆς ὠμοπλάτης.		
ὠμοπλάται δέ,	ὠμοπλάται δέ,	ὠμοπλάται <δέ>,
τὰ ἐγκείμενα	τὰ *ἐπικείμενα*	τὰ *ἐπικείμενα*
τῷ νώτῳ πλατέα ὀστᾶ,	τῷ νώτῳ πλατέα ὀστᾶ,	τῷ νώτῳ πλατέα ὀστᾶ,
ὧν αἱ διὰ μέσου ὑπεροχαί,	ὧν *ἡ* διὰ μέσου *ὑπεροχή,*	ὧν ἡ διὰ μέσου ὑπεροχή,
ῥάχεις ὠμοπλατῶν.	*ῥάχις.*	*ῥάχις.*
ἀκρώμιον δέ,	*ἀκρωμία*[34] δέ,	ἀκρώμια δ᾽,
ὁ σύνδεσμος τῆς κλειδὸς	*οἱ σύνδεσμοι τῶν κλειδῶν*	*οἱ σύνδεσμοι τῶν κλειδῶν*
καὶ τῆς ὠμοπλάτης.	*καὶ τῶν ὠμοπλατῶν.*	*καὶ τῶν ὠμοπλατῶν.*
Εὔδημος δὲ ὀστάριον		
εἶναί φησι μικρὸν		
τὸ ἀκρώμιον.	*ἐχομένως δὲ καὶ αἱ*	*ἐχομένως δὲ καὶ αἱ*
κλεῖδες δέ,	*κατα*κλεῖδες.	*κατα*κλεῖδες.
τὰ ὑπὸ τῷ τραχήλῳ ὀστᾶ.		
αὗται, πρὸς τὸ στῆθος		
ἠρθρωμέναι, εἴργουσι		
τοὺς ὤμους καὶ τὰς		
ὠμοπλάτας μὴ πίπτειν,		
ὥσπερ τοῖς ἄλλοις ζῴοις·		
ἐκεῖνα γὰρ κλεῖδας		
οὐκ ἔχει. διὰ τοῦτο καὶ		
ἄνθρωπος		
πλατυστερνότατος.		
μασχάλη δέ ἐστι	μασχάλη	μασχάλη δ᾽
τὸ ὑπὸ τῷ ὤμῳ κοῖλον,	*ἡ* ὑπὸ τῷ ὤμῳ *κοιλότης,*	*ἡ* ὑπὸ τῷ ὤμῳ *κοιλότης,*
εἰς ἣν τὰ πολλὰ	εἰς ἣν τὰ πολλὰ	εἰς ἣν τὰ πολλὰ
ὀλισθαίνει ὁ ὦμος.	ὁ ὦμος ὀλισθαίνει.	ὁ ὦμος ὀλισθαίνει.
μάλην δὲ οὐχ Ἑλληνικὸν		
ὀνομάζειν· τὸ δὲ φέρειν τι		

34 Es handelt sich vermutlich auch hier, wie der folgende Plural und die Parallele des Oreibasios zeigen, um eine Verlesung oder einen Druckfehler satt ἀκρώμια.

κρύπτοντα ἐν τῇ μασχάλῃ,		
ὑπὸ μάλης ἔχειν λέγεται.		
13. Die Arme und ihre Teile	13. Die Arme und ihre Teile	13. Die Arme und ihre Teile
βραχίων δὲ τὸ ἐφεξῆς	*ἑξῆς* βραχίων.	*ἑξῆς* βραχίων.
τοῦ ὤμου. τούτου δὲ ἡ μὲν		
πρὸς τῷ ὤμῳ περιφέρεια,		
κεφαλὴ βραχίονος. καὶ ἡ		
ἔσω ὑπεροχὴ παρὰ τὸν		
ἀγκῶνα, ἣν δή, φησὶν		
Ἱπποκράτης, ἐνίους ἀμαθῶς		
νομίζειν ἀπόφυσιν εἶναι		
τοῦ πήχεος, καὶ αὐτὴ		
κεφαλὴ βραχίονος.		
μετὰ δὲ τὸν βραχίονα,		
ἀγκὼν τὸ σύμπαν ἄρθρον	*ἡ δὲ γωνία τοῦ ἄρθρου,*	*ἡ δὲ γωνία τοῦ ἄρθρου,*
καὶ τὸ ὀξύ,		
ἐφ᾽ οὗ κλινόμενοι	*ἐφ᾽ ἣν* κλινόμενοι	*ἐφ᾽ ἣν* κλινόμενοι
στηριζόμεθα.	στηριζόμεθα,	στηριζόμεθα,
οἱ δὲ ὠλέκρανον καλοῦσι.	*ἀγκὼν ἢ* ὠλέκρανον.	*ἀγκὼν ἢ* ὠλέκρανον.
Δωριεῖς δὲ οἱ ἐν Σικελίᾳ		
κύβιτον. Ἐπίχαρμος δὲ		
καὶ τὸ παίειν τῷ ἀγκῶνι		
κυβιτίζειν ἔλεγεν.		
τῶν δὲ ὀστῶν τοῦ ἀγκῶνος,		
τὸ μὲν ὑποτεταγμένον	τὸ *δ᾽ ἐντεῦθεν*	τὸ *δ᾽ ἐντεῦθεν*
πῆχυς,	ἡ πῆχυς,	πῆχυς,
τὸ δ᾽ ἐπικείμενον, κερκίς.		
περαίνει δὲ ταῦτα	περαίνεται δὲ	περαίνεται δὲ
πρὸς τὸν καρπόν.	*εἰς* τὸν καρπόν.	*πρὸς* τὸν καρπόν,
τὸ δὲ ἐφεξῆς τοῦ καρποῦ	*ἐφεξῆς ἐστι*	*ἀφ᾽ οὗ ἐστι*
πλατὺ καὶ συμφυές,		
μετακάρπιον	*τὸ* μετακάρπιον.	*τὸ* μετακάρπιον.
καὶ ταρσός, εἶτα δάκτυλοι.		
14. Die Hand und ihre Teile	14. Die Hand und ihre Teile	14. Die Hand und ihre Teile
	ἐφεξῆς στῆθος χειρός·	*ἑξῆς στῆθος χειρός·*
	οἱ δὲ ὑποθέναρ,	*(οἱ δὲ ὑποθέναρ),*
		ὅ ἐστιν
	ὑπὸ τὸν μέγαν δάκτυλον,	*ὑπὸ τὸν μέγαν δάκτυλον,*
	μεθ᾽ ὃν ἡ κοιλότης	*μεθ᾽ ὃ ἡ κοιλότης*
χεὶρ δὲ	*τῆς χειρός.*	*τῆς χειρός.*
τὸ ὅλον, ἀπὸ τοῦ ὤμου		
καὶ ᾧ κρατοῦμεν.		
δακτύλων δὲ	δακτύλων δὲ	δακτύλων δ᾽
ὁ μέν τις μέγας,	ὁ μέν τις μέγας,	ὁ μέν τις μέγας,
ἀφεστηκὼς τῶν ἄλλων·	ὁ ἀφεστηκὼς τῶν ἄλλων·	ὁ ἀφεστηκὼς τῶν ἄλλων·
ὁ δὲ λιχανός,	ὁ δὲ λιχανός,	ὁ δὲ λιχανός,
ὁ πρῶτος τῶν	ὁ πρῶτος τῶν	ὁ πρῶτος τῶν

	δακτύλων[35]	
τεσσάρων,	τεσσάρων	τεσσάρων,
ὁ δὲ μέσος,	ὁ δὲ μέσος,	ὁ δὲ μέσος,
ὁ δὲ παράμεσος,	ὁ δὲ παράμεσος,	ὁ δὲ παράμεσος,
ὁ δὲ μικρός.	ὁ δὲ μικρός.	ὁ δὲ μικρός.
τὰ δὲ ὀστᾶ αὐτῶν	*τούτων* τὰ ὀστᾶ	*τούτων* τὰ ὀστᾶ
σκυταλίδες	σκυταλίδες	σκυταλίδες
καὶ φάλαγγες.	*ἢ* φάλαγγες.	*ἢ* φάλαγγες.
	κόνδυλοι δὲ	*κόνδυλοι δ᾽*
	αἱ συγκαμπαί·	*αἱ συγκαμπαί·*
τὰ δὲ πρῶτα ἄρθρα	*ἀλλὰ πρῶτοι μὲν*	*ὧν* τὰ πρῶτα
προκόνδυλοι,	προκόνδυλοι,	προκόνδυλοι,
τὰ δ᾽ ἐφεξῆς κόνδυλοι,		
τὰ δὲ τελευταῖα	*τελευταῖοι δὲ*	*τὰ δ᾽ ἐφεξῆς*
μετακόνδυλοι.	μετακόνδυλοι.	μετακόνδυλοι.
αἱ δὲ τῶν ὀνύχων ἀρχαί,	αἱ δὲ τῶν ὀνύχων ἀρχαί,	αἱ δὲ τῶν ὀνύχων ἀρχαί,
ῥιζωνύχια,	ῥιζωνύχια,	*ῥιζωνυχίαι,*
τὰ δὲ ἔσωθεν πέρατα	τὰ δὲ πέρατα	τὰ δὲ πέρατα
τῶν δακτύλων,	τῶν δακτύλων,	τῶν δακτύλων,
ῥᾶγες καὶ κορυφαί.	ῥᾶγες καὶ κορυφαί.	*ῥῶγες ἢ* κορυφαί.
στῆθος δὲ		
τὸ ὑπερέχον ἀπὸ τοῦ		
μεγάλου δακτύλου		
σαρκῶδες,		
ὑπὸ τὸ κοῖλον		
τῆς χειρός.		
θέναρ δέ,	θέναρ δέ,	θέναρ,
τὸ μεταξὺ διάστημα	τὸ μεταξὺ διάστημα	τὸ μεταξὺ διάστημα
τοῦ λιχανοῦ καὶ τοῦ	τοῦ λιχανοῦ καὶ τοῦ	τοῦ λιχανοῦ καὶ τοῦ
μεγάλου δακτύλου	μεγάλου δακτύλου.	μεγάλου δακτύλου.
σαρκῶδες, ὑφ᾽ ᾧ τὸ		
κοῖλον τῆς χειρός.		
ὑποθέναρ δὲ τὸ ὑπὸ		
τοῖς τέσσαρσι δακτύλοις.		
δοκεῖ δέ μοι Ἱπποκράτης	δοκεῖ δέ μοι Ἱπποκράτης	*ἔοικε* δ᾽ Ἱπποκράτης
πᾶν τὸ πλατὺ τῆς χειρὸς	πᾶν τὸ πλατὺ τῆς χειρὸς	πᾶν τοῦτο τὸ χωρίον
θέναρ ὀνομάζειν.	θέναρ ὀνομάζειν.	θέναρ *καλεῖν.*
15. Brust und Rücken	15. Brust und Rücken	15. Brust und Rücken
ἀπὸ δὲ τῶν κλειδῶν,	ἀπὸ δὲ τῶν κλειδῶν,	ἀπὸ δὲ τῶν κλειδῶν,
στῆθος μὲν τὸ ἔμπροσθεν,	τὸ μὲν ἔμπροσθεν στῆθος	στῆθος μὲν τὸ ἔμπροσθεν
τὸ μέσον· εἰς ὃ δὲ		
ἐμβάλλουσιν αἱ πλευραί,		
στέρνον.	*καὶ* στέρνον.	*καὶ* στέρνον.
νῶτον δὲ τὸ ἐξόπισθεν,	νῶτον δὲ τὸ ἐξόπισθεν,	*νῶτος* δὲ τὸ ὄπισθεν,
ἀπὸ τοῦ αὐχένος	ἀπὸ τοῦ αὐχένος·	ἀπὸ τοῦ αὐχένος,
μέχρι τοῦ μεταφρένου.		
μετάφρενον δὲ τὸ μεταξὺ	μετάφρενον δὲ μεταξύ.	*ἐφ᾽ ᾧ τὸ* μετάφρενον.
τοῦ νώτου καὶ ὀσφύος,		

35 Wie die Parallelen des Rufus und Oreibasios zeigen, ist dieses Wort überflüssig oder muß nach τεσσάρων stehen.

κατὰ τὴν τῶν φρενῶν		
πρόσφυσιν.		
ὀσφῦς δὲ	*ἔπειτα δὲ ὀσφύες.*	ὀσφῦς <δὲ>
τὸ τελευταῖον τῆς ῥάχεως.		τὸ τελευταῖον τῆς ῥάχεως.
αἱ δὲ ὑπὸ τῷ στήθει	αἱ δὲ ὑπὸ τῷ στήθει	αἱ δ᾽ *ἐπὶ* τῷ στήθει
σαρκώδεις ὑπεροχαί,	σαρκώδεις ὑπεροχαὶ	σαρκώδεις *ἐπαναστάσεις*
μαστοὶ καὶ τιτθοί.	μαστοὶ καὶ τιτθοί,	μαστοί,
μαστοῦ δὲ		
τὸ μὲν ἄκρον θηλή,	*ὧν τὰ ἄκρα θηλαί.*	*ὧν τὰ ἄκρα θηλαί.*
ἡ δὲ πρώτη ἐν τῷ ἡβάσκειν		
αὔξησις, κύαμος.		
ὁ δὲ ὅλος ὄγκος, ἄσκωμα,		
κυριώτερον δὲ ἐν γυναικί.		
πλευρὸν δὲ καλεῖται	*πλευρὰ* δὲ καλεῖται	*πλευρὰ* δὲ καλεῖται
πᾶν τὸ ὑπὸ τῇ μασχάλῃ.	πᾶν τὸ ὑπὸ τῇ μασχάλῃ.	πᾶν τὸ ὑπὸ τῇ μασχάλῃ.
τὰ δὲ ὀστᾶ, πλευραί.	τὰ δὲ ὀστᾶ, πλευραί	τὰ δ᾽ ὀστᾶ, πλευραί
	καὶ σπάθαι,	*καὶ σπάθαι,*
τὰ δὲ μεταξὺ αὐτῶν,		
μεσοπλεύρια.		
νόθαι δὲ πλευραί,	*ὧν αἱ πρῶται συνάπτουσιν*	*ὧν αἱ πρῶται συνάπτουσιν*
αἱ μὴ περαίνουσαι	*ἀλλήλαις εἰς τὸ τέρμα*	*ἀλλήλαις εἰς τὸ τέρμα*
πρὸς τὸ στέρνον.	*τοῦ στέρνου, καθ᾽ ὃ*	*τοῦ στέρνου, καθ᾽ ὃ*
τὸ δὲ ὑπὸ τῷ στήθει		
κοῖλον, στόμα κοιλίας.	*ἡ καρδία ἐστίν,*	*ἡ καρδία ἐστίν.*
	αἱ φρένες[36]	*εἶτα αἱ φρένες·*
οἱ δὲ προκάρδιον,	οἱ δὲ προκάρδιον,	(οἱ δὲ προκάρδιον,
οἱ δὲ καρδίαν	οἱ δὲ καρδίαν,	οἱ δὲ καρδίαν),
ὀνομάζουσι·	*μεθ᾽ ὅ ἐστι τὸ στόμα*	*μεθ᾽ ὅ ἐστι τὸ στόμα*
	τῆς κοιλίας.	*τῆς κοιλίας.*
καὶ τοὺς πόνους		
τοὺς ἐνταῦθα,	*τὸ δὲ μετὰ ταῦτα*	*τὰ δὲ μεταξὺ*
καρδιωγμοὺς		
καὶ καρδιαλγίας.	*τῶν πλευρῶν,*	*τῶν πλευρῶν,*
	μεσοπλεύρια.[37]	*μεσοπλεύρια.*
	νόθαι δὲ πλευραί,	*νόθαι δὲ πλευραί,*
	αἱ μὴ συνάπτουσαι	*αἱ μὴ συνάπτουσαι*
	ἀλλήλαις.	*ἀλλήλαις.*
χόνδροι δέ,	χόνδροι δέ,	χόνδροι,
τὰ πέρατα τῶν πλευρῶν	πέρατα *τούτων.*	τὰ πέρατα *τούτων.*
τῶν νόθων.		
ὑποχόνδρια δέ,	ὑποχόνδρια δέ,	ὑποχόνδρια δέ,
τὰ ὑπὸ τοῖς χόνδροις	τὰ ὑπὸ τοῖς χόνδροις	τὰ *ἐν* τοῖς χόνδροις
μυώδη.	μυώδη.	μυώδη.
16. Der Bauch und seine Teile	16. Der Bauch und seine Teile	16. Der Bauch und seine Teile
κοιλία δὲ καὶ γαστὴρ	κοιλία δὲ *ἡ* γαστήρ.	κοιλία δ᾽ *ἡ* γαστήρ.
τὸ ἐφεξῆς.	τὸ δ᾽ *ἐν μέσῳ,*	τὸ *ἐν μέσῳ δ᾽,*
ἐπιγάστριον δέ,	ἐπιγάστριον,	ἐπιγάστριον,

36 Daremberg-Ruelle setzen nach φρένες ein ἢ mit Fragezeichen in Klammern; wahrscheinlich fehlt hier εἶτα, wie bei Oreibasios, oder ähnliches.

37 In der Ausgabe von Daremberg-Ruelle steht die falsche Form μεσοπλευρίαι.

τὸ ἐπὶ τῆς γαστρὸς δέρμα.	τὸ ἐπὶ τῆς γαστρὸς δέρμα.	τὸ ἐπὶ τῆς γαστρὸς δέρμα.
ὀμφαλὸς δέ,	ὀμφαλός,	ὀμφαλὸς δέ,
τὸ ἐν μέσῳ κοῖλον,	τὸ ἐν μέσῳ κοῖλον.	τὸ ἐν μέσῳ κοῖλον.
ἡ ἀποτομὴ τῶν φλεβῶν,		
δι᾽ ὧν τὸ ἔμβρυον τρέφεται.		
τούτου δὲ τὸ ἐν μέσῳ		
ἀκρόμφαλον,		
τὸ δὲ ὑποκείμενον	τὸ δὲ *περικείμενον*	τὸ δὲ *περικείμενον*
τῷ ὀμφαλῷ δέρμα, γραῖα,	δέρμα τῷ ὀμφαλῷ, γραῖα,	δέρμα τῷ ὀμφαλῷ, γραῖα,
ὅτι ῥυτιδούμενον	καθ᾽ ὅ, ῥυτιδούμενον *τοῦτο,*	*καθότι,* ῥυτιδούμενον *τοῦτο,*
γῆρας σημαίνει. τὸ δὲ	γῆρας σημαίνει. τὸ δὲ	γῆρας σημαίνει. τὸ δ᾽
ὑποκάτω τοῦ ὀμφαλοῦ	ὑποκάτω τοῦ ὀμφαλοῦ,	ὑποκάτω τοῦ ὀμφαλοῦ,
ὑπογάστριον καὶ ἦτρον,	ὑπογάστριον καὶ ἦτρον,	ὑπογάστριον καὶ ἦτρον,
τὸ δὲ συνεχὲς τούτῳ	τὸ δὲ *ὑπὸ* τούτῳ	τὸ δ᾽ *ὑπὸ τοῦτο*
μέχρι τῶν αἰδοίων,	μέχρι τῶν αἰδοίων,	μέχρι τῶν αἰδοίων,
ἐπίσειον καὶ ἥβην·	ἐπίσειον	ἐπίσειον
ἄλλοι δὲ ἐφήβαιον καλοῦσιν.	*ἢ* ἐφήβαιον.	*ἢ* ἐφήβαιον.
17. Geschlechtsorgane	17. Geschlechtsorgane	17. Geschlechtsorgane
τῶν δὲ αἰδοίων,	τῶν αἰδοίων,	τῶν δ᾽ αἰδοίων,
τοῦ μὲν τοῦ ἄρρενος,	τοῦ μὲν ἄρρενος,	τοῦ μὲν ἄρρενος,
ἡ μὲν ἀποκρεμὴς φύσις,	*τὸ μὲν ἐκκρεμές,*	*τὸ μὲν ἐκκρεμές,*
καυλὸς καὶ στῆμα.	στῆμα.	στῆμα.
τὸ δὲ μὴ ἐκκρεμές,	τὸ δὲ μὴ ἐκκρεμές,	τὸ δὲ μὴ ἐκκρεμές,
ὑπόστημα	ὑπόστημα	ὑπόστημα
καὶ κύστεως τράχηλος.	*ἢ περίνεος.*	*ἢ περίναιος.*
καὶ ἡ διὰ μέσου γραμμή,		
τραμίς· οἱ δὲ ὄρρον		
ὀνομάζουσιν.		
τὸ δὲ πέρας τοῦ καυλοῦ		
βάλανος, καὶ τὸ δέρμα,		
τὸ περὶ αὐτῇ,	*τὸ δὲ ἄκρον τούτου*	*τὸ δ᾽ ἄκρον τούτου*
πόσθη,	πόσθη.	πόσθη.
καὶ τὸ ἔσχατον τῆς πόσθης		
ἀκροπόσθιον. καὶ τὸ κοίλωμα,		
δι᾽ οὗ τὸ σπέρμα καὶ τὸ οὖρον		
ἀποκρίνεται, οὐρήθρα		
καὶ πόρος οὐρητικός.		
οὐρητῆρα δὲ οὐ χρὴ καλεῖν·		
εἰσὶ γὰρ οὐρητῆρες ἄλλοι,		
δι᾽ ὧν τὸ οὖρον ἀπὸ νεφρῶν		
εἰς κύστιν ῥεῖ.		
ὄσχεος δέ ἐστιν,	ὄσχεος δέ,	ὄσχεος δ᾽,
ἐν ᾧ οἱ δίδυμοι.	ἐν ᾧ οἱ δίδυμοι,	ἐν ᾧ οἱ δίδυμοι,
διδύμους δὲ ἢ ὄρχεις		
καλεῖν, οὐδὲν διαφέρει.		
τῶν δὲ διδύμων	*ὧν*	*ὧν*
τὸ μὲν ἐπάνω, κεφαλή,	τὸ μὲν *ἄνω* κεφαλή,	τὸ μὲν *ἄνω* κεφαλή,
τὸ δὲ κάτω, πυθμήν.	τὸ δὲ κάτω πυθμὴν	τὸ δὲ κάτω πυθμὴν
	καλεῖται.	*καλεῖται.*
καὶ τὸ χαλώμενον	τὸ *δὲ* χαλώμενον	τὸ *δὲ* χαλώμενον
τοῦ ὀσχέου, λακκόπεδον.	τοῦ ὀσχέου, λακκόπεδον.	τοῦ ὀσχέου, λακκόπεδον.
ᾧ δὲ ἀεὶ χαλαρόν,		
λακκοσχέαν τοῦτον		

Ἀθηναῖοι καλοῦσιν.		
τὰ δὲ μεταξὺ ὀσχέου		
καὶ ὑποστήματος		
καὶ μηροῦ, πλιχάδες[38].		
τῆς δὲ γυναικὸς	τῆς δὲ γυναικός,	τῆς δὲ γυναικός,
τὸ αἰδοῖον,		
κτεὶς μὲν	κτεὶς μὲν	κτεὶς μὲν
τὸ τρίγωνον πέρας	*τὸ ἄνω,*	*τὸ ἄνω,*
τοῦ ὑπογαστρίου· ἄλλοι		
δὲ ἐπίσειον καλοῦσιν.		
σχίσμα δὲ	σχίσμα δὲ	σχίσμα δ᾽
ἡ τομὴ τοῦ αἰδοίου.	ἡ πρώτη τομή.	ἡ πρώτη τομή.
τὸ δὲ μυῶδες ἐν μέσῳ	τὸ δὲ ἐν μέσῳ μυῶδες	τὸ δ᾽ ἐν μέσῳ μυῶδες
σαρκίον,	σαρκίον,	σαρκίον,
νύμφη καὶ μύρτον.	μύρτον ἢ νύμφη	μύρτον ἢ νύμφη
οἱ δὲ ὑποδερμίδα,		
οἱ δὲ κλειτορίδα ὀνομάζουσι,		
καὶ τὸ ἀκολάστως		
τούτου ἅπτεσθαι		
κλειτοριάζειν λέγουσι.		
μυρτόχειλα δέ,	μυρτόχειλα δέ,	μυρτόχειλα δέ,
τὰ ἑκατέρωθεν	τὰ ἑκατέρωθεν	τὰ ἑκατέρωθεν
σαρκώδη.	*πτερυγώματα*	*πτερυγώματα*
ταῦτα δὲ Εὐρυφῶν		
καὶ κρημνοὺς καλεῖ,		
οἱ δὲ νῦν, τὰ μὲν		
μυρτόχειλα πτερυγώματα,		
τὸ δὲ μύρτον νύμφην.		
18. Das Rückgrat und seine Teile	18. Das Rückgrat und seine Teile	18. Das Rückgrat und seine Teile
τῆς δὲ ῥάχεως τὰ ὀστᾶ,	τῆς ῥάχεως τὰ ὀστᾶ,	τῆς δὲ ῥάχεως τὰ ὀστᾶ,
σφόνδυλοι.	σφόνδυλοι.	*σπόνδυλοι.*
Ὅμηρος δὲ καὶ		
ἀστραγάλους αὐτὰ καλεῖ.		
καὶ ἡ <ἀπό>φυσις	*ἡ δὲ πᾶσα σύνθεσις*	*ἡ δὲ πᾶσα σύνθεσις*
τῶν σφονδύλων, ἄκανθα.	τῶν σφονδύλων, ἄκανθα,	τῶν σπονδύλων, ἄκανθα,
	ἧς τὸ κατωτέρω ὀσφῦς.	*ἧς τὸ κατωτέρω ὀσφῦς.*
τὸ δὲ τελευταῖον	τὸ δὲ τελευταῖον	τὸ δὲ τελευταῖον
ὀστοῦν τῆς ὀσφύος,	*τῆς ῥάχεως*	*τῆς ῥάχεως*
ἱερὸν ὀστοῦν.	ἱερὸν ὀστοῦν.	ἱερὸν ὀστοῦν.
οἱ δὲ ὑποσφόνδυλον	οἱ δὲ ὑποσφόνδυλον.	οἱ δ᾽ *ὑποσπόνδυλον.*

38 Wieder stehen bei Kowalski zwischen πλιχάδες und τῆς folgende Zeilen, die Daremberg-Ruelle als eine in den Text eingedrungene Randnotiz getilgt haben: καὶ τὸ διαβαίνειν διαπλίσσειν, καὶ τὸ περιβάδην ἀμφιπλίξ. Σοφοκλῆς δὲ καὶ ἐπὶ δρακόντων ἐποίησεν·

θαιρὸν ἀμφιπλὶξ εἰληφότε,

ὥσπερ ἂν εἰ ἔφη περιβεβοηκότε τὸν θαιρόν. Auch hier bieten die Exzerpte des Pseudo-Rufus und Oreibasios keine Parallelen. Vgl. dazu Daremberg-Ruelle, Rufus, S. 240f. und A. Sideras, Rufus und sein Werk, S. 1131.

καλοῦσι.		
τὸ δ' ἄκρον αὐτοῦ,	*τούτου* τὸ ἄκρον	*τούτου* τὸ ἄκρον
κόκκυγα.	*κόκκυξ καλεῖται.*	*κόκκυξ καλεῖται*
19. Weichteile	19. Weichteile	19. Weichteile
τὰ δὲ ὑπὸ ταῖς πλευραῖς,		
λαπάραι καὶ κενεῶνες·		
εἶτα λαγόνων ὀστᾶ,	*τῆς δὲ ὀσφύος*	*τῆς δ' ὀσφύος*
καὶ τούτων		
αἱ κοιλότητες, κοτύλαι.	*παρὰ ἑκάτερα, γλουτοί.*	*τὰ παρ' ἑκάτερα, γλουτοί.*
πυγαὶ δέ,	πυγαὶ δέ,	πυγαὶ δέ,
τὰ μετὰ τὴν ὀσφῦν	<τὰ> μετὰ τὴν ὀσφῦν	τὰ μετὰ τὴν ὀσφῦν
σαρκώδη,	σαρκώδη,	σαρκώδη,
καὶ ἐφέδρανα,	<ἃ> καὶ ἐφέδρανα *καλεῖται*	ἃ καὶ ἐφέδρανα *καλεῖται.*
ἐφ' ὧν καθίζομεν.		
ἄλλοι δὲ γλουτοὺς καλοῦσιν.		
τὰ δὲ ὑπὸ τοὺς γλουτούς,		
ὑπογλουτίδες.		
βουβῶνες δέ,	βουβῶνες δέ,	βουβῶνες δ',
τὰ ἔμπροσθεν τῶν μηρῶν,	*αἱ ἀρχαὶ* τῶν μηρῶν.	*αἱ ἀρχαὶ* τῶν μηρῶν.
τὰ παρὰ τὴν ἥβην.		
ἰσχίον δὲ καὶ τὸ νεῦρον,		
τὸ πρὸς τὴν κοτύλην,		
καὶ ὅλον τὸ ἄρθρον.		
τῶν δὲ μηρῶν τὰ ἔσω,	τῶν δὲ μηρῶν, τὰ *μὲν εἴσω*	<τῶν δὲ μηρῶν>, τὰ μὲν
παραμήρια,	*μέρη,* παραμήρια,	*εἴσω μέρη,* παραμήρια,
τὰ δὲ μεταξὺ τῶν μηρῶν,	τὰ δὲ μεταξὺ *τούτων*	τὰ δὲ μεταξὺ *τούτων,*
	πρὸς τὸν περίνεον,	*τὰ πρὸς τὸν περίναιον,*
μεσομήρια.	*πλιχάδες*	*πλιχάδες.*
20. Das Knie und seine Teile	20. Das Knie und seine Teile	20. Das Knie und seine Teile
οἱ δὲ πρὸς τοῖς γόνασι	οἱ δὲ πρὸς τοῖς γόνασι	οἱ δὲ πρὸς τοῖς γόνασι
μύες, ἐπιγουνίδες,	μύες, ἐπιγουνίδες,	μύες, ἐπιγουνίδες,
καὶ τὸ ὀστοῦν, τὸ ἐπὶ τῷ	*τὰ δὲ ὀστᾶ,*	*τὰ δ' ὀστᾶ,*
γόνατι, ἐπιγονατίς.	*ἐπιγονατίδες.*	*γονατίδες.*
Ἱπποκράτης δὲ	Ἱπποκράτης *τοῦτο*	Ἱπποκράτης *τοῦτο*
ἐπιμυλίδα ὀνομάζει.	*μύλην καλεῖ.*	*μύλην καλεῖ.*
γόνυ δέ ἐστι	γόνυ δέ ἐστι	γόνυ δ' ἔστι
τὸ ἄρθρον τοῦ μηροῦ	τὸ ἄρθρον τοῦ μηροῦ	τὸ ἄρθρον τοῦ μηροῦ
τὸ πρὸς τὴν κνήμην,	τὸ πρὸς *τῇ κνήμῃ,*	τὸ πρὸς *τῇ κνήμῃ,*
καὶ ἰγνύα τὸ ὄπισθεν,	*ἡ δὲ σύγκαμψις,* ἰγνύα[39].	*ἡ δὲ σύγκαμψις,* ἰγνύα.
ἐν ᾧ κάμπτομεν τὸ γόνυ.		
γαστροκνημία δέ,	γαστροκνήμια δέ,	γαστροκνήμια[40] δ',
ὁ μέγας μῦς,	ὁ μέγας μῦς,	ὁ μέγας μῦς,

39 Die falsch betonte Form ἴγνυα, die Daremberg-Ruelle hier haben drucken lassen, bietet auch ein Kodex des Oreibasios; vgl. dazu den textkritischen Apparat von Raeder zur Stelle.

40 Wie der folgende Singular und die Parallele des Rufus zeigen, müßte es auch bei Pseudo-Rufus und Oreibasios hier γαστροκνημία heißen.

ὁ ὄπισθεν τῆς κνήμης,	ὁ ὄπισθεν τῆς κνήμης,	ὁ ὄπισθεν τῆς κνήμης,
ἀφ' οὗ τὸ πλατὺ νεῦρον,	ἀφ' οὗ τὸ πλατὺ νεῦρον,	ἀφ' οὗ τὸ πλατὺ νεῦρον,
τὸ πρὸς τῇ πτέρνῃ,	τὸ πρὸς τῇ πτέρνῃ.	τὸ πρὸς τῇ πτέρνῃ.
πέφυκεν.		
τῶν δὲ ὀστῶν,	τῶν δὲ ὀστῶν,	τῶν δ' ὀστέων,
τὸ μὲν ἔσω, κνήμη	τὸ μὲν *ὀπίσω,* κνήμη,	τὸ μὲν *ὀπίσω,* κνήμη,
καὶ τούτου τὸ ἔμπροσθεν,	τὸ *δὲ* ἔμπροσθεν,	τὸ *δ'* ἔμπροσθεν,
ἀντικνήμιον,	ἀντικνήμιον.	ἀντικνήμιον.
<τὸ δὲ ἔξω κερκίς>.		
Ἡρόφιλος δὲ καὶ τὴν κνήμην		
κερκίδα ὀνομάζει.		
τὰ δὲ ἄκρα	τὰ δὲ ἄκρα,	τὰ δ' ἄκρα,
ἀμφοῖν τοῖν ὀστοῖν,		
τὰ πρὸς τῷ ποδί,	πρὸς *τοῖς ποσί,*	τὰ πρὸς *τοῖς ποσί,*
σφυρὰ καλεῖται·	σφυρά·	σφυρά·
ἀστράγαλοι δὲ	ἀστράγαλοι δὲ	ἀστράγαλοι δ'
οὐκ ὀρθῶς.	οὐκ ὀρθῶς *ὀνομάζονται.*	οὐκ ὀρθῶς *ὀνομάζονται.*
ἔχει μὲν γὰρ	εἰσὶ μὲν γάρ,	εἰσὶ μὲν γάρ,
καὶ ἀστράγαλον		
ὁ ποὺς τοῦ ἀνθρώπου		
ὑπὸ τῷ σφυρῷ,		
κἂν οὐκ ἐμφανῇ.	*ἀλλ'* οὐκ *ἐμφανεῖς.*	*ἀλλ'* οὐκ *ἐμφανεῖς.*
πτέρνα δὲ τὸ ὄπισθεν	πτέρνα, τὸ ὄπισθεν	πτέρνα, τὸ ὄπισθεν
περιφερὲς τοῦ ποδός,	περιφερὲς[41] τοῦ ποδός,	περιφερὲς τοῦ ποδός,
πεδίον δὲ καὶ ταρσὸς	*τὸ δ' ἐφεξῆς, κοῖλον.*	*τὸ δ' ἐφεξῆς, κοῖλον.*
τὸ ἔμπροσθεν πλατύ,	τὸ *δὲ μετὰ τοῦτο*	τὸ *δὲ μετὰ τοῦτο*
στῆθος δὲ τὸ κάτωθεν,	*καλεῖται πεδίον,*	*καλεῖται πεδίον,*
μετὰ τὸ κοῖλον,	*οὗ τὸ ἐπάνω ταρσός.*	*οὗ τὸ ἐπάνω, ταρσός.*
	πέζα δὲ ἡ πᾶσα	*πέζα δ' ἡ πᾶσα*
	θέσις τοῦ ποδός.	*θέσις τοῦ ποδός.*
ἀφ' οὗ οἱ δάκτυλοι.	δάκτυλοι *δὲ*	δάκτυλοι *δ'*
καλεῖν δὲ τούτους		
ἀνάλογον τοῖς τῆς χειρὸς	*ὁμοίως* <τοῖς> τῆς χειρὸς	*ὁμοίως* τοῖς τῆς χειρὸς
δακτύλοις	*ὀνομάζονται.*	*ὀνομάζονται.*
καὶ τὰ ἄλλα κοινὰ		
πρὸς τοὺς τῶν χειρῶν		
δακτύλους, οὐδὲν κωλύει.		
Ende des ersten Teils der Schrift des Rufus	Ende des Auszugs des Pseudo-Rufus	Ende des Auszugs des Oreibasios

41 In der Ausgabe von Daremberg-Ruelle steht hier das unpassende Wort περιφανές, offenbar eine weitere Verlesung.

Bibliographie – Abkürzungen

Clinch, G., Rufus = ΡΟΥΦΟΥ ΕΦΕΣΙΟΥ. Περὶ τῶν ἐν κύστει καὶ νεφροῖς παθῶν. Περὶ τῶν φαρμάκων καθαρτικῶν. Περὶ θέσεως καὶ ὀνομασίας τῶν τοῦ ἀνθρώπου μορίων. ΣΩΡΑΝΟΥ. Περὶ μήτρας καὶ γυναικείου αἰδοίου. (dasselbe auch lateinisch). Nunc iterum typis mandavit Gulielmus Clinch (...), Londini (...) MDCCXXVI.

Daremberg, Ch. - Ruelle, Ch. É., Rufus = Ch. Daremberg - Ch. É. Ruelle. Œuvres de Rufus d'Ephèse, Paris 1879 (Nachdr. Amsterdam 1963).

(Goupyl, J.), Rufus = ΡΟΥΦΟΥ ΕΦΕΣΙΟΥ. Περὶ τῶν ἐν κύστει καὶ νεφροῖς παθῶν. Περὶ τῶν φαρμάκων καθαρτικῶν. Περὶ θέσεως καὶ ὀνομασίας τῶν τοῦ ἀνθρώπου μορίων. ΣΩΡΑΝΟΥ. Περὶ μήτρας καὶ γυναικείου αἰδοίου. (dasselbe auch lateinisch) (...), Parisiis M.D.LIIII.

Ilberg, J., Rufus = J. Ilberg, Rufus von Ephesos. Ein griechischer Arzt in trajanischer Zeit (Abh. der phil.-hist. Kl. der Sächs. Akad. der Wiss., Band XLI., Nr. 1), Leipzig 1930.

Kowalski, G., Rufus = G. Kowalski, Rufi Ephesii, De corporis humani partium appellationibus (Περὶ ὀνομασίας τῶν τοῦ ἀνθρώπου μορίων), Diss. Göttingen 1960.

Matthaei, Fr. de, Rufus = Rufi Ephesii veteris ac celeberrimi medici, Opuscula et Fragmenta, Graece. Post editiones, Parisinam 1554. 8. et Londinensem 1726. 4. novis accessionibus quadruplo auctiora ex codicibus, Mosquensi et Augustano, edidit et notationes subiecit Christianus Fridericus de Matthaei..., Mosquae ... 1806.

Mazzini, I., Rufo = I. Mazzini, Rufo di Efeso. Denominazioni delle parti del corpo umano, Medicina & Storia 1 (2001), S. 81–112.

Nickel, D., Pseudepigraphisches = D. Nickel, Pseudepigraphisches zur Anatomie bei Rufus von Ephesos in: Antike Medizin im Schnittpunkt von Geistes- und Naturwissenschaften (Beiträge zur Altertumskunde, Bd. 255), Berlin / New York 2009, S. 63–74.

Raeder, J., Oribasius = J. Raeder, Oribasii Collectionum medicarum reliquiae. Vol. III. Libri XXIV–XXV · XLIII–XLVIII (Corpus Medicorum Graecorum VI 2,1). Berlin/Leipzig 1930, S. 48,1–51,10 (Buch XXV 1).

Sideras, A., Aetius und Oribasius = A. Sideras, Aetius und Oribasius. Ihre gemeinsamen Exzerpte aus der Schrift des Rufus von Ephesos „Über die Nieren- und Blasenleiden“ und ihr Abhängigkeitsverhältnis, Byzantinische Zeitschrift 67 (1974), S. 110–130.

Sideras, A., Rufus, Nieren- und Blasenleiden = A. Sideras, Rufus von Ephesos, Über die Nieren- und Blasenleiden. Herausgegeben und übersetzt (Corpus Medicorum Graecorum III 1), Berlin 1977.

Sideras, A., Rufus und sein Werk = A. Sideras, Rufus von Ephesos und sein Werk im Rahmen der antiken Medizin (Aufstieg und Niedergang der römischen Welt II 37.2), Berlin / New York 1994, S. 1077–1253 und 2036–2062.

Wellmann, M., Die pneumatische Schule = M. Wellmann, Die pneumatische Schule bis auf Archigenes in ihrer Entwicklung dargestellt (Philologische Untersuchungen, Heft 4), Berlin 1895.

Wellmann, M., Zur Geschichte der Medicin = M. Wellmann, Zur Geschichte der Medicin im Altertum (III), Hermes 47 (1912), S. 1–17.

Modes and degrees of soul-body relationship in *On Regimen**

Philip van der Eijk

The unity of the 'Hippocratic' treatise *On Regimen* (περὶ διαίτης) is by now widely accepted in scholarship on ancient medicine.[1] Even Book 4, which from antiquity onwards was often felt to stand somewhat apart from the other books (and which was sometimes separated from Books 1–3 in lists and editions of the 'Hippocratic' writings and referred to as a separate treatise, 'On Dreams', περὶ ἐνυπνίων), has been shown to be in fundamental agreement with concepts, ideas and terminology set out in the preceding books.[2]

---

* The research for this paper was supported by the Wellcome Trust. I have benefited from comments on my views on *On Regimen* after presentations at the University of Palermo and Charles University Prague.

1 The term 'Hippocratic' is used here in the pragmatic sense of 'attributed, at some point in time, to Hippocrates and included among the writings transmitted under his name'; see P.J. van der Eijk, 'On "Hippocratic" and "non-Hippocratic" medical writings', in: L. Dean-Jones, R.J. Hankinson (eds.), *What is Hippocratic about the Hippocratic writings?*, Leiden 2011 (in press). Interestingly, as can be seen from the invaluable three volumes *Testimonien zum Corpus Hippocraticum* produced by Anargyros Anastassiou and Dieter Irmer (vol. I, Göttingen 2006, p. 460–462; vol. II 1, Göttingen 1997, p. 457; Vol. II 2, Göttingen 2001, p. 356), the attribution of *On Regimen* to Hippocrates in antiquity was by no means uncontroversial, and Galen had his doubts about its authenticity.

2 See H. Diller, 'Der innere Zusammenhang der hippokratischen Schrift De victu', *Hermes* 87, 1959, 39–56; R. Joly, *Recherches sur le traité pseudo-hippocratique Du Régime*, Paris 1960; R. Joly, S. Byl, *Hippocrate. Du régime*, Berlin 1984 (CMG I 2,4); J. Jouanna, 'L'interprétation des rêves et la théorie micro-macrocosmique dans le traité hippocratique *Du régime*: sémiotique et mimesis', in: K.-D. Fischer, D. Nickel and P. Potter (eds.), *Text and tradition*, Leiden 1998, 161–174; P.J. van der Eijk, 'Divination, prognosis, prophylaxis: the Hippocratic work "On Dreams" (*De victu* 4) and its Near Eastern background', in: H.F.J. Horstmanshoff, M. Stol (eds.), *Magic and rationality in ancient Near Eastern and Graeco-Roman medicine*, Leiden 2004, 187–218.

Yet some undeniable differences between it and the various other parts of the work remain; and while these may not be so grave that they are to be attributed to different authors or to the alleged 'compilatory' nature of the work, as used to be the view taken in earlier scholarship,[3] they are still remarkable and in need of closer examination. One of these is the question about the author's position on the soul or the mind, for the two accounts of psychological activity given in the work, in Book 1, chapters 35–36 and Book 4, chapter 86, seem at first sight to have very little in common.[4]

The issue is worth raising, for it touches on the broader question of whether Greek medical writers of the late fifth and early fourth century made a categorical distinction between mind and body, and between mental and physical illness. It is usually argued that they did not, and that while in their discussions of disease, medical writers frequently also discuss mental illness and other disturbances of the mental, cognitive, behavioural or motor functions of the body, they present all these mental affections as being of a

3 As exemplified by C. Fredrich, *Hippokratische Untersuchungen*, Berlin 1899, and A. Palm, *Studien zur Hippokratischen Schrift περὶ διαίτης*, Diss. Tübingen 1933.

4 To the earlier discussions by F. Hüffmeier, 'Phronesis in den Schriften des Corpus Hippocraticum', *Hermes* 89, 1961, 51–84; J. Jouanna, 'La théorie de l'intelligence et de l'âme dans le traité hippocratique *Du régime*', *Revue des Etudes Grecques* 79, 1966, xv–xviii; G. Cambiano, 'Une interprétation 'matérialiste' des rêves: *Du Régime* IV', in: M.D. Grmek (ed.), *Hippocratica*, Paris 1980, 87–96; R.J. Hankinson, 'Greek medical models of mind', in: S. Everson (ed.), *Psychology*, Cambridge 1991, 194–217; B. Gundert, 'Soma and psyche in Hippocratic medicine', in: J.P. Wright, P. Potter (eds.), *Psyche and soma*, Oxford 2000, 13–35, and P.J. van der Eijk, *Medicine and philosophy in classical antiquity*, Cambridge 2005, 128 and 198–199, should now be added J. Jouanna, 'La théorie de la sensation, de la pensée et de l'âme dans le traité hippocratique du *Régime*: ses rapports avec Empédocle et le *Timée* de Platon', in: *AION. Annali dell'Università degli Studi di Napoli «L'Orientale»* (Dipartimento di Studi del Mondo classico e del Mediterraneo Antico, Sezione filologico-letteraria) 29, 2007, 9–38; R. Lo Presti, *In forma di senso. L'encefalocentrismo del trattato ippocratico Sulla malattia sacra nel suo contesto epistemologico*, Rome 2008, 73–91, and H. Bartos, 'Soul, seed and palingenesis in the Hippocratic *De victu*', *Apeiron* 42, 2009, 1–32.

physical nature and having a physical cause.[5] A case in point is the author of *On the Sacred Disease* who, in chapters 14–17, treats a considerable number of what we could call 'mental' or 'psychological' activities, experiences as well as disturbances (thinking, feeling, perceiving, moving, derangement) without ever mentioning the word 'soul' (ψυχή). Even those authors who do speak about 'soul' as distinct from the body, such as the author of *On Regimen*, still conceive of the soul (ψυχή) as something physical, a part of the body (μέρος τοῦ σώματος) whose workings and failings can be described in material terms – in *On Regimen*, for example, in terms of particular blends of fire and water – and influenced by dietary measures.

Yet in the final book of *On Regimen*, the picture seems at first sight rather different, for we are told there that the soul can perform 'on its own' certain activities without the involvement of the body. In his discussion of dreams and their significance for medical prognosis, the author provides an account of the relationship between soul and body both during the waking state and during sleep:

> Περὶ δὲ τῶν τεκμηρίων τῶν ἐν τοῖσιν ὕπνοισιν ὅστις ὀρθῶς ἔγνωκε, μεγάλην ἔχοντα δύναμιν εὑρήσει πρὸς ἅπαντα. Ἡ γὰρ ψυχὴ ἐγρηγορότι μὲν τῷ σώματι ὑπερητέουσα, ἐπὶ πολλὰ μεριζομένη, οὐ γίνεται αὐτὴ ἑωυτῆς, ἀλλ' ἀποδίδωσί τι μέρος ἑκάστῳ τοῦ σώματος, ἀκοῇ, ὄψει, ψαύσει, ὁδοιπορίῃ, πρήξεσι παντὸς τοῦ σώματος· αὐτὴ δ' ἑωυτῆς ἡ διανοίη οὐ γίνεται. Ὅταν δὲ τὸ σῶμα ἡσυχάσῃ, ἡ ψυχὴ κινεομένη καὶ ἐγρηγορέουσα διοικεῖ τὸν ἑωυτῆς οἶκον καὶ τὰς τοῦ σώματος πρήξιας ἁπάσας αὐτὴ διαπρήσσεται. Τὸ μὲν γὰρ σῶμα καθεῦδον οὐκ αἰσθάνεται, ἡ δ' ἐγρηγορέουσα γινώσκει πάντα καὶ ὁρῇ τε τὰ ὁρητὰ καὶ ἀκούει τὰ ἀκουστά, βαδίζει, ψαύει, λυπεῖται, ἐνθυμεῖται, ἐν ὀλίγῳ ἐοῦσα· ὅσαι τοῦ σώματος ὑπηρεσίαι ἢ τῆς ψυχῆς, πάντα ταῦτα ἡ ψυχὴ ἐν τῷ ὕπνῳ διαπρήσσεται. Ὅστις

5 See, e.g., J. Pigeaud, 'Quelques aspects du rapport de l'âme et du corps dans le Corpus hippocratique', in: M.D. Grmek, (ed.), *Hippocratica*, Paris 1980, 417–432; P.N. Singer, 'Some Hippocratic mind-body problems', in: J.A. López Férez (ed.), *Tratados Hipocráticos*, Madrid 1992, 131–143; H. Bartos, 'Varieties of the ancient Greek body-soul distinction', *Rhizai* 3, 2006, 59–78; and Gundert, 'Soma and psyche' (previous note).

οὖν ἐπίσταται κρίνειν ταῦτα ὀρθῶς, μέγα μέρος ἐπίσταται σοφίης.

'He who has a correct understanding of the signs that happen in sleep will find that they have a great significance for everything. For when the body is awake, the soul is its servant: it is divided among many parts of the body and is never concerned with itself, but assigns a part of itself to each part of the body: to hearing, sight, touch, walking, and to acts of the whole body; but the mind itself is never concerned with itself. However, when the body is at rest, the soul, being in motion and awake, administers its own household, and of itself performs all the acts of the body. For the body when asleep has no perception; but the soul, which is awake, gets to know all things: it sees what is visible, hears what is audible, walks, touches, feels pain, ponders, being only in a small space. All these functions of the body or of the soul are performed by the soul during sleep. Whoever, therefore, knows how to interpret these correctly, commands a great part of wisdom.' (*On Regimen* 4.86, CMG I 2,4, p. 218,3–13 Joly–Byl, VI 640 L.)

In the waking state, he says, the soul 'serves' the body and distributes itself over the body in order to execute the various bodily functions; it is never on its own and cannot be concerned with itself. Yet in sleep, while the body is inactive, the soul remains awake and active, concentrates itself somewhere in a small place, is 'on its own' and 'itself' carries out activities normally associated with the body, such as thinking, perceiving, feeling, walking etc. These experiences are, of course, the dreams (τὰ ἐνύπνια) he mentions in the beginning of chapter 86 and which are his main concern in the fourth book. These dreams, as will become clear in the following chapters, reveal information about bodily states not normally available to the medical examiner during the waking state – bodily states that may develop into disease if no preventive action is taken. On the basis of this information, the doctor and the patient can try to remedy the condition of the body and thus prevent an imminent illness from actually occurring. The details of this are set out in the rest of the book, where the author provides a number of interpretations of specific kinds of dream images and explains their medical significance, and he gives instructions as to how an imminent illness announced by the dream image can be averted by means of various prophylactic measures as well as prayers to a number of gods.[6]

It is a tempting habit of much classical scholarship to try to understand an obscure, difficult or unfamiliar passage or idea by associating it with a clearer, more familiar text or idea with which it seems to have some elements in common. Yet such comparisons often are as instructive for the differences between two theories as for what they have in common. In the present case, the view expounded here in ch. 86 of *On Regimen* has sometimes been associated with the kind of Pythagorean or 'Orphic' psychology that was the inspiration for the soul-body dualism in Plato's *Phaedo*.[7] However, this association has been firmly denied in more recent scholarship.[8] Yet even if it is agreed that 'dualism' is not an appropriate term here, it cannot be denied that the author of *On Regimen* makes some kind of categorical distinction between soul and body; and he certainly seems to be advocating the idea that in sleep, the soul has access to information which is not available to it in the waking state, when it co-operates with the body. Furthermore, although he does not say that the soul's state of freedom or relative detachment from the body is the preferred state, he does present the soul's ability to be concerned with itself and to concentrate on itself without being distracted by its service to the body as something desirable, if only for part of the time, and if only for the value it has for prognosis.[9]

---

6 For further details see van der Eijk, 'Divination, prognosis, prophylaxis' (see n. 2 above).

7 E.g. by Palm, *Studien* (n. 3 above), 62–69, or E.R. Dodds, *The Greeks and the irrational*, Berkeley 1951, 119.

8 Especially by Cambiano, 'Une interprétation matérialiste', and Bartos, 'Soul, seed and palingenesis' (n. 4 above)

9 I am in fundamental agreement with Cambiano's rejection of 'dualism' here, but I hesitate to accept his rather strong denial of the difference between the waking state and sleep ('Une interprétation matérialiste', p. 91–92): 'D'après l'orphisme l'activité de l'âme et l'activité du corps sont inversement proportionnelles : quand le corps est plongé dans le sommeil, l'âme est plus active. Rien de cela chez le *Régime*, d'après lequel l'âme est active aussi bien quand le corps est éveillé que pendant le sommeil. Ce qui change est seulement le statut de son activité … On n'a donc pas le droit de conclure que pendant le

The idea that the soul can foretell the future in sleep because then its connection with the body is, in some way or another, loosened or relaxed, was, of course, wide-spread in antiquity, although there were different versions of this idea with varying explanations being offered for it. It is reported in a fragment of Aristotle's *On Philosophy* (fr. 10 Rose = Sextus Empiricus *Against the Professors* 9.20–22),[10] and attributed to the Peripatetics Dicaearchus and Cratippus (Cicero, *On Divination* 1.70, 1.113 and 2.100).[11] The most explicit version of such a psychological theory underlying an account of the

---

sommeil l'âme se révèle radicalement autre ou, au moins, étrangère au corps ou bien encore qu'elle accomplit des fonctions tout à fait différenciées par rapport à celles du corps.' While I agree that 'tout à fait différenciées' would be going too far, there is an important difference between the activities of the soul during the waking state and during sleep, which is caused by the absence of bodily perception during sleep and constituted by a reduction, if not almost complete absence, of involvement of the body during sleep. See also Bartos, 'Soul, seed and palingenesis' (see n. 4 above), p. 18–19: 'In what sense shall we understand soul's "independence" from body in dreams? The activities performed during the waking state by soul together with body are specified as seeing, hearing, touching and walking. The same activities are said to be performed solely by the soul in dreams, which was already mentioned for seeing in chapter 71 discussed above, where dreams were presented as "visions of the soul when sight is cut off". Similarly in chapter 86, dreaming is conditioned by the fact that "the body when asleep has no perception". The activities of seeing, hearing, touching and walking are normally connected with certain sense organs or limbs, which are the components of human body. Since these organs are not active in sleep, soul becomes αὐτὴ ἑωυτῆς in these activities, it is independent of sense organs and the inactive limbs, i.e. from the body in the second meaning … So what restricts the soul's independence in dreaming, where it is relatively self-sustained in its "activities", is the fact that it still relies on the "nourishment" received from body … under specific conditions (e.g. in dreaming) soul is separable from body in its activity, but it can never be separated from the nutrition supplied by body, which means it can never leave its body; and the relationship between soul and body is based on co-operation and mutual interdependence.'

10 Although it is very dubious whether Aristotle ever adopted this theory himself. See P.J. van der Eijk, *Aristoteles. De insomniis, De divinatione per somnum*, Berlin 1994, 89–91.

11 See R.W. Sharples, 'Dicaearchus on the soul and on divination', in: W.W. Fortenbaugh, E. Schütrumpf (eds.), *Dicaearchus of Messana*, New Brunswick and London 2001, 143–173.

value of dreams can be found in Nemesius of Emesa, *On the Nature of Man* 3 (p. 40,13–22 Morani), reporting earlier doctrine:

> καὶ ἥνωται τοίνυν καὶ ἀσυγχύτως ἥνωται τῷ σώματι ἡ ψυχή. ὅτι μὲν γὰρ ἥνωται, ἡ συμπάθεια δείκνυσι· συμπαθεῖ γὰρ ὅλον ἑαυτῷ τὸ ζῷον ὡς ἓν ὄν. ὅτι δὲ καὶ ἀσύγχυτος μένει, δῆλον ἐκ τοῦ τὴν ψυχὴν τρόπον τινὰ χωριζομένην τοῦ σώματος ἐν τῷ ὕπνῳ καὶ ὥσπερ νεκρὸν αὐτὸ κεῖσθαι καταλείπουσαν, μόνον δὲ ἐξατμίζουσαν αὐτὸ τῇ ζωῇ, ἵνα μὴ παντελῶς ἀπόληται, καθ' ἑαυτὴν ἐν τοῖς ὀνείροις ἐνεργεῖν θεσπίζουσαν τὸ μέλλον καὶ τοῖς νοητοῖς πλησιάζουσαν. τὸ αὐτὸ δὲ συμβαίνει καὶ ὅταν καθ' ἑαυτὴν ἐπισκέπτηταί τι τῶν ὄντων· καὶ τότε γάρ, ὡς οἷόν τε, τοῦ σώματος ἑαυτὴν χωρίζει καὶ καθ' ἑαυτὴν γίνεται, ἵνα οὕτως ἐπιβάλῃ τοῖς οὖσιν. ἀσώματος γὰρ οὖσα δι' ὅλου κεχώρηκεν ὡς τὰ συνεφθαρμένα, μένουσα ἀδιάφθορος καὶ ἀσύγχυτος καὶ τὸ καθ' ἑαυτὴν ἓν διασῴζουσα καί, ἐν οἷς ἂν γένηται, τρέπουσα ἐκεῖνα εἰς τὴν ἑαυτῆς ζωὴν καὶ μὴ τρεπομένη ὑπ' ἐκείνων.

> 'The soul is, then, unified and is unified to the body without being compounded with it. Their being affected together shows that they are unified; for a living thing is affected as a whole, since it is one. But it is clear that the soul also remains uncompounded from the fact that the soul is in a way separated from the body in sleep; it leaves the body lying like a corpse, and merely breathes life into it lest it should perish utterly, *but in itself it is active in its dreams, foretelling the future and associating with things intelligible.* The same thing happens also when the soul reviews some reality on its own: for then also it separates itself as far as possible from the body and comes to be by itself in order that it may thus fix its gaze on realities. For being incorporeal it has permeated [the body] throughout as do things that have perished together with one another, while remaining incorruptible and uncompounded, preserving its own unity and making the things in which it comes to be conform to its life while not being transmuted by them'.[12]

12 Tr. Sharples in Nemesius, *On the Nature of Man*, translated with an introduction and notes by R.W. Sharples and P.J. van der Eijk, Liverpool 2008, 81.

Yet apart from the apparent similarities, this quotation also highlights a fundamental difference with regard to the position of the author of *On Regimen*. For when we read chapter 86 in the wider context of the treatise *On Regimen*, it is very doubtful that the author would subscribe to the idea that the soul remains 'uncompounded' with the body or to the notion of the soul as something 'incorporeal' which would be 'separated' from the body.[13] For in Book 1, as we have seen, the soul is conceived entirely in material terms – a specific blend of fire and water – indeed, the same materials of which the body and all other natural things are composed. In particular, the chapters 35–36 present what has sometimes been categorised as a 'materialist' view on human intellectual activity, sanity and madness. These chapters are concerned with variations in mental or cognitive performance, variations that are due to fluctuations in the balance, the 'blend' or 'mixture' (σύγκρησις) of fire and water in the soul; and precisely because of these material factors, the author presents these variations as capable of being treated and manipulated by the doctor by means of regimen (though with an important restriction towards the end of the chapter 36, which we will consider below). The author distinguishes variations in 'intelligence' or 'cognitive activity' (φρόνησις), and he distinguishes a number of different types: the 'most intelligent' soul with 'the best memory' is correlated to a mixture of 'the moistest fire and the driest water' (152, 3-6). In this mixture both fire and water are 'most self-sufficient' in virtue of their mutual balance. The author further distinguishes three types of soul in which fire dominates water, and three in which water dominates fire, and he makes a number of specific suggestions as to how these states of imbalance can be addressed by dietetic measures (running, walking, vomiting, baths, vapour baths, sexual intercourse, etc.).

What is particularly striking in chapters 35–36 – and what makes this account almost unique in Greek thought, at least of the classical period – is that they discuss *modes* of mental activity and *degrees* of higher or lower quality of performance. Apart from the adjective

13 This has been pointed out by Cambiano, 'Une interprétation matérialiste', and by Bartos, 'Soul, seed and palingenesis' (see n. 4 above).

φρόνιμος (and its counterpart ἄφρων) being used in comparatives and superlatives, we also find references to varying degrees of memory (μνημονικωτάτη, 152,6), 'sharpness' (ὀξύτερον, 154,22) and 'quickness' of mind (ταχύτητα, 154,25), 'concentration' (παραμόνιμοι, 152,11–12; ἧσσον μόνιμον 154,23), but also to defects such as 'slowness' (βραδύτερος, 152,29), 'being dull in meeting the senses' (νωθρότερον προσπίπτει πρὸς τὰς αἰσθήσιας 152,11), and 'stupidity' (ἐμβρόντητος, 154,8). At some point we read about people who suffer from 'insanity' (μανίη) leading to 'weeping for no reason, fearing what is not dreadful, pained by what does not affect them, and oversensitivity'.[14] Strikingly, we also hear about 'dreaming' (ὀνειρώσσειν, 156,4), in a context suggesting that this is not a healthy condition at all: 'such a soul is too sharp, and they say that such people ὀνειρώσσειν, some say they are half insane, for such a state is very close to insanity; they get out of their mind as a result of a short inflammation at the wrong time'.[15] This is remarkable in the light of the great variety of dream interpretations given in Book 4, some of which are given a favourable, others an unfavourable interpretation. It has been suggested that here in ch. 35 the author is thinking of hallucinations in the waking state, or of a specific type of dreams, such as nightmares (Joly translates 'cauchemars') or perhaps 'wet dreams'; after all, ὀνειρώσσειν may be interpreted this way (though 'wet dreams' is usually indicated by ἐξονειρώσσειν), and Joly's interpretation receives some support from Book 4, p. 230,8, where dreams (ἐνύπνια) about the crossing of rivers, approaching warriors and bizarre shapes are said to be signs of 'madness'. Yet it remains somewhat curious that while in Book 4 the author makes a large number of distinctions between different kinds of dreams, here in ch. 35 he seems to present ὀνειρώσσειν as one category *tout court* which is as a whole unhealthy.

Furthermore, in a passage which will have some relevance for the topic of character flaw we will be discussing later on, the author

14 οὗτοι κλαίουσί τε οὐδενὸς ἕνεκα δεδίασί τε τὰ μὴ φοβερὰ λυπέονταί τε ἐπὶ τοῖσι μὴ προσήκουσι αἰσθάνονταί τε ἤ τι ἢ οὐδέν, ὡς προσήκει τοὺς φρονέοντας (p. 154,9–10 Joly-Byl).

15 ὀξέα ἡ τοιαύτη ψυχὴ ἄγαν, καὶ τούτους ὀνειρώσσειν καλέουσι, οἳ δὲ ὑπομαίνεσθαι· ἔστι δὲ ἔγγιστα μανίης τὸ τοιοῦτο· καὶ γὰρ ἀπὸ βραχέης φλεγμονῆς <καὶ> ἀσυμφόρου μαίνονται (p. 156,3–6 Joly-Byl).

dwells on people who are 'less stable in their judgement' (154,23–25) and 'rush on to too many objects'. We seem to have a foreshadowing here of Aristotle's 'rash akratic' (προπετὴς ἀκρατής), the person who jumps to conclusions and gets carried away by his passions.[16] Such a person, the Hippocratic author says, needs to be corrected by a cure of barley bread, fish, diluted wine, little sex, much exercise, and vomiting. Similar dietary measures are being proposed for the other types.

The author explains the mechanics of these mental states and processes in terms of 'movement' and 'stability', with the former being characteristic of water, the latter of fire (152,4–5). Moreover, he refers several times to 'passages' (πόροι). Thus at 152,17, we hear that when the passages become too hollow (κοιλώτεροι), there is a danger that they may be filled with nutriment which would 'slow down the movement of the soul'; and a little later (152,21), we hear about 'exits' (διέξοδοι) that are emptied so that there is no blockage to the 'passages of the soul' (πόροι τῆς ψυχῆς), by which the author presumably means the passages through which the soul moves. There is also a striking reference to 'circuits' (περίοδοι) in 152,30: 'For as the circuit is slow, the sensations, being quick, impinge (on the soul) spasmodically, and their mixing (with the soul) is very partial owing to the slowness of the circuit. For the sensations of the soul that act through sight or hearing are quick, while those that act through touch are slower, and produce a deeper impression'. A little later, these souls are said to be 'coarse' (παχύς, 154,2).[17] These 'cir-

16 Aristotle, *Nicomachean Ethics* 1150b19ff.

17 ἅτε γὰρ βραδείης ἐούσης τῆς περιόδου κατὰ βραχύ τι προσπίπτουσιν αἱ αἰσθήσιες, ὀξέαι ἐοῦσαι, καὶ ἐπ' ὀλίγον συμμίσγονται διὰ βραδυτῆτα τῆς περιόδου· αἱ γὰρ αἰσθήσιες τῆς ψυχῆς, ὅσαι μὲν δι' ὄψιος καὶ ἀκοῆς εἰσίν, ὀξέαι, ὅσαι δὲ διὰ ψαύσιος, βραδύτεραι καὶ εὐαισθητότεραι. Τούτων μὲν οὖν αἰσθάνονται καὶ οἱ τοιοῦτοι οὐδὲν ἧσσον, οἷον τῶν ψυχρῶν καὶ θερμῶν καὶ τῶν τοιούτων· ὅσα δὲ δι' ὄψιος ἢ δι' ἀκοῆς αἰσθέσθαι δεῖ, ἃ μὴ πρότερον ἐπίστανται, οὐ δύνανται αἰσθάνεσθαι· ἢν γὰρ μὴ σεισθῇ ἡ ψυχὴ ὑπὸ τοῦ προσπεσόντος, οὐκ ἂν αἴσθοιτο ὁποῖόν ἐστιν. Αἱ οὖν τοιαῦται ψυχαὶ οὐ πάσχουσι τοῦτο διὰ παχύτητα· εἰ δὲ ὀρθῶς διαιτῶντο, βελτίους γίνοιντο ἂν καὶ οὗτοι. For a discussion of this passage see Jouanna, 'La théorie de la sensation…' (n. 4 above), p. 15 ff.

cuits' recur in Book 4 (e.g. p. 220,22 and 224, p. 230,4), a further sign of the connections between Book 1 and Book 4.[18]

Thus in chs. 35–36, the activities of the soul are closely linked to bodily states, conditions and processes. The soul is presented as something physical, a part of the body.[19] The author is offering us an anatomy/physiology of the mind, as well as a pathophysiology of the diseased mind, and a physical therapeutic regime for the treatment of the diseased mind – for as we have seen, most of these conditions can be corrected or cured by regimen.

Yet, interestingly, not all are curable, for in chapter 36, he insists that whereas those conditions that are due to the 'mixture' of fire and water can be cured, this is not the case for some other mental features:

> Τῶν δὲ τοιούτων οὐκ ἐστὶν ἡ σύγκρησις αἰτίη· οἷον ὀξύθυμος, ῥᾴθυμος, δόλιος, ἁπλοῦς, δυσμενής, εὔνους· τῶν τοιούτων ἁπάντων ἡ φύσις τῶν πόρων δι᾽ ὧν ἡ ψυχὴ πορεύεται, αἰτίη ἐστί· δι᾽ ὁποίων γὰρ ἀγγείων ἀποχωρεῖ καὶ πρὸς ὁποῖά τινα προσπίπτει καὶ ὁποίοισί τισι καταμίσγεται, τοιαῦτα φρονέουσι· διὰ τοῦτο οὐ δυνατὸν τὰ τοιαῦτα ἐκ διαίτης μεθιστάναι· φύσιν γὰρ μεταπλάσαι ἀφανέα οὐχ οἷόν τε. Ὡσαύτως δὲ καὶ τῆς φωνῆς ὁποίη τις ἂν ᾖ, οἱ πόροι αἴτιοι τοῦ πνεύματος· δι᾽ ὁποίων ⟨γὰρ⟩ ἄν τινων κινέηται ὁ ἀὴρ καὶ πρὸς ὁποίους τινὰς προσπίπτῃ, τοιαύτην ἀνάγκη τὴν φωνὴν εἶναι. Καὶ ταύτην μὲν δυνατὸν καὶ χείρω καὶ βελτίω ποιεῖν, διότι λειοτέρους καὶ τρηχυτέρους τοὺς πόρους τῷ πνεύματι δυνατὸν ποιῆσαι, κεῖνο δὲ ἀδύνατον ἐκ διαίτης ἀλλοιῶσαι.

> 'Of the following things, the mixture is not the cause, e.g. irascibility, indolence, craftiness, simplicity, quarrelsomeness and benevolence. Of all such things the nature of the passages through which the soul moves is the cause. People's mental

18 Cf. Jouanna, 'L'interprétation des rêves' (n. 2 above), p. 163.

19 This would suggest that the author's view on the soul-body relationship is somewhat similar to that of the Epicureans, and the distinction between soul and body would have to be understood in terms of one special part of the body as distinct from the rest of the body.

> activity is determined by the kind of vessels through which the soul moves or against which it collides or with which ones it mixes. This is why it is not possible to change such things through regimen, for it is impossible to change invisible nature. Likewise, what kind of voice one has is caused by the passages of the breath; for the voice has to be of the nature of the vessels through which air moves and the things against which it collides. And this (the voice) one can make worse or better, since one can make the passages of breath smoother or rougher, but the above[20] is impossible to change by regimen.' (p. 156,23–32).

This passage raises a number of questions. First of all, it is difficult to see what unites the features that are said not to be caused by the mixture of fire and water. Some look like moral dispositions or ethical character features rather than cognitive or intellectual faculties (again, one is reminded of Aristotle's distinction between intellectual and ethical virtues), although δόλιος and ἁπλοῦς do have a cognitive side to them and can less easily be considered 'ethical' rather than intellectual; nor does the use of φρονέουσιν (156,27) suggest a restriction to the ethical sphere.[21] Moreover, as we have seen, in the preceding discussion in ch. 35, some 'character' features were mentioned (emotional outbursts) that were said to be due to the fire-water balance and hence accessible to treatment (section 7, p. 154,9–11 Joly–Byl). A further question is whether the list is *exempli gratia* or exhaustive; if the former (as the use of οἷον suggests), one wonders what further psychological states or processes the author may have been thinking of. Unfortunately, the text offers not even hints at answers to these questions.

The only question to which the author does provide an answer is why these psychological states are incurable by regimen. The answer is: because they are caused not by the mixture of fire and water

20 The referent of κεῖνο (156,32) is difficult to determine. It could either refer to τὰ τοιαῦτα (156,27) or, more vaguely, to the fact of their being dependent on the nature of the passages.

21 As implied by Joly's translation 'On a de tels caractères'. But it seems that τοιαύτην should be construed with ὁποίων and ὁποίους.

but by the nature of the passages (πόροι) through which the soul passes. We have come across these 'passages' before in the previous chapter, and here, too, they turn out to be of major significance. The idea seems to be that the soul is moving through these passages, and can thus be affected by their characteristics.[22] Yet this answer only raises a further question, most relevant from a prophylactic or therapeutic point of view, viz. how to distinguish curable states due to the fire-water mixture from incurable states due to other causes. The author simply asserts that some belong to the former, some to the latter category, but he does not tell us on the strength of what criteria one can determine whether a particular state belongs to the former or the latter category.

Moreover, in the sequel it turns out that even if this distinction could be made, it would still not provide an explanation as to why some states are curable and others are not. For the author goes on to talk about the voice, and he says that the voice, too, is dependent on the nature of these 'passages' (he is clearly thinking of air moving through a tube), yet in the case of the voice, he says, it *is* possible to alter it, for one can alter the state of the passages by making them smoother or rougher. How this is done, he does not explain here, although earlier on, in p. 152,17 and 21, he had mentioned that one can influence the width of the passages by means of diet and life-style. Yet here he denies that regimen can bring about the kind of changes to the passages that would affect the nature of certain mental states or dispositions. Why this is so, the author does not tell us: all he says is that 'it is impossible to change invisible nature' (156,27–28). This is an enigmatic phrase, which does not seem to receive elucidation from other passages in the work where there is talk of knowledge of the invisible (chs. 11 and 12). Perhaps he means that it is not clear *how* the nature of these passages affects mind and character: even if we know that it does, the mechanism through which it does so remains obscure and hence is not acces-

22 This reminds us of what we find in the 'Hippocratic' work *On the Sacred Disease*, ch. 16.4 (p. 29,17–30,2 Jouanna), with its reference to the possibility that purity of air and intelligence might be affected or corrupted by contact with other parts of the body.

sible to dietetic treatment.[23] Another possibility is that he is thinking primarily, if not exclusively, of treatment by regimen: if you want to change someone's character or psychological disposition, diet is not enough to change your 'passages', you need more aggressive drugs or perhaps even the surgeon's knife! Another, perhaps more plausible reading is that these psychological features or states not caused by the mixture of fire and water are somehow less closely associated with the body than others, and hence less, or even not at all, accessible to physical treatment.[24]

This latter point is important for our question about the relationship between chs. 35–36 and ch. 86. For it suggests that, in the author's thinking, however vague it may seem, there are different *modes*, or different *degrees* in the extent to which psychological states and processes are tied to the body and susceptible to manipulation by means of physical treatment. Even if, in the author's view, all psychological states and processes are, in the end, physical, it is still possible for some states or processes to be, so to speak, more or less physical than others. Now sleep is such a state in which, as we have seen, the soul's relationship to the body is less strong. And the reason is, as chapter 86 says, that in sleep, sensation is shut off (218,9). This connection with sense perception, or the lack of it, is significant. For throughout chs. 35–36, mental activity (φρόνησις) is closely linked to quickness of sense perception, especially to the soul's ability to 'encounter sensations rapidly' (προσπίπτουσιν πρὸς τὰς αἰσθήσιας, 154,23). This verb προσπίπτειν is used a number of times (152,11; 154,15; 154,23; 156,26.30; 158,16; 220,5): again, it denotes something physical, referring to the 'contact' between the thinking/perceiving agent and the objects of sensation or judge-

23 W.H.S. Jones, *Hippocrates*, IV, Cambridge Mass. and London 1931, 295 n. 1, suggests the following interpretation: 'We can change the πόροι (throat, nose) that give characteristics to voice, but we cannot get at the internal πόροι along which the ψυχή travels.'

24 In ch. 22, p. 144,17–18, the author says that whereas the body is susceptible to all sorts of change, the soul is always similar and not subject to change, neither naturally nor through necessity. Yet the context here is embryological differentiation.

ment, or to the 'impact' of the latter on the former.[25] Yet in ch. 86, the author is concerned with sleep, the state in which sensation has come to a halt. In sleep, the soul does not 'encounter sensations', rather, it performs 'itself' and 'on its own' the jobs it normally carries out in conjunction with the body. And the implication seems to be that, because of the soul's being 'shut off' from external sensations, it is no longer distracted by sensations and therefore has a greater receptivity to what goes on deep inside the body.[26] This is what the author seems to be implying in a further passage in Book 3, ch. 71 (p. 204,4–6 Joly–Byl; VI 610 L.), where there is a reference to dreaming: '... sleep is no longer agreeable, rather man is inevitably being disturbed and thinks that he is involved in a battle. *For whatever the body suffers, the soul sees when sight is obscured.*' (ὁποῖα γάρ τινα πάσχει τὸ σῶμα τοιαῦτα ὁρῇ ἡ ψυχὴ κρυπτομένης τῆς ὄψεως). These sufferings from the body are cast in terms of 'surfeit' (πλησμονή), 'deficit' (κένωσις), and 'unusual things' (ἀήθεα), and it is these sufferings that need to be recognised by the medical dream interpreter and subsequently addressed by prophylactic treatment.

Thus it is possible to read *On Regimen* as a consistent account of the soul and its *varying* relationship to the body, and there is no incompatibility between the account of ch. 86 and that of chs. 35–36.

---

25 Cf. Jouanna, 'La théorie de la sensation', p. 20: 'Il y a intellection, lorsque les particules sensibles (αἰσθήσιες) venant de l'objet se précipitent (προσπίπτουσιν) dans l'âme et se mêlent (ξυμμίσγονται) à sa révolution (περίοδος). Mais de son côté l'âme n'est pas inactive … Les particules de l'âme, animées de leur mouvement circulaire, se précipitent sur les particules sensibles qui se présentent aux portes de l'âme pour les happer. Plus le circuit est lent, plus lent est le mouvement de l'âme vers les particules sensibles; plus le circuit est rapide, plus rapide est le mouvement de l'âme vers les particules sensibles. De sa sorte, plus la révolution est rapide, plus l'âme digérera de particules sensibles et plus elle sera intelligente.'

26 In this respect, the author's position resembles that of Aristotle as expounded in *On Divination in Sleep* 463a7–21, especially Aristotle's view that, because there is no sensation in sleep, slight movements in the body that escape our notice during the waking state become more manifest to us in sleep (cf. Arist., *On Dreams* 460b28–32). Yet there are also important differences between the two authors; see van der Eijk, *Aristoteles De insomniis, De divinatione per somnum* (n. 10 above), 279–280, and id., *Medicine and philosophy* (n. 2 above), 198–201.

There is a difference of subject-matter, and as a result there is a difference of emphasis or perspective, but not a difference of doctrine. Moreover, an explanation has now become available for the fact that the elements of fire and water, which play such a fundamental role in the author's account of the human soul and body in Book 1, are nowhere mentioned in Book 4 – something that has been pointed out by those who wish to argue for a separate status of Book 4 and which has always been a bit of a problem to advocates of the unity of the work. The explanation is that the mixture of fire and water turns out not to be relevant to dreaming. That does not mean that the picture in chapter 86 should not be seen in likewise 'material' terms. For when read against the background of chs. 35–36, the idea of ch. 86 would be that the soul, as a material substance, would be withdrawing from the rest of the body and 'collect itself' in a small place (where? The author does not say) and be on its own, and thus no longer forced to pass through the 'passages' it goes through during the waking state and 'meet' with sense perceptions. This can well be connected with what is said in chs. 6–7 about the division of 'portions' (μέρεα, μόρια) of soul over the body in the process of the formation of the human body: just as the soul expands and divides itself during the waking state, it withdraws in sleep. But this is still something happening *within* the body, not a kind of temporary, 'ecstatic' departure by the soul from the body.

Die „Zwillinge des Hippokrates“

Ein antikes Zeugnis von erblich disponierter Erkrankung (Augustinus, *De civitate dei* V, 2), seine mögliche Quelle und Rezeption

Mathias Witt

I

Mehrlingsschwangerschaften haben seit jeher eine Faszination auf Laien und Wissenschaftler ausgeübt. So begegnen Zwillingsgestalten nicht nur in der antiken Mythologie;[1] auch in die verschiedenen Genres der griechischen und lateinischen Literatur hat das Phänomen „Zwillinge“ seinen Niederschlag gefunden.[2] Aus speziell ärztlichem Blickwinkel befassen sich medizinische Fachschriften seit dem *Corpus Hippocraticum* mit Zwillings- und Mehrlingsgeburten.

---

1 Auch andere Geburtsanomalien wie Mißgeburten wurden in der antiken Mythologie kreativ rezipiert. Eine interessante These stammt von Schatz, der die zahlreichen Fabel- und Hybridwesen der antiken Mythologie auf verschiedene menschliche (und tierische) Mißgeburten zurückführt. In ähnliche Richtung gehen die Arbeiten von Bab und Wilke. Cf. hierzu auch Schadewaldt (mit Forschungsüberblick und weiterer Literatur) sowie Stahl / Tourame. In diesem Zusammenhang sei noch auf Aristoteles’ mehrstufige Theorie der Merkmalsvererbung hingewiesen (cf. Bien S. 117, 129): Im Idealfall würden die väterlichen Merkmale vollständig weitergegeben, das Kind ähnle also dem Vater; auf der nächst niederen Stufe stehe die Ähnlichkeit zur Mutter, dann zu entfernteren Verwandten, danach zum allgemein Menschlichen ohne Verwandtschaftsähnlichkeit und schließlich zum Tier (!): τέλος γὰρ … μένει τὸ καθόλου μάλιστα – τοῦτο δ᾽ ἐστὶ τὸ ζῷον. τὸ δὲ γιγνόμενον κριοῦ κεφαλήν φασιν ἢ βοὸς ἔχειν καὶ ἐν τοῖς ἄλλοις ὁμοίως ἑτέρου ζῴου, μόσχον παιδὸς κεφαλὴν ἢ πρόβατον βοός („Denn am Schluß … bleibt das Unspezifischste – dies aber ist das Tier. So sagt man, das Neugeborene habe den Kopf eines Schafes oder Rindes und bei den anderen Lebewesen sagt man analog, sie hätten den Kopf eines anderen Geschöpfes: ein Kalb den Kopf eines Kindes oder ein Schaf den eines Rindes“; Arist. *Gen. an.* IV, 3; 769b, 11ff.; die deutsche Übersetzung stammt – wie alle Übersetzungen in diesem Aufsatz – von mir [M. W.]).

2 Cf. Rathmayr und Dasen.

Allerdings beschränkt sich das ärztliche Fachinteresse hier stets auf Überlegungen zur Ätiologie von Mehrlingsschwangerschaften und ihre geburtspraktischen Aspekte.[3]

Beobachtungen, daß Erkrankungen familiär gehäuft auftreten und bei Verwandten ähnlich verlaufen, scheint es dagegen bei antiken medizinischen Fachschriftstellern nicht zu geben. Das Korrelieren von Erkrankung und Verwandtschaftsgrad würde überhaupt ein genaueres Wissen um „genetische" Krankheitsdeterminanten voraussetzen. Wie unten (Abschnitt V) zu zeigen sein wird, ist die Einsicht in eine Vererbbarkeit von Krankheiten zu antiker Zeit jedoch nur rudimentär ausgeprägt. Eine nosologische Betrachtungsweise im Sinne einer Erbe-Umwelt-Problematik begann bekanntermaßen erst im späten 19. Jahrhundert mit Sir Francis Galton, Cousin von Charles Darwin und Begründer der Zwillingsforschung.[4]

II

Eine auffällige Ausnahme aus antiker Zeit, die genau eine solche Annahme „genetischer" Krankheitsdeterminanten bereits vorauszusetzen scheint, stellt eine Bezugnahme auf Hippokrates in Augustinus' *De civitate dei* dar. Dieses Hippokrates-Testimonium findet sich noch nicht in den bislang erschienenen Bänden der „Testimonien zum Corpus Hippocraticum" von Anastassiou / Irmer[5] abgedruckt

3 „Hippocrates and other Greek and Roman scholars discussed the twinning phenomenon at length ... This interest, however, was confined to the etiology of twinning and to the clinical hazards of plural births ... " (P. Parisi, *The twin method*, in: L. G. Keith et al., *Multiple pregnancy*, New York / London 1994, S. 9).

4 F. Galton, *The history of twins as a criterion of the relative powers of nature and nurture*, in: Journal of the Anthropological Institute of Great Britain and Ireland 5 (1876), S. 391-406; cf. auch P. J. Waardenburg, *Zur Geschichte der Zwillingsmethode*, in: Sudhoffs Archiv 39 (1955), S. 123-133.

5 Eine Anfrage bei Dr. Anargyros Anastassiou bezüglich dieses Hippokrates-Testimoniums, das ich in den erschienenen Bänden der *Testimonien* vermißte, und eine sich hieran anschließende, anregende Korrespondenz weckten mein Interesse, mich näher mit der Augustinus-Stelle zu befassen. Die Ergebnisse

und wurde bislang von der Forschung nur wenig beachtet. Augustinus teilt in *civ.* V, 2 die „Kasuistik“ zweier gleichzeitig erkrankter Zwillingsbrüder mit. Dies geschieht in Form eines „Zitats im Zitat“, da einerseits Cicero als Gewährsmann angegeben wird, sich andererseits Cicero in der zitierten Passage auf Hippokrates beruft. Zwar wird keine konkrete Schrift Ciceros benannt, und in seinen erhaltenen Werken ist diese Passage nicht überliefert. Doch war stets *Communis opinio*, daß Augustinus mit der Zwillingskasuistik paraphrasierend Bezug auf einen (heute verlorenen) Abschnitt von *De fato* nimmt, so daß die Passage mit der Kasuistik als unbestrittenes Fragment aus *De fato* gelten kann (*De fato* Fragment 4).[6] In *De fato* selbst ist noch ein Rückverweis auf die gleichzeitig erkrankten Zwillinge erhalten: *ut in simul aegrotantibus fratribus* (Test. 4, s. u.). Dieser Rückverweis steht im Kontext der Erwähnung mehrerer Beispiele, die Poseidonios (mutmaßlich in seiner Schrift Περὶ εἱμαρμένης)[7] für das Wirken des Fatums gegeben hatte. Ein Hinweis auf Poseidonios in diesem Zusammenhang ergibt sich aus der Bemerkung *quaedam etiam Posidonius … comminisci uidetur*; besonders gilt dies auch für die Überleitung am Anfang des übernächsten Abschnitts: *Sed Posidonium, sicut aequum est, cum bona gratia dimittamus* (Test. 4, s. u.). Hieraus

---

meiner Recherchen seien den beiden Verfassern der verdienstvollen Testimoniensammlung in vorliegendem Aufsatz als Festgabe überreicht.

6 Cf. M. Schallenberg, *Freiheit und Determinismus, ein philosophischer Kommentar zu Ciceros Schrift* De fato, Berlin / New York 2008 (Quellen und Studien zur Philosophie Bd. 75), S. 45 mit weiteren Nachweisen in S. 45, Anm. 70. Schon 1610 hatte Vives festgestellt (in Healey / Vives S. 200): „Cicero … saith … I cannot remember where: I believe in his booke De fato: which is wonderfully [sic] mutilate, and defective as we haue it now, and so shall any one finde that will obserue it“.

7 „Die Beispiele, die die Existenz des Fatums beweisen, mag Poseidonios genauso planmässig gesammelt haben, wie die Angaben für seine Geographie (K. Reinhardt, *Kosmos und Sympathie*, München 1926, S. 243). – Wahrscheinlich stammen sie aus dem Werk Poseidonios [sic] über das Schicksal (Diog. Laert. 7, 149)“ (C. Szekeres, *Contagio und vis fatalis, Einige Bemerkungen zu Ciceros de fato*, in: Act. Class. Univ. Sci. Debrec., 26 [1990], S. 57-61 [S. 57]). Entsprechend findet sich diese Passage auch in Sammlungen der Poseidonios-Testimonien wieder (Fr. A111 Vimercati = Fr. 111 Edelstein / Kidd = Fr. 384 Theiler; vgl. E. Vimercati, *Posidonio, Testimonianze e Frammenti*, Milano 2004, S. 100f., 568f. u. 771).

wird deutlich, daß Cicero in der vorausgegangenen verlorenen Textpassage offenbar Poseidonios' Beispiele für die Existenz des Fatums in einem Abschnitt *en bloc* analysiert hatte. Cicero lehnte nun aber bei diesen Exempla die Fatum-Komponente ab, so auch im Beispiel der „hippokratischen Zwillinge": Hippokrates, heißt es in Augustinus' Wiedergabe der verlorenen Cicero-Stelle, habe zwei Brüder, die gleichzeitig erkrankten und einen gleichen Krankheitsverlauf hatten (parallele Aggravation und Remission der Erkrankung) für Zwillinge gehalten. Als Erklärung habe er deren gleiche körperliche Beschaffenheit – *corporum similis temperatio* (Test. 1 und 2) bzw. *temperies* (Test. 3), diese Begriffe gilt es unten näher zu klären – angeführt. Poseidonios dagegen habe für den gleichen Krankheitsverlauf der Zwillinge die identische astrologische Sternenkonstellation zum Zeitpunkt ihrer Geburt verantwortlich gemacht, ging also von einem gleichen Horoskop der Zwillinge aus:

Hippokrates-Testimonium 1a, 1b und 1c,[8] die Zwillingskasuistik (*De fato*, Fr. 4):

> **(1a)** *Cicero dicit Hippocratem, nobilissimum medicum, scriptum reliquisse, quosdam fratres, cum simul aegrotare coepissent et eorum morbus eodem tempore ingrauesceret, eodem leuaretur, geminos suspicatum;* (Aug. *civ.* V, 2; Bd. I, S. 192, Z. 11-14 Dombart / Kalb)
>
> Cicero berichtet, daß der allbekannte Arzt Hippokrates eine Schrift hinterlassen habe [bzw.: schriftlich hinterlassen habe], er [Hippokrates] habe gemutmaßt, gewisse Brüder seien Zwillinge, da sie gleichzeitig erkrankten, sich ihre Krankheit zur gleichen Zeit verschlimmerte und zur gleichen Zeit nachließ.
>
> **(1b)** *quos Posidonius Stoicus, multum astrologiae deditus, eadem constitutione astrorum natos eademque conceptos solebat asserere. Ita quod medicus pertinere credebat ad simillimam temperiem ualetudinis, hoc phi-*

---

8 Im Cicero-Text erscheinen die Stellen 1a-1c fortlaufend hintereinander, ohne anderen unterbrechenden Text. Die gesamte Textstelle wird hier lediglich aus praktischen Gründen dreigeteilt, um ein bequemes Verweissystem an der Hand zu haben.

losophus astrologus ad uim constitutionemque siderum, quae fuerat quo tempore concepti natique sunt. (Aug. *civ.* V, 2; Bd. I, S. 192, Z. 14-20 Dombart / Kalb)

Der Stoiker Poseidonios, der der Astrologie sehr zugetan war, pflegte der Ansicht zu sein, daß diese Brüder bei derselben Sternenkonstellation geboren und gezeugt worden seien. Wovon somit der Arzt glaubte, es sei auf die äußerst gleiche körperliche Mischung zurückzuführen, das führte der Philosoph und Astrologe auf den Einfluß und die Konstellation der Sterne zurück, die zu der Zeit bestand, als die Brüder gezeugt und geboren wurden.

(1c) *In hac causa multo est acceptabilior et de proximo credibilior coniectura medicinalis, quoniam parentes ut erant corpore adfecti, dum concumberent, ita primordia conceptorum adfici potuerunt, ut consecutis ex materno corpore prioribus incrementis paris ualetudinis nascerentur; deinde in una domo eisdem alimentis nutriti, ubi aerem et loci positionem et uim aquarum plurimum ualere ad corpus uel bene uel male accipiendum medicina testatur, eisdem etiam exercitationibus adsuefacti tam similia corpora gererent, ut etiam ad aegrotandum uno tempore eisdemque causis similiter mouerentur.* (Aug. *civ.* V, 2; Bd. I, S. 192, Z. 20-30 Dombart / Kalb)

In dieser Angelegenheit ist die medizinische Theorie die bei weitem annehmbarere und bei näherer Betrachtung eher glaubhaft, weil so wie die Eltern im Augenblick des Beischlafs am Körper beschaffen waren, die ersten Ursprünge der Gezeugten beeinflußt werden konnten, so daß diese mit gleicher gesundheitlicher Veranlagung zur Welt kamen, nachdem aus dem mütterlichen Körper das frühere Wachstum erfolgt war. Danach wurden sie im selben Haus mit derselben Nahrung ernährt, wo nach medizinischem Wissen das Klima, die Lage des Ortes und der Einfluß des Wassers äußerst großen Einfluß darauf hat, ob man eine gute oder schlechte körperliche Konstitution bekommt. Da sie gewohnheitsmäßig sogar die gleichen Leibesübungen ausführten, waren ihre Körper derart ähnlich, daß sie sogar in gleicher Weise veranlaßt wurden, zu einem Zeitpunkt aus den gleichen Gründen krank zu werden.

Testimonium 2, Wiederaufnahme von Test. 1c in negativer Formulierung:

> *De qua re facillimam, quantum mihi uidetur, rationem redderet Hippocrates, diuersis alimentis et exercitationibus, quae non de corporis temperatione, sed de animi uoluntate ueniunt, dissimiles eis accidere potuisse ualetudines.* (Aug. *civ.* V, 2; Bd. I, S. 193, Z. 8-12 Dombart / Kalb)
>
> Wie mir [Augustinus] scheint, gab Hippokrates die naheliegendste Erklärung für dieses Phänomen, nämlich daß die Brüder eine jeweils unterschiedliche Gesundheit durch verschiedene Ernährung und verschiedene körperliche Beanspruchung hätten haben können, weil beides nicht auf die „Mischung" des Körpers, sondern auf eine bewußte Entscheidung zurückgeht.

Testimonium 3, Wiederaufnahme von Test. 1a und 1b:

> *Quid? Idem ipsi, quorum morbum, quod eodem tempore grauior leuiorque apparebat amborum, medicinaliter inspiciens Hippocrates geminos suspicatus est, nonne satis istos redarguunt, qui uolunt sideribus dare, quod de corporum simili temperatione ueniebat?* (Aug. *civ.* V, 5; Bd. I, S. 195, Z. 24-28 Dombart / Kalb)
>
> Wie bitte? Genau diejenigen, deren Erkrankung, welche sich zur gleichen Zeit bei beiden schwerer und leichter zeigte, Hippokrates medizinisch beurteilte und beide für Zwillinge hielt – widerlegen sie nicht zu Genüge diejenigen, die den Sternen zuschreiben wollen, was von der gleichen „Mischung" der Körper herrührte?

Testimonium 4, bei Cicero selbst findet sich als Spur der Zwillingskasuistik nur noch ein lapidarer Rückverweis auf die Ausführungen im verlorenen Teil:

> *<quamquam>* [*suppl.* M.W.][9] ... *quorum in aliis ..., ut in simul aegrotantibus fratribus, ... naturae contagio ualet, quam ego non tollo, uis est*

9 Die Formulierung des Satzes (*ualet, quam ego non tollo, … est nulla*) ist eindeutig konzessiv, eine entsprechende Konjunktion ist daher für den fehlenden Teil

nulla fatalis … Quaedam etiam Posidonius … comminisci uidetur … (Cic. *De fato* 5). … *Sed Posidonium, sicut aequum est, cum bona gratia dimittamus,* … (Cic. *De fato* 7)

<obwohl> … bei einigen dieser Beispiele … wie bei den gleichzeitig kranken Zwillingen … eine Sympathie der Natur besteht, die ich nicht in Abrede stelle, gibt es keinen Einfluß des Fatums. … Manche Beispiele … scheint Poseidonios auch zu erfinden … Aber entlassen wir Poseidonios gerechterweise mit verbindlichem Dank …

III

Eine inhaltliche Deutung dieser Testimonien kann im Hinblick auf deren sehr prekäre Überlieferungssituation nur mit besonderer Vorsicht erfolgen, denn die Information über Hippokrates' Aussage stammt gewissermaßen aus „vierter Hand": Augustinus zitiert Cicero, Cicero schöpft seinerseits nicht direkt aus Hippokrates, sondern aus dem stoischen Philosophen Poseidonios. Im Falle des Poseidonios (135-51 v. Chr.) ist nicht nachweisbar, ob er direkt aus einer hippokratischen Schrift oder auch selbst schon aus einer Sekundärquelle exzerpiert. Klar wird hingegen, daß es sich um Testimonien aus letztlich vergleichsweise alter Quelle handelt, nämlich einer Schrift, die mindestens zu Poseidonios' Lebzeiten, also an der Wende vom zweiten zum ersten vorchristlichen Jahrhundert, als „hippokratisch" gegolten haben muß. Mangels einer Überlieferung von Titeln hippokratischer Schriften aus dieser Zeit, etwa in Form von Titelindizes bzw. Pinakes, ist indes unbekannt, welche Schriften damals als hippokratisch galten bzw. zum *Corpus Hippocraticum* (oder verschiedenen damals kursierenden *Corpora Hippocratica*) gerechnet wurden. Die früheste uns erhaltene Auflistung eines Corpus hippokratischer Schriften stammt bekanntlich erst vom kaiserzeitlichen Hippokratesglossator Erotian (1. Jh. n. Chr.) und ist am Ende des Proömiums zu seinem Glossar als sogenannter „Erotianischer Index" überliefert.

---

zu ergänzen. Da das Verb des Hauptsatzes im Indikativ steht, ergänze ich *quamquam*.

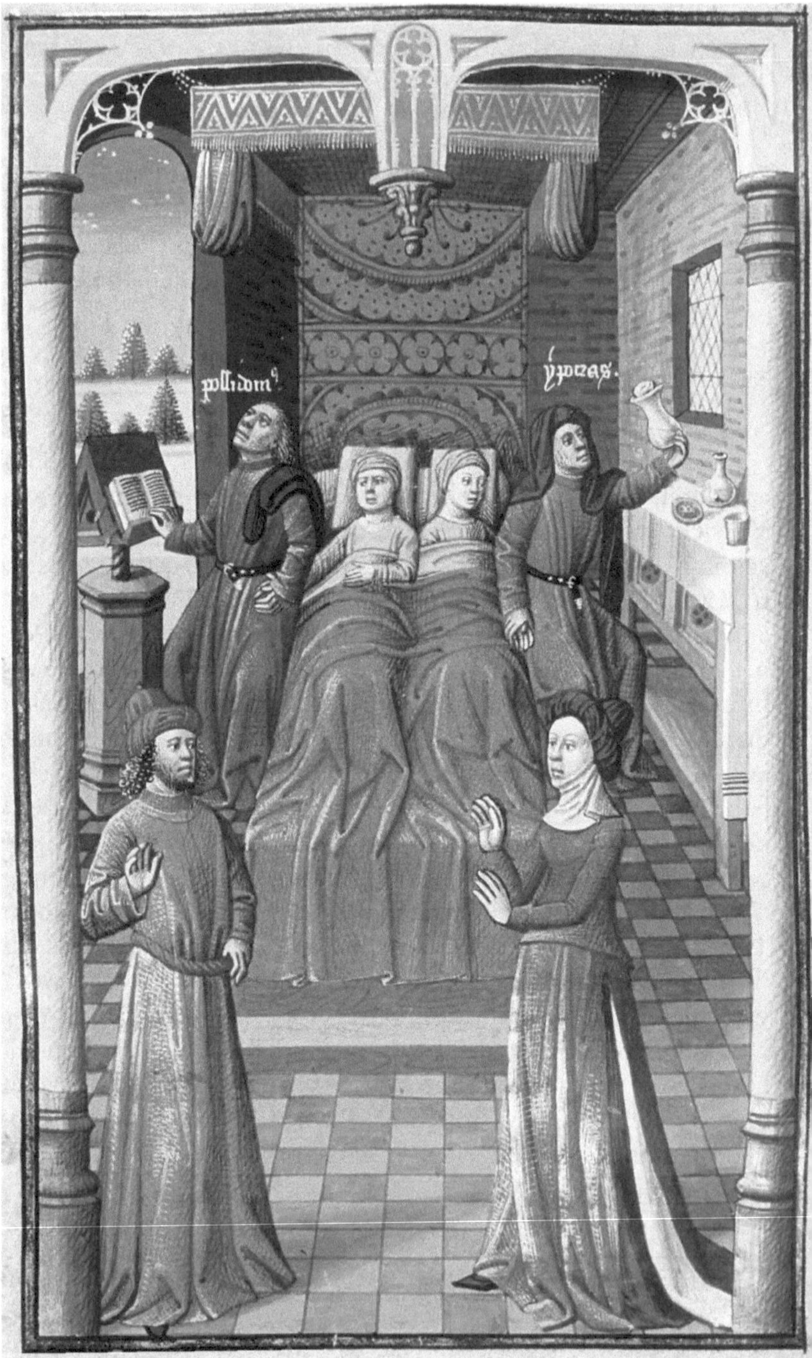
pollidom
ypocras.

Augustinus, *De civitate dei* (Bd. I), französische Übersetzung von Raoul de Presles, Den Haag, Rijksmuseum Meermanno-Westreenianum (RMMW), Ms. 10 A 11, fol. 231v,[10] *Codex membranaceus*, ca. 1475
Illuminator: Maître François

Neben dem Krankenbett der Zwillinge ist links Poseidonios („possidonius") und rechts (mit bedecktem Haupt)[11] Hippokrates („ypocras") abgebildet. Bei beiden „Diagnostikern" wird bildlich verkörpert, wie sie die Ätiologie der gemeinsamen Erkrankung der Zwillinge zu erklären versuchen: Poseidonios betrachtet am Himmel eine Sternenkonstellation und konsultiert, auf dem Stehpult vor sich aufgeschlagen, ein wohl astrologisches Buch. Beides ein Hinweis auf Poseidonios' astrologische Erklärung. Hippokrates hält dagegen eine „Matula" in der Hand, ein Uringlas, das typische Attribut von Ärzten auf mittelalterlichen und frühneuzeitlichen Abbildungen.[12] Die Uroskopie machte einen wesentlichen Anteil der humoralpathologischen Diagnostik seit dem Ausgang der Antike aus (das Uringlas ist in Bezug auf Hippokrates also modernistisch bzw. anachronistisch,[13] läßt ihn jedoch [für den mittelalterlichen Betrachter] als Arzt bzw. Humoralpathologen erkennen).

---

10 Für die freundliche Erlaubnis zum Abdruck dieser Miniatur sei Petra Luijkx vom Museum Meermanno-Westreenianum, Den Haag, gedankt.

11 Die spätantiken Hippokrates-Viten geben eine Reihe von Erklärungen, weshalb Hippokrates für gewöhnlich mit bedecktem Kopf dargestellt wurde (aus antiker Zeit ist allerdings kein derartiges Bildnis erhalten). Am ausführlichsten beschäftigt sich die „Hippokrates-Vita nach Soranos" mit diesem Thema (cf. J. R. Pinault, *Hippocratic Lives and Legends*, Leiden u. a. 1992 [Studies in Ancient Medicine, Bd. 4], S. 16 [mit Anm. 58]). Jouanna S. 61f. (Abschnitt: *Les portraits d'Hippocrate*) kennt nur eine Hippokrates-Abbildung mit bedecktem Kopf: „La seule représentation d'un Hippocrate ayant la tête couverte est une très célèbre miniature byzantine du XIVe siècle dans un manuscrit hippocratique de Paris" (*Parisinus gr.* 2144 [14. Jh.]). Die hier abgedruckte Darstellung ist indes nicht die einzige weitere dieser Art. In mehreren mittelalterlichen Manuskripten begegnen Miniaturen eines Hippokrates mit bedecktem Haupt (zu diesem Thema werde ich mich andernorts ausführlicher äußern). Cf. auch J. Rohmeder, Art. *Medizin* in: E. Kirschbaum / G. Bandmann et al., *Lexikon der christlichen Ikonographie*, Rom, Freiburg u. a. 1953-81, sowie G. M. A. Richter / R. R. R. Smith, *The Portraits of the Greeks*, Ithaca / New York 1984, S. 136-139 (S. 138 [Abschnitt *Hippokrates*]).

12 Cf. O. Holl, Art. *Arzt, Ärzte*, in: Kirschbaum / Bandmann et al.

13 Dies wird schon daran deutlich, daß weder im *Corpus Hippocraticum* noch bei Galen echte uroskopische Schriften überliefert sind.

Nun läßt sich die Zwillingskasuistik in den Schriften des auf uns gekommenen *Corpus Hippocraticum* nicht nachweisen. Es wäre deshalb durchaus denkbar, daß die Hippokrates-Testimonien bei Augustinus / Cicero auf eine Schrift zurückgehen, die im ersten vorchristlichen Jahrhundert als „hippokratisch" bekannt war, in späterer Zeit aber verlorenging. Genausogut könnten sich die Testimonien natürlich auch auf einen verlorenen Teil einer heute noch erhaltenen Schrift des *Corpus Hippocraticum* beziehen. Bei einer Identifikation ist allerdings mitzuberücksichtigen, daß die (mindestens drei) Sekundärquellen, die voneinander abhängen (Poseidonios, Cicero, Augustinus), nicht zwangsläufig den originalen hippokratischen Wortlaut korrekt wiedergeben. So könnten Informationen verlorengegangen oder hinzugefügt worden sein, zumal keiner der drei Autoren Mediziner war oder Interesse an einer medizinisch korrekten Wiedergabe des hippokratischen Originals haben mußte. Vielmehr erscheint die Bezugnahme in außermedizinischem Kontext und dient dazu, philosophische Thesen durch naturwissenschaftliche Erkenntnisse (fachfremd) zu untermauern.

Betrachtet man den Inhalt von Test. 1a genauer, so findet sich zunächst eine Bezugnahme auf eine nicht näher spezifizierte hippokratische Schrift (*Hippocratem … scriptum reliquisse*). Die Formulierung *scriptum reliquisse* muß dabei kein Werk bezeichnen, sondern kann lediglich allgemein „in schriftlicher Form" heißen. Angesichts antiker Zitiergepflogenheiten ist davon auszugehen, daß sich auch bei Poseidonios keine spezifischere Quellenangabe fand. In unmittelbarem Zusammenhang mit dieser Quellenangabe steht die Kernaussage, daß vom hippokratischen Autor zwei Brüder aufgrund eines gleichen Krankheitsverlaufs (Beginn, Aggravation, Remission) für Zwillinge gehalten wurden. Es wurde also in diesem Fall aus einer identischen Symptomatik ein Rückschluß auf identische „genetische" Anlagen gezogen. Dieser Gedanke ist, wie oben bereits angesprochen, singulär in der Antike und in keiner anderen Quelle zu finden.

IV

Wie erwähnt, gibt es keine Passage im *Corpus Hippocraticum*, die zweifelsfrei als Vorlage der hier diskutierten Hippokrates-Testimonien bei Augustinus betrachtet werden kann. Von der Forschung wurden bislang zwei Vorschläge unterbreitet, auf welchen Text die Augustinus-Passage zurückgehen könnte:

Hermann Schöne[14] möchte die bei Augustinus überlieferte Kasuistik in Zusammenhang mit einer unbekannten Hippokrates-Schrift bringen, die in der Brüsseler Hippokrates-Vita als Nr. 41 *De geminis unum* („Über Zwillinge, ein Buch“) gelistet ist. Schöne schreibt hierzu im Apparat: „Περὶ διδύμων verloren; aus diesem Buch stammt vielleicht, was Cic. De fato fr. 4 anführte.“

Möglich wäre andersherum natürlich auch (was Schöne nicht erwähnt), daß erst durch Kenntnis der Zwillingskasuistik der Titel *De geminis unum* in den *Pinax Bruxellensis* interpoliert wurde. Dies könnte etwa dadurch zustandegekommen sein, daß ein Scholiast die Formulierung *scriptum reliquisse* (bzw. deren griechisches Äquivalent bei – beispielsweise – Poseidonios) als „hinterließ eine Schrift“ auffaßte. Auf diese Weise könnte der Scholiast verleitet worden sein anzunehmen, eine eigenständige Schrift über Zwillinge hätte existiert, ohne daß er anderweitige Kenntnis von diesem (vermeintlichen) Werk hatte. Verstärkt wird dieser Eindruck dadurch, daß *De geminis unum* am Ende des *Index Bruxellensis* steht, als einer von 12 sonst unbekannten Traktaten, die vermutlich erst nach Abfassung des eigentlichen Index sekundär hinzugefügt wurden.[15] Nun wurde der *Pinax Bruxellensis* zunächst auf Griechisch verfaßt[16] und erst später ins Lateinische übersetzt (wie sich nicht zuletzt durch zahlreiche aus dem Griechischen verballhornte Schrifttitel zeigt). Da zudem auf den Titel *De geminis unum* drei Titel folgen, die eindeutig aus dem Griechischen übersetzt sind, erscheint es wahrscheinlicher, daß *De geminis* bereits in der griechischen Vorlage als Περὶ διδύμων enthalten war. Sollte der Titel nun erst sekundär, lediglich durch Kenntnis der Zwillingskasuistik ergänzt worden sein, müßte daher die Kenntnis

14 H. Schöne, *Bruchstücke einer neuen Hippokratesvita*, Rheinisches Museum 58 (1903), S. 56-66 (S. 61).

15 Daß Interpolationen gerade am Schluß von Traktaten oder Auflistungen auftreten, ist bekannt und bedarf keiner weiteren Erläuterung. Ein sprachlicher Hinweis in Richtung späterer Interpolation könnte sein, daß sich im Schlußteil des *Pinax Bruxellensis* nur noch ein *et* oder gar keine Konjunktion zwischen den einzelnen Werktiteln findet, während zuvor die Aufzählung variantenreicher gestaltet war (*post hunc*, *exinde*, *item*).

16 Cf. Schöne S. 66.

von dieser Schrift auch von einem griechischen Text, etwa der Poseidonios-Schrift oder einer ihrer Quellen, herrühren, nicht dagegen von Augustinus oder Cicero.

Eine weitere spekulative Alternative zu Schönes These böte die Annahme, daß der Bericht von „Hippokrates' Zwillingen“ nur aus der Doxographie stammt bzw. im Kontext der späten Hippokrates-Legenden anzusiedeln ist.[17] Indiz für eine konkrete (pseudo-)hippokratische Schrift mag indes der Hinweis *Hippocratem … scriptum reliquisse* sowie der Verweis auf die *corporum similis temperatio* sein, der für eine Anekdote bzw. Hippokrates-Legende möglicherweise zu technisch ist (wenn dieser letzte erklärende Verweis nicht sekundär hinzugefügt wurde, s. u.).

In ihrer Sammlung der Poseidonios-Fragmente erwägen Edelstein / Kidd[18] (Bd. II 1, S. 437), offenkundig ohne von Schönes Vorschlag Kenntnis zu haben, daß die Kasuistik zweier Brüder in den hippokratischen *Epidemien* I, 20 Quelle der Zwillingskasuistik bei Augustinus sein könnte. Edelstein / Kidd (*loc. cit.*) vermuten, wohl aufgrund der Einleitung durch οἷον οἱ δύο ἀδελφεοί, daß die in *Epid.* I, 20 überlieferte Kasuistik wohlbekannt gewesen sei.[19]

> οἷον οἱ δύο ἀδελφεοί, οἳ ἤρξαντο ὁμοῦ τὴν αὐτὴν ὥρην· κατέκειντο παρὰ τὸ θέρετρον Ἐπιγένεος ἀδελφεοί· τουτέων τῷ πρεσβυτέρῳ ἔκρινεν ἕκτῃ· τῷ δὲ νεωτέρῳ, ἑβδόμῃ· ὑπέστρεψεν ἀμφοτέροισιν ὁμοῦ τὴν αὐτὴν ὥρην, καὶ διέλιπεν ἡμέρας πέντε· ἐκ δὲ τῆς ὑποστροφῆς, ἐκρίθη ἀμφοτέροισιν ὁμοῦ τὸ ξύμπαν ἑπτακαιδεκαταίοισιν. (*Epid.* I, 20; II, 660, 7ff. L.)

> Wie die beiden Brüder, die zusammen zur selben Stunde erkrankten. Bei der Sommerwohnung des Epigenes lagen Brüder krank im Bett. Beim Älteren von diesen kam es am sechsten Tag zur Krisis, beim jüngeren am siebenten. Nach fünf Tagen

17 Freundlicher Hinweis von Dr. Anargyros Anastassiou.

18 L. Edelstein / I. G. Kidd, *Poseidonios, Vol. I: The Fragments, Vol. II 1-2: The Commentary*, Cambridge 1972-1988.

19 „It seems to have been a well-known case, referred to as οἱ δύο ἀδελφεοί, and well documented – their sick bed was near the summer cottage of Epigenes.“

kam es bei beiden zusammen zur selben Stunde zu einem Rezidiv. Nach diesem Rückfall kam es bei beiden gleichzeitig zur Krisis am insgesamt 17. Tag.

Problematisch ist hier allerdings, daß in den Epidemien nicht von Zwillingen, sondern ausdrücklich von zwei verschieden alten Brüdern die Rede ist. Auch wird in *Epid.* I, 20 weder der Krankheitsverlauf der Brüder gänzlich parallel beschrieben (die erste Krisis findet nicht am selben, sondern an zwei aufeinander folgenden Tagen statt), noch weist die Darstellung in Richtung einer *corporum similis temperatio / temperies* oder gar einer Korrelation von Krankheit und Verwandtschaft. Für Edelstein / Kidd handelt es sich bei diesen Differenzen lediglich um „minor discrepancies“. Falls die Augustinus-Passage tatsächlich auf *Epid.* I, 20 zurückgehen sollte, wäre es jedoch zu einer wesentlichen Entstellung des hippokratischen Wortlauts gekommen.[20]

V

Soviel zur eigentlichen Kasuistik (Test. 1a). Nun gilt es, den Erklärungsversuch der Zwillingserkrankung, der von einer *corporum similis temperatio* (Test. 2 und 3) bzw. *temperies* (Test. 1b) ausgeht, näher zu beleuchten. Problematisch ist zunächst, daß die Angabe einer *simillima temperies* (Test. 1b) abgesetzt vom vorigen *scriptum reliquisse* (Test. 1a) erscheint. Es ist daher fraglich, ob diese Begründung aus dem gleichen hippokratischen Text stammt wie die Zwillingskasuistik oder ob sie möglicherweise sekundär hinzugefügt wurde, etwa weil diese Erklärung als evident galt und ohne weiteres „für Hippokrates“ vorausgesetzt werden konnte. Von der Formulierung her (*quod medicus pertinere credebat ad simillimam temperiem ualetudinis*) ist eine Zugehörigkeit zum vorangehend referierten Hippokrates-Text jeden-

20 Temkin teilt die Vermutung von Edelstein / Kidd, daß das Augustinus-Testimonium letztlich auf *Epid.* I, 20 zurückgehe. Die „Zwillingsvermutung“ schreibt er Poseidonios zu: „However, far from suspecting them to be twins, Hippocrates spoke of the brothers as the older and the younger. The suspicion seems to have been Posidonius's [sic]“ (O. Temkin, *Hippocrates in a world of Pagans and Christians*, Baltimore u.a. 1991, S. 132, Anm. 31).

falls nicht zwingend anzunehmen. Dieser Zusatz könnte ebensogut von z. B. Poseidonios oder Cicero stammen, als Erläuterung für den (nichtmedizinischen) Leser.

Weder von Edelstein / Kidd noch sonstwo wird die Frage erörtert, auf welche Quelle die Bemerkung zur *corporum similis temperatio / temperies* zurückgehen könnte. Daß *temperatio* jedenfalls eine Wiedergabe des griechischen κρᾶσις („Mischungszustand des Körpers", als Ergebnis[21]) ist, zeigen zweifelsfrei folgende Belegstellen:

(a1) … *<ut> enim corporis temperatio, cum ea congruunt inter se e quibus constat, sanitas, sic animae dicitur* … (Cic. *Tusc.* 4, 29-30)

(a2) … *ipsa etiam corporis temperatio, quae certa commixtio est quattuor naturarum, quibus idem corpus substitit* … (Aug. *immort.* 10, 17)

Neben *temperatio* wird von spätantiken Autoren *temperies* gänzlich synonym verwendet, wie nicht nur aus einem intertextuellen Vergleich bei Augustinus (Test. 1b vs. 2 / 3), sondern auch aus den folgenden Belegen hervorgeht:

(b1) *Si quis contra praeceptum medici sumptis malorum ciborum sucis et corporis turbata temperie uel febres uel quoslibet huiuscemodi incurrerit morbos,* … (Rufinus [345-410 n. Chr.], *Orig. in Rom.* 2, 6)

(b2) *Ex illa autem siccitate calvitium nascitur quae per malam temperiem, quam Graeci* δυσκρασίαν *solent uocare, contingit.* (Macrobius [um 400 n. Chr.], *Saturnalia* 7, 10, 5)

(b3) *adhibebis adiutoria metasyncritica id est quae renouare ualeant temperiem corporis naturalem* … (Cassius Felix [5. Jh. n. Chr.], 2, 8)

Zur Wiedergabe des griechischen κρᾶσις im medizinischen Sinne (δυσκρασία u. ä. analog) finden sich in der antiken lateinischen Literatur neben (a) *temperatio* und (b) *temperies* noch zwei weitere

21 Cf. Jacquart S. 72.

Synonyme, nämlich (c) *temperatura* und (d) (*natura siue*) *temperantia.*[22] In der Spätantike, hauptsächlich dann aber im Hochmittelalter, begegnet zusätzlich noch der Begriff *commixtio.*[23]

Nun ist in allen diesen Beispielen allerdings offensichtlich von einer κρᾶσις der vier empedokleischen Elemente (*quattuor naturae*) die Rede, was am deutlichsten aus (a2) und (c1) hervorgeht. Sollte der Gedanke einer *corporum similis temperatio* bei den „hippokrati-

---

22 (c1) … *namque e principiis, quae Graeci* στοιχεῖα *appellant, ut omnia corpora sunt composita, id est e calore et umore, terreno et aere, ita mixtionibus naturali temperatura figurantur omnium animalium in mundo generatim qualitates.* (Vitruv [1. Jh. v. Chr.], *Arch.* 1, 4, 5)

(c2) … *cum insidit* [sc. *calor* M. W.] *in apertas uenas plus quam patitur e mixtionibus naturali temperatura corpus.* (Vitruv, *Arch.* 1, 4, 6)

(c3) *Quaecumque attribuit condicio nascendi et corporis temperatura, cum multum se diuque animus composuerit, haerebunt.* (Seneca [4 v. Chr. - 65 n. Chr.], *epist. Ad Lucill.* 11, 5-6)

(d1) *Cantabriem Graeci pityriasin uocant. Emergit frequenter ex humore acri uel intemperantia corporis quam Graeci acrasian uocant.* (Cassius Felix, 55, 6)

(d2) *Curationis uero tempore si ex plenitudine sanguinis uena fuerit rupta, et ipse qui patitur naturam siue temperantiam corporis, quam Graeci crasin appellant, calidam habuerit, quam Galenus libris peri craseon appellatis, in quibus de temperantia corporis scribit, hoc modo intellegi docuit.* (Cassius Felix, 39, 2)

(d3) …*dabis, secundum hominis crasin, id est naturam uel temperantiam corporis.* (Cassius Felix, 63, 3)

(d4) … *sub difficili temperantia corporis, quam Graeci dyscrasian uocant* … (Cassius Felix 75, 1)

André erwähnt beim Stichwort ἀκρασία (S. 53) die Belegstelle (d1), beim Stichwort δυσκρασία (S. 54) (d4) und (b2), bei κρᾶσις (S. 63) schließlich (d2) (a1) und (c3) (J. André, *Remarques sur la traduction des mots grecs dans les textes médicaux du Ve siècle [Cassius Félix et Caelius Aurélianus]*, in: Revue de philologie, de littérature et d'histoire anciennes, Jg. und Bd. 37 [1963, 89. der Gesamtreihe], S. 47-67).

23 Cf. Jacquart *op. cit.*; Jacquart nennt als Übersetzung von κρᾶσις aus präsalernitanischer Zeit lediglich die Cassius-Stelle (d1). Eine knappe Ergänzung zu Jacquart (es gibt bereits spätantike Belege für *complexio*, cf. ThLL III, 2100, 3ff.) bietet K.-D. Fischer, *Die pseudosoranischen Quaestiones medicales*, in: K.-D. Fischer / D. Nickel / P. Potter (Hrsg.), *Text and tradition: studies in ancient medicine and its transmission*, presented to Jutta Kollesch, Leiden / Boston 1998 (Studies in Ancient Medicine, Bd. 18), S. 1-54 (S. 50, Anm. 105).

schen Zwillinge“ nun aber auch aus einer Schrift des *Corpus Hippocraticum* übernommen worden sein, müßte d o r t hingegen von einer κρᾶσις der Körper s ä f t e die Rede gewesen sein, denn die hippokratische Pathophysiologie stellt bekanntermaßen auf ein Mischungsverhältnis der Säfte, nicht der vier Elemente ab.

Allein von der Begrifflichkeit her gibt es in diesem Zusammenhang keine Probleme, denn κρᾶσις kann grundsätzlich s o w o h l eine Mischung der Körpersäfte als auch der empedokleischen Elemente (Feuer, Wasser, Luft, Erde) bzw. der aristotelischen Elementarqualitäten (warm, kalt, feucht und trocken) bezeichnen. So verwendet beispielsweise Galen, dessen Pathophysiologie auf den Elementarqualitäten beruht (also n i c h t auf einer Säftelehre, sondern einer „Qualitätenlehre“ aufbaut), den Begriff κρᾶσις bzw. δυσκρασία ausschließlich in Bezug auf diese Elementarqualitäten.[24] Wenn nun der Gedanke der *corporum similis temperatio / temperies* auf eine Hippokrates-Schrift zurückgehen sollte, müßte er sich dort auf eine „genetisch determinierte“ gleiche S ä f t e m i s c h u n g der beiden Brüder bezogen haben. Daß die (medizinischen Laien) Cicero und Augustinus unter einer κρᾶσις dagegen offenbar eine Mischung der vier Elemente verstanden, zeigen die Stellen (a1) und (a2). Beide Autoren werden deshalb die *corporum similis temperatio* wohl auch in diesem Sinne interpretiert haben, falls sie sich hierzu überhaupt nähere Gedanken gemacht haben (bei Augustinus geht dies jedenfalls aus den einschlägigen Passagen in *De civitate dei* nicht hervor). All dies ist jedenfalls kein Ausschlußkriterium dafür, daß der Gedanke einer *corporum similis temperatio* in der Zwillingskasuistik prinzipiell hippokratisch sein könnte. Denn die Ambivalenz des Wortes κρᾶσις bestand schon zu antiker Zeit, wobei erst aus dem Kontext ersichtlich wird, auf welche Substanzen sich die κρᾶσις beziehen soll.

Nun existiert in der Tat im *Corpus Hippocraticum* eine Passage, die Stellung zur Vererblichkeit „innerer“ Erkrankungen nimmt und sogar eine spekulative Erklärung für den Mechanismus von deren erblicher Übertragbarkeit zu geben versucht. In dieser Passage ist zwar

24 In Galens (therapeutischen) Schriften bezieht sich entsprechend die Krankheitsklasse τὰ κατὰ δυσκρασίαν γιγνόμενα (cf. z. B. *Methodus medendi* Buch 7-12) auf Erkrankungen, die ihre Ursache in einem Mischungsungleichgewicht eben dieser Elementarqualitäten haben.

primär von der Epilepsie die Rede, doch wird diese Krankheit „den anderen ‚Erbkrankheiten'" (τἆλλα νουσήματα κατὰ γένος) an die Seite gestellt, woraus zumindest deutlich wird, daß bereits den Hippokratikern das Phänomen „Erbkrankheit" geläufig war und es schon Überlegungen zu deren möglichen Ursachen gab:

> Ἄρχεται δὲ [sc. ἡ νοῦσος ἡ ἱερὴ M.W.] ὥσπερ καὶ τἆλλα νουσήματα κατὰ γένος· εἰ γὰρ ἐκ φλεγματώδεος φλεγματώδης, καὶ ἐκ χολώδεος χολώδης γίνεται, καὶ ἐκ φθινώδεος φθινώδης, καὶ ἐκ σπληνώδεος σπληνώδης, τί κωλύει ὅτῳ πατὴρ καὶ μήτηρ εἴχετο, τούτῳ τῷ νοσήματι καὶ τῶν ἐκγόνων ἔχεσθαί τινα; ὡς ὁ γόνος ἔρχεται πάντοθεν τοῦ σώματος, ἀπό τε τῶν ὑγιηρῶν ὑγιηρός, ἀπό τε τῶν νοσερῶν νοσερός. (*Morb. Sacr.* 2, 5; VI, 364, 19ff. L.)

> Es beginnt aber [die Epilepsie] wie auch die anderen „Erbkrankheiten": Denn wenn von einem „Verschleimten" ein „Verschleimter", von einem „Galligen" ein „Galliger", von einem Schwindsüchtigen ein Schwindsüchtiger und von einem „Milzsüchtigen" ein „Milzsüchtiger" abstammt – was verhindert dann, daß auch einer der Nachkommen von der Erkrankung betroffen ist, die sein Vater bzw. seine Mutter hatte? Denn das Sperma kommt von überall aus dem Körper her, von gesunden [sc. Körperpartien] gesundes und von kranken krankes.

Die hier gegebene Erklärung für eine Vererbbarkeit von Erkrankungen ist nun in der Tat rein humoralpathologisch: Der Autor geht davon aus, daß Eltern, in deren Körper konstitutionell der eine oder andere Saft vorherrscht („schleimige", „gallige" usw. Konstitution), dieses unausgeglichene Säfteverhältnis auch an ihre Nachkommen weitervererben. Da nach der hippokratischen Säftelehre das Übermaß eines bestimmten Saftes eine mit diesem Saft assoziierte Erkrankung hervorrufen kann, wird also die Disposition zu ähnlichen Erkrankungen ebenfalls an die Nachkommen weitergegeben – wohlgemerkt nur die Disposition: Diese humoralpathologische Theorie versucht nämlich lediglich das fakultative Auftreten gleicher Erkrankungen bei Verwandten zu erklären, nicht dagegen dominante Erbgänge. So ist hier auch lediglich von

„irgendeinem der Nachkommen“ die Rede, den das Leiden trifft (τί κωλύει … τῷ νοσήματι καὶ τῶν ἐκγόνων ἔχεσθαί τινα;) – nicht dagegen von einer familiären Häufung der Erkrankung oder einem besonders erhöhten „Erkrankungsrisiko“ für die Nachkommen.[25] Auch mag die Formulierung, die nicht von Kindern, sondern allgemeiner von „Nachkommen“ (!) spricht, das Wissen des hippokratischen Autors widerspiegeln, daß dieser „Erbgang“ Generationen überspringen konnte,[26] d. h. eine Epilepsie nicht unbedingt in der Kinder-, sondern evtl. erst in einer der Enkelgenerationen auftreten kann. So könnte bereits ein dunkles Wissen über Konduktoren von

---

25 Grmek (S. 22) hat zutreffend darauf hingewiesen, daß die Krankheiten, die hier als „erblich“ angegeben werden, keine Erbkrankheiten nach unserem heutigen Verständnis sind: „Ancient physicians believed that … some diseases of the whole body can be transmitted to the offspring. In the Hippocratic tradition the main diseases of this kind are epilepsy, consumption, gout and dropsy. For a modern doctor, these are very curious choices. They illustrate how poor was the real knowledge about hereditary diseases.“ Es handelt sich hier allenfalls um Erkrankungen, bei denen eine gewisse genetische Komponente eine Rolle spielt – daher auch die vage Formulierung zur Frequenz der Erkrankung: τῶν ἐκγόνων ἔχεσθαί τινα („daß irgendeiner der Nachkommen die Krankheit bekommt“). Dies läßt sich insbesondere an der Epilepsie verdeutlichen: Hier gibt es zwar Familien mit einer – modern gesprochen – erblichen Disposition zur Epilepsie, die Nachkommen sind jedoch nur relativ selten betroffen: Heute wissen wir, daß – je nach Epilepsieform – weniger als 10 % der Kinder epileptischer Eltern selbst Epileptiker werden (cf. z. B. J. M. Pellock / B. F. D. Bourgeois / W. E. Dodson [Hrsg.], *Pediatric epilepsy, diagnosis and therapy*, New York ³2008, S. 130).

26 Cf. Aristoteles zur gleichen Thematik: Γίνονται δὲ καὶ ἐξ ἀναπήρων ἀνάπηροι, οἷον ἐκ χωλῶν χωλοὶ καὶ τυφλῶν τυφλοί, καὶ ὅλως τὰ παρὰ φύσιν ἐοικότες πολλάκις, καὶ σημεῖα ἔχοντες συγγενῆ, οἷον φύματα καὶ οὐλάς. Ἤδη δ᾽ ἀπέδωκε τῶν τοιούτων τι καὶ διὰ τριῶν, οἷον ἔχοντός τινος στίγμα ἐν τῷ βραχίονι ὁ μὲν υἱὸς οὐκ ἐγένετο, ὁ δ᾽ υἱιδοῦς ἔχων ἐν τῷ αὐτῷ τόπῳ συγκεχυμένον μέλαν. (*Hist. an.* VII, 6; 585b, 28-34; „Von Krüppeln aber stammen Krüppel ab, wie beispielsweise von Lahmen Lahme und von Blinden Blinde und überhaupt gibt es häufig Kinder, die in bezug auf pathologische Merkmale [sc. ihren Eltern] ähnlich sind und angeborene Merkmale haben wie Gewächse oder Narben. Es trat aber etwas Derartiges auch erst beim Übernächsten wieder auf: Obwohl jemand beispielsweise eine Tätowierung am Arm hatte, bekam sie sein Sohn nicht, der Enkel hatte aber an derselben Stelle eine verschwommene Schwärzung.“)

Erbkrankheiten vorhanden gewesen sein, die zwar selbst nicht erkranken, ihre kranken Anlagen aber an die Nachkommen weitergeben.

Nicht zur Erblichkeit „innerer“ Erkrankungen, sondern zu der sichtbaren Körpermerkmale äußert sich der Autor der hippokratischen Schrift *Aer.*:

> Ὁ γὰρ γόνος πανταχόθεν ἔρχεται τοῦ σώματος, ἀπό τε τῶν ὑγιηρῶν ὑγιηρός, ἀπό τε τῶν νοσερῶν νοσερός. Εἰ οὖν γίγνονται ἔκ τε τῶν φαλακρῶν φαλακροί, καὶ ἐκ γλαυκῶν γλαυκοί, καὶ ἐκ διεστραμμένων στρεβλοί, ὡς ἐπὶ τὸ πλῆθος, καὶ περὶ τῆς ἄλλης μορφῆς ὁ αὐτὸς λόγος, τί κωλύει καὶ ἐκ μακροκεφάλου μακροκέφαλον γενέσθαι; (*Aer.* 14, 5; II, 60, 1f. L.)
>
> Denn das Sperma kommt von überall aus dem Körper her, von gesunden [sc. Körperpartien] gesundes und von kranken krankes. Wenn nun von Glatzköpfen Glatzköpfe abstammen, von Gräuäugigen Grauäugige und von Schielenden Schielende, wie dies meist der Fall ist, und bezüglich des übrigen Körpergestalt das gleiche gilt – was spricht dann dagegen, daß auch von Langköpfigen Langköpfige abstammen?

Da neben diesen beiden Stellen auch andere Passagen von *Aer.* und *Morb. Sacr.* nahezu identisch sind, wurde angenommen, daß beide Schriften vom selben Autor verfaßt wurden.[27] Beide Textpassagen gehen jedenfalls zunächst von einer Gruppe von Erkrankungen bzw. Merkmalen aus, die offenbar landläufig als erblich bekannt waren, und schließen zuletzt dasjenige Phänomen, dessen Erblichkeit erwiesen bzw. klargestellt werden soll, mit der rhetorischen Frage τί κωλύει καὶ („was steht dem entgegen, daß auch …?“) an: im ersten Fall die Epilepsie, im zweiten die „Langköpfigkeit“. Von

27 Cf. W. H. S. Jones, *Hippocrates,* Volume II, Cambridge (Mass.) / London, 1923 (Loeb Classical Library Bd. 148), S. 129-131; auf S. 130 werden die beiden zitierten Passagen (*Morb. Sacr.* 2, 5 und *Aer.* 14, 5) synoptisch gegenübergestellt; cf. auch H. Grensemann, *Die hippokratische Schrift „Über die heilige Krankheit“, hrsg., übers. u. erl.*, Berlin 1968 (Ars medica II 1), S. 7-18 und Jouanna S. 549.

der „Langköpfigkeit“ hieß es zuvor, das Volk der „Makrokephalen“ hätte anfänglich aus einem Schönheitsideal heraus den Brauch gehabt, die Köpfe der Neugeborenen derart zu bandagieren, daß sich deren Köpfe künstlich in die Länge verformten – bis sich diese lange Form schließlich mit der Zeit auch an die Nachkommen weitervererbte (!). Es wird hieraus deutlich, daß der hippokratische Autor unter anderem „Lamarckist“ ist (modern gesprochen) und davon ausgeht, daß auch erworbene Eigenschaften an die nächsten Generationen weitervererbt werden können.[28]

Die rhetorische Frage mit τί κωλύει[29] soll wohl in beiden Fällen mit besonderer Emphase die Selbstverständlichkeit nahelegen, mit

28 Cf. Grmek S. 20: „… up to the nineteenth century, the inheritance of acquired characters [sic] has been always quoted as a well established fact.“ Cf. auch Lesky S. 1317ff., Anm. 26 und Arist. *Gen. an.* I, 17; 721b, 22-722a1 (vor dieser Stelle wurde die Pangenesislehre dargestellt: Fehlende Gliedmaßen produzieren kein Sperma, der Strukturdefekt an der Stelle wird also weitervererbt): … εἴπερ οὖν καὶ τῷ ὅλῳ αἴτιον τῆς ὁμοιότητος τὸ ἀφ᾽ ὅλου ἐλθεῖν τὸ σπέρμα, καὶ τοῖς μορίοις αἴτιον ἂν εἴη τὸ ἀφ᾽ ἑκάστου τι τῶν μορίων ἐλθεῖν. … πιθανὰ δὲ καὶ τὰ τοιαῦτα μαρτύρια ταύταις ταῖς δόξαις· οὐ γὰρ μόνον τὰ σύμφυτα προσεοικότες γίγνονται τοῖς γονεῦσιν οἱ παῖδες ἀλλὰ καὶ τὰ ἐπίκτητα· οὐλάς τε γὰρ ἐχόντων τῶν γεννησάντων ἤδη τινὲς ἔσχον ἐν τοῖς αὐτοῖς τόποις τῶν ἐκγόνων τὸν τύπον τῆς οὐλῆς, καὶ στίγμα ἔχοντος ἐν τῷ βραχίονι τοῦ πατρὸς ἐπεσήμηνεν ἐν Χαλκηδόνι τῷ τέκνῳ συγκεχυμένον μέντοι καὶ οὐ διηρθρωμένον τὸ γράμμα. ὅτι μὲν οὖν ἀπὸ παντὸς ἔρχεται τὸ σπέρμα σχεδὸν ἐκ τούτων μάλιστα πιστεύουσί τινες. („… wenn nun wirklich auch für den ganzen Körper die Ursache der Ähnlichkeit darin liegt, daß das Sperma von jeder Gliedmaße kommt, dann liegt sie auch bei den Gliedmaßen darin, daß von jedem Teil der Gliedmaße etwas kommt. … Aus diesen Theorien heraus sind aber auch Beispiele folgender Art glaubwürdig: Die Kinder werden ihren Eltern nicht nur in bezug auf die angeborenen Merkmale, sondern auch in bezug auf die erworbenen ähnlich: Wenn die Eltern Narben hatten, dann hatten auch einige Kinder eine Andeutung der Narbe an denselben Orten, und in Chalkedon zeigte sich bei einem Kind, dessen Vater am Arm eine Tätowierung hatte, dasselbe Zeichen, freilich verwischt und nicht klar konturiert. Daß nun das Sperma beinahe von überall her kommt, glauben manche vor allem aufgrund solcher Beobachtungen.“)

29 Im *Corpus Hippocraticum* begegnet solch eine rhetorische Frage mit τί κωλύει nur in den beiden Schriften *Morb. Sacr.* und *Aer.* (dort noch ein weiteres Mal [1, 57]).

der die jeweilige Erblichkeit aus bekannten Fällen von Erblichkeit deduziert werden kann.[30]

So identisch beide Passagen in Formulierung und Aufbau zu sein scheinen, so unterschiedlich sind die Aussagen, die jeweils zur Frequenz des in Frage stehenden Erbganges gemacht werden:

Während, wie oben gezeigt, bei inneren Erkrankung nur von einer seltenen Weitergabe ausgegangen wird, sieht die Formulierung im Fall der „Langköpfigen" anders aus. Hier sollte ja auch erklärt werden, wie ein ganzes Volk zu einem gemeinsamen charakteristischen Merkmal kam. Entsprechend regelmäßig muß das Merkmal auch vererbt worden sein. So heißt es anfangs bereits, daß alle genannten Merkmale „meistens" (ἐπὶ τὸ πλῆθος) bei der Kindergeneration auftreten würden. Die Formulierung, daß „von einem Langköpfigen ein Langköpfiger abstammt" (ἐκ μακροκεφάλου μακροκέφαλον γενέσθαι) suggeriert zusätzlich einen praktisch „dominanten" Erbgang.

Eingeleitet werden beide Passagen von einem nahezu identischen Satz, der die sogenannte „Pangenesislehre" der Vererbung beschreibt:[31] Nach dieser Auffassung wird das Sperma nicht in den Keimdrüsen, sondern überall im Körper bereitet, kranke Körperstrukturen erzeugen „krankes" Sperma, gesunde „gesundes". Man beachte überdies, daß die Hippokratiker eine „Zweisamenlehre" vertreten, d. h. sie sind der Ansicht, daß nicht nur Männer, sondern auch Frauen Sperma produzieren. Beide Geschlechter leisten somit einen gleichartigen Beitrag zur Zeugung, wobei sich beide Spermaanteile zum Zeitpunkt der Empfängnis vermischen.[32] In die Pangenesislehre spielt bei den Hippokratikern zusätzlich noch die Humorallehre mit hinein, da alle festen Körperstrukturen als Kondensate aus den vier Säften aufgefaßt werden. Im Zuge der Spermabereitung

30 Auf Bien (S. 55) wirkt die rhetorische Frage (im Fall der Makrokephalen) „auffallend provokativ, fast überrumpelnd". Wenn man allerdings auch die Parallelstelle in *Morb. Sacr.* mitbetrachtet, wird klar, daß die Frage die angesprochenen Sachverhalte lediglich als selbstverständlich hinstellen soll.

31 Cf. Bien S. 47f.

32 Cf. Lesky S. 1302f.

kommt es dann wieder zu einer „Verflüssigung" der festen Körperanteile, wobei den Säften eine Art Mittlerrolle zukommt.[33] Besonders anschaulich zeigt sich dieses Konzept in der folgenden Passage:

> Ὅτι δέ, πεπηρωμένων ἀνθρώπων, ὑγιέα γίνονται τὰ παιδία, ὡς ἐπὶ τὸ πλεῖστον συμβαίνει· ἔχει γὰρ τὸν ἀριθμὸν πάντα τὸ πεπηρωμένον τῷ ὑγιεῖ· ἐπὴν δέ τί οἱ νόσημα προσπέσῃ καὶ τοῦ ὑγροῦ αὐτοῦ, ἀφ᾽ οὗ τὸ σπέρμα γίνεται, τέσσαρες ἰδέαι ἐοῦσαι, ὁκόσαι ἐν φύσει ὑπῆρξαν, τὴν γονὴν οὐχ ὅλην παρέχουσιν, ἀσθενέστερον δὲ τὸ κατὰ τὸ πεπηρωμένον, οὐ θαῦμα δέ μοι δοκέει εἶναι καὶ πηρωθῆναι, καθάπερ ὁ τοκεύς. (*Genit.* 11; VII, 484, 14-21 L.).
>
> Es geschieht aber in den meisten Fällen, daß die Kinder Verkrüppelter gesund zur Welt kommen. Der Anzahl nach hat nämlich eine verkrüppelte Gliedmaße alles [gemeint: die Säfte in ihrem spezifischen Mischungsverhältnis] wie eine gesunde. Wenn aber eine Erkrankung die Gliedmaße befällt und von ihrer Flüssigkeit, aus der das Sperma entsteht, die vier Arten, die im naturgemäßen Zustand vorhanden waren, das Sperma nicht vollwertig zur Verfügung stellen, sondern in der verkrüppelten Gliedmaße schwächeren Samen erzeugen, dann scheint es mir kein Wunder zu sein, daß es [sc. das Kind] auch verkrüppelt wird, wie sein Elternteil.

Diese Stelle versucht eine Erklärung zu geben, weshalb Verkrüppelte mehrheitlich gesunde Nachkommen haben, was doch eigentlich dem Prinzip der Pangenesislehre widerspricht. Als Lösung dieses Problems wird angeboten – wie Bien S. 51 zutreffend feststellt – daß die Existenz einer verkrüppelten Gliedmaße nicht „ausreiche", um dieses kranke Merkmal an die Kinder weiterzugeben, daß vielmehr auch zur Zeit der Zeugung die Gliedmaße erkrankt sein müsse, da nur in diesem Fall von ihr auch „krankes", d. h. zu schwaches Sperma bereitet werden würde. In Anbetracht der oben zitierten Passage *Morb. Sacr.* 2, 5 ist wohl davon auszugehen, daß dieses Prinzip in gleicher Weise für die Vererbung

33 Cf. nochmals Lesky S. 1302f.

„innerer“ Erkrankungen wie sichtbarer äußerer Mißbildungen galt, d. h. eine Vererbung erfolgt nur, wenn ein Elternteil zum Zeitpunkt der Samenbereitung bzw. Zeugung konkret erkrankt ist.

In *Morb. Sacr.* 2, 5 wird die Epilepsie ätiologisch mit einer vorwiegend „schleimigen“ Konstitution des Betroffenen in Zusammenhang gebracht. Die Vererbung dieser Erkrankung steht also in deutlicher Verbindung zur Humoralpathologie, wie auch die Beispiele einer Vererblichkeit „schleimiger“ und „galliger“ Konstitutionen in *Morb. Sacr.* 2, 5 zeigen. *Aer.* 14, 5 korreliert dagegen die Weitergabe äußerlich sichtbarer Merkmale an die Nachkommen nicht erkennbar mit einer humoralpathologischen Deutung.[34] Doch darf man auch für diese Stelle wohl eine humoralpathologische Erklärung stillschweigend ergänzen, da ja aus allem bis hierher Erwähnten deutlich wird, daß für den hippokratischen Autor die Säfte und ihr Mischungsverhältnis sozusagen sämtliche morphologischen und funktionellen Eigenschaften eines Gewebes „kodieren“ und diese Säftemischung sich dann bei der Spermabereitung auch entsprechend auf das Sperma „abbildet“.

Nachdem nun die hippokratischen Vorstellungen einer Vererbung von Krankheiten skizziert worden sind, stellt sich die Frage, wie man sich dies im Fall von Zwillingen vorzustellen hat, d. h. ob und inwieweit nach Ansicht der Hippokratiker Zwillinge identische Anlagen von ihren Eltern vererbt bekommen. Zwar finden sich im *Corpus Hippocraticum* keine Aussagen über eine Vererbung von Merkmalen oder Krankheiten speziell im Fall von Zwillingen, doch läßt sich diese Frage möglicherweise per Analogieschluß, mit Blick auf die hippokratischen Theorien einer Zwillingsentstehung im allgemeinen beantworten.

Insgesamt gibt es zwei Stellen im *Corpus Hippocraticum*, die Auskunft über die Entstehung von Zwillingen geben: *Vict.* I, 30 (VI, 504 L.) und *Nat. Puer.* 31. (VII, 540 L.).[35] In beiden Fällen wird als ursächlich für eine Zwillingsgeburt angesehen, daß sich die Mischung aus dem Sperma beider Elternteile nach der Befruchtung aufspaltet (ἀποσχίζεσθαι / σχίζεσθαι) und sich dann in unterschied-

34 Cf. Bien S. 54, Anm. 131.

35 Cf. Rathmayr S. 55-58 und Dasen S. 22f.

lichen „Gebärmuttertaschen" (κόλποι) weiterentwickelt. Der Autor von *Vict.* sieht Zwillinge als Produkt e i n e s Geschlechtsaktes an, der Autor von *Nat. Puer.* ebenfalls (δίδυμα δὲ γίνεται ἀφ' ἑνὸς λαγνεύματος; VII, 540, 8ff. L.).[36] Zu einer „Nachbefruchtung" (Superfetation), d. h. zu Feten, die zu unterschiedlichen Zeitpunkten aus dem Sperma mehrerer Geschlechtsakte entstehen, äußern sich diese beiden Autoren nicht; von den Hippokratikern wird eine Superfetation grundsätzlich zwar für möglich gehalten, sie gehen jedoch nicht davon aus, daß der durch die spätere Befruchtung entstandene zweite Fetus lebensfähig sei (anders Aristoteles und andere spätere Autoren!).[37]

Dem Autor von *Vict.* zufolge entstünden nun männliche Zwillinge, wenn beide Partner „männliches Sperma" absondern würden (ὁκόταν ... ἄρσενα ἀπ' ἀμφοτέρων ἀποκριθῇ), weibliche Zwillinge, falls beider Sperma „weiblich" sei (ὁκόταν ... θήλεα ἀπ' ἀμφοτέρων). Sei das abgesonderte Sperma von unterschiedlichem Geschlecht, setze sich irgendeiner der beiden Spermaanteile durch (ὁκότερον ἂν ἑκατέρου κρατήσῃ). Dem Autor von *Nat. Puer.* zufolge entwickle sich in einer „Gebärmuttertasche" ein männlicher Fetus, falls der dort enthaltene Samen „zähflüssig und stark" (ἡ γονὴ παχυτέρη καὶ ἰσχυροτέρη) sei, ein weiblicher Fetus hingegen bei „dünnflüssigerem und schwächerem" (ὑγροτέρη καὶ ἀσθενεστέρη) Samen. Wenn in diesem Kontext auch nicht explizit von Zwillingen unterschiedlichen Geschlechts die Rede ist, wird dennoch klar, daß der Prozeß

36 Ὅτι δὲ ἀφ' ἑνὸς λαγνεύματος δίδυμα γίνεται ἱστόριον τόδε ἐστὶ, κύων καὶ ὗς καὶ ἄλλα ζῷα ὅσα ἀφ' ἑνὸς λαγνεύματος τίκτει καὶ δύο καὶ πλείονα, ... οὐκ ἐς ἅπαξ χωρέει ἡ γονή, ἀλλὰ καὶ ἐς δὶς καὶ τρὶς ἀποβράσσεται („Dafür aber, daß Zwillinge aus einem Zeugungsakt entstehen, ist folgendes ein Beleg: Hund, Schwein und alle anderen Tiere, die infolge eines Zeugungsakts zwei oder mehrere Nachkommen gebären ... der Samen wird nicht auf einmal ausgestoßen, sondern auch auf zwei oder drei Mal."). Cf. auch Rathmayr S. 57; allerdings dürfte mit letzterer Formulierung nicht von mehreren Geschlechtsakten (dies wäre ein Widerspruch zur Hauptthese), sondern vom stoßweisen Austreten des Spermas bei der Ejakulation die Rede sein.

37 Cf. K.-H. Leven, Art. *Nachempfängnis*, in: K.-H. Leven (Hrsg.), *Antike Medizin, ein Lexikon*, München 2005, Sp. 637f. und Dasen S. 32ff.

der „Verteilung“ des Spermas auf beide „Gebärmuttertaschen“ offenbar zufällig erfolgt.[38]

Problematisch in bezug auf die gleichen Anlagen ist nun also, daß die hippokratischen Autoren verschiedengeschlechtliche Zwillinge – also zweieiige Zwillingsgeburten (nach modernem Verständnis) – kennen. Wenn somit eine unterschiedliche „Penetranz“ des elterlichen Zeugungsbeitrags in bezug auf das Geschlecht bekannt ist, wie sieht es dann im Falle einer Erkrankung aus? Sind nach diesem Modell der Verteilung des elterlichen Spermas auf zwei „Gebärmuttertaschen“ für die Hippokratiker auch Fälle denkbar, wo nur einer der Zwillinge eine Krankheit von seinen Eltern erbt, der andere aber nicht? Man beachte in diesem Zusammenhang auch, daß das Sperma, das nach der Pangenesislehre von einem defekten Körperteil produziert wird, die Qualifikation „schwächer“ (ἀσθενέστερον; *Genit.* 11) erhält – ebenso wie in *Nat. Puer.* das Sperma, das zu weiblichen Geburten führt, per se als „schwächerer Same“ (γονὴ ... ἀσθενεστέρη) bezeichnet wird. Wenn nun auf Ebene der Geschlechtsdeterminierung ein „schwächeres Sperma“ in die eine „Gebärmuttertasche“ gelangen kann und ein „stärkeres“ in die andere, dann sollte es doch grundsätzlich auch möglich sein, daß das „schwache Sperma“, das von einem defekten Körperteil produziert wird, nur in eine Tasche gelangt, d. h. daß der zweite Zwilling dann die Anlagen des gesunden Elternteils erbt. Doch wird diese Konstellation weder von den Hippokratikern noch sonstwo erwähnt.

Man kann nun aber zumindest festhalten, daß nach der Vorstellung der hippokratischen Autoren Zwillinge in besonders gleicher Weise die elterliche Disposition ererben, da sie aus einer ursprünglich gleichen Samenmasse hervorgehen, und daher eine ähnlichere „genetische Ausstattung“ haben als Geschwister, die zu unterschiedlichen Zeitpunkten gezeugt wurden. Dies geht auch aus folgender Stelle noch einmal deutlich hervor:

38 ἢν δ᾽ ἐς ἄμφω ἰσχυρὴ ἐσέλθῃ, ἄμφω ἄρσενα γίνεται· ἢν δὲ ἀσθενὴς ἐς ἄμφω, ἄμφω θήλεα γίνεται („Wenn in beide Taschen starkes Sperma eintritt, werden beide [Embryonen] männlich, weiblich werden sie dagegen, wenn schwaches Sperma in beide Taschen kommt.“). Cf. auch Dasen S. 28.

Ὅμοια δὲ ἀλλήλοισι τὰ δίδυμα διὰ τόδε γίνεται, ὅτι πρῶτον μὲν ἴσα τὰ χωρία ἐν οἷσιν αὔξεται, ἔπειτα ἅμα ἀπεκρίθη, ἔπειτα τῇσιν αὐτῇσι τροφῇσιν αὔξεται, γόνιμά τε ἀνάγεται ἅμα ἐς φάος. (*Vict.* I, 30, 2; VI, 506, 4-7 L.)

Zwillinge sind einander aus folgendem Grunde ähnlich: weil zunächst die Orte, an denen sie sich entwickeln, die gleichen sind, dann werden sie gleichzeitig abgesondert, dann entwickeln sie sich [embryonal] mithilfe derselben Nahrung und kommen, sobald sie lebenskräftig sind, zur gleichen Zeit auf die Welt.

Offensichtlich werden die Parallelen der Entwicklung hier in chronologischer Reihenfolge genannt; das „gleichzeitig Abgesondertwerden" bezieht sich daher wohl nicht auf den Fetus (die Geburt wird ja darauf noch einmal gesondert genannt), sondern noch auf das Sperma, wenn dies auch nicht sprachlich deutlich gemacht wird. Gemeint sein dürfte hier aber, daß die Zwillinge aus der gleichen Samenportion entstehen. Unklar ist allerdings, was mit der an erster Stelle genannten „Entwicklung an denselben Orten" gemeint ist, da diese Bemerkung die Chronologie stört (die „Absonderung" kommt ja erst danach) und die zwei „Gebärmuttertaschen" wohl kaum als „gleiche Orte" bezeichnet werden können. Am plausibelsten ist es wohl anzunehmen, daß hiermit die Gebärmutter als ganze zu ein und demselben Zeitpunkt gemeint ist. Eventuell könnte auch der Prozeß der Spermabereitung gemeint sein, da das Sperma beider Zwillinge nach der Pangenesistheorie von den elterlichen Körperteilen stammt, die zum Zeitpunkt der Spermabereitung eine identische Konstitution haben (anders als bei zu unterschiedlicher Zeit geborenen Geschwistern). Unter diesem Aspekt könnten eventuell die Körperteile der Eltern mit „gleiche Orte" gemeint sein; doch ist diese letztere Deutung wohl zu gesucht.

Ergänzend seien hier noch Bemerkungen späterer Autoren zur Erblichkeit von Erkrankungen erwähnt. Aristoteles[39] äußert sich zwar nur zur Vererblichkeit sichtbarer körperliche Merkmale, stellt

39 Cf. Anm. 26 und 28 sowie Anm. 1 (Hier wird festgestellt, daß Kinder die Merkmale entfernt Verwandter erben können).

hierbei aber fest, daß die Manifestation eines Merkmals eine Generation überspringen könne (ein gewisses dunkles Wissen um genetische „Konduktoren“ ist also auch bei ihm vorhanden). Des weiteren bemerkt Aristoteles, daß auch erworbene Merkmale weitergegeben werden können – insofern ist auch Aristoteles „Lamarckist“. Der *Anonymus Londinensis* (1. Jh. n. Chr.) erwähnt einen sonst nicht weiter bekannten ägyptischen Arzt namens Ninyas, der Krankheiten in angeborene (συγγενικά) und erworbene (ἀλλότρια) eingeteilt habe;[40] diese Einteilung wird vom Verfasser des *Anonymus* aber eher als Kuriosität aufgefaßt (cf. die Formulierung Νινύας ἰδίως λέγει).[41]

Ein Gedanke zur Vererblichkeit nicht nur äußerer, sondern wiederum auch innerer Erkrankungen findet sich dann in der (pseudo-)[42] galenischen *Ars medica.* Hier wird festgestellt, daß eine Dyskrasie (diesmal der Elementarqualitäten!) in den einzelnen „Körpergeweben“ (Homöomeren) von Geburt an (ἐκ γενετῆς) bestehen kann:

> νοσῶδες δέ ἐστι ἁπλῶς σῶμα, τὸ ἐκ γενετῆς ἤτοι δύσκρατον τοῖς ὁμοιομερέσιν, ἢ ἀσύμμετρον τοῖς ὀργανικοῖς, ἢ ἀμφότερα. (2, 2; I, 310, 9 K.)
>
> Krank aber ist schlichtweg ein Körper, der von Geburt an in seinen Homöomeren eine Dyskrasie hat oder der in seinen organischen Bestandteilen [d. h. den inneren Organen und Gliedmaßen] ein Mißverhältnis hat, oder bei dem beides der Fall ist.

40 ὁ δὲ Αἰγύπτιος Νινύας ἰδίως λέγει τὰ μὲν συνγενικὰ [sic! M. W.] γίνεσθαι πάθη, τὰ δὲ ἀλλότρια καὶ τὰ μὲν συνγενικὰ ἔμφυτα τοῖς σώμασιν εἶναι („Der Ägypter Ninyas aber behauptet auf eigentümliche Art und Weise, daß die einen Krankheiten angeboren, die anderen aber erworben seien und daß die angeborenen Erkrankungen dem Körper eingepflanzt seien.“).

41 Ebenso Grmek S. 23.

42 Ich folge in dieser Hinsicht J. Kollesch (*Anschauungen von den APXAI in der Ars medica und die Seelenlehre Galens*, in: P. Manuli / M. Vegetti, *Le opere psicologiche di Galeno, Atti del terzo colloquio galenico internazionale, Pavia 10-12 settembre 1986*, Neapel 1988, S. 215-229). Eine ausführlichere Begründung für diesen Standpunkt soll andernorts gegeben werden.

Auch in der *Ars medica* wird also von der Vererblichkeit einer Grunddisposition ausgegangen; diese ist allerdings nicht durch die Säfte, sondern durch die Elementarqualitäten bestimmt. Es wird somit deutlich, daß die Eigenschaften einer κρᾶσις bzw. δυσκρασία grundsätzlich dieselben sind, egal ob dem κρᾶσις-Konzept Säfte, die vier Elemente oder Elementarqualitäten zugrunde liegen. Ungeachtet der Frage nach der Authentizität der *Ars medica* erscheint somit plausibel, daß auch Galen ein theoretisches Konzept der Vererbbarkeit von Erkrankungen kannte: Makroskopische Auffälligkeiten wurden durch eine erbliche Störung im dreidimensionalen Aufbau der Organe und Gliedmaßen erklärt (σῶμα ... ἐκ γενετῆς ... ἀσύμμετρον τοῖς ὀργανικοῖς), Störungen auf „Stoffwechsel-" Ebene, dagegen in einer erblichen Dyskrasie der Elementarqualitäten, die die Struktur und Funktion der Homöomere beeinträchtigt (σῶμα, τὸ ἐκ γενετῆς ... δύσκρατον τοῖς ὁμοιομερέσιν). Über den Vererbungsmodus findet sich aber kein Hinweis im *Corpus Galenicum*, d. h. es ist unbekannt, ob Galen von einem familiär gehäuften Auftreten oder lediglich von vereinzelten Störungen im Rahmen der Embryogenese ausging.

Insgesamt läßt sich feststellen, daß die Hippokratiker bei „inneren" Erkrankungen, anders als bei sichtbaren körperlichen Merkmalen, nicht von einer Vererbung der Krankheit als solcher, sondern eher von einer Vererbung der Krankheitsdisposition ausgehen, wobei diese nicht zwingend zu einer Erkrankung führt, sondern lediglich deren Entstehung begünstigt.[43] Der in der *Ars medica* beschriebenen erblichen Dyskrasie scheint die gleiche Vorstellung zugrunde zu liegen, wenn es hier auch nicht die fehlerhafte Mischung der Säfte, sondern der Elementarqualitäten ist, die vererbt wird.

VI

Nach dieser Skizze antiker Vererbungslehren zu generalisierten bzw. inneren Krankheiten und äußeren Merkmalen erscheint es sinn-

43 Cf. Grmek S. 23 „In Hippocratic tradition, going back to *Prorrheticon II* [Stellenangabe fehlt – hier wie im übrigen Kontext des Aufsatzes. M. W.] and strongly vindicated by Galen, generalized diseases were not inherited as such but only diatheses, constitutional predispositions to these diseases."

voll, sich nun vor diesem Hintergrund wiederum dem Hippokrates-Testimonium bei Augustinus / Cicero zuzuwenden. Zunächst zur *simillima temperies ualetudinis* (Test. 1b) bzw. *corporum similis temperatio* (Test. 3) der Zwillinge:

Die Hippokratiker kennen – wie oben gezeigt – bei „inneren" Erkrankungen grundsätzlich eine Vererbung der Krankheitsdisposition von den Eltern auf ihre Kinder. Diese Disposition zu einer Erkrankung äußert sich in einer fehlerhaften Säftemischung (κρᾶσις) im elterlichen Körper. Daß *temperies* bzw. *temperatio* Lehnübersetzungen des griechischen Wortes κρᾶσις sind und sich in den Hippokrates-Testimonien bei Augustinus / Cicero auf eine Mischung der Körper s ä f t e beziehen müssen, falls hier tatsächlich eine hippokratische Lehrmeinung referiert wird, wurde oben gezeigt. Bei der Spermabereitung im Sinne der Pangenesislehre der Hippokratiker wird die „Information" der fehlerhaften Mischung auf das Sperma übertragen. Da das Kind aus dem Spermagemisch seiner beiden Elternteile entsteht, kann sich entsprechend auch bei ihm diese fehlerhafte Säftemischung manifestieren und auf dieser Grundlage die elterliche Erkrankung erneut entstehen. Nach Vorstellung der hippokratischen Autoren sind Zwillinge aus ein und demselben Samenmaterial hervorgegangen. Wenn auch nicht alle Anlagen gleichmäßig beiden Zwillingen vererbt werden, sondern es gewissermaßen dem Zufall unterliegt, wie die Verteilung erfolgt, sind sich Zwillinge dennoch „genetisch" in besonderer Weise ähnlich. Dieser Gedanke wird zwar nicht explizit geäußert (abgesehen von Andeutungen in *Vict.* I, 30, 2, s. o.), läßt sich jedoch gewissermaßen selbstverständlich aus den hippokratischen Thesen zur Vererbung und Zwillingsentstehung folgern. Die Annahme einer *simillima temperies* bei Zwillingen, wie in den Hippokrates-Testimonien bei Augustinus / Cicero geäußert, pointiert also lediglich eine Tatsache, die in der bekannten hippokratischen Lehre implizit enthalten ist. Es kann daher gut sein, daß sie von Poseidonios (oder seiner Quelle) aus den uns heute noch bekannten Schriften des *Corpus Hippocraticum* abgeleitet oder auch einer uns heute nicht mehr bekannten Schrift Περὶ διδύμων entnommen wurde. Nun ist es ja ein vielfach bekanntes Phänomen, daß jüngere Schriften des *Corpus Hippocraticum* aus älteren kompiliert wurden. So könnte es sich auch bei Περὶ διδύμων um ein Exzerpt aus mehreren anderen Schriften des *Corpus Hippocraticum* gehandelt haben. Wenn wir hier also Parallelen der Hippokrates-Testimonien bei Augustinus / Cicero zu mehreren hippokratischen Schriften feststellen, so könnten dies die Schriften gewesen sein, aus denen Περὶ διδύμων kompiliert wurde. Diese ältesten Quellen würden dann selbst durch die Hippokrates-Testimonien bei Augustinus noch „hindurchscheinen".

Nun sei noch auf eine weitere Stelle verwiesen, Test. 1c. Hier wird von Augustinus eine eingehendere medizinische Erklärung für das Phänomen der gemeinsamen Erkrankung der Zwillinge gegeben. Ob auch diese Passage noch aus *De fato* exzerpiert wurde, oder ob Augustinus die Erklärung selbst oder ggf. aus anderer Quelle ergänzte, ist unsicher. Für ein Exzerpt aus dem Kontext der Zwillingskasuistik in *De fato* könnte allerdings sprechen, daß die Erläuterungen relativ präzise und technisch anmuten. Insbesondere fällt hier die folgende Formulierung auf: *parentes ut erant corpore adfecti, dum concumberent, ita primordia conceptorum adfici potuerunt.* Dies ist eine ziemlich genaue Wiedergabe des ansonsten nur im hippokratischen *Genit.* 11 (s. o.) geäußerten Gedankens, daß sich der aktuelle Gesundheitszustand der Eltern auch im produzierten Sperma widerspiegelt, d. h. die Eltern geben die Körperkonstitution, die sie zum Zeitpunkt des Zeugungsaktes haben, durch das Sperma an ihre Nachkommen weiter. Vorausgesetzt ist hier also scheinbar wiederum eine Pangenesislehre. Mit den *primordia conceptorum* wären dann die beiden Konglomerate aus väterlichem und mütterlichem Sperma gemeint, aus denen sich – jeweils in einer „Gebärmuttertasche" – ein Zwilling entwickelt. Es scheint auch deshalb nicht abwegig von einer Zweisamenlehre auszugehen, da ja auch aktuell die Rede davon ist, daß beide *parentes* ihren aktuellen Gesundheitszustand an die Kinder weitergeben, beide also einen gleichartigen Zeugungsbeitrag leisten.

Ebenfalls in Test. 1c wird die parallele Entwicklung der Zwillinge nach der Geburt beschrieben: Da die Zwillinge dem gleichen Bioklima ausgesetzt gewesen seien (gleicher Wohnort mit gleichem Klima und gleichem „Einfluß des Wassers"), die gleichen Nahrungsmittel zu sich genommen und die gleichen Leibesübungen betrieben hätten, sei ihre Ähnlichkeit auch nach der Geburt weiterhin aufrechterhalten worden. In Test. 2 wird dieser Gedanke nochmals aufgenommen, diesmal in negativer Form, indem behauptet wird, Hippokrates habe unterschiedliche Nahrung und unterschiedliche körperliche Betätigung (*diuersa alimenta et exercitationes*) als Ursache dafür angegeben, daß Zwillinge von unterschiedlicher Gesundheit seien bzw. unterschiedlich erkranken können. Während in Test. 1c unklar war, auf wen diese Erläuterungen zurückgehen, wird in Test. 2 ausdrücklich „Hippokrates“ als Urheber dieser Gedanken genannt.

Daß die gleiche Nahrung und die gleichen Orte der Entwicklung zu einer physischen Gleichheit führen, wurde bei der Diskussion der oben zitierten Stelle *Vict.* I, 30, 2 festgestellt[44] – wenn sich diese Hippokrates-Passage auch nicht auf das adulte, sondern auf das embryonale Entwicklungsstadium bezieht. Ansonsten erinnert Test. 1c an die in den ersten drei Kapiteln des hippokratischen *Aer.* geäußerten Gedanken (der gleichen Schrift, in der auch die Vererblichkeit körperlicher Merkmale beschrieben wird [s. o.]!). In *Aer.* wird die Auswirkung klimatischer Faktoren auf die humoralpathologischen Konstitutionen der Bewohner verschiedener Regionen erörtert. Als einzige der hippokratischen Schriften erwähnt *Aer.* auch die Auswirkungen des Wassers (gemeint wohl hauptsächlich des Trinkwassers; τῶν ὑδάτων ... τὰς δυνάμιας; *Aer.* 1; cf. den etwas ungewöhnlich wirkenden Bezug auf die *uis aquarum* in Test. 1c!) und dann auch die Vorliebe für Sport (φιλογυμνασταί; *Aer.* 1; cf. wiederum die *eaedem exercitaiones* in Test. 1c) – beides als Faktoren, die sich auf die körperliche Konstitution auswirken.

Im Ergebnis kommt Test. 1c zu dem Schluß, daß aus gleichem „genetischem Material“ und gleicher Lebensweise („nature“ und „nurture“) eine äußerst ähnliche körperliche Konstitution (!) der Zwillinge entstanden sei, so daß die für die Krankheit auslösenden Faktoren auch bei beiden zu einer Erkrankung führten: *tam similia corpora gererent, ut etiam ad aegrotandum uno tempore eisdemque causis similiter mouerentur.*

Aus dieser Bemerkung tritt nochmals besonders scharf hervor, daß eine Disposition vererbt (und aufrechterhalten) wird, nicht eine Krankheit als solche (was auch aus moderner Sicht im Hinblick auf die gegenwärtige Diskussion um „Krankheitsgene“ nicht uninteressant erscheint).[45]

---

44 Auch Dasen S. 27 bringt die Aussage dieser Hippokrates-Stelle mit dem Hippokrates-Testimonium bei Augustinus in Zusammenhang.

45 Freundlicher Hinweis von Prof. Dr. K.-D. Fischer.

Inhaltlich sind also, wie bis hierhin gezeigt, alle in Test. 1-3 geäußerten Vorstellungen von Krankheit und Vererbung „gut hippokratisch", könnten also durchaus entweder aus den hier genannten Schriften des *Corpus Hippocraticum* oder einem verlorenen hippokratischen Traktat Περὶ διδύμων entnommen worden sein.

VII

Bevor eine Schlußfolgerung aus den bisherigen Beobachtungen gezogen werden soll, erscheint es interessant, noch einen Blick auf die weitere antike und neuzeitliche Rezeption der Zwillingskasuistik zu werfen. Aus der Antike ist neben Ciceros *De fato* und Augustinus' *De civitate dei* noch eine weitere Schrift bekannt, in der das Motiv gleichzeitig erkrankter Zwillinge vorkommt und zwar nicht nur beiläufig, sondern als zentrales Thema:

Es handelt sich um die achte pseudoquintilianische *Declamatio maior*, die den Titel *Gemini languentes* trägt. Bei Deklamationen handelt es sich um Übungsreden, die eine Rolle im Rahmen der rhetorischen Ausbildung spielten und auf (zumeist fingierten und oft an den Haaren herbeigezogenen) Musterfällen basierten.[46] Die pseudoquintilianischen *Declamationes maiores* werden zumeist in das 2. Jh. n. Chr. gesetzt, wobei ihre Datierung einige Probleme bereitet.[47] Die *Gemini languentes* kreisen um einen fiktiven Tötungsfall. Das der Deklamation vorangestellten *argumentum* lautet wie folgt:

> *Gemini, quibus erat mater et pater, aegrotare coeperunt. Consulti medici dixerunt eundem esse languorem. Desperantibus reliquis promisit unus se alterum sanaturum, si alterius uitalia inspexisset. Permittente patre execuit* [sic] *infantem et uitalia inspexit. Sanato uno accusatur pater ab uxore malae tractationis.*

Zwillinge, deren Eltern noch am Leben waren, erkrankten. Zu Rat gezogene Ärzte sagten, es sei die gleiche Erkrankung. Während die übrigen Ärzte die Hoffnung aufgaben, versprach ein

46 P. L. Schmidt, Art. *Declamationes*, in: Der Neue Pauly, Bd. 3 (Cl-Epi), Stuttgart / Weimar 1997, Sp. 350f.

47 Cf. Håkanson S. 2290.

Arzt, er werde einen Zwilling heilen, wenn er die inneren Organe des anderen Zwillings untersucht hätte. Mit Erlaubnis des Vaters tötete[48] er das Kind und untersuchte seine Organe. Nachdem der andere Zwilling auf diese Weise geheilt werden konnte, wird der Vater von seiner Ehefrau wegen übler Behandlung angeklagt.

Die Deklamation besteht in der Anklagerede des Anwalts der Mutter. Fraglich ist, woher der Autor sein Thema bezogen hat. Gemeinhin wurden die Motive antiker Deklamationen – nach dem Zeugnis von Sueton – aus geschichtlichen Anekdoten (*historiae*) oder aktuellen Vorkommnissen entlehnt.[49] Der Autor (bzw. die Autoren) der pseudoquintilianischen Deklamationen scheint daneben wiederholt Anleihen an klassische lateinische Autoren zu machen,[50] was ja, da es sich um Musterreden aus dem Kontext des Rhetorikunterrichts handelt, auch nicht weiter verwundert. Während über die Parallelen zu einigen Dichtern bereits Beobachtungen vorliegen, fehlen bislang noch Untersuchungen über die Vorbilder unter den Prosaschriftstellern.[51]

Vor diesem Hintergrund erscheint es nicht abwegig, daß das Motiv der gleichzeitig erkrankten Zwillinge vom Verfasser der Deklamation aus Ciceros *De fato* entnommen wurde, zumal sich der Klassiker Cicero sprachlich wie motivisch geradezu als Fundgrube für den Autor einer Musterrede anbietet und seine Schriftten einem Rhetoriklerher zwangsläufig vertraut gewesen sein müssen.[52] Es dürfte jedenfalls für den Verfasser der Deklamation die bequemere und näherliegende Variante gewesen sein, aus den lateinischen Klas-

48 Stramaglia geht hier von einer Vivisektion aus (cf. ders. S. 93), wofür sich aber keine zwingenden Anhaltspunkte im Text finden. Zu *infans* cf. Stramaglia S. 93f.

49 *sed ratio docendi nec una omnibus nec singulis eadem semper fuit quando uario modo quisque discipulos exercuerunt. ueteres controuersiae aut ex historiis trahebantur sicut sane nonnullae usque adhuc aut ex ueritate ac re, si qua forte recens accidisset: itaque locorum etiam appellationibus additis proponi solebant.* (Suet. *gramm.* 25, 8f.)

50 Siehe die folgende Anm.

51 Cf. Håkanson S. 2295f.

52 Auch Dasen S. 27 zitiert das *argumentum* der *Declamatio maior* VIII in Zusammenhang mit dem Hippokrates-Testimonium bei Augustinus.

sikern zu schöpfen als selbst das Motiv der erkrankten Zwillinge der griechischen Literatur zu entnehmen. Oben (cf. Anm. 7) hatten wir ja gesehen, daß es vermutlich Poseidonios war, der die verschiedenen Beispiele für die Existenz des Fatums[53] – darunter die „hippokratischen Zwillinge" – aus der Literatur zusammengetragen hatte.

Mit der Fragestellung, inwiefern der Autor der achten Deklamation aus Cicero geschöpft haben könnte, sollen nun die für die Zwillingskasuistik relevanten Passagen der Deklamation betrachtet werden. Zunächst sei hier die Argumentation des Vaters genannt, die vom Anwalt referiert wird:

> *'Fratres,' inquit, 'et gemini erant, ideoque credibile est illis eundem fuisse languorem.'* (Ps. Quint. *decl.* VIII, 12)

> Er [sc. der Vater] sagt: „Es waren Brüder und sogar Zwillinge; deshalb ist es glaubhaft, daß beide die gleiche Krankheit hatten".

Dies ist nun eine „inverse" bzw. modifizierte Form der aus Cicero bekannten Zwillingskasuistik. Es wird nämlich nicht wie beim Hippokrates-Testimonium bei Augustinus / Cicero zunächst der gleiche Krankheitsverlauf zweier Brüder beobachtet und daraus geschlußfolgert, es handle sich um Zwillinge. Vielmehr ist bekannt, daß es Zwillinge sind. Da beide gleichzeitig erkrankten, nimmt der Vater an, daß beide auch von der derselben Krankheit betroffen sein müssen.[54] Diese Annahme ist wiederum nur dann plausibel, wenn erneut die Vorstellung präsent ist, daß eine identische, ererbte Körperkonstitution beider Zwillinge (und ggf. die gleiche Lebensweise, von dieser ist aber hier nicht die Rede) „Nährboden" bzw.

---

53 … *quorum in aliis, ut in Antipatro poeta, ut in brumali die natis, ut in simul aegrotantibus fratribus, ut in urina, ut in unguibus* … (Cic. *fat.* 5).

54 Diese vom Vater vertretene Argumentation muß jedoch nicht die Position der zuerst konsultierten Ärzte widerspiegeln. Wenn es dem *argumentum* zufolge die Ärzte waren, die eine gleichartige Erkrankung bei den Zwillingen diagnostizierten, könnte dies einfach auch im Sinne einer übereinstimmenden Symptomatik zu deuten sein (freundlicher Hinweis von Frau Prof. Dr. U. Weisser).

Ausgangspunkt für die gleiche Erkrankung sei. Die gleiche „genetische Ausstattung" wird hier ebenfalls angesprochen (allerdings im Kontext einer Argumentation, die die „biologistische" Sichtweise der Ärzte und des Vaters in Frage stellt):

> *quid refert, an ex isdem prima illa duorum corporum animorumque compago seminibus oriatur?* (Ps. Quint. *decl.* VIII, 12)
>
> Inwiefern ist es relevant, ob [jeweils] jener erste Verbund der beiden Körper und Seelen aus demselben Samenmaterial entsteht?

Die Argumentation des Vaters gibt also durchaus die rationellen, „naturwissenschaftlichen" Anschauungen der Hippokratiker wieder.[55] Die Gegenargumentation, vertreten vom Anwalt der Mutter, stellt dagegen primär auf soziale, affektive und – astrologische Argumente ab. Letzteres zeigt sich vor allem in folgender Passage:

> *nec enim tam pariter in lucem de maternis exiluere uisceribus, ut illos eadem origo signauerit: quantum putas interfuisse temporis, dum primum uteri pondus egeritur, dum parumper exonerata uitalia altero rursus homine laxantur? breue fortassis exiguumque uideatur inmortalibus oculis, sed si terrena mente perspicere uelis orbis huius uastitatem, scies multum esse, quod inter duas transcurrat animas. uoluitur super nos haec caeli siderumque compago … hoc tu parum credis esse spatium, quod diuersis pariter rebus impletur?* (Ps. Quint. *decl.* VIII, 13)
>
> Die Zwillinge kamen nämlich nicht derart gleichzeitig aus dem Mutterleib auf die Welt, daß sie der gleiche Geburtszeitpunkt kennzeichnete [d. h. daß sie das gleiche Horoskop hätten]:

55 Stramaglia (S. 11f.) spricht von der „hippokratischen These" wohl nur aufgrund der Autorenangabe „Hippokrates" bei Augustinus: „Del resto, alla somiglianza fisica non corrisponde una perfetta identità di indole e di destini. Il declamatore affronta l'argomento per confutare la tesi ippocratica – adottata dal padre a giustificazione del suo operato – secondo cui i gemelli verrebbero sempre colpiti entrambi dalle stesse malattie." Die Lehrmeinungen der hippokratischen Schriften zum Thema Zwillinge und Vererbung scheint Stramaglia jedenfalls nicht untersucht zu haben.

> Wieviel Zeit, glaubst du, ist dazwischen vergangen, während das erste Kind herausbefördert wurde und, nachdem die [mütterlichen] Eingeweide ein wenig entlastet waren, sie von neuem einen zweiten Menschen entließen? Für Götteraugen scheint dies vielleicht nur ein äußerst kurzer Augenblick zu sein, aber wenn man mit dem Verstand eines Sterblichen die Weite dieser Erde betrachten möchte, wird man wissen, daß viel Zeit zwischen dem [ersten] Atemzug des einen und des anderen Zwillings vergeht. Über uns dreht sich dieser Verbund aus Himmel und Sternen … [es folgt eine komplexe Beschreibung mehrerer schnell und gleichzeitig ablaufender Vorgänge der „Himmelsrotation" an einem Tag] … Glaubst du, dies sei ein zu kurzer Zeitraum, der gleichzeitig von [derart] verschiedenen Vorgängen ausgefüllt wird?

Bei Augustinus findet sich nun eine sehr ähnliche Passage, die auch auf astrologischer Ebene zu erklären versucht, weshalb Zwillinge ein unterschiedliches Schicksal haben können. Augustinus gibt als Gewährsmann dieser Erklärung den römischen Naturforscher Nigidius Figulus an, der ein Zeitgenosse und Freund Ciceros war:

> … *adfertur nobile illud commentum de figuli rota, quod respondisse ferunt Nigidium hac quaestione turbatum, unde et Figulus appellatus est. Dum enim rotam figuli ui quanta potuit intorsisset, currente illa bis numero de atramento tamquam uno eius loco summa celeritate percussit; deinde inuenta sunt signa, quae fixerat, desistente motu, non paruo interuallo in rotae illius extremitate distantia. 'Sic', inquit, 'in tanta rapacitate caeli, etiamsi alter post alterum tanta celeritate nascatur, quanta rotam bis ipse percussi, in caeli spatio plurimum est: hinc sunt', inquit, 'quaecumque dissimillima perhibentur in moribus casibusque geminorum'.* (Aug. *civ.* V, 3; Bd. I, S. 193, Z. 32 - S. 194, Z. 10 Dombart / Kalb)

> … es wird jenes bekannte Experiment mit der Töpferscheibe zitiert, von dem es heißt, daß es Nigidius als Antwort gegeben habe, als er von dieser Frage [sc. weshalb Zwillingen Unterschiedliches zustoßen kann] beunruhigt war [bzw. als er mit dieser Frage bedrängt wurde]. Daher wurde er dann auch „Nigidius der Töpfer" genannt. Während er nämlich eine Töp-

ferscheibe mit soviel Schwung wie er nur konnte in Drehung versetzte, markierte er sie, während sie lief, mit maximaler Geschwindigkeit zweimal hintereinander mit einem Tintenstrich, scheinbar an der gleichen Stelle. Nachdem die Scheibe zum Stillstand gekommen war, fanden sich dann seine Markierungen an ihrem Rand in beträchtlichem Abstand voneinander. Er erklärte: „Analog dazu kommt – in Anbetracht der so rasend schnellen Bewegung des Himmels – im Himmelsraum ein sehr großer Abstand zustande, selbst wenn der eine Zwilling so ungeheuer schnell nach dem anderen zur Welt käme, wie ich selbst die Töpferscheibe zweimal markiert habe. So erklärt sich alles,“ sagte er, „was man an großen Abweichungen beim Charakter und Schicksal von Zwillingen anführt.“

Dieses Gleichnis des Nigidius ist zwar allein bei Augustinus überliefert. Es ist jedoch sehr wahrscheinlich, daß auch noch diese Passage von Augustinus aus *De fato* übernommen wurde, da sich in ihr mehrere Indizien finden, die Ciceros Autorschaft plausibel machen: Nigidius war ein Vertrauter Ciceros und wird von Cicero auch sonst häufig zitiert. In *De civitate dei* V, 3, einem Kapitel, das sich unmittelbar an das Kapitel mit den „Zwillingen des Hippokrates“ anschließt, werden *inquit*-Formeln verwendet, die nicht zu erklären wären, wenn es sich hierbei nicht weiterhin um ein Cicero-Zitat (aus *De fato*) handelte.[56] Nicht zuletzt steht dieses Gleichnis auch thema-

---

56 Cf. S. Angus, *The Sources of the First Ten Books of Augustine's De Civitate Dei*, Princeton 1906 [*Diss. phil.*], S. 163 und (insbes.) S. 21f.: "For the nobile illud commentum de figuli rota in DCD V. 3 (p. 193.32) there is, so far as I know, no literary authority except this passage of Augustine, and it is impossible to say with certainty whom Augustine has followed in this story. But the probabilities are greatly in favor of Ciceronian authority. ... Nigidius Figulus, about whom the story is related, was on very friendly terms with Cicero, had some correspondence with him and is chiefly mentioned in his works. A second argument which I think points in the same direction is derived from the words inquit, inquit (p. 194.6 and 9) used parenthetically in relating the story. These words I take as referring still to the same author, namely Cicero, who has been his authority in chap. 2. A third and still stronger argument in support of Ciceronian authority, may be advanced from a close examination of the context. Chap. 3 is closely connected

tisch in unmittelbarer Verbindung mit der zuvor in Kapitel V, 2 erwähnten astrologischen Erklärung des Zwillingsphänomens: Das Nigidius-Experiment widerlegt unmittelbar die These des Poseidonios vom identischen Horoskop der Zwillinge. Und dies ist ja auch ganz im Sinne Ciceros, der bei den gleichzeitig erkrankten Zwillingen keinen Einfluß des Fatums sehen möchte (... *in simul aegrotantibus fratribus ... uis est nulla fatalis* [Cic. *De fato* 5 = unser Test. 4]). Von einer Herkunft der Nigidius-Stelle aus *De fato* ist somit wohl auszugehen.

Bei einem Vergleich der Nigidius-Passage mit der Argumentation des Anwalts der Zwillingsmutter in der achten Deklamation treten nun deutliche Parallelen hervor: In beiden Fällen soll die Behauptung widerlegt werden, daß die Zwillinge das gleiche Horoskop hätten (*ut illos eadem origo signauerit*, nach der Formulierung des pseudoquintilianischen Autors). Als Beweis wird in beiden Fällen auf die schnellen „Himmelsbewegungen" verwiesen, die dazu führen, daß in der vermeintlich kurzen Zeitspanne zwischen der Geburt des einen und des anderen Zwillings sich die Sternenkonstellation schon wieder verändert hat.[57]

---

with chap. 2, note itaque, and it is still on the same subject. It begins Frustra itaque adfertur nobile illud commentum de figuli rota. To what does adfertur refer? In support of what is nobile illud commmentum brought forward? Only one answer is possible: it refers back to the astrologia treated of in the preceding chapter, in which chapter Cicero was the authority. From all this we conclude that he too is the authority for this story in the beginning of chap. 3, which is all the more likely because followed by the words inquit, inquit mentioned already. These three arguments seem to point beyond doubt to Cicero as Augustine's authority here. Moreover if the narrative about Hippocrates and Posidonius Stoicus in DCD V. 2 is referred to the treatise De Fato, to which it seems most natural to assign it, as Dombart and the editors of Cicero do, then I have no doubt nobile illud commentum de figuli rota is also a fragment of the same." (Hervorhebungen im Original).

57 Diese Parallele bemerkt bereits Vives in seinem Kommentar zur ersten englischen Übersetzung von *De civitate dei* (Healey / Vives): „How much time thinke you (saith *Quintilian*) was betweene the first birth, and the second? but a little truely in mortall mens iudgement, but if you will consider the immen-

Der einzige Unterschied zwischen Pseudoquintilian und der Nigidius-Stelle bei Augustinus (und wohl auch Cicero) ist, daß in der achten Deklamation weder der Name des Nigidius fällt, noch das Experiment mit der Töpferscheibe erwähnt wird. Dies kann jedoch für eine rhetorische Schulübung als selbstverständlich gelten, mit der schließlich keine wissenschaftlichen Absichten verfolgt werden sollten. Eine Nennung der Quellen wäre hier nicht nur unnötig (und unüblich), sondern würde zudem die Fiktion der Einheitlichkeit zerstören. Für den Verfasser der Deklamation dienen die literarischen Vorbilder ja lediglich als Materialquellen, für ihn steht nicht die Treue der Wiedergabe seiner Quellen oder deren Kenntlichmachung im Vordergrund sondern allein – sein juristischer Fall.

Aus allen bis hierher vorgebrachten Gründen erscheint es plausibel, Ciceros *De fato* als Quelle für das Thema der achten *Declamatio maior* anzunehmen; dies umso mehr, als in der *declamatio* auch die Theorie des Nigidius (sinngemäß) verwertet wird, für die zumindest Poseidonios oder gar ältere Traktate als Quellen nicht infrage kommen.

VIII

Soweit zur Rezeption der Zwillingskasuistik in der Antike. Bevor wir eine Schlußfolgerung aus den bisherigen Beobachtungen

---

sity of this vniuerse, you shall find much passed betweene their two productions. *In geminis langue.*" (Vives' Kommentar [S. 201] zum Töpferscheiben-Experiment in *civ.* V, 3). Auch am Ende von *civ.* V, 2 zitiert Vives als Parallele „*Quintil. In Geminis Languentibus*" (Vives' Kommentar zu: *si tam celeriter alter post alterum nascitur, ut eadem pars horoscopi maneat, paria cuncta quaero, quae in nullis possunt geminis inueniri*). Auch Stramaglia (S. 11f.) weist auf die argumentative Übereinstimmung von Nigidius Figulus und Pseudoquintilian hin: „Tutt'altro, a detta del nostro oratore: muovendo da considerazioni astrologiche, egli afferma che i gemelli non nascono sotto lo stesso oroscopo a causa del – seppur brevissimo – intervallo di tempo che separa la nascita dell'uno da quella dell'altro. Sulla questione esisteva una polemica molto accesa: le posizioni più importanti erano rappresentate da un lato da Posidonio di Apamea, il quale affermava che i gemelli vengono concepiti e nascono sotto la medesima disposizione astrale; dall'altro da Nigidio Figulo – col quale sembra concordare l'autore della declamazione VIII [meine Hervorhebung. M. W.] – che sosteneva che i gemelli, a causa del rapido movimento del cielo, nascono sotto influssi astrali completamente diversi."

ziehen, erscheint es interessant, noch einen Blick auf das Nachleben der Augustinus-Passage in der frühen Neuzeit zu werfen. Die neuzeitliche Rezeption ist allerdings nicht in medizinhistorischer, sondern ausschließlich in sprachwissenschaftlicher Hinsicht von Interesse. Wohl gegen Ende des 16. Jahrhundert wurde nämlich die Zwillingskasuistik, vor allem im englischsprachigen Raum, ursächlich für ein geflügeltes Wort im intellektuellen Diskurs und in der Literatur: Der Ausdruck „Hippocrates' twin(ne)s" bzw. „Twin(ne)s of Hippocrates" diente dazu, eine besonders enge, untrennbare Verbundenheit zweier Personen, abstrakter Begriffe oder Dinge zu beschreiben. Wilfred Pirt Mustard war einer der ersten, der in zwei Miszellen[58] auf diese Metapher bei Lyly, Chapman und Milton aufmerksam machte und feststellte, daß diese wohl von Augustinus' Bericht von den „hippokratischen Zwillingen" in *De civitate dei* inspiriert sei.[59]

Hier sei im folgenden eine umfangreichere Sammlung von Textpassagen wiedergegeben, in denen die Metapher „Twins of Hippocrates" verwendet wird. Daß die Aufstellung weder erschöpfend noch systematisch ist, sondern allein auf zufälligen Funden in der Literatur beruht, braucht nicht betont zu werden. Die Anordnung folgt – soweit wie möglich – chronologischen Gesichtspunkten. Mus-

58 Mustard (1923) und (1926).

59 Dies war vor Mustards Miszellen auch schon anderweitig bemerkt worden. Cf. T. M. Parrott (Hrsg.), *G. Chapman: All Fooles and The Gentleman Usher*, Boston / London 1907 (The Belles-Lettres Series; Sect. 3: The English Drama), S. 291 (Anm. zu *The Gentleman Usher* IV, 3, 17). Parrott stellt hier fest, daß „Hippocrates' twins" auf Augustinus' *De civitate dei* zurückgingen, daß diese Kasuistik wohl aus Ciceros *De fato* stamme (das fälschlicherweise als Ganzes als „lost book" bezeichnet wird) und im *Corpus Hippocraticum* fehlt. Parrott weist überdies auf zwei weitere Anspielungen Chapmans auf die hippokratischen Zwillinge in dessen *Masque of the Middle Temple* (1613 Chapman) und dessen Gedicht *A Good Woman* (1612 Chapman) hin. Offenbar unabhängig von Mustard erwähnt Welldon die Augustinus-Stelle und die Erwähnung der „hippokratischen Zwillinge" bei (1580 Lyly, *Epistle dedicatory*) und (1649 Milton) (J. E. C. Welldon, *Aurelii Augustini episcopi Hipponensis De civitate Dei contra paganos librii XXII*, Band 1, London 1924, S. 198).

tard erwähnt in seinen Miszellen allein die Beispiele (1580 Lyly), (1606 Chapman) und (1649 Milton).[60]

An allen untenstehenden Belegstellen fällt der vollkommen freie Umgang mit dem Augustinus-Wortlaut auf, der derart von den Autoren verändert und ausgeschmückt wird, daß die eigentliche Quelle nur noch schwer erkennbar ist – die einzige Gemeinsamkeit zwischen diesen Belegen und Augustinus besteht darin, daß überhaupt von „Zwillingen des Hippokrates" die Rede ist: Denn nach Belieben wird den Hippokratischen Zwillingen eine Reihe paralleler Eigenschaften zugeschrieben, die bei Augustinus, der ja nur von der gemeinsamen Erkrankung spricht, nicht stehen.[61] Am häufigsten begegnen die zwei Erweiterungen, daß die Zwillinge (1) „gemeinsam leben und sterben" und (2) „gemeinsam lachen und weinen" würden. Jede dieser Erweiterungen wird wohl auf eine eigene Intermediärquelle zurückgehen. Von der (ursprünglich von Augustinus erwähnten) gemeinsamen Erkrankung ist nur noch in fünf der hier genannten Beispiele, (1573 und 1580 Cartwright, 1612 und 1613 Chapman und 1644 Williams), die Rede.

Zur Entstehung und Verbreitung dieser Wendung vermutete Walter Landauer, daß wohl die erste englische Übersetzung von *De civitate dei* durch Healey im Jahre 1610[62] hierzu den Anstoß gegeben habe.[63] Doch ist Healeys Übersetzung der Zwillingskasuistik durchaus wörtlich,[64] und auch in Vives Kommentar *ad locum* ist weder von

---

60 Beispiel (1642 Charles I.) erscheint schon bei Wolfe / Hughes (cf. Anm. 63), Beispiel (1649 Anon.) bei Lowenhaupt (cf. Anm. 68).

61 So auch Mustard (1923): „The statement that they also 'died together' may be a later inference, or a later refinement."

62 Cf. Anm. 57.

63 D. M. Wolfe / M. Y. Hughes (Hrsg.), *Complete Prose Works of John Milton*, Bd. III, 1648-1649, New Haven / London 1962 S. 542, Anm. 15: „Mustard traced the Hippocratic twins back to Augustine's City of God V, 2: and in a personal letter Dr. Walter Landauer of the University of Conneticut has confirmed the reference and suggested that the passage may have become popular after Vive's edition of the Civitas Dei was translated into English in 1610."

64 Healey / Vives S. 199: „Cicero saith, that *Hippocrates* that excellent Phisitian wrote, that two children that were brethen, falling sicke, and the sicknesse waxing and waning in both alike, were here-vpon suspected to be twinnes."

einem „gemeinsamen Leben und Sterben“ oder „gemeinsamen Lachen und Weinen“ der Zwillinge die Rede. Überdies begegnet (wie aus untenstehender Liste ersichtlich) die Metapher „Hippocrates’ twins“ bereits vor dem Jahr 1610, in dem Healeys Ausgabe erschien. Healey scheidet somit als Quelle des geflügelten Wortes aus.

Nun ist auffällig, daß die Zwillingsmetapher den Texten stets einen gewissen „gelehrten“ Anstrich verleiht. Häufig begegnet sie in theologischem Kontext bzw. wird von Autoren verwendet, die selbst Theologen sind – daneben aber auch von Nicht-Klerikern. Könnte dies ein Hinweis sein, daß die Metapher ursprünglich einer (oder mehreren) populär-theologischen Schriften entstammt, die Quelle der Metapher also möglicherweise im Umfeld der Erbauungsliteratur zu suchen wäre? Dies würde einerseits die Verbindung zu Augustinus herstellen, andererseits plausibel machen, weshalb es zu den (stets ähnlichen) textuellen Entstellungen gekommen sein mag.

Stellen mit der Metapher „Zwillinge des Hippokrates“:

1573: Thomas Cartwright (engl. puritanischer Theologe), *A Replye to an Answere Made of M. Doctor Whitgifte, Agaynste the Admonition to the Parliament*, London (?) o. J. [1573], zitiert nach: H. M. Dexter / M. Dexter, *The England and Holland of the Pilgrims*, London 1906, S. 132:

“And vndoubtedly, seeing that the church & common wealth … be lyke vnto Hypocrates twinnes, whych were sicke togither, and well togiher, laughed togither, and weeped togither, and alwayes like affected …”. Derselbe Autor nochmals in: (1580 Cartwright).

1576: Robert Peterson (Übs.), *Galateo of Maister Iohn Della Casa, Archebishop of Beneventa. Or rather, A Treatise of the Manners and Behaviours …*, London 1576, fol. 1rf. (im Vorwort des Übersetzers, also nicht aus dem Italienischen übersetzt):

“And truly, Courtesie and Courtiership, be like Hippocrates twinnes, that laughe together, and grow together: and are so one affected, that who so divorceth them, destroyeth them.”[65]

65 Cf. das Argument in der pseudoquintilianischen *Declamatio* VIII, es sei grausamer, die Zwillinge zu trennen als sie sterben zu lassen: *paene crudelius est geminos diuidere quam perdere* (Ps. Quint. *decl.* VIII, 15, 7-8).

1580: Thomas Cartwright, Brief an die Universität Leiden (*Documenta Actorum Senatus* I, f. 96-98; zitiert nach: P. C. Molhuysen, *Bronnen tot de geschiedenis der Leidsche Universiteit, Eerste Deel 1574 - 7. Febr. 1610*, Den Haag 1913, S. 14, Anm. 2):

“*Quando etenim scholae cum ecclesia arctissima coniunctio intercedat, sintque tamquam Hippocratis gemelli qui mutua quadam compassione valetudinem pariter et recuperent et amittant* …”[66] Derselbe Autor nochmals in: (1573 Cartwright).

1580: John Lyly, *Euphues and his England*, London 1580, zitiert nach: R. W. Bond (Hrsg.), *The Complete Works of John Lyly*, Bd. 2, Oxford 1902:

“… the Twinnes of Hippocrates, (who wer as lyke as one pease is to an other) …” (*Epistle dedicatory*, S. 5 Bond).

“Such force hath time and triall wrought that if *Thirsus* shoulde dye I woulde be buried with him; imitating .... *Hippocrates* Twinnes, who were borne together, laughed together, wept together, and dyed together” (S. 77 Bond).

1588: Robert Some, *A Defence of Such Points in R. Some's Last Treatise as Mr. Penry Hath Dealt Against:* …, London 1588, S. 189:

“*The priests lips shall keepe knowledge. Mal. 2* yea, M. *Caluine*, a famous learned man writeth vpon that place of *Malachie*, that *Sacerdos & doctor sunt termini conuertibiles*, that is, that Gods prieft & a teacher are so neere of kinne, that they are like to *Hippocrates* twinnes, which laughed together and wept together, which liued together and died together.”

1606: George Chapman, *The Gentleman Usher*, 4. Akt, 3. Szene, V. 17ff. (über Lord Strozza und seine Ehefrau Cynanche):

“And like the twins Hypocrates reports: / If he fetch sighes, she draws her breath as short: / If he lament, she melts her selfe in teares: / If he be glad, she triumphs …”. Derselbe Autor nochmals in: (1612 und 1613 Chapman).

1607: William Camden, *Actio in Henricum Garnetum Societatis Iesuiticae in Anglia Superiorem, Et caeteros qui proditione longe immanißima Serenißs. Britanniae Magnae Regem … e medio tollere coniurarunt*, London 1607, S. 266:

“*Ita Anglia & Scotia quasi Hippocratis gemelli qui vna rident & collacriment* [sic] …”

66 Hier ist wohl eine direkte Kenntnis der Augustinus-Stelle zu vermuten, da die Wiedergabe ungewöhnlich treu ist.

1612: George Chapman, *A Good Woman* (Gedicht), (in: *Petrarch's Seven Penitentiall Psalms, Paraphrastically Translated: with Other Philosophical Poems, and a Hymne to Christ upon the Crosse*) V. 59ff.:

"And as the twins of learn'd Hippocrates, / If one were sicke, the other felt disease: / If one rejoyc't; ioy [sic] th'others spirits fed: / If one were grieu'd, the other sorrowed: / So fares she with her husband; euery thought / (Weightie in him) still watcht in her, and wrought." Derselbe Autor nochmals in: (1606 und 1613 Chapman).

1613: George Chapman, *The Memorable Maske of … the Middle Temple, and Lyncolns Inne*, London 1613:

"Twins of which Hippocrates speaks" (Randglosse zu Vers 342ff.).
"Twinns, as of one age, so to one desire / May both their bloods giue, an vnparted fire. / And as those twinns that Fame giues all her prise, / Combined their lifes pow'rs in such *Sympathies*; / That one being merry; mirth the other grac't: / If one felt sorrow, Th'other grief embrac't. / If one were healthfull; Health the other pleasd: / If one were sicke: the other was diseasd; / And all waies ioynd in such a constant troth / That one like cause had like effect in both …" (V. 342ff.). Derselbe Autor nochmals in: (1606 und 1612 Chapman).

1617: William Fennor, *The Compters Common-Wealth, or A Voiage Made to an Infernall Iland Long Since Discouered by Many Captaines, Seafaring-Men, Gentlemen, Marchants, and Other Tradesmen* … , London 1617, S. 31:
"… they will be as nigh his body as his sinnes are his soule … they neuer will be from his elbow but seem to be his bosome friend, his masculine sweete heart, and that like *Hypocrates* Twinnes they must liue and die together."

1621: Rev. John Cotton (Puritaner in Neuengland), Brief vom 30.08.1621 an Roger Williams, zitiert nach: S. Bush jr., *The Correspondence of John Cotton*, Chapel Hill u. a. 2001:

"*Lex Spiritus vitae … alios aliorum 'onera' portare edocet, & (tanquam Hippocratis gemellos, imo* [sic] *tanquam membra eiusdem corporis) alios aliorum curas, dolores, honores, gaudia, parili animorum affectu persentiscere*."

1638: John Davenport (engl. Puritaner und Gründer von New Haven / Connecticut) / Theophilus Eaton, Brief vom 12.01.1638 an "Governour, Deputy and Assistants", zitiert nach: J. Savage (Hrsg.), *The History of New England from 1630 to 1649, by John Winthrop Esq., First Governour of the Colony of the Massachusetts Bay*, Bd. 1, Boston 1825, S. 405:

" … these plantations as well as those, which the Divine Providence hath combined together in a strong bond of brotherly affection … or rather they are joined together as Hippocrates his twins, to stand and fall, to grow and decay, to flourish and wither, to live and die together."

um 1640: David Calderwood, *The History of the Kirk of Scotland*, zitiert nach: T. Thomson (Hrsg.), *The History of the Kirk of Scotland by Mr. David Calderwood, Some Time Minister of Crailing, Edited from the Original Manuscript Preserved in the British Museum*, Bd. 4, Edinburgh 1843, S. 507f.:

"And that his civill and externall governement … is not different from the spirituall and internall governement of the elders of the kirk … notwithstanding they, as two loving and most inteere sisters, goe alwayes together, for their mutuall confort and pleasure; yea, even as the twinnes of Hippocrates, that so were joyned in a nature and sympathie, that when one of them leughe or mourned, the other was incontinent moved to the same affection also."

1640: William Lithgow, *The Gushing Tears of Godly Sorrow*, Edinburgh 1640, [S. 24]:

"For prayer is, the souls great sacrifice, / Which speaks to God; and meditation, / Is Gods speech to the soule; an exercise / Conjoyned together; two revolv'd in one: / The one invelopes the other, and speaks / Reciprocall: Both our salvation seeks. // Which two, like *Hypocrates* twinnes are bred, / Who liv'd, fed, slept, joyd, wept, and dyed together; / So can they not be separate indeed / … ".

1640: Alexander Ross, *ΠΑΝΣΕΒΕΙΑ, or, A View of All Religions in the World*, Sect. 15, kurz vor Q 12:

"In a word, Religion flourisheth and fadeth with the Priests and Ministers thereof; it riseth and falleth, floweth and ebbeth, as they do; and with Hippocrates Twins they live & die together …".

1641: Francis Quarles, *Enchiridion*, Kap. LXXVII:

"Hope and Feare, like Hippocrates' twins, should live and dye together." Derselbe Autor nochmals in: (1646 Quarles).

1641: Gervaise Hollis, Parlamentsansprache am 10. Juli 1641, zitiert nach: W. Cobbett, *Cobbett's Parliamentary History of England* …, Bd. 2, London 1807, Sp. 878:

"For, my Lords, the Protestant religion and this kingdom are like Hippocrates's [sic] twins, that must both live and die together."

1641ff.: Edward Hyde, 1st Earl of Clarendon, *The History of the Rebellion and Civil Wars in England* (7 Bd. Oxford 1839, Bd. 2, S. 34):

"… who knew the ecclesiastical and civil state was so wrought and interwoven together, and, in truth, so incorporated in each other, that like Hippocrates' twins, they cannot but laugh and cry together;"

1642: Charles I. von England, Parlamentsansprache 12.08.1642[67], in: H. Parker / J. Sadler / Th. May (Hrsg.), *The Kings Cabinet Opened: or, Certain Packets of Secret Letters & Papers, Written with the Kings own Hand, and Taken in His Cabinet at Nasby-Field, June 14. 1645*, London 1645, S. 54:

"Also on Aug. 12. after *He* [sc. the King] *acknowledges that the King and Parliaments are like the twins of* Hyppocrates, *which must laugh and cry, live and dye together.*" (kursiv im Original).

1644: Roger Williams (Vater des Baptismus in Amerika], *The Bloudy Tenent of Persecution*, London 1644, Kap. 115:

"… the civil state and the spiritual, the church and the commonweal, they are like Hippocrates' twins, they are born together, grow up together, laugh together, weep together, sicken and die together, …".

1646: Francis Quarles, *Judgment and Mercy for Afflicted Souls*, Teil I, Kap. *The Proud Man,* Abschnitt *His Soliloquy*:

"How inseparable, O my soule, is pride and folly! which like Hippocrates' twinnes still live and die together." Derselbe Autor nochmals in: (1641 Quarles).

1646: John Campbell, 1st Earl of Loudoun, *D. Magni Scotiae Cancellarii prima oratio in colloquio cum deputatione utriusque domus in depicta Camera Octobris primo Anno 1646* (zitiert nach: W. Spang, *Motuum Britannicorum verax Cushi ex ipsis Joabi et oculati testis prototypis totus translatus*, Rotterdam 1647, S. 228):

"*Tertium fundamentum & relatio nostrae uniunis est coniunctio utriusque Regni, quae adeo necessaria & usui fore hactenus iudicata est, ut subinde declararint, se velle una stare & labi, & (tanquam Hippocratis gemellos) una vivere & mori.*"

---

67 Cf. R. und A. Guillaume (Hrsg., Üs.), *John Milton, Écrits politiques 1642-1660*, Lausanne 2007, S. 276 Anm. 2: "On trouve 'les jumeaux d'Hippocrate' dans La Cité de Dieu de saint Augustin (V, 2). Comparison fréquente aux XVIe-XVIIe siècles, notamment chez Lyly, Chapman, dans le message de Charles Ier au Parlement du 12 août 1642."

1649: Anon., *Eikon Alethine, The Pourtraiture of Truths Most Sacred Majesty … Wherein the False Colours are Washed Off, Wherewith the Painter-Steiner had Bedawbed Truth … in his Counterfeit Piece Entituled Eikon Basilike*, London 1649,[68] Kap.: *Letter to Seduced People*:

“The Presbyter and Independent in this cause are like Hypocrates twins, they must live and die together …”.

1649: John Milton, *Eikonoklastes*, London 1649, Kap. XXI:

“He would work the people to a persuasion that if he be miserable, they cannot be happy. What should hinder them? Were they all born twins of Hippocrates with him and his fortune, one birth, one burial?”

1656: Anon., *Sanctae Paginae Encomium, in quo breviter loco suo de Praeadamitis*, [Titel so vollständig! M. W.], o. O. 1656, S. 15:

“*Necessitudo est inter cor osque mortalium, pene ut Medici Hippocratis gemelli, si cor ridet, os in cachinnum solvitur, si cor tristatur, os ululat …; si cor imposturam amat, os ad eloquendum promptum est.*”

1657: Jeremy Taylor, *The Great Exemplar of Sanctity and Holy Life According to the Christian Institution Described in the History of the Life and Death of the Ever Blessed Jesus Christ, the Saviour of the World*, London 1657 (weitere Auflagen unter anderen Titeln, z. B.: *The History of the Life and Death of the Holy Jesus*), Discourse VII, *Of Faith*:

“And, therefore, the old Greeks called faith and charity a miraculous chariot or yoke, they bear the burden of the Lord with an equal confederation: these are like Hippocrates’ twins, they live and die together.”

1658: Thomas Burton / J. T. Rutt (Hrsg.), *Diary of Thomas Burton, Esq. Member in the Parliaments of Oliver and Richard Cromwell, from 1656 to 1659 …*, Bd. 3, London 1828, S. 510 (Eintrag vom 28.02.1658):

“I never knew the House of Commons less honourable, because the House of Lords was right honourable … We are twins … Let us not struggle in the womb,

68 Dieses Pamphlet, von dem Milton auch die Formulierung der der „hippokratischen Zwillinge“ übernahm, diente als Quelle von Miltons *Eikonoklastes*, cf. W. H. Lowenhaupt, *The Writing of Milton’s “Eikonoklastes”*, in: Studies in Philology, Bd. 20, Nr. 1 (Jan.1923), S. 29-51 (S. 38).

to destroy one another. Let us rather, like Harpocrates's [sic!][69] twins, live and die together."

1659: Samuel Clarke, *Golden Apples or Seasonable and Serious Counsel from the Sanctuary to the Rulers of the Earth, … Collected out of the Writings of the Most Orthodox and Judicious Divines, Both Presbyterians and Independents*, London 1659, S. 97:

"A good conscience and true faith, like Hippocrates twins, live and die together."

1659: Thomas Case, *The Morning Exercise Methodized: or Certain Chief Heads and Points of the Christian Religion … Opened and Improved in Divers Sermons by Several Ministers of the City of London … May 1659*, London 1660, S. 623:

"Tumults in the Church do necessarily beget confusions in the Common-wealth; for the Church and State, like Hippocrates twinnes, they weep, and laugh, and live, and die together."

ca. 1659-1661: James Gordon, zitiert nach: Spalding Club (Hrsg.), *History of Scots Affairs, from MDCXXXVII to MDCXLI [1637-1641], by James Gordon, Parson of Rothiemay*, Bd. 3, Aberdeen 1841, S. 110:

"That next they wer [sic] to distinguish betuixt kirk and state, ecclesiastical and civill power … thes [sic] so united as Hippocrates twinnes, standing and falling, living and dying together …".

1662: Philipp von Zesen, *Die Gekröhnte Majestäht*, Amsterdam 1662, S. 32:

„… so wündsche ich / daß Ihrer Majestäht Glückseeligkeit / und unsere Freude / eben als die Zwillinge des Hippokrates / zusammen leben und sterben mögen …".

1665: Anon., *The English Rogue Described in the Life of Meriton Latroon, a Witty Extravagant Being a Compleat* [sic] *History of the Most Eminent Cheats of Both Sexes*, London 1665, Kap. 47:

"… that like *Hippocrates* twins we must needs live and die together."

69 Nun waren zwar die ägyptischen Gottheiten Harpokrates und Horus tatsächlich Zwillinge und galten als Symbol der Einheit, doch ist hier die Verwechslung mit Hippokrates evident.

1671: Edward Fowler, *The Design of Christianity*, London 1671, Chap. 11, Sect. 2, (S. 122f.):

"For *misery* is no less of the essence of sin and wickedness, that is light of the Sun; so that it is impossible they should ever be separated from one another, but that they must like the Twins of *Hippocrates*, live and die together."

1680: Molineux Disney, zitiert nach: M. Disney / W. B. D. D. Turnbull, *Claim of Molineux Disney, Esq. to the Barony of Hussey, MDCLXXX, with Remarks by W. B. D. D. Turnbull, Esq. Advocate, F. S. A. Scot*, Edinburgh 1836, S. 32:

"Honour is not only an Inheritence, but incident, and so inseparable to the Blood, that like Hippocrates his Twins, they live and die together, and cannot be separated but by Act of Parliament …"

1696: Anon., *MASSACHUSETTS: or The First Planters of New-England, The End and Manner of Their Coming Thither, and Abode There: In Several Epistles*, Boston 1696, S. 33:

"In istas autem (bono cum Deo) cum appulimus oras, … ex praxi Ecclesiasticæ politeias, quam hic exercere cæpimus, hoc inprimis experti sumus, posse Ecclesiasticam politeiam, cum politeia civili optime consistere, et tanquam Hippocratis gemellos, et ridere simul, et simul flere."

1716: Rev. Cotton Mather, *Letter to a Gentleman of London* (1716), zitiert nach: New Hampshire Historical Society (Hrsg.), *Collections of the New Hampshire Historical Society*, Bd. 3, S. 122:

"At Hampton … there were Twin sisters … They were never contented except they were together. … The particulars wherein every body with pleasure and wonder saw how they were agreed, and how like your famous Twins of Hippocrates, which you tell us would *Flere et Ridere simul*, were numberless."

Belege dieses geflügelten Wortes begegnen – eher vereinzelt – noch in späterer Zeit, bis zum Ende des 19. Jahrhunderts, diese späteren Fundstellen sollen hier jedoch nicht wiedergegeben werden.

Abschließend sei noch auf Modifikationen dieser stehenden Wendung hingewiesen. Wie schon weiter oben angedeutet, hat die Bemerkungen des „live and die together" nichts mehr mit Augustinus zu tun, rückt die Zwillinge in ungewöhnliche Nähe und gibt ihnen fast den Anschein, „siamesisch" zu sein.[70] In der Tat findet sich in Quellen des 19. (teilweise auch noch des 21. [!]) Jahrhunderts bisweilen die gleiche Zwillingsmetapher mit „live and die together" – nur daß hier hier der Wortlaut „Zwillinge des Hippokrates" durch „s i a m e s i s c h e Zwillinge" ersetzt ist, z. B.:

1842: Richard Oastler, *The Fleet Papers, Being Letters to Thomas Thornhill, Esq. … From Richard Oastler, His Prisoner in the Fleet …*, Bd. 2., London 1842, S. 256:

"I am not advocating the cause of the agriculturist to the prejudice of the manufacturer, but the common cause of both, who, like Siamese twins, must live and die together."

Hier liegt eine freie Kombination der Redensart des „live and die together" mit der erst im 19. Jahrhundert als „siamesisch"[71] benannten Doppelmißbildung vor. Es verwundert nicht, daß sprachlich dieser Schritt erfolgte, da einerseits ein „live and die together" bei „normalen" Zwillingen unplausibel erscheint,[72] andererseits sich seit dem 19. Jahrhundert ein landläufig Gebildeter kaum noch etwas unter den „Zwillingen des Hippokrates", wohl aber unter „siamesischen Zwillingen" vorstellen konnte.

70 So schreibt Bush, *Correspondence of John Cotton* (s. o.), in Unkenntnis des Hippokrates-Testimoniums bei Augustinus, als Anmerkung zu (1621 John Cotton), es handle sich um „Conjoined twins. I have not found such a reference in Hippocrates" (S. 97, Anm. 13).

71 Der Begriff „siamesische Zwillinge" geht auf die thorakopagen Zwillinge Chang und Eng Bunker (1811-1874) zurück, die seit 1830 in der westlichen Welt als Attraktion vor der Öffentlichkeit präsentiert wurden (cf. H. Heigel, *Die siamesischen Zwillinge*, Berliner klinische Wochenschrift, 6. Jg, Berlin 1869, Nr. 14 [05.04.1869], S. 146f.). Auch in der Antike waren aber siamesische Zwillinge schon bekannt, wie aus Erwähnungen bei Aristoteles (*Gen. an.* IV, 4; 770a, 13-15 u. 773a, 3f.) und Augustinus (*civ.* 16, 8) hervorgeht. Cf. auch Dasen S. 38f. und 277, Rathmayr S. 85ff. und Bien S. 122.

72 Zur zeitlichen Übereinstimmung von Lebensvorgängen eineiiger Zwillinge, Kasuistiken gleichzeitiger Erkrankungverläufe und gleichzeitigen Todesfällen bei denselben cf. aber F. Ahlfeld, *Beiträge zur Lehre von den Zwillingen*, in: Archiv für Gynäkologie, Bd. IX (1876), S. 196-261 (S. 222f.) und W. Fliess, *Der Ablauf des Lebens, Grundlegung zur exakten Biologie*, Leipzig / Wien 1906, S. 246f. Doch ist die Objektivität dieser älteren, eher anekdotenhaften Kasuistiken zu bezweifeln.

Nicht selten begegnet auch die Zwillingsmetapher allein mit Bezug auf „Zwillinge“, ohne daß hinzugefügt wird, es handle sich um Zwillinge des Hippokrates:

1610: James I., Kommentar, dem Parlament von Lord Salisbury in seiner Rede vom 08.03.1610 überbracht, zitiert nach: E. R. Foster [Hrsg.], *Proceedings in Parliament 1610, Volume 2: House of Commons*, New Haven 1966, S. 50:

„The marriage between law and prerogative is inseparable and like twins they must joy and mourn together, live and die together. The separation of the one is the ruin of the other.“

1633: Jasper Fisher (zugeschr.), *Fuimus Troes, The True Trojans*, London 1633:

Akt 2, Szene 1: “Virtue and Valor (those fair twins / That are born, breathe and die together!).”[73]

Akt 5, Szene 5: “… like those admired twins. Let us rejoice, mourn, live and die together.”

1676: Rev. L. Womack, Sermon on ‘Aaron's Rod in Vigour’, Preached at Ipswich, 1676, zitiert nach: R. H. Thornton, *Folk-Lore Concerning Twins*, in: Notes and Queries: a Medium of Inter-Communication for Literary Men, General Readers etc., Bd. S10-VII (177) (18. Mai 1907), S. 387:

“When the administration of these Offices [of Prince and Priest M. W.] is committed to distinct persons, their interest is so mixt and twisted, that like Twins they thrive and fade, live and die, together.”

1680: V. Alsop, *The Mischief of Impositions*, London 1680, S. 61:

“Power to command and obligation to obey are twins. Both are born, live and die together.”

73 Cf. William Rowley / Thomas Middleton, *A Match at Mid-Night. A Pleasant Comoedie: As it Hath Beene Acted by the Children of the Revells*, London 1633, 2. Akt, V. 165: “Vertue and Vallor (These faire twinnes / that are borne, breath and die together”.

IX

Anhand von allem bis hierher Erwähnten läßt sich die Tradierung der Zwillingskasuistik von der Antike bis in die Neuzeit überblicken. Der mutmaßliche Weg der Überlieferung kann anhand eines Stemmas wie folgt veranschaulicht werden:

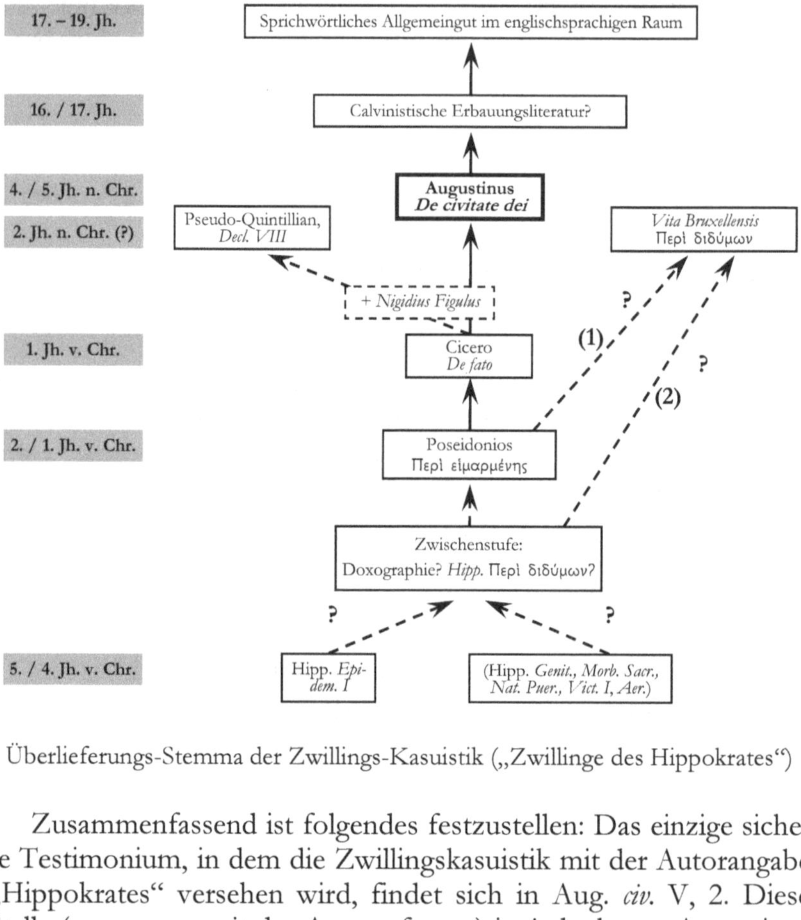

Überlieferungs-Stemma der Zwillings-Kasuistik („Zwillinge des Hippokrates“)

Zusammenfassend ist folgendes festzustellen: Das einzige sichere Testimonium, in dem die Zwillingskasuistik mit der Autorangabe „Hippokrates“ versehen wird, findet sich in Aug. *civ.* V, 2. Diese Stelle (zusammen mit der Autorreferenz) ist jedoch von Augustinus als Exzerpt aus Cicero gekennzeichnet. Da in den erhaltenen Schriften Ciceros eine solche Passage nicht enthalten ist und sich in Ciceros *De fato* nach einer größeren Textlücke ein Rückverweis auf die „Zwillinge des Hippokrates“ findet, ist davon auszugehen, daß Augustinus aus einem heute verlorenen Teil von *De fato* exzerpiert hat. Im erhaltenen *De fato* steht der Rückverweis auf die Zwillingskasuistik im Kontext mehrerer Beispiele, die mit Poseidonios in Verbindung gebracht werden. Durch den Umstand, daß Augustinus für die gleichzeitige Erkrankung der Zwillinge zusammen mit der Erklärung des „Hippokrates“ auch eine Alternativerklärung des Poseidonios überliefert, wird die Theorie einer Herkunft des Testimoniums aus *De fato* nochmals untermauert. Wie der Wortlaut der Zwillingskasuistik bei Poseidonios war, ist jedoch nicht mehr feststellbar, da dessen Schrift „Über das Schicksal“ (Περὶ εἱμαρμένης), der Cicero die Kasuistik wohl entnahm, verloren ist. Ob die Zwillingskasuistik mit den zugehörigen medizinischen Erklärungen tatsächlich einer hippokratischen Schrift entstammte und Ciceros (von Augustinus referierte) Formulierung *Hippocratem … scriptum reliquisse* somit im Sinne von „hat eine Schrift hinterlassen“ zu lesen wäre, bleibt ebenfalls im Dunkeln. Im uns überlieferten *Corpus Hippocraticum* ist das Testimonium in seiner von Augustinus tradierten Form jedenfalls nicht nachweisbar. Es fallen indes inhaltliche Parallelen zu einer Passage aus *Epid.* I (Kasuistik gleichzeitig erkrankter verschieden alter B r ü d e r , nicht Zwillinge) auf; überdies spiegeln sich mehrere Grundprinzipien hippokratischer Zwillingsembryologie und Vererbungslehre in denjenigen Augustinus-Stellen wieder, die wir oben als Test. 1-3 bezeichnet haben: Vererbung krankheitsrelevanter Dispositionen auf Nachkommen (*Morb. Sacr.*), Vererbung des Krankheitszustands bzw. der Körperkonstitution, den die Eltern im Augenblick der Spermatogenese hatten, auf ihre Kinder (*Genit.*), Entstehen der Zwillinge aus dem gleichen, nur aufgeteilten Spermamaterial beider Eltern (Zweisamenlehre!) und embryonale Entwicklung unter gleichen Bedingungen (*Vict.* I und *Nat. Puer.*), schließlich Auswirkung von Klima, Wasser (!) und Sport auf die Konstitution nach der Geburt (*Aer.*).

Dies könnte nun heißen, daß Poseidonios' Informationen auf m e h r e r e Schriften des *Corpus Hippocraticum* zurückgehen. Poseidonios muß diese Daten aber nicht selbst gesammelt haben, möglich ist ebensogut, daß er schon aus einer Sekundärquelle, z. B. einer Doxographie schöpfte, die ihrerseits auf die genannten Hippokrates-Schriften zurückging und evtl. die Kasuistik der zwei Brüder aus *Epid.* I als Z w i l l i n g s kasuistik umgedeutet hatte. Diese Doxographie könnte ggf. auch mit der hippokratischen Schrift Περὶ διδύμων identisch sein, die in der *Vita Bruxellensis* genannt wird: Oftmals sind ja jüngere Hippocratica aus (mehreren) älteren kompiliert. So könnte auch Περὶ διδύμων eine Kompilation gewesen sein, die aus mehreren – u. a. den hier genannten – Hippokrates-Traktaten Informationen über Zwillinge versammelte.

Jedenfalls sind die von Augustinus referierten Aussagen über die Zwillingsentwicklung „gut hippokratisch“. Es hat daher den Anschein, daß nicht nur Test. 1a aus der Überlieferungslinie Cicero – Poseidonios stammt, sondern auch Test. 1b-3. Um lediglich erläuternde Zutaten von Augustinus dürfte es sich hierbei wohl eher nicht handeln, da diese Passagen inhaltlich zu „hippokratisch“ anmuten.

Wie könnte nun der Titel Περὶ διδύμων in die Werkliste der *Vita Bruxellensis* gekommen sein? Auch hierzu ist keine eindeutige Aussage möglich. Entweder existierte tatsächlich eine solche Schrift. Da wir nur deren Titel kennen, bleibt jedoch Spekulation, ob in diesem Fall in ihr auch die Kasuistik aus *De fato* enthalten war.

Gleichfalls wäre aber denkbar, daß erst in Kenntnis der Zwillingskasuistik bei Poseidonios (sekundär) ein Schriftentitel „Über Zwillinge“ in die Brüsseler Hippokrates-Vita eingefügt wurde. Dies wäre beispielsweise für den Fall denkbar, wenn (a) auch bei Poseidonios eine Formulierung analog dem ciceronischen *scriptum reliquisse* gestanden hätte und wenn (b) demjenigen, der den Titel hinzufügte, keine hippokratische Schrift bekannt war, in der diese Zwillingskasuistik enthalten war. In Kombination beider Fakten (a + b) könnte diese Person angenommen haben, es müsse ein Traktat „Über Zwillinge“ existieren bzw. existiert haben, wodurch er verleitet wurde, dieses *opus nullius* in der Liste zu ergänzen. Unter den Titeln am Ende des Pinax der *Vita Bruxellensis*, Titel, die mit einiger Wahrscheinlichkeit alle erst nach Verfassung des eigentlichen Pinax ergänzt wurden, finden sich u. a. solche, die einen verderbten griechischen Wortlaut widerspiegeln. Da auch „Über Zwillinge“ am Ende des *Pinax Bruxellensis* steht, ist es am wahrscheinlichsten anzunehmen, daß eine Ergänzung des Schrifttitels auch im griechischen Original der *Vita* (als Περὶ διδύμων) und nicht erst in der lateinischen Übersetzung (als *De geminis*) erfolgte.

Nun noch zur pseudoquintilianischen *Declamatio maior* VIII: Da antike Deklamationen generell Schulstücke sind und auch einige sprachliche Wendungen der pseudoquintilianischen Deklamationen aus lateinischen Dichtern und Prosaklassikern stammen, ist es naheliegend anzunehmen, daß das Motiv der erkrankten Zwillinge und Teile der Argumentation vom pseudepigraphen Autor aus Ciceros *De fato* übernommen wurden. Da ein Argument in der *Declamatio* VIII auffällig mit einer bei Augustinus überlieferten Argumentation des Cicero-Vertrauten Nigidius Figulus übereinstimmt, eine Stelle, die höchstwahrscheinlich auch in *De fato* vorkam und die einen für Nigidius charakteristischen Gedankengang enthält, ist anzunehmen, daß Ciceros *De fato* die Quelle des Motivs der gleichzeitig erkrankten Zwillinge war. Da die Nigidius-Stelle erst von Cicero hinzugefügt worden sein kann, scheiden für die Deklamation frühere Quellen (z. B. Poseidonios) aus.

Der letzte Überlieferungsschritt des Zwillingsmotivs vollzog sich im England des 16./17. Jahrhunderts, wo „Hippocrates' twins" seit ca. 1573 zu einem geflügelten Wort im gelehrten (und teils auch im literarischen) Diskurs wurde. Da hier allerdings nur noch in den wenigsten Fällen von einer Erkrankung der Zwillinge die Rede ist, ihnen dagegen eine Reihe anderer gemeinsamer Eigenschaften beigelegt werden (zumeist „live and die together"), ist eher unwahrscheinlich, daß die Metapher direkt von Augustinus, etwa der ersten englischen Übersetzung von *De civitate dei*, ihren Ausgang nahm. Mittler dürften hier vielmehr eine (oder mehrere?) populäre Schrift(en) aus dem Umkreis der calvinistischen Erbauungsliteratur gewesen sein, die die Augustinus-Stelle frei variierten und erweiterten. Im 19. Jahrhundert erfolgte dann eine Übertragung der Formulierung „live and die together" auf die neue Metapher der siamesischen Zwillinge.

Wie im England des 17. Jahrhunderts, wo das Zwillingsmotiv als geflügeltes Wort zahlreiche Ausschmückungen und Umgestaltungen im Wortlaut erfuhr, könnte schon bei den antiken Philosophen, Cicero, Poseidonios und eventuell weiteren Quellen des Poseidonios, nicht streng nach dem hippokratischen Wortlaut zitiert, sondern ein aus der medizinischen Literatur bekanntes Motiv frei verändert worden sein. Die Überlieferung dieser Kasuistik in der Antike erfolgte – wie die Tradierung der Zwillingsmetapher im frühneuzeitlichen

England – schließlich in Kreisen medizinischer Laien, was eine Entstellung des ursprünglichen Wortlauts erklären könnte.

Allerdings bewahrt die Überlieferung des Augustinus einen großen Anteil an hippokratischem Gedankengut und enthält keine Passagen, die als freie Zudichtung erkennbar sind, weshalb die antike Überlieferung der Kasuistik wesentlich inhaltsgetreuer erfolgt zu sein scheint als ihre Reflexe im England des 17. und 18. Jahrhunderts.

So wenig wirklich konkrete Ergebnisse die vorliegende Untersuchung in Anbetracht der schlechten Quellenlage der analysierten Testimonien auch erbringen konnte – es war immerhin möglich, die Überlieferung eines der wohl ältesten, aber am schlechtesten überlieferten Hippokrates-Testimonien nachzuzeichnen (wenn streckenweise auch nur über eine Kette von Mutmaßungen) und zu zeigen, auf wie vielfältige Weise eine kurios und anekdotenhaft wirkende Passage über die Jahrhunderte – fast bis in die Gegenwart – ihren Niederschlag in die verschiedensten Genres der Literatur finden konnte.

Danksagung

Ich danke Herrn Prof. Dr. Lorenzo Perilli, Rom, für die freundliche Aufnahme meines Aufsatzes in die vorliegende Festschrift und für die Gestaltung von dessen endgültigem Layout. Für eine sorgfältige kritische Lektüre des Manuskripts und wertvolle Verbesserungsvorschläge bin ich Frau Prof. Dr. Ursula Weisser, Hamburg, sowie Herrn Prof. Dr. Klaus-Dietrich Fischer, Mainz, sehr zu Dank verpflichtet.

Bibliographie

A. Anastassiou / D. Irmer, *Testimonien zum Corpus Hippocraticum*, Teil I: *Nachleben der hippokratischen Schriften bis zum 3. Jahrhundert n. Chr. unter Einschluß des Caelius Aurelianus sowie der Kompilatoren Oreibasios, Aëtios aus Amida, Alexandros aus Tralleis und Paulos von Aigina*, Göttingen 2006.

H. Bab, *Geschlechtsleben, Geburt und Missgeburt in der asiatischen Mythologie*, in: Zeitschrift für Ethnologie, 38. Jg. (1906), S. 269-311.

C. G. Bien, *Erklärungen zur Entstehung von Mißbildungen im physiologischen und medizinischen Schrifttum der Antike*, Stuttgart 1997 (Sudhoffs Archiv, Beihefte, Heft 38) [*Diss. med.* Tübingen].

V. Dasen, *Jumeaux, Jumelles dans l'antiquité grecque et romaine*, Zürich 2005.

M. Grmek, *Ideas on heredity in Greek and Roman antiquity*, in: Physis N. S. 28 (1991), S. 11-34.

L. Håkanson, *Die quintilianischen Deklamationen in der neueren Forschung*, in: ANRW II 32, 4 (1986), S. 2272-2306.

J. Healey [Üb.] / J. L. Vives [Komm.], *St. Augustine, Of the citie of God, with the learned comments of Io. Lod. Vives. Englished by J. H.*, London 1610

D. Jacquart, *De crasis a complexio: note sur le vocabulaire du temperament en latin médiéval*, in: G. Sabbah (Hrsg.), *Textes Médicaux Latins Antiques*, Saint-Étienne 1984 (Centre Jean Palerne, Mémoires 5), S. 71-76. Wiederabdruck in: D. Jacquart, *La science médicale occidentale entre deux renaissances (XIIe s.-XVe s.)*, Aldershot 1997 (Variorum Collected studies series 567), VI (Pagination wie beim Erstabdruck).

J. Jouanna, *Hippocrate*, Paris 1992.

E. Lesky, *Die Zeugungs- und Vererbungslehren der Antike und ihr Nachwirken*, Wiesbaden 1950 (Akad. d. Wiss. u. d. Lit., Abh. d. geistes- u. sozialwiss. Kl., Jg. 1950, Nr. 19).

W. P. Mustard, *'Hippocrates' Twins'*, in: Modern Language Notes (MLN) 38, Nr. 5 (Mai 1923), S. 313.

ders., MLN 41, Nr. 1 (Jan. 1926), S. 50.

R. Rathmayr, *Zwillinge in der griechisch-römischen Antike*, Wien 2000.

H. Schadewaldt, *Orthopädische Aspekte der Mythologie*, in: K. F. Schlegel (Hrsg.), *Der Körperbehinderte in Mythologie und Kunst*, Stuttgart / New York 1983, S. 1-18.

F. Schatz, *Die griechischen Götter und die menschlichen Missgeburten*, Vortrag gehalten im Docentenverein der Universität Rostock am 3. Mai 1901, Wiesbaden 1901 (Nachdruck Amsterdam 1969).

A. Stahl / P. Tourame, *De la tératologie aux monstres de la mythologie et des légendes antiques*, Archives de Pédiatrie 17 (2010), S. 1716-1724.

A. Stramaglia, *[Quintiliano], I gemelli malati: un caso di vivisezione (Declamazioni maggiori, 8)*, Introduzione di Lorenzo Greco, Cassino 1999.

G. Wilke, *Einfluß des Sexuallebens auf die Mythologie und Kunst der indoeuropäischen Völker*, in: Mitteilungen der anthropologischen Gesellschaft in Wien, Bd. 42 (1912), Heft 2, S. 1-48.

Manuskriptanalyse und Edition II

Weitere Beispiele aus Galens Kommentar zu Hippokrates, De articulis

Christian Brockmann

Die Manuskriptbasis, auf der eine neue Edition von Galens Kommentar zu Hippokrates, Über die Gelenke, ruhen muss, ist zwar schmal und überschaubar, sie eröffnet aber reizvolle Forschungsfragen von paradigmatischer Bedeutung. Denn ein prachtvoller codex vetustissimus aus dem 10. Jahrhundert (Biblioteca Medicea Laurenziana, Plut. 74,7)[1] und ein in seiner Textform bearbeitetes und verändertes Manuskript von dem produktiven Schreiber und Gelehrten Ioannikios aus der Mitte des 12. Jahrhunderts (Bibliothèque nationale de France, Parisinus graecus 1849)[2] sind die beiden wichtigsten Textzeugen. Dabei könnte die Bedeutung der beiden Manuskripte für die bisherigen Druckausgaben, also die Aldina und die auf ihr basierenden drei weiteren Editionen (die Basler Ausgabe 1538, Chartier 1679, Kühn 1829) gegensätzlicher nicht sein: Während der Chirurgen-Kodex aus Florenz von den Herausgebern nicht berücksichtigt wurde, stellt das Ioannikios-Manuskript die handschriftliche Vorlage der durch den Buchdruck verbreiteten Textversion von Galens Kommentar dar.

Auch wenn der Parisinus gr. 1849 inzwischen stemmatisch in die Deszendenz des Laurentianus Plut. 74,7 eingeordnet wird, ist er keineswegs als codex descriptus auszumustern, es kann vielmehr nicht auf ihn verzichtet werden. Denn in dem Ioannikios-Manuskript finden sich die Spuren intensiver gelehrter Arbeit, die es zu untersuchen und zu verstehen gilt. Daraus kann zum einen an den zahlreichen Stellen, an denen der codex vetustissimus Fehler aufweist, mancher Fingerzeig und mancher gute Vorschlag für die

---

1 Online zu benutzen über „Teca Digitale“ (siehe die Bibliographie). Siehe auch die Abb. 1-3 (Ausschnitte)

2 Siehe Abb. 4 (Ausschnitt).

Textkonstitution gewonnen werden, zum anderen ist der Ioannikios-Kodex ein geradezu ideales Forschungsobjekt für die Untersuchung der Leistungen und Möglichkeiten byzantinischer Manuskriptarbeit. In Fortsetzung früherer Arbeiten soll im folgenden die Bedeutung der beiden Kodizes für die Manuskriptforschung und Textkritik an weiteren markanten Beispielen herausgearbeitet werden.[3]

Ioannikios war bekanntermaßen ein Schreiber, dem es gefiel, in seine Vorlage einzugreifen, und der sich keineswegs scheute, etwas zu verbessern. Er war damit mutiger und hat grundlegend anders gearbeitet als z.B. diejenigen, die viele Jahrhunderte zuvor nach dem Zeugnis Galens von einigen Hippokrates-Erklärern für die Verbreitung und den hartnäckigen Erhalt eines Fehlers in den Anfangssätzen des Hippokratischen Werks Über die Gelenke verantwortlich gemacht worden sind. Galen referiert die Auffassung der Interpreten in seinem Kommentar: Möglicherweise sei der Fehler schon vom ersten Schreiber begangen worden und bis jetzt erhalten geblieben, weil sich niemand getraut habe, ihn zu verbessern.[4] Die fehlerhafte oder jedenfalls schwierige Formulierung war offenbar in der Tat langlebig und allgemein verbreitet, doch dass es niemanden gegeben habe, der sich an eine Korrektur herangewagt habe, kann Galen sofort zurückweisen, denn schließlich kann er wenigstens ein Gegenbeispiel benennen; er hat eine Abschrift gefunden, in der es der Schreiber gewagt hat, gegen alle anderen Versionen die von den Experten erwartete oder geforderte und vielleicht leichter verständliche Lesart in den Text zu setzen. Galen vermag sich also auch in diesem kleinen und nur kurz anklingenden philologischen Disput über die Textform, über ihre Stabilität oder Divergenz unter den Bedingungen einer Manuskriptkultur en passant als derjenige zu präsentieren, der gründlicher als seine Mitstreiter und Rivalen in der Hippokrates-Exegese gearbeitet hat und der daher mit einer größe-

3 Brockmann 2010. Siehe außerdem Kudlien 1960, Brockmann 2006 und 2008. Zu Ioannikios s. außerdem u.a. Wilson 1983, Vuillemin-Diem / Rashed 1997, Degni 2008, Baldi 2011.

4 ἔνιοι δ᾽ ἐγχωρεῖν φασιν ἡμαρτῆσθαι τὴν λέξιν οὐκ ὀρθῶς γράψαντος τοῦ πρώτου βιβλιογράφου κἄπειτα μηδενὸς αὐτὴν ἐπανορθῶσαι τολμήσαντος ἄχρι δεῦρο διαφυλαχθῆναι τὴν ἁμαρτίαν. Galen, In Hipp. De artic. comm. I 3, s. die Online-Edition (Brockmann 2005), Kühn XVIII A 308f.

ren Anzahl der im Umlauf befindlichen Manuskripte und ihren Textformen vertraut ist.[5]

Dabei ist die umstrittene philologische Frage eher unspektakulär, sie betrifft aber das wunderbar kryptische und gleichzeitig vielsagende Eingangsstatement des Hippokrates und stand daher im Fokus der Reflexion: „Vom Schultergelenk aber weiß ich, daß es auf eine einzige Art ausrenkt, nämlich in die Achselhöhle. Nach oben aber habe ich (es) noch nie (ausrenken) sehen und auch nicht nach außen. Ich möchte allerdings nicht mit Bestimmtheit feststellen, ob es (dorthin) ausrenkt oder nicht, obwohl ich (auch) über den Fall etwas zu sagen hätte."[6] Dass im Schlussteil dieses Satzes das Pronomen im Singular erscheint, war der Stein des Anstoßes: καίτοι ἔχων περὶ αὐτοῦ ὅ τι λέγω.[7] Denn schließlich hatte Hippokrates gerade explizit erklärt, dass er *zwei* weitere Möglichkeiten des Ausrenkens noch nie gesehen habe. Galen erwägt deshalb, dass sich Hippokrates in seiner hintergründigen Andeutung nur auf eine der beiden Formen des Ausrenkens, eben die direkt zuvor genannte, also die des Ausrenkens nach außen, beziehe. Er fügt dann aber gleich die weitere Erklärungsmöglichkeit an, die auch von einigen Interpreten vorgebracht worden sei, nämlich dass gemäß einer offenbar bereits als altmodisch empfundenen Ausdrucksweise der Singular den gesamten behandelten Sachverhalt bezeichne.[8] Schließ-

---

5 ἐγὼ δὲ καθ' ἕν τι τῶν ἀντιγράφων εὗρον οὕτως γεγραμμένον· καίτοι ἔχων περὶ αὐτῶν ὅ τι λέγω, μεταγράψαι δηλονότι τολμήσαντός τινος τὴν ἐναντίαν τοῖς ἄλλοις εὑρισκομένην γραφήν. Galen, In Hipp. De artic. comm. I 3, Brockmann 2005, Kühn XVIII A 309 (Veränderung gegenüber Kühn in der Online-Edition: ἐναντίαν statt ἐναντίως, s. den Apparat der Online-Edition).

6 Ὦμου δὲ ἄρθρον ἕνα τρόπον οἶδα ὀλισθάνον, τὸν εἰς τὴν μασχάλην. ἄνω δὲ οὔπω εἶδον οὐδὲ εἰς τὸ ἔξω. οὐ μέντοι [γε] διϊσχυρισείω γε, εἰ ὀλίσθοι ἂν ἢ οὔ, καίτοι ἔχων περὶ αὐτοῦ ὅ τι λέγω. Hipp. De artic. 1. Text und Übersetzung hier nach der Online-Edition des Galen-Kommentars: Brockmann 2005 (s. dort zu den textkritischen Fragen); vgl. Kühlewein II 111, Kühn XVIII A 304-308.

7 In den Hippokrates-Manuskripten wird dieser Teilsatz mit καίπερ statt καίτοι eingeleitet.

8 ἀλλὰ τό γε προσκείμενον αὐτῇ κατὰ τὸ τέλος ἔνθα φησίν· καίτοι ἔχων περὶ αὐτοῦ ὅ τι λέγω, δοκεῖ φανερῶς ἐπὶ θατέρου τῶν προειρημένων εἰρῆσθαι. περὶ γὰρ ἀμφοτέρων εἴπερ ἐβουλήθη λέγειν, οὐκ ἂν εἶπεν ἑνικῶς αὐτοῦ. μήποτ' οὖν περὶ μόνης τῆς ἔξω διαφορᾶς ποιεῖται τὸν λόγον, ἐκείνῃ γὰρ ἐπενήνεκται τὸ

lich folgt die bereits zitierte dritte Interpretationsvariante, die einen Fehler im Prozess des Abschreibens vermutete. Das Zeugnis der bekannten und kursierenden Manuskripte fiel dabei offensichtlich so einmütig aus, dass die Anhänger dieser Deutung den Fehler früh entstanden sein ließen und ihn gleich dem ersten Schreiber oder Abschreiber zuwiesen. Das einzig Richtige unter dieser Prämisse wäre dann, tatsächlich so zu verfahren, wie es in dem einen von Galen aufgefunden Manuskript geschehen ist, also das fragliche Pronomen in den Plural zu setzen: καίτοι ἔχων περὶ αὐτῶν ὅ τι λέγω.

Wenn wir auf die beiden ältesten erhaltenen Manuskripte des Galen-Kommentars schauen, so zeigt sich, dass diese eigentlich harmlose philologische Schwierigkeit, die am besten im Sinne der zweiten Lösung zu bewerten ist – der singularische Ausdruck περὶ αὐτοῦ sollte also als Bezeichnung für den gesamten Sachverhalt und damit für beide Arten des Ausrenkens verstanden werden – noch weitere Komplikationen im Lauf der Überlieferung zeitigte. Denn im Laurentianus ist im Hippokrates-Zitat, also im Lemmatext, das Wort αὐτοῦ offenbar beim ersten Schreibvorgang ausgefallen. Der Kopist hat es dann selbst, in zwei Silben aufgeteilt, am Rand der Kolumne rechts und links ergänzt (Abb. 1).[9] Wir können hier nur spekulieren: Ist dem Kopisten zunächst ein kleiner Lapsus unterlaufen und hat er zufällig gerade dieses Wort übersprungen? Oder gab es in seiner Vorlage eine Korrektur oder Variante, die ihn verwirrte? Noch merkwürdiger ist allerdings, dass der Laurentianus an der später folgenden Kommentarstelle, wo Galen ausdrücklich sagt, er sei auf ein Manuskript mit abgewandelter Lesart gestoßen, da ihr Schreiber den Text gegen alle anderen Zeugen zu verändern gewagt habe, die

καίτοι ἔχων περὶ αὐτοῦ ὅ τι λέγω. δύναταί γε μήν, ὥς τινες ἤκουσαν, ἐν σχήματι λέξεως εἰρῆσθαι παλαιῷ περὶ τῶν τρόπων ἀμφοτέρων, ὡς εἰ καὶ οὕτως ἐγεγράφει· 'καίτοι ἔχων περὶ τούτου τοῦ πράγματος ὅ τι λέγω'. Galen, In Hipp. De artic. comm. I 3, Brockmann 2005, Kühn XVIII A 308. In der Online-Edition ist gegenüber Kühn z.B. folgende Korrektur gemäß der Lesart des Laurentianus eingeführt worden: μήποτ' statt μήτ' (Parisinus gr. 1849 und die Editionen). Zu μήποτε im Sinne von ‚vielleicht' s. Kühner-Gerth II 396, Anm. 5.

9 Folio 315v, rechte Kolumne, oberer Bereich. Cf. online über „Teca Digitale" (s. die Bibliographie). In der Online-Edition sind diese Folien integriert, sie können dort ebenfalls eingesehen werden.

Pointe unkenntlich macht, indem er wieder den unveränderten Singular περὶ αὐτοῦ statt des hier eindeutig erforderlichen περὶ αὐτῶν bietet.[10] An dieser Textstelle hat sich Ioannikios, als er sein Manuskript schrieb, jedoch nicht irre machen lassen, sondern korrekt περὶ αὐτῶν eingesetzt. Er hat damit wiederum sein gutes Gespür gezeigt und gerade auch in einer Textpartie, die mangelnden Mut und allzu große Beharrlichkeit von Schreibern beklagt, erneut unter Beweis gestellt, dass für ihn im Gegensatz dazu der aktiv verändernde Zugriff grundsätzlich zur Manuskriptarbeit gehört.

In Galens Kommentar folgt auf die Diskussion der textkritischen Schwierigkeit eine eindringliche Reflexion über die Frage, „weshalb er (Hippokrates) also, obwohl er etwas hätte sagen können, erklärt hat, daß er nichts sagen möchte."[11] Dabei muss freilich zuerst der Vorüberlegung, „was es denn ist, was er hätte sagen können", nachgegangen werden. Dieser einleitende Satz ist im Laurentianus mit zwei Fehlern überliefert, Ioannikios ist es aber in seiner Abschrift gelungen, den Text durch kleine Retuschen derart treffend anzupassen und zu verwandeln, dass wir vermuten können, er habe den ursprünglichen Wortlaut wiederhergestellt (die korrigierten Wörter sind unterstrichen):

> Διὰ τί γοῦν ἔφη καίτοι δυνάμενός τι λέγειν οὐκ ἐθέλειν εἰπεῖν, ἐπισκεψώμεθα πρότερον <u>ἐπινοήσαντες αὐτοὶ</u> τίνα ποτ᾽ ἐστὶν ἃ λέγειν ἐδύνατο.
>
> ἐπινοήσαντες αὐτοὶ] ἐπιποιησαντες αὐτου L

Für die bekannte Fähigkeit des Ioannikios, Fehler seiner Manuskriptvorlagen in einem bestimmten Rahmen verbessern zu können, finden sich gerade auch in den anschließenden Textpartien, die von den Gesichtspunkten handeln, die Hippokrates hätte vorbringen können, wenn er sich über weitere Formen des Ausrenkens hätte auslassen wollen, weitere instruktive Beispiele. Gleichzeitig bestätigt auch dieser Passus, dass Ioannikios manche fehlerhafte Textstelle

10 Folio 316^r, linke Kolumne, Zeile 13. Cf. online über „Teca Digitale" oder die Online-Edition.

11 Die Übersetzung ist hier und im folgenden der Online-Edition entnommen (Brockmann 2005).

unbeachtet ließ oder in einer Weise veränderte, der wir nicht folgen können. Diese Korrekturversuche erschweren es dem Leser in der Regel, der ursprünglichen Lesart auf die Spur zu kommen. Damit ergibt sich als Fazit der Analyse auch hier, dass der moderne Betrachter erst dann, wenn er den Ursprung, also den fehlerhaften Wortlaut des Laurentianus, genau in Augenschein nimmt, verlässliche Anhaltspunkte für die Rekonstruktion des Textes erhält.[12]

Nun zu den konkreten Textbeispielen. Die Grundlage von Galens Argumentation bildet der Gedanke, dass Hippokrates seine Vermutungen über andere Richtungen, in die der Oberarm ausrenken könne, aus der Natur der betroffenen Körperteile hätte ableiten müssen.[13] Um die besonderen Gegebenheiten im Schulterbereich zu charakterisieren, wirft Galen in einer längeren komplexen Periode einen vergleichenden Blick auf die Gelenkverbindungen an Knie, Ellbogen und Oberschenkel. In diesem einen Satzgefüge sind im Laurentianus acht kleinere und größere Fehler von aussprachebedingter Vertauschung von Omikron und Omega[14] über eine fehlerhafte Wortendung oder Verbform bis zur Auslassung sinntragender kleiner Wörter zu verzeichnen. An fünf Stellen ist es Ioannikios gelungen, den Text seines Vorgängermanuskripts zu verbessern, eine weitere kleinere Verbesserung findet sich erstmals in einer späten Abschrift des Laurentianus, nämlich dem Parisinus gr. 2248, der in den 1530er Jahren in Rom im Kreis des Ianos Laskaris entstanden ist. An den zwei verbleibenden Stellen hat Ioannikios die Version des Laurentianus zwar auch verändert, hier ist aber seinen Vorschlägen nicht zu folgen, sondern der Text in modifizierter Weise herzustellen.

---

12 Siehe auch die unter Anm. 3 genannten Arbeiten.

13 δῆλον γὰρ ὡς ἐκ τῆς τῶν μερῶν φύσεως ἡ εὕρεσις αὐτῷ τῶν λεχθησομένων ἐγένετ' ἄν, εἴπερ ὅλως ἠξίωσεν εἰπεῖν τι. Galen, In Hipp. De artic. comm. I 3, Brockmann 2005, Kühn XVIII A 309f. Änderung in der Online-Edition gegenüber Kühn: αὐτῷ statt αὐτῶν (αὐτῶν ist Sonderlesung seit der Aldina).

14 Zwei weitere aussprachebedingte Fehler innerhalb dieses Abschnitts werden stillschweigend übergangen. Denn es wird nach dem Grundsatz verfahren, dass solche Fehler nur dann zitiert werden, wenn mögliche Wortformen entstanden sind.

Hier der edierte Text mit Unterstreichung der acht Stellen, an denen das älteste Manuskript und der Ursprung aller erhaltenen Handschriften, also der Archytyp der Überlieferung, fehlerhaft ist:

> Αὐτίκα γέ τοι τὸ κατ᾽ ὦμον ἄρθρον πάντων τῶν ἄλλων ἑτοιμότερον ἐκπίπτει, διότι τε μονοειδές ἐστι καὶ ἁπλοῦν, οὐχ ὥσπερ τὸ κατὰ γόνυ διπλοῦν ἢ τὸ κατ᾽ ἀγκῶνα ποικίλον τε καὶ ἀνόμοιον, ὅτι τε τοῦ βραχίονος ἡ κεφαλὴ μεγάλη τ᾽ οὖσα καὶ χωρὶς προμήκους αὐχένος ἀβαθεῖ κοιλότητι διαρθροῦται, τοῦ μηροῦ τὴν κεφαλὴν ἔχοντος μικρὰν καὶ τὸν αὐχένα προμήκη τὴν θ᾽ ὑποδεχομένην αὐτὸν κοτύλην βαθμίδα ὀφρύσιν ἀξιολόγοις ἐστεφανωμένην μετὰ τοῦ καὶ σύνδεσμον ἰσχυρότατον κατ᾽ ἄκραν αὐτοῦ τὴν κεφαλὴν τῷ βαθυτάτῳ χωρίῳ τῆς κοτύλης τὴν σύμφυσιν ἔχειν.[15]

Während die leichte Korrektur ἄρθρον statt ἄρθρων nicht weiter hervorgehoben werden muss, erscheint die Verwandlung von γενοιτο in γέ τοι τὸ als durchaus beachtlich. Gelungen sind auch die Einfügungen von οὐχ und κατ᾽ sowie die Verbesserung der Verbform am Schluss, denn das letzte Wort des Satzes lautet im Laurentianus ἔχων, der Infinitiv ist hier aber notwendig.[16] Erst durch den Schreiber des Parisinus gr. 2248 wurde das τ᾽ vor ὑποδεχομένην in θ᾽ korrigiert. Ioannikios hatte sich dagegen für δ᾽ entschieden (so auch noch bei Kühn).

Genauer zu besprechen bleiben noch die hergestellten Lesarten ἀνόμοιον und κοτύλην βαθμίδα.

---

15 Galen, In Hipp. De artic. comm. I 3, Brockmann 2005, Kühn XVIII A 310f. Übersetzung der Online-Edition: „Zum Beispiel renkt das Schultergelenk leichter aus als alle anderen, weil es einförmig und einfach ist, nicht wie das Kniegelenk doppelt oder das Ellbogengelenk vielgestaltig und unregelmäßig, und weil sich der Oberarmkopf, der groß ist und keinen länglichen Hals hat, mit einer flachen Höhle zu einem Gelenk verbindet, während beim Oberschenkel der Kopf klein, der Hals länglich und die ihn aufnehmende Pfanne eine Vertiefung ist, die von einem beachtlichen Rand umsäumt wird; hinzu kommt, daß auch ein sehr kräftiges Band am äußersten Punkt des Oberschenkelkopfes mit der tiefsten Stelle der Pfanne zusammengewachsen ist."

16 Siehe fol. 316r und 316v über „Teca Digitale" oder die Online-Edition.

Im ersten Fall springt es sofort ins Auge, dass der Text des Laurentianus fehlerhaft ist, denn dort liest man ἀποτ' ἀπλουν. Ioannikios erreicht durch leichte Modifikation einen nur leidlich akzeptablen Ausdruck: οὔ π... ἁπλοῦν (wahrscheinlich οὔ ποτε ἁπλοῦν wie in der Aldina und noch bei Kühn). Störend bleibt die Partikel ποτε, doch auch wenn man sie athetierte, kann ein einfaches negiertes Attribut ἁπλοῦν im Kontext nicht überzeugen. Denn nach der Charakterisierung des Schultergelenks als einförmig und einfach (μονοειδές ἐστι καὶ ἁπλοῦν) und der des Kniegelenks als doppelt (διπλοῦν), erscheint es unpassend und geradezu als eine Antiklimax, wenn das Ellbogengelenk zunächst zwar das erlesene Epitheton ‚vielgestaltig' (ποικίλον) erhält, es dann aber in Wiederholung des Ausdrucks ‚einfach', in diesem Fall aber mit Negation, als nicht (oder niemals) einfach bezeichnet wird. Wenn wir eine ausführliche Parallelstelle aus Galens Kommentar zu Hippokrates, De fracturis, zu Rate ziehen (Kühn XVIII B 616f.), so erkennen wir, dass neben dem Adjektiv ποικίλος auch die Ausdrücke ἀνόμοιος und ἄνισος das Ellbogengelenk in terminologisch passender Weise beschreiben können. Auf diese Parallele stützt sich der Ersatz des unverständlichen ἀποτ' ἀπλουν durch ἀνόμοιον an dieser Stelle des De articulis-Kommentars.

An der zweiten Textstelle (κοτύλη· βαθμίδα Laur.: κοτύλην βαθεῖαν Par. 1849) ist ebenfalls auf Grund des Kontexts sofort ersichtlich, dass das erste Nomen nicht im richtigen Kasus erscheint. Die Verwandlung in den Akkusativ κοτύλην liegt nahe und ist als gelungen zu beurteilen. Insoweit ist die Verbesserung des Ioannikios erfolgreich. Der zweiten Frage, die beantwortet werden muss, nämlich wie es zu verstehen ist, dass hier zwei Nomina mit fast gleicher Bedeutung (Pfanne, Vertiefung) im Akkusativ aneinanderstoßen, stellt sich Ioannikios nicht, er geht ihr vielmehr aus dem Weg, indem er voreilig das zweite Nomen einfach beseitigt und zu einem Adjektiv und Beiwort des ersten macht.[17] Dabei bleibt auch die Tatsache völlig unbeachtet, dass im Laurentianus durch einen Hoch-

17 Eine andere Möglichkeit, den überlieferten Text umzuformen, wählt Kudlien in seiner handschriftlichen Voredition, indem er einem Vorschlag Schubrings folgt und das erste Nomen als Genitivattribut vom zweiten abhängig macht: κοτύλης βαθμίδα.

punkt zwischen den beiden Nomina eine Gliederung der Satzteile angezeigt wird (Abb. 2). Der Verbesserungsversuch des Ioannikios führt also zu einer starken Vereinfachung des überlieferten Wortlauts, indem die kleine Fuge im Satz und das seltene Wort βαθμίς ausgesondert werden; doch der Ausdruck βαθμίς ist gerade auch in diesem Kontext besonders passend und bereits bei Hippokrates im Sinne von Vertiefung oder Pfanne einer Gelenkverbindung belegt. Dem originalen Text kommen wir, so scheint es, näher, wenn wir gemäß der Überlieferung beide Nomina im Text belassen, und zwar in der Akkusativform, und das ist auch möglich, denn der Text kann so verstanden werden, wie es in der Online-Übersetzung angedeutet wird: „... während beim Oberschenkel der Kopf klein, der Hals länglich und die ihn aufnehmende Pfanne eine Vertiefung ist, die von einem beachtlichen Rand umsäumt wird."

Der anatomische Vergleich besonders mit dem Oberschenkelgelenk macht insgesamt deutlich, dass die Gelenkverbindung von Oberarmkopf und Schulterpfanne ein Ausrenken begünstigt und dass das Schultergelenk deshalb häufig ausrenkt: εἰκότως οὖν ὀλιγάκις ὁ μηρὸς ἐκπίπτει, πλειστάκις δὲ ὁ βραχίων. Nachdem dieser Argumentationsschritt erreicht ist, kommt Galen zum Kern seiner Antwort auf die Frage, in welche Richtung ein Ausrenken des Oberarmkopfes anatomisch denkbar wäre. Entscheidend ist natürlich zunächst die durch Stoß oder starken Druck einwirkendende Gewalt, die den aus der Verbindung tretenden Knochen in eine bestimmte Richtung drängt. Galen zählt dann aber vier Faktoren auf, die diese Bewegung beeinflussen oder ihr entgegenstehen können: die natürliche Abwärtsbewegung (ἡ φυσικὴ εἰς τὸ κάτω ῥοπή), räumlich Enge (ἡ στενοχωρία), Knochenvorsprünge (ἐξοχαὶ ὀστῶν) und Muskelanspannung (συντονία μυῶν).[18] Während der obere und der äußere Bereich durch starke Barrieren abgedeckt sind, nämlich durch den Bereich des Akromions und kräftige Muskelpartien (Rotatorenmanschette), erscheint ein Abgleiten nach vorn unter ganz bestimmten Bedingungen möglich. Der folgende, für den Gedan-

18 In diesem Abschnitt sind Ioannikios drei beachtliche Verbesserungen von Fehlern des Laurentianus gelungen: γίνεσθαι statt γίγνεται, μένειν δ' statt μεν und συντονίαν statt συντομίαν. Siehe die Online-Edition, Galen, In Hipp. De artic. comm. I 3, Brockmann 2005 (Kühn XVIII A 311).

kengang entscheidende Satz ist durch zwei Fehler im Laurentianus entstellt. Die Korrekturen, die von späterer Hand in dieses älteste Manuskript eingebracht und von Ioannikios übernommen worden sind, stellen keine Verbesserung dar, sie haben im Gegenteil das Verständnis eher verdunkelt und den Zugang zur Korrektur verstellt.

Es folgt der Text, wie er im Ioannikios-Kodex Parisinus gr. 1849 und im wesentlichen noch bei Kühn zu lesen ist. Die beiden entscheidenden Wörter sind hervorgehoben, sie sind im Laurentianus erst durch einen späteren Eingriff über und in der Zeile hergestellt worden (Abb. 3).[19]

> ἐνδέχεται δέ ποτε καὶ βίαιον σχῆμα διαστήσειν ἀπ' ἀλλήλων δυνάμενον εἰς τὴν μεταξὺ χώραν αὐτῶν ἀπώσασθαι τὸ ἄρθρον, ἐν ᾗ σφηνωθὲν ὑπ' αὐτῶν τῶν μυῶν κατασχεθῆναι.[20]

Durch Freilegen der Lesart, die der codex vetustissimus vor der eigenmächtigen Veränderung bot, wird die Korrektur möglich. Im ersten Fall – διαστήσειν – ist es leicht, denn, da der Bearbeiter nur die Infinitiv-Endung -ειν durch das bekannte Abkürzungszeichen (zwei kleine parallele Striche, hier fast wie Gänsefüßchen) über der Zeile hinzugefügt hat, bleibt die ursprüngliche Verbform klar zu erkennen: διαστησαντα.[21] In der nächsten Zeile – δυνάμενον – ist dagegen nur mit Mühe zu erkennen, was im Laurentianus ursprünglich zu lesen war. Zu streichen ist zunächst das an das Ypsilon geheftet kleine Ny. Es lässt sich schließlich auch erkennen, dass das sekundär hergestellte Alpha ein ursprüngliches Omikron verdeckt. Auch die Endung -ον in Abbreviatur über der Zeile (Diagonale von links oben nach rechts unten) stammt von der zweiten Hand und ist deshalb wegzulassen. Es ergibt sich für den Laurentianus an dieser Stelle also δύο μεν als Lesart vor dem Engriff. Der damit aufgefundene

19 Folio 316^{v}, rechte Spalte, etwa in der Mitte. Cf. online über „Teca digitale" oder über die Online-Edition.

20 In den Editionen wurde das Partizip σφηνωθέν bereits in der Aldina zu σφηνώθη (möglicherweise entstanden als Verlesung der abgekürzten Endung im Ioannikios-Kodex Parisinus gr. 1849, dort fol. 112^{r}, Zeile 5, am Rand links). Seit Chartier und noch bei Kühn heißt es hier σφηνωθῇ.

21 Der Akzent auf dem η könnte von der zweiten Hand stammen.

ursprüngliche Wortlaut ist zwar fehlerhaft, aber er liefert ein entscheidendes Indiz für die Rekonstruktion des Textes. Denn das Zahlwort δύο erscheint bei näherem Hinsehen als für den Zusammenhang wichtig und passend. Der Gedanke, der ausgedrückt werden soll, lässt sich aus dem noch unvollständig rekonstruierten Satz und seinem Kontext, besonders auch den folgenden Sätzen, erschließen: Ein Abgleiten des Oberarmkopfes nach vorn und ein Verbleiben in dieser Position erscheint dann möglich, wenn der Knochen in den Zwischenraum von starken Muskeln gerät und sich dort verkeilt. Ganz klar wird dies in dem abschließenden Satz, der eindeutig durch ὡς εἴρηται und die Wiederholung von Termini (διαστάντων, ἐνταῦθα σφηνωθέν) auf den früheren zurückverweist, ausgedrückt: ὅσον μὲν γὰρ ἐπὶ τῷ κάτω ῥέπειν, οὐδ᾽ ἂν ἐν τῇ πρόσω χώρᾳ διαμεῖναι δύναιτο, διαστάντων δέ, ὡς εἴρηται, τῶν μυῶν οὐκ ἀδύνατον φαίνεται ἐνταῦθα σφηνωθὲν ἐνταῦθα μένειν.[22]

Wenn wir den Kontext betrachten, ergibt sich, dass auch an der korrupten Stelle von Muskeln die Rede gewesen sein muss und also der griechische Ausdruck für Muskeln ausgefallen sein dürfte. Die einfachste Konjektur wäre dann, nach δύο wieder μύας einzusetzen und μεν als falsch zu streichen, eine Lösung, die auch Kudlien gewählt hat.[23] Die weiter nötige Korrektur ergibt sich anschließend schnell, denn die Pluralform des Partizips διαστήσαντα passt nicht in die grammatische Struktur des Satzes, nötig ist der Singular διαστῆσαν. Mit diesen beiden Änderungen gegenüber dem überlieferten Text entsteht ein klar verständlicher Gedanke, der genau in den Kontext passt: ἐνδέχεται δέ ποτε καὶ βίαιον σχῆμα διαστῆσαν ἀπ᾽ ἀλλήλων δύο μύας εἰς τὴν μεταξὺ χώραν αὐτῶν ἀπώσασθαι τὸ ἄρθρον, ἐν ᾗ σφηνωθὲν ὑπ᾽ αὐτῶν τῶν μυῶν κατασχεθῆναι.[24]

22 Galen, In Hipp. De artic. comm. I 3, Brockmann 2005, Kühn XVIII A 312. Übersetzung der Online-Edition: „Was nämlich den Zug nach unten betrifft, so kann es (d.h. das Gelenk) wohl auch nicht an der vorderen Stelle bleiben, wenn aber die Muskeln, wie gesagt, auseinandertreten, erscheint es nicht unmöglich, daß es, dort eingezwängt, (auch) dort verbleibt."

23 Kudlien, Handschriftliche Voredition.

24 Galen, In Hipp. De artic. comm. I 3, Brockmann 2005, Kühn XVIII A 311f. Übersetzung der Online-Edition: „Manchmal geschieht es auch, daß eine gewaltsame Körperhaltung zwei Muskeln auseinanderzieht und das Gelenk in

Da Galen die Frage, was Hippokrates über das Ausrenken des Oberarms nach außen oder nach vorn hätte sagen können, sofern er etwas hätte sagen wollen, mit der Ausarbeitung der skizzierten Gesichtspunkte geklärt hat, gibt er zum Abschluss des Kommentarkapitels noch einen Hinweis auf den Grund, der Hippokrates zu seiner Zurückhaltung bewogen haben könnte. Dabei verweist er auf grundlegende Prinzipien hippokratischer Methode, nach der die praktische Erfahrung den Maßstab bilde. Spekulative Gedankenspiele über mögliche Fälle, die Hippokrates in der Praxis nicht kennengelernt habe, stelle er zurück: „Weil er (dies) aber niemals gesehen hat, hielt er es nicht für geboten, Gründe niederzuschreiben, die auf rationaler Überlegung beruhen, denn stets sah er das deutlich Erkennbare als vertrauenswürdiger an." Auch diesen Satz hat Ioannikios verbessern können, denn im Laurentianus ist eine Stelle durch falsche Worttrennung, aussprachebedingte Vokalveränderung und obendrein noch einen weniger leicht erklärlichen Fehler gestört. Dennoch gelang es dem gelehrten Schreiber Ioannikios, in den unverständlichen Wörtern ης εἴπειν οἷας den Ausdruck ἐξ ἐπινοίας zu erkennen: ἐπεὶ δ' οὐδέποτε ἑώρακεν, οὐκ ἠξίωσεν γράφειν αἰτίας ἐξ ἐπινοίας λογικῆς ἀξιοπιστότερον ἡγούμενος ἀεὶ τὸ φαινόμενον ἐναργῶς.[25]

Die manuskriptwissenschaftliche und interpretatorische Erkundung des Kapitels I 3 aus Galens Kommentar zu Hippokrates, De articulis, hat erneut bestätigt, dass Ioannikios das Schreiben und Herstellen von Manuskripten als einen kreativen Prozess und eine philologisch-intellektuelle Herausforderung begriff. Seine Arbeitsweise sowie auch die seiner Mitarbeiter kann daher als ein Musterbeispiel für das Studium der Varianz und Stabilität von Texten in der griechisch-byzantinischen Manuskriptkultur gelten. Dank der zahlreichen Kodizes, die diese Schreibergruppe geschaffen hat, ist die Materialbasis groß, und es ist lohnenswert, die Untersuchungen

---

deren Zwischenraum hineinstößt, in dem es eingezwängt von den Muskeln selbst festgehalten wird."

25 Text und Übersetzung der Online-Edition: Galen, In Hipp. De artic. comm. I 3, Brockmann 2005. Bei Kühn XVIII A 312 hat sich an dieser Stelle ein Fehler der Aldina erhalten: ἐξ ἐπινοίας λογικῶν (vermutlich ebenfalls aus einer Verlesung der abgekürzten Endung im Ioannikios-Kodex entstanden, dort fol. 112^r, Zeile 9, links am Rand).

in diesem Sinne auf die vielen weiteren medizinischen und besonders auch auf die aristotelischen Manuskripte auszuweiten. Der Galen-Kommentar zu Hippokrates, De articulis, im Parisinus gr. 1849 zeigt, dass wir viele von Ioannikios' Änderungen heute noch akzeptieren werden, und das ist kein geringes Lob. Dennoch bleibt aber in dem Manuskript Plut. 74,7 aus der Biblioteca Medicea Laurenziana eine Vielzahl an Fehlern, die Ioannikios mit den ihm zu Gebote stehenden Mitteln nicht beheben konnte. Hier ist weitere nachhaltige Analyse nötig, und das gilt sicher auch für die zahlreichen anderen Manuskripte von Ioannikios und seinen Mitarbeitern und ihre Vorlagen.

Bibliographie

1. Online-Darstellung des Manuskripts Florenz, BML, Plut. 74,7:

Biblioteca Medicea Laurenziana: *Teca Digitale*. http://teca.bmlonline.it/ (konsultiert Mai / Juni 2011)

2. Bücher und Aufsätze

Baldi, Davide (2011), *Ioannikios e il* Corpus Aristotelicum, in: Revue d'histoire des textes 6, 15-26.

Brockmann, Christian (ed.) (2005), *Die ersten Kapitel von Galens Kommentar zu Hippokrates De articulis (Galeni In Hippocratis De articulis comm. I 1-6)*, als digitale Online-Edition mit Übersetzung publiziert: <http://pom.bbaw.de/cmg/index2.html>.

Brockmann, Christian (2006), *Philologische Annäherungen an Chirurgie und Anatomie. Beobachtungen an Galens Kommentar zu Hippokrates, De articulis*, in: C. W. Müller / Ch. Brockmann / C. W. Brunschön (Hrsg.), *Ärzte und ihre Interpreten. Medizinische Fachtexte der Antike als Forschungsgegenstand der Klassischen Philologie* (Beiträge zur Altertumskunde 238), München / Leipzig, 61-80, Tafel 1-2.

Brockmann, Christian (2008), *Textkritische Überlegungen zu Ioannikios als Schreiber von Galen- und Aristotelestexten*, in: B. Atsalos / N. Tsironi (Hrsg.), Actes du VIe Colloque International de Paléographie Grecque (Drama, 21-27 septembre 2003), Athen, Vol. I, 895-922; Vol. II, Pl. 1-22.

Brockmann, Christian (2010), *Manuskriptanalyse und Edition. Zur Textkonstituierung von Galens Kommentar zu Hippokrates, De articulis*, in: in: M. D'Agostino / P. Degni (Hrsg.), Alethes Philia. Studi in onore di Giancarlo Prato (Collectanea 23). Spoleto, Vol. I, 65-75, 6 Abb.

Degni, Paola (2008), *I manoscritti dello 'scriptorium' di Gioannicio*, in: Segno e Testo 6, 179-248, Tav. 1-8.

Kudlien, Fridolf (1960), *Die handschriftliche Überlieferung des Galenkommentars zu Hippokrates De articulis* (Deutsche Akademie der Wissenschaften zu Berlin. Schriften der Sektion für Altertumswissenschaften 27), Berlin.

Kudlien, Fridolf, *Handschriftliche Voredition von Galens Kommentar zu Hippokrates, De articulis*, Archiv der Arbeitsstelle „Galen als Vermittler, Interpret und Vollender der antiken Medizin" (Corpus Medicorum Graecorum) der Berlin-Brandenburgischen Akademie der Wissenschaften.

Kühlewein, Hugo (ed.) (1902), *Hippocratis Opera quae feruntur omnia*, Bd. II, Leipzig.

Kühn, Karl Gottlob (ed.) (1829), *Claudii Galeni Opera omnia*, Bd. XVIII A, Leipzig.

Kühner, Raphael / Gerth, Bernhard (1898 / 1904), *Ausführliche Grammatik der griechischen Sprache*, 2 Bände, 3. Auflage, Hannover / Leipzig.

Vuillemin-Diem, Gudrun / Rashed, Marwan (1997), *Burgundio de Pise et ses manuscrits grecs d'Aristote: Laur. 87.7 et Laur. 81.18*, in: Recherches de Théologie et Philosophie médiévales 64, 136-186, Pl. I-XII.

Wilson, Nigel G. (1983b), *A Mysterious Byzantine Scriptorium: Ioannikios and his Colleagues*, in: Scrittura e Civiltà 7, 161-176, Pl. I-XIII.

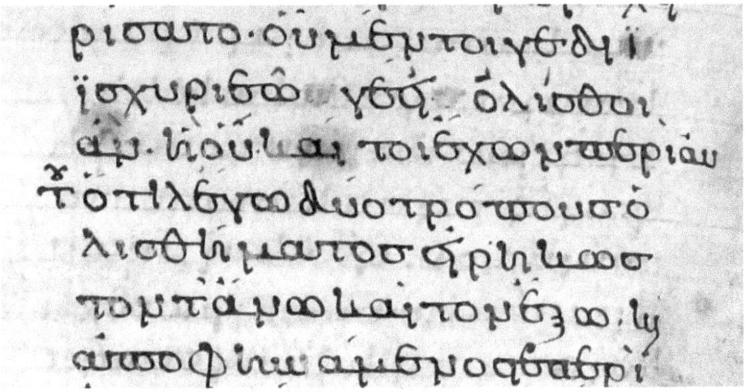

Abbildung 1.
Biblioteca Medicea Laurenziana, Plut. 74,7, fol. 315v, Ausschnitt

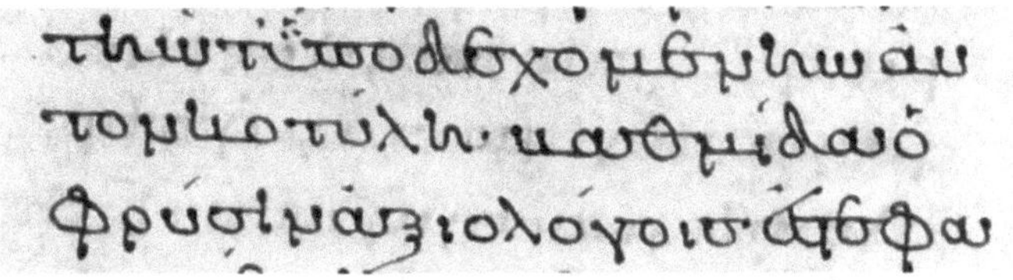

Abbildung 2.
Biblioteca Medicea Laurenziana, Plut. 74,7, fol. 316v, linke Kolumne, Ausschnitt

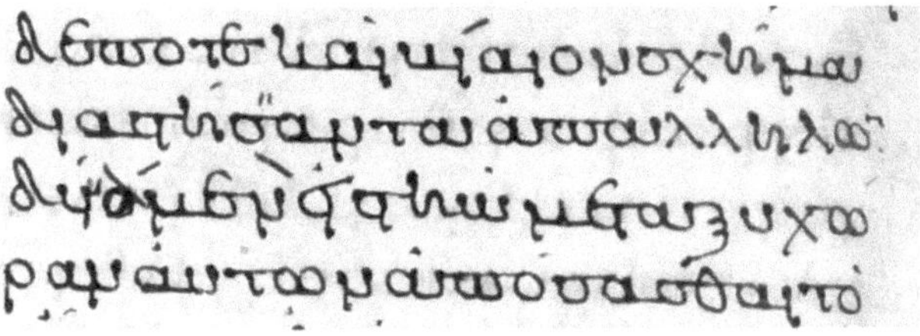

Abbildung 3.
Biblioteca Medicea Laurenziana, Plut. 74,7, fol. 316v, rechte Kolumne, Ausschnitt

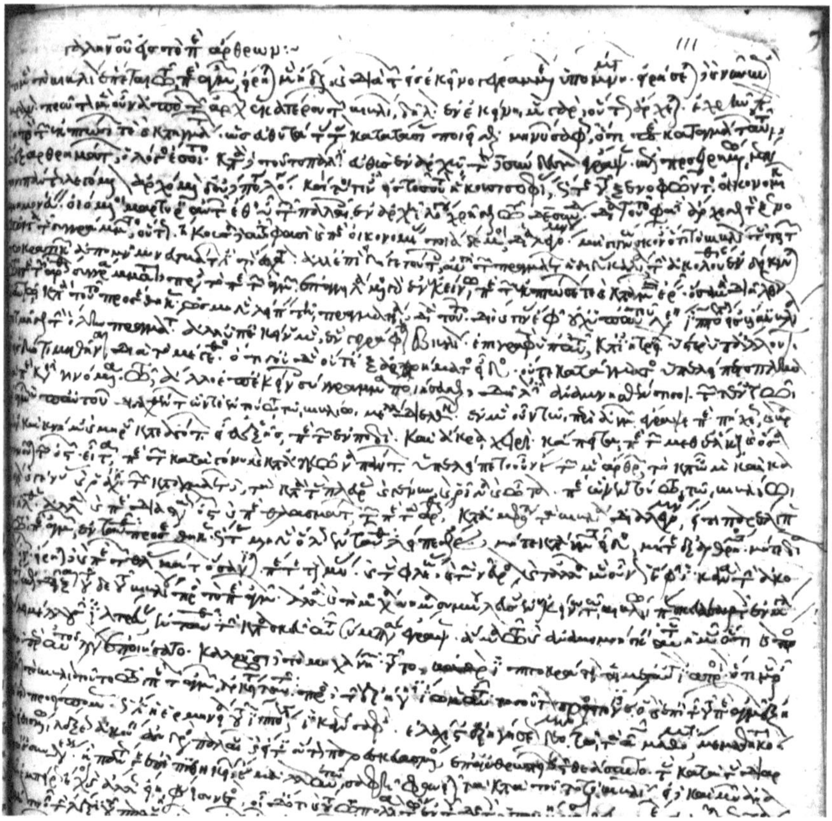

Abbildung 4.
Parisinus gr. 1849, fol. 111, Ausschnitt. Bibliothèque nationale de France

Index nominum

Index locorum

Index codicum

J. Jouanna, *Quel doit être celui qui apprend l'art médical? ou Testament d'Hippocrate*

Index verborum memorabilium

FSC
www.fsc.org
MIX
Papier | Fördert
gute Waldnutzung
FSC® C083411

Kolibri 360 GmbH
Ferdinand-Jühlke-Straße 7
99095 Erfurt, Deutschland
produktsicherheit@kolibri360.de